W0257461


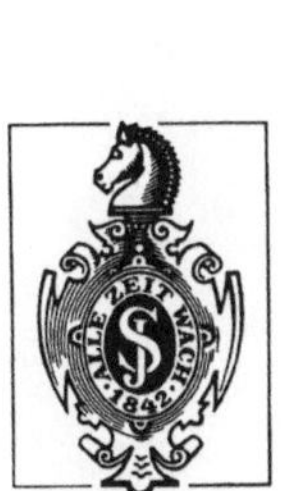

Armin Kuhr

# Die verhaltenstherapeutische Behandlung des Stotterns

Ein multimodaler Ansatz

Mit 12 Abbildungen und 10 Tabellen

Springer-Verlag
Berlin Heidelberg New York
London Paris Tokyo
Hong Kong Barcelona
Budapest

Priv.-Doz. Dr. Armin Kuhr
Medizinische Hochschule Hannover
Arbeitsbereich Klinische Psychologie
im Zentrum Psychologische Medizin
Konstanty-Gutschow-Straße 8, D-3000 Hannover 61

CIP-Titelaufnahme der Deutschen Bibliothek
Kuhr, Armin
Die verhaltenstherapeutische Behandlung des Stotterns: ein multimodaler Ansatz; mit 10
Tabellen / Armin Kuhr. - Berlin; Heidelberg, New York, London; Paris, Tokyo, Hong Kong;
Barcelona, Budapest Springer, 1991
   ISBN-13: 978-3-642-76689-3     e-ISBN-13: 978-3-642-76688-6
   DOI: 10.1007/ 978-3-642-76688-6

Dieses Werk ist urheberrechtlich geschutzt. Die dadurch begrundeten Rechte, insbesondere die
der Übersetzung, des Nachdrucks, des Vortrags, der Entnahme von Abbildungen und Tabellen,
der Funksendung, der Mikroverfilmung oder der Vervielfältigung auf anderen Wegen und der
Speicherung in Datenverarbeitungsanlagen, bleiben, auch bei nur auszugsweiser Verwertung,
vorbehalten Eine Vervielfältigung dieses Werkes oder von Teilen dieses Werkes ist auch im
Einzelfall nur in den Grenzen der gesetzlichen Bestimmungen des Urheberrechtsgesetzes der
Bundesrepublik Deutschland vom 9 September 1965 in der jeweils geltenden Fassung zulassig
Sie ist grundsätzlich vergütungspflichtig. Zuwiderhandlungen unterliegen den Strafbestimmun-
gen des Urheberrechtsgesetzes

© Springer-Verlag Berlin Heidelberg 1991
**Softcover reprint of the hardcover 1st edition 1991**

Die Wiedergabe von Gebrauchsnamen, Handelsnamen, Warenbezeichnungen usw in diesem
Werk berechtigt auch ohne besondere Kennzeichnung nicht zu der Annahme, daß solche Namen
im Sinne der Warenzeichen- und Markenschutzgesetzgebung als frei zu betrachten waren und
daher von jedermann benutzt werden durften

Produkthaftung Fur Angaben uber Dosierungsanweisungen und Applikationsformen kann vom
Verlag keine Gewähr ubernommen werden Derartige Angaben mussen vom jeweiligen Anwen-
der im Einzelfall anhand anderer Literaturstellen auf ihre Richtigkeit uberpruft werden.

Satz: Reproduktionsfertige Vorlage vom Autor
26/3145-543210 – Gedruckt auf saurefreiem Papier

# Vorwort

Dieser Text ist das Ergebnis meiner klinischen und empirischen Arbeit mit stotternden Menschen in den letzten zehn Jahren, die Frucht eigener theoretischer und therapeutischer Bemühungen. Ich habe versucht, das heutige Wissen über Stottern in den mir wesentlich erscheinenden Aspekten in breiter, hoffentlich nicht diffuser, Darstellungsweise in den Blick zu nehmen und entsprechend seiner Relevanz für therapeutische Arbeit vorzustellen und zu gewichten. Die Komplexität des Gegenstandes und die Tatsache, daß noch vieles unklar oder widersprüchlich ist, führt dazu, daß Brüche auftreten, für die keine Lösungen angeboten sind. Der Bezug des therapeutischen Vorgehens zur Theorie ist nicht überall folgerichtig, diese Lücken sollen nicht beschönigt oder überspielt werden. Ich meine, daß damit die therapeutische Behandlung des Stotterns und sein Verhältnis zur theoretischen Grundlegung sachgemäß wiedergegeben ist. Ein typisches Beispiel ist die Frage, welche Rolle Angst beim Stottern spielt. Die Forschungsergebnisse sind nicht so eindeutig, wie man es aus klinischer Erfahrung vermuten sollte. Müssen also angstreduzierende Methoden in das Therapieprogramm eingebunden sein und wenn ja, wie? Der von uns oder Kollegen verfolgte Lösungsweg ist nicht notwendig derjenige, der sich in Zukunft als der beste herauskristallisieren wird. Die Vergegenwärtigung der Unklarheiten mag im positivsten Fall die Bemühungen um ihre Aufklärung verstärken.

Im Therapieteil wird sich zeigen, daß die basistherapeutischen Methoden im Prinzip seit langem unverändert sind. Den Fortschritt sehe ich darin, daß wir etwas besser verstehen, warum Therapie für Stotternde mit Einschränkung erfolgreich ist. Ob die Effektivität moderner Stottertherapie mit ihren erweiterten Möglichkeiten tatsächlich besser ist als die früherer Jahrzehnte, muß dahingestellt bleiben. Die heute zur Verfügung stehende verbesserte Methodologie macht dies wahrscheinlich.

Viele widersprüchliche Ergebnisse leiten sich wohl davon ab, daß stotternde Menschen in der Regel wie eine homogene Gruppe gesehen und behandelt wurden. Die Heterogenität ist schon seit langem als Tatsache akzeptiert, hat sich in der Forschungspraxis jedoch erst in den letzten Jahren niedergeschlagen. Unter diesem Gesichtspunkt erschien es mir nicht sinnvoll, ein weiteres Therapieprogramm vorzustellen, das als *die* Methode der Behandlung gilt, sondern unsere Vorgehensweise in ihren wichtigen Teilen zu beschreiben. Damit soll dem interessierten Therapeuten die Möglichkeit gegeben werden, für sich selbst ein Programm zusammenzustellen, das seinen eigenen Vorlieben wie den Bedürfnissen des Klienten Rechnung trägt. Eines der Hauptziele dieses Buches ist, die Praxis differentieller Indikationsstellung und Therapie zu fördern, deswegen wurde der entsprechende Teil ausführlicher angelegt.

An dieser Stelle ist auch ein Wort zu der von mir vertretenen "Therapieschule" angebracht. Psychotherapieformen sind bekanntlich einer dynamischen Entwicklung unterworfen. Modeströmungen oder Unzufriedenheit mit ihrer Effizienz führen zu Veränderungen. An der kurzen Geschichte der Verhaltenstherapie läßt sich dieser Prozeß gut illustrieren. Ihr fulminanter Start, nachdem WOLPE (1958) die Ära mit seinem Buch über reziproke Hemmungen eingeläutet hatte, die lustvollen Attacken gegen die Psychoanalyse, als sich die neue Therapie "am Markt" zu etablieren versuchte, die schmerzhafte Erkenntnis, daß Lerntheorie weder die therapeutische Welt erklärt noch ihre Umsetzung in der klinischen Praxis in jedem Fall als Methode der Wahl gelten kann. Dann die Suche nach neuen bzw. ergänzenden Ansätzen, die mit den kognitiven Methoden gefunden zu sein schienen und heute die mißliche Erfahrung, daß sie nicht halten, was sie ursprünglich versprachen. Die Begeisterung, die zu einer stürmischen

Entwicklung in der ersten Dekade führte, ist verflogen, weil ihre klinische Potenz sich als schwächer erwies als angenommen. Dennoch: Vieles von dem, was die Verhaltenstherapie in die Psychotherapie eingebracht hat, scheint den Test der Zeit zu bestehen. Diese Elemente sollen in diesem Buch vorgestellt und für die Therapie des Stotterns fruchtbar gemacht werden. Es geht nicht darum, ein neues, ausgefeiltes Programm vorzustellen, das in der Praxis doch keine Bedeutung erlangt (s. dazu die noch später erwähnten Untersuchungen von WENDLER, 1981 und RYAN, 1982). Statt dessen soll dem Therapeuten eine Hilfe zum besseren Verständnis des Stotterns und des stotternden Menschen gegeben werden. Dies versetzt ihn (hoffentlich) in die Lage, den vorgestellten therapeutischen Ansatz nutzbringend einzusetzen und bei sich, wie bei dem Klienten, die "Problemlösungsfähigkeit" zu fördern.

Solch eine Arbeit kann nicht ohne Hilfe und Unterstützung anderer zustande kommen. Mein Dank gilt vor allen und allem den Herren Prof. Dr. Dr. Kisker und Prof. Dr. Langer, die mir mit Rat, Ermutigung und faktischer Unterstützung zur Seite standen und meiner Kollegin Lena Rustin, mit der mich seit vielen Jahren eine inspirierende Arbeitsbeziehung verbindet. Ganz herzlich danke ich auch Frau M.-L. Berghöfer für ihre Hilfe bei den Literaturarbeiten und für das geduldige Schreiben der Vorfassungen und der Endfassung des Gesamttextes und Herrn H. Berghöfer, der in allen Phasen wertvolle technische Hilfe, bis hin zur Erstellung der Druckvorlage, leistete.

Hannover, im November 1990

# Inhaltsverzeichnis

# 1 Grundlegendes zum Stottern

## 1.1 Vorbemerkungen

Es gibt mittlerweile eine sehr umfangreiche Literatur, die sich direkt oder indirekt mit dem Problem des Stotterns auseinandersetzt. Vieles ist hoch spezialisiert und detailliert und scheint wenig mit dem zu tun zu haben, was der Laie unter "Stottern" versteht. Andere Arbeiten wiederum sind sehr allgemein, insbesondere solche, die sich mit Fragen der Persönlichkeit beschäftigen, so daß der Bezug zum einzelnen stotternden Menschen unklar bleibt. Die Heterogenität wissenschaftlicher Beiträge zum Problem Stottern ist verblüffend, wenn man sie in Beziehung zur scheinbaren Einfachheit des Phänomens setzt.

Mit zunehmendem Eindringen in die Problematik des Stotterns wird jedoch die Komplexität deutlich und damit dann verständlicher, wie es zu den divergierenden Ansätzen kommen konnte. BLOODSTEINs (1977) Bild vom Stottern als dem "großen weißen Wal" der Sprechstörungen illustriert treffend den Sachverhalt. Wie schwer es zu greifen ist, wird sich schon bei einer Betrachtung der Definitionsversuche zeigen.

VAN RIPER, der sich wohl wie kein anderer persönlich (er stottert selbst) und wissenschaftlich mit dem Stottern auseinandergesetzt hat, schrieb am Ende seines Buches "The Nature of Stuttering" (1982, S. 447), in dem er alles Wesentliche zusammentrug, was bis zu diesem Zeitpunkt über Stottern bekannt war[1]:

"Beim Nachdenken über die in allgemeiner Form beschriebenen Stücke des Stotter-Puzzles fühlen wir uns schlecht. Wir wollen es bekennen: Wir sind gescheitert. Unser Versuch, eine angemessene Synthese zu geben, ist bei weitem nicht zufriedenstellend."

VAN RIPER hatte sich in jungen Jahren geschworen, das Problem des Stotterns zu klären. Er mußte erkennen, daß er diesen Vorsatz nicht einlösen würde. Trösten konnte er sich nur mit dem Gedanken, daß er die "Konturen des Stottermusters" gut genug sah, um begründet annehmen zu können, daß eines Tages alle Stücke zusammenpassen würden.

In der Tat haben wir mittlerweile einen großen Fundus an etabliertem Wissen. Die immer wieder zu findenden negativen Bemerkungen zum Stand von Theorie und Therapie (z.B. KRAUSE, 1981) sind nicht recht verständlich. Wie auch in anderen Wissenschaften werden durch Experimente nicht nur Probleme geklärt, sondern auch neue aufgeworfen. Aber wir lernen zunehmend besser, welche Fragen gestellt werden müssen und welche Teilbereiche fruchtbar zu bearbeiten sind. Die Tatsache, daß "die Problematik des Stotterns ... ungelöst geblieben ... " ist (BRAUN, 1980, S. 250) und viele widersprüchliche experimentelle Ergebnisse vorliegen, hat die Entwicklung effektiver therapeutischer Ansätze (insbesondere für Kinder und Jugendliche) nicht verhindert.

---

[1] Die Übersetzung dieses und aller weiteren Texte aus der englischen Sprache erfolgte durch den Verfasser.

# 1.2 Definition und Identifikation des Stotterns

## 1.2.1 Definition

Der Begriff "Stottern" bezieht sich in der Regel auf spezifische Formen der Unterbrechung im freien Fluß des Sprechens. Diese müssen in der Regel so häufig auftreten, daß verbale Kommunikation bedeutsam behindert ist. Typischerweise wird angenommen, daß die Sprechorgane voll funktionsfähig sind und die Gründe für die Störung auf einer "höheren" Ebene liegen, daß sie entweder psychologischer und/oder neurophysiologischer Natur sind.

Die Diskussion um Stottern wird durch den Umstand kompliziert, daß "flüssiges Sprechen" nur relativ grob umschreibbar ist: Die Fähigkeit, sich schnell und leicht auszudrücken, kontinuierlich, ohne Verzögerungen und ohne Anstrengungen. Der hierin enthaltene zeitliche und sequentielle Aspekt ist für das Verständnis des Stotterns ebenfalls bedeutsam. Er manifestiert sich in Wiederholungen (Laute, Silben, Wörter, Phrasen), klonischem Stottern, und "Sprech-Blocks", tonischem Stottern, bei dem der Luftstrom durch abnorm hohe Spannung in den artikulatorischen oder laryngealen Muskeln unterbrochen ist. Phonetisch können diese Blockierungen als gespannt artikulierte Verschlußlaute beschrieben werden. Für die Definition sind dann folgende Variablen bedeutsam: Struktur der Pausen (adäquat oder inadäquat), rhythmisches Muster, Regulation des Sprechtempos und Intonation bzw. angemessener oder unangemessener Kraftaufwand beim Sprechen.

Ein kurzer Rückblick auf frühere Definitionsversuche ist informativ. SSIKORSKI (1891, S. 42-43) schrieb z.B. folgendes:

"Wir werden uns nicht lange bei den verschiedenen, von den Autoren gegebenen Definitionen der Krankheit aufhalten, sondern nur bemerken, daß wegen Mangels an klaren Vorstellungen von der Krankheit und an richtiger Abstraction der sie zusammensetzenden Symptome, von einer präcisen Formulirung ihres Wesens natürlich auch keine Rede sein konnte. Die grosse Mehrzahl der Autoren definiert das Stottern als eine Krankheit, welche darin bestehe, dass ein Buchstabe, oder eine Sylbe oft nacheinander wiederholt werde, oder dass das Aussprechen gewisser Buchstaben, Sylben oder Wörter oder die Verbindung zweier Laute miteinander unmöglich werden. Diese und ähnliche Definitionen sind nichts mehr, als ein einfacher Hinweis auf irgend eine von den Erscheinungen des Stotterns."

Dieses Zitat enthält Gesichtspunkte, die auch heute noch bedeutsam sind. Aus dem "Mangel an klaren Vorstellungen von der Krankheit" entstanden heterogene theoretische Ansätze mit vielfältigen Definitionsversuchen. Einige seien hier zur Charakterisierung unterschiedlicher Herangehensweisen wiedergegeben.

Die "symptomatischen Definitionen" identifizieren nicht spezifische Verhaltensformen, sondern betrachten Stottern als äußeres Zeichen einer zugrunde liegenden psychologischen oder physiologischen Störung. Ein Vertreter der psychologischen Richtung ist SHEEHAN (1970, S. 4), der die Auffassung vertrat, daß

"... Stottern eine Störung der sozialen Selbstpräsentation ist. Stottern ist prinzipiell keine Sprechstörung, sondern ein Konflikt, der sich um das Selbst und die Rolle dreht, ein Identifikationsproblem."

VAN RIPER dagegen legt den Schwerpunkt seiner Definition auf den physiologischen Aspekt. Er sieht Stottern (1982, S. 45) als die Unterbrechung des simultanen und sukzessiven Programmierens der muskulären Bewegungen, die erforderlich sind, um einen Laut mit dem nächsten zu verbinden und dadurch ein Wort zu bilden. Auf diesen Übergang von einem Laut zum anderen weist auch SSIKORSKI im obigen Zitat hin. VAN RIPER meint, daß der Kern des Stotterns in der Programmierung der Sequenz und des zeitlichen Ablaufs liege. Damit schließt er auf zentralnervöse Verursachung. Die Vorwegnahme dieser "Programmierungsprobleme" könne Vermeidungsreaktionen und Mitbewegungen bewirken, die sekundär, variabel und erlernt seien. Solche Definitionen sind jedoch vorschnell, da sie vorgeben, die Ursache des Stotterns zu kennen. Dies entspricht nicht wissenschaftlicher Realität.

Die Theorieabhängigkeit der Definition des Stotterns hat dazu geführt, daß dann, wenn Schulenstreit vermieden werden soll, sehr allgemeine Formulierungen gebraucht werden. Die Diagnose "Stammeln und Stottern" (ICD 307.0), soll nach dem Schlüssel der internationalen Klassifikation der Krankheiten der WHO dann gestellt werden, wenn

"Störungen des Sprechrhythmus (vorliegen), bei denen der Betroffene genau weiß, was er sagen möchte, aber es zu diesem Zeitpunkt infolge unwillkürlicher Wiederholungen der Dehnungen eines Lautes nicht sagen kann" (DEGKWITZ et al., 1980, S. 69).

Diese Definition, die sehr allgemein ist, scheint für die Diagnostik zu genügen. Therapeuten - wie auch Laien - können Stottern meist mühelos identifizieren. Für die klinisch-praktische Arbeit hat die "nicht-symptomatische" Definition von WINGATE (1964, S. 313) Bedeutung gewonnen. Sie schließt folgende Elemente ein:

a) Eine Unterbrechung im Fluß des verbalen Ausdrucks, die charakterisiert ist durch
b) unwillentliche, hörbare oder stille Wiederholungen und Dehnungen bei der Äußerung kurzer Sprachelemente, insbesondere: Laute, Silben und Wörter mit einer Silbe. Diese Unterbrechungen
c) geschehen in der Regel häufig oder sind deutlich ausgeprägt und
d) sind nicht ohne weiteres kontrollierbar.

Diese Definition gehört zu den am häufigsten zitierten, sie hat beinahe den Charakter einer Standarddefinition. Da sie jedoch ungenaue Begriffe und Einschränkungen enthält, ist sie für wissenschaftliche Zwecke nur von begrenztem Nutzen. Für unsere eigene Arbeit orientieren wir uns an diesen Kriterien:

- überdurchschnittlich hohe Häufigkeit von abnorm (in statistischem Sinne) langen Lautdehnungen, Silben- und Wortwiederholungen,
- Übermäßige Anstrengung bei der Sprechproduktion, normalerweise akustisch und motorisch wahrnehmbar (Mitbewegungen, Spannung im vokalen Trakt),
- gelegentlich hohe, auf die Sprechproduktion bezogene kognitive Aktivität.

Andere mögliche Symptome sind Vermeidung von Lauten, Worten oder Situationen, Sprechangst bzw. Angst vor sozialen Situationen und eine Reihe von Bewältigungsverhaltensweisen, die in der Vergangenheit dem Stotterer beim Sprechen geholfen haben.


## 1.2.2 Identifikation

Es ist allgemein akzeptiert, daß bei jedem Sprecher "normale" Unflüssigkeiten vorkommen, die vom Kontext, dem emotionalen Zustand des Sprechers und der Komplexität dessen, was er sagt, abhängen. Ab wann die Störungen als Problem betrachtet werden, ist zumindest zum Teil durch subjektives Urteil bestimmt. JOHNSON (1955, 1959) führte diesen Gedanken mit seiner "diagnosogenen Theorie" (s. Abschn. 1.5.3) ins Extrem, als er postulierte, daß Stottern ein Problem sei, welches durch das Urteil der Zuhörer entstehe.

In einer Literaturübersicht zur Identifikation des Stotterns stellt YOUNG (1984) fest, daß sie vom Unflüssigkeitstyp, der Häufigkeit und dem Schweregrad abhängt. Dies gilt gleichermaßen für Stotterer, Simulationen von Nicht-Stotterern oder normalen Unflüssigkeiten von Nicht-Stotterern. Laut-, Silben- und Teilwortwiederholungen, in geringerem Umfang Dehnungen, sind die Unflüssigkeiten, die am ehesten als Stottern klassifiziert werden. Werden längere Passagen gehört, die auch andere Unflüssigkeiten enthalten, besonders Interjektionen und Wortwiederholungen, mögen diese auch als Stottern klassifiziert werden, wenn sie hinreichend häufig auftreten. Erwartungsgemäß identifizieren Beobachter Stottern häufiger bzw. Stotterer schneller, wenn ihre Aufmerksamkeit durch entsprechende Instruktionen determiniert ist. Die Beobachtungszuverlässigkeit (zwischen und innerhalb der Beobachter) nimmt nicht zu, wenn sie mit Verhaltensdefinitionen des Stotterns bekannt bzw. vertraut gemacht wurden. Sie beträgt für die Gesamthäufigkeit in einer längeren Passage bei gut trainierten Beobachtern circa .95, kann aber für einzelne Stotterphänomene bis auf .60 absinken (ANDREWS et al., 1983).

Der Übergang von "normalen Unflüssigkeiten" zum "Stottern" wird zumindest vorläufig fließend bleiben. Daraus leitet sich die Notwendigkeit ab, Stottern als ein "Wahrnehmungsereignis" zu betrachten, welches zwar jeweils "einzigartig" ist, das aber doch trotz aller Unterschiedlichkeit genügend Ähnlichkeit oder Gleichartigkeit aufweist, um es mit klinisch befriedigender Zuverlässigkeit zu erfassen. Dies hat besondere Bedeutung dann, wenn zwischen normalen Unflüssigkeiten (Entwicklungsstottern) und chronischem Stottern zu unterscheiden ist, da von dieser Diagnose abhängt, ob therapeutisch interveniert wird (s. Abschn. 3.7.3).


## 1.3  Überlegungen zur Entwicklung des Stotterns

Normalerweise beginnt Stottern ohne offensichtlichen Grund, es scheint sich "einfach von selbst" zu entwickeln. Welche Ursachen möglicherweise zum Stottern führen, gehört in den Bereich der theoretischen Überlegungen und soll hier allenfalls kurz gestreift werden.

Das "idiopathische Stottern" setzt meist in der Kindheit ein, und zwar in der Zeit zwischen dem Beginn des Sprechens und der Pubertät. In der Regel gibt es keine besonderen Ereignisse, welche als Begründung für das Einsetzen des Stotterns herangezogen werden können (VAN RIPER, 1971). Dennoch berichten Eltern gelegentlich, daß es zur Zeit des Stotterbeginns problematische Familiensituationen gab, z.B. eheliche Krisen oder Krankheit bzw. Tod eines Familienmitgliedes. Wie die Abb. 1 zeigt, treten die meisten Fälle zwischen zwei und fünf Jahren auf, der Mittelwert liegt bei fünf Jahren, der Median etwa bei vier Jahren (ANDREWS und HARRIS, 1964). Somit ist also zumindest in der Hälfte der Fälle das Sprechen voll entwickelt, bevor Stottern auftritt.

Die Grenze zwischen "normalen Sprechunflüssigkeiten" und Stottern ist fließend, wenngleich zu diesem Bereich inzwischen eine Reihe von Forschungsarbeiten, die auch klinische Relevanz haben, vorliegen (s. dazu auch Abschn. 3.7).

KOWAL et al. (1975) bestimmten die Unflüssigkeiten von Jungen und Mädchen auf verschiedenen Altersstufen (ca. 5 bis 17 Jahre) in einer Standardsituation - Beschreibung von Cartoons. Interessanterweise vermindert sich deren Gesamtzahl mit höherem Alter wenig (um etwa 2 %), nur die qualitative Zusammensetzung ändert sich. "Gefüllte" Pausen bleiben stabil, "falsche" Anfänge, die Korrekturen erfordern, nehmen, wie auch Wiederholungen, deutlich ab, eingeschobene Bemerkungen werden häufiger. Wenngleich sich die Zahl der Diskontinuitäten insgesamt also wenig verändert, gibt deren Qualität Hinweise auf den Reifegrad der Sprechentwicklung. Ganzwort- oder gar Teilwortwiederholungen bei einem älteren Kind wären z.B. ein

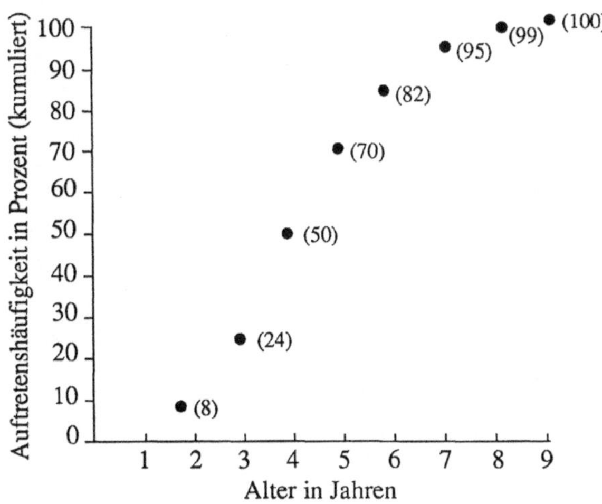


**Abb. 1.** Beziehung zwischen Alter und Einsetzen des Stotterns. (Aus ANDREWS und HARRIS, 1964; zit. n. BEECH und FRANSELLA, 1968).

Alarmzeichen. Präzise Aussagen sind jedoch erst dann zu machen, wenn auf größeren Stichproben basierende Normwerte für die einzelnen Kategorien vorliegen.[2]

Zur Illustration der Forschungstätigkeit seien einige Ergebnisse dargestellt:

STOURNARAS (1983) untersuchte die Unflüssigkeiten nicht-stotternder, 4-6,2 Jahre alter Kinder in Abhängigkeit von der Sprechsituation (s. Abb. 2).

Gruppengespräch und Unterhaltung mit dem Experimentator während des Spiels weisen höhere "Fehlerquoten" auf als Sprechen in normalen Spielsituationen. Aus dem Ergebnis könnte man folgern, daß Unflüssigkeiten zwangsläufig zunehmen, wenn der Sprechdruck anwächst (was der Alltagserfahrung entspricht). Daß eine solche Beziehung nicht für alle Variablen gilt, konnte WEXLER (1982) zeigen. Wort- und Phrasenwiederholungen waren bei Zweijährigen in einer neutralen Situation häufiger als unter mildem Druck (Kind wird unterbrochen, während es spricht, nachfragen etc.), welcher offensichtlich dazu führte, daß die Kinder vermehrt die ihnen zur Verfügung stehenden Kontrollmöglichkeiten einsetzten.

YAIRI (1981) untersuchte bei zweijährigen Kindern die Spontansprache. Es zeigte sich eine große individuelle Variabilität ohne signifikante Geschlechtsunterschiede. Eine beträchtliche Anzahl der Kinder war nur selten unflüssig. Es gab jedoch eine kleine Gruppe, bei der die Anzahl der Sprechunsauberkeiten weit über dem Mittel lag. Aufgrund anderer Untersuchungen (BJERKAN, 1980; FLOYD und PERKINS, 1974) liegt die Annahme nahe, daß aus dieser Gruppe später die stotternden Kinder hervorgehen, wobei diese ihrerseits ein bestimmtes "Unflüssigkeitsprofil" aufweisen, insbesondere Teilwortwiederholungen und Lautdehnungen (JOHNSON, 1955; MANN, 1955).

Einen anderen Zugang wählte STARKWEATHER (1987), der sich mit der Entwicklung flüssigen Sprechens unter den Aspekten Kontinuität, Sprechgeschwindigkeit,

---

2    Einen groben Anhalt geben die im Anhang wiedergegebenen Werte.

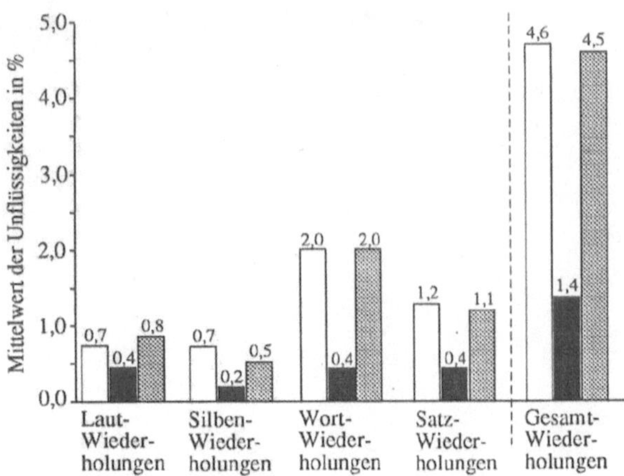



**Abb. 2.** Durchschnittlicher Prozentsatz von Unflüssigkeiten pro Kategorie in 3 verschiedenen Situationen bei normalen Kindern 4 - 6,2 J, M = 5 J. (Nach STOURNARAS, 1983)

Rhythmus, Prosodie und Leichtigkeit des Sprechens befaßte. Er sieht die zunehmende Sprechgeschwindigkeit bei Kindern bzw. Jugendlichen nicht durch Verbesserung der "Kontinuität" bedingt (siehe die oben zitierte Untersuchung von KOWAL et al., 1975), sondern durch die gesteigerte Fähigkeit, schnelle Sprechbewegungen zu planen und auszuführen. Dies zeige sich an der Abnahme der Dauer ungefüllter Pausen (Planungszeit) und der zunehmenden Schnelligkeit der Sprechbewegungen, wenn die Pausen unberücksichtigt blieben (Ausführungszeit). STARKWEATHER vermutet, daß die zunehmende Geschwindigkeit der Bewegungen mit einigen anderen Fähigkeiten zusammenhängt:

- Reaktionsschnelligkeit,
- unbetonte Silben produzieren, die den Sprechrhythmus des Erwachsenen charakterisieren,
- beieinanderliegende Sprechbewegungen sich überlappen lassen bzw. koordinieren (Koartikulation),
- Sprachfertigkeiten wie Wortwahl und Satzformulierung.

Aus STARKWEATHERs Argumentation folgt, daß die Diagnose des Stotterns mit der langsameren Flüssigkeitsentwicklung bei manchen Kindern zusammenhängen könnte. Die Mehrzahl der empirischen Untersuchungen an Stotterern zu diesem Thema zeigt in der Tat, daß sie die Sprach- und Sprechentwicklungsstadien langsamer bzw. später durchlaufen (z.B. ANDREWS und HARRIS, 1964). Die Dauer der Verzögerung liegt bei ca. 6 Monaten. Außerdem besteht für Stotterer ein dreimal höheres Risiko, Artikulationsstörungen aufzuweisen (z.B. WILLIAMS und SILVERMAN, 1968). HOMZIE und LINDSAY (1984) vertreten die Auffassung, daß sich linguistische Defizite als wichtigerer Faktor bei der Entwicklung des Stotterns herausstellen könnten als emotionale Belastung, wenngleich diese nicht unberücksichtigt bleiben darf, wie z.B. ein Fallbericht von RUDMIN (1984) zeigt.

Sie berichtet über das Auftreten des Stotterns bei einem Vorschulkind. Es gab einen klaren zeitlichen Zusammenhang zwischen dem Beginn der Sprechschwierigkeiten und Veränderungen in der Umwelt, die für das Kind offensichtlich Streß bedeuteten: Die Mutter war zu diesem Zeitpunkt schwanger, es war die Rede von einem neuen Kind, das die Familie erweitern würde. Außerdem zog die Familie in dieser Zeit um. Vier Monate nach der Geburt des Bruders, und nachdem sich das Kind in der neuen Umgebung eingelebt hatte, begann das Stottern wieder abzunehmen, um schließlich zu verschwinden.

Die bislang vorliegenden Forschungsarbeiten legen den Gedanken nahe, daß der Unterschied zwischen stotternden und nicht-stotternden Kindern dimensional und nicht kategorial zu begreifen ist (YAIRI und CLIFTON, 1972; WESTBY, 1979). Dennoch wurde immer wieder der Versuch gemacht, typische Entwicklungsverläufe für die Entwicklung des Stotterns zu finden, nicht zuletzt, um daraus möglicherweise therapeutisch differentielles Vorgehen ableiten zu können.

BLÜMEL (1932) trennte zwischen "primärem" und "sekundärem" Stottern. Ersteres besteht nach seiner Auffassung vorwiegend in Wiederholungen von Silben oder Wörtern am Satzanfang. Seine Intensität schwanke im Verlauf von Monaten oder Jahren. Das "sekundäre" Stadium beginne dann, wenn das Kind ein Bewußtsein dafür entwickle, daß Stottern ein sozialer Defekt sei. Dies führe zu Anstrengungen, das Stottern zu vermeiden oder zu verbergen und damit zu sekundärer Symptomatik (z.B. Angst).

Wenngleich BLÜMELs Konzept der Stotterentwicklung weitreichenden Einfluß gewann, weist BLOODSTEIN (1987, S. 39-40) auf gravierende Mängel hin:

- Förderung des Eindrucks, daß Stottern in der frühen Kindheit fast durchgehend aus einfachen Wiederholungen besteht, deren sich das stotternde Kind nicht bewußt sei,
- Übermäßige Verknüpfung der Symptome im sekundären Stadium der Angst, dies gelte meist erst für eine spätere Entwicklungsstufe,
- Schaffung einer falschen Dichotomie zwischen primären und sekundären Stotterern (auch in der frühen Entwicklung gebe es Kinder, die Elemente von Spannung, Eile, Vorsicht, Antizipation zeigten),
- BLÜMEL gebe keinen Hinweis darauf, wie man stotternde Kinder des primären Stadiums von den Unflüssigkeiten nicht-stotternder Kinder unterscheiden könne.

BLOODSTEIN (1981) versucht dieser Kritik in seinem Modell der Stotterentwicklung gerecht zu werden. Nach der Analyse von über 400 Fallgeschichten stotternder Kinder und Jugendlicher (2 - 16 Jahre) glaubt er einen vierphasigen Entwicklungsverlauf[3] nachzeichnen zu können, der als typisch, wenn auch nicht universell gelten könne (BLOODSTEIN, 1987, S. 41-44):

Phase 1, Vorschul- und Kindergartenkind, Stottern ist episodisch, Wiederholungen stehen im Vordergrund, besonders am Beginn eines Satzes oder einer Phrase, das Kind scheint sich wenig darum zu kümmern.

Phase 2, die Störung ist chronisch geworden, das Kind sieht sich selbst als Stotterer, scheint sich aber wenig Sorgen zu machen, Stottern ist schlimmer, wenn das Kind aufgeregt ist oder schnell spricht. Die Wiederholungen zu Beginn von Sätzen oder Wörtern werden nun durch Dehnungen und Spannung ergänzt.

Phase 3, Dehnungen und Unterbrechungen treten nunmehr häufig auf. Sie sind begleitet von körperlichen Mitbewegungen. Angst vor Wörtern und Vermeidung kommt häufig vor, Situationsvermeidung ist selten.

Phase 4, das volle Muster, das man von Heranwachsenden oder Erwachsenen kennt, ist entwickelt: Spannungsvolle Wiederholungen, Dehnungen und Lautunterbrechungen sind von Mitbewegungen begleitet. Wort- und Situationsängste sowie Vermeidungen sind häufig. Der Stotterer beschäftigt sich konstant mit seinem Sprechproblem.

---

3  In neuerer Zeit hat CONTURE (1982) ein an die Sprechphysiologie angelehntes Entwicklungsmodell vorgelegt, das ebenfalls einen phasenhaften Verlauf annimmt. (s. Tabelle 1).

Besonders bekannt geworden ist die Einteilung von VAN RIPER (1971, 1982), der aus der Aktenanalyse von ca. 50 Stotterern vier Entwicklungsverläufe (Spuren/tracks) erschloß (s. Tabelle 2). Die Praktikabilität und Gültigkeit der Systematik überprüfte er, indem er 300 weitere Stotterer (VAN RIPER, 1971) den Entwicklungslinien zuzuordnen versuchte. Der größte Teil (etwa die Hälfte) fiel in Gruppe 1[4] , 14% in Gruppe 2, nur wenige in die Gruppen 3 bzw. 4, 23% ließen sich nicht einordnen.

DALY et al. (1981), die die Brauchbarkeit der Kategorien ebenfalls untersuchten, kamen insgesamt zu etwa gleichen Ergebnissen, allerdings fanden sie in ihrer Stichprobe keine Spur-4-Stotterer. Zwei Kinder ließen sich nicht einordnen, deren Entwicklung schien eine Spur 5 zu erfordern (keine abnormen Unflüssigkeiten bis zum Alter von acht bzw. neun Jahren). Die Autoren schlagen vor, die Spur 5, im Gegensatz zu Spur 3, die primär durch emotionales Trauma verursachtes Stottern abdecken soll, für Auslösung des Stotterns durch physische Traumata vorzusehen.

Der Nutzen solch einer Klassifikation ist noch unklar. Eine offensichtliche Frage wäre, ob die verschiedenen Entwicklungslinien nicht nur differentialdiagnostisch, sondern auch therapeutisch relevant sind. In der Untersuchung von DALY et al. (1981) zeigte sich, daß in jeder Gruppe alle Schweregrade vertreten waren. Messungen vor und nach der Therapie ergaben, daß Stotterer der Spur 1 signifikant besser abschnitten als die Kinder der Spur 2 (also solche, die zusätzliche Probleme wie Sprachverzögerung, Artikulationsstörungen, Poltern etc. aufwiesen). Am besten waren Therapieerfolge bei den Kindern, deren Stottern mit einem traumatischen Erlebnis (z.B. starker Schreck) begonnen hatte.

Neben dem idiopathischen Stottern, das sich von selbst zu entwickeln scheint, gibt es gut dokumentierte Fälle erworbenen Stotterns in allen Altersgruppen (z.B. CANTER, 1971; CAPLAN, 1972; ROSENFIELD, 1972; RENTSCHLER et al., 1984; HELM-ESTABROOKS, 1986; ATTANASIO, 1987). Es tritt plötzlich auf und läßt sich mit einem signifikanten Ereignis (hirnorganische Schädigung, schweres psychisches Trauma) in Verbindung bringen. Urteilt man nach den veröffentlichten Fallberichten, ist Stottern aufgrund organischer Schädigungen nicht selten.RENTSCHLER et al. (1984, S. 267) stellten nach Durchsicht der Literatur fest, daß die Beeinträchtigung des Sprechens durch neurologische Schädigung vielerlei Formen annehmen kann:

1. Stottern geht mit einer Sprachstörung einher: Eingeschränkte Sprach- und Wortfindungsfähigkeiten, eventuell Aphasie.
2. Stottern ist mit der Beeinträchtigung der Sprechmotorik assoziiert (die hierfür wichtigen Gehirnregionen sind geschädigt).
3. Stottern kehrt wieder bei Personen, die während der Kindheit Entwicklungsstottern zeigten.
4. Isoliertes erworbenes Stottern - keine früheren Sprech- oder Sprachstörungen, keine motorische Behinderung.

HELM et al. (1978) beschrieben fünf Charakteristika, die für Patienten mit erworbenem Stottern spezifisch sein sollen:

1. Keine Adaptation.
2. Wiederholungen, Dehnungen und Blockierungen nicht nur bei Anfangssilben.
3. Unflüssigkeiten bei wichtigen und unwichtigen Wörtern gleichermaßen.
4. Der Sprecher scheint nicht ängstlich zu sein.
5. Sekundäre Symptomatik selten.

HELM-ESTABROOKS (1986) nennt einige typische Charakteristika für erworbenes Stottern nach Apoplexie (Schlaganfall), Schädel-Hirn-Trauma und bei Erkrankungen des extrapyramidalen Systems (s. Tabelle 2a - 2c).

---

4    Spur 1 stimmt mit BLOODSTEINs (1987) Verlaufsbeschreibung weitgehend überein.

**Tabelle 1a.** Mögliche Abläufe zu Beginn der Entwicklung des Stotterns (VAN RIPER, 1982)

| Entwicklungscharakteristika | | | |
| --- | --- | --- | --- |
| Spur 1 | Spur 2 | Spur 3 | Spur 4 |
| Silbenwiederholungen werden häufiger, Sprechgeschwindigkeit wird ungleichmäßiger | Verhaltensweisen bleiben gleich, Sprechgeschwindigkeit nimmt zu, Stottern nimmt ebenfalls zu | Zunahme der Stotterhäufigkeit, jedoch wenig Verhaltensänderungen; Anzeichen von Frustration | die Anzahl der Gelegenheiten, in denen gestottert wird, steigt an |
| dann:<br>zunächst Silbenwiederholungen, dann Dehnungen | wenig Formveränderungen | wiederholte Versuche; Vorwölbung der Lippen; Zungenfixationen treten auf; Dehnungen der Anfangslaute | wenig Veränderungen in der Form; monosymptomatisch und symbolisch |
| dann:<br>Dehnungen zeigen vermehrte Spannung, Tremor, Mitbewegungen; Frustration zeigt sich | wenig Veränderungen; wenig Bewußtheit; wenig Frustration | Tremor; Mitbewegungen, Grimassen, unkontrollierte Atmung, deutliche Frustration | wenig Veränderungen |
| dann:<br>Spannung nimmt überhand, Gesichtsverzerrungen, erneute Versuche, Sprechproduktion sinkt, Zeichen von Bedrücktheit | Dauer der Unflüssigkeiten nimmt zu, mehr Silbenwiederholungen, wenig Bewußtheit | Unterbrechungen häufen sich, Sprechgeschwindigkeit sinkt, mehr Zögern, mehr Sprechverweigerung | wenig Veränderung im Typ, aber Dauer und Wahrnehmbarkeit nehmen zu; keine Unterbrechungen oder erzwungenes Sprechen; zunehmende Sprechproduktion |
| dann:<br>situative Ängste verbinden sich mit anderen Verhaltensweisen und Vermeidungsverhalten; dann Wort- und Lautängste | gelegentliche situative Ängste, keine Wort- oder Lautängste; lange Silbenwiederholungen | zunehmende Wort- und Lautängste; starkes Vermeidungsverhalten, Stottermuster werden bizarrer; Sprechproduktion sinkt; schlechter Blickkontakt; normales Sprechen wird zögernd; häufig tonische Blocks | wenig Vermeidungsverhalten, wenig Wortängste, da keine Konsistenz im Stotterverhalten; deutliche Bewußtheit des Stotterns; normales Sprechen sehr flüssig, spricht viel; konsistente Muster, wenig stille Blockaden, tonisch oder klonisch |

**Tabelle 1b.** Mögliche Verlaufsformen des Stotterns (VAN RIPER, 1982)

| | Zu Beginn | | |
| Spur 1 | Spur 2 | Spur 3 | Spur 4 |
| --- | --- | --- | --- |
| beginnt 2;4-6 Jahre | oft spät – bei Beginn der Satzbildung | unabhängig vom Alter; nachdem das Kind fortlaufend spricht | spät; in der Regel 4 Jahre und älter |
| vorher fließend allmähliches Einsetzen | niemals sehr fließend allmähliches Einsetzen | vorher fließend plötzliches Einsetzen, oft nach Trauma | vorher fließend plötzliches Einsetzen |
| zyklisch lange Remission | regelmäßig keine Remissionen | regelmäßig wenig kurze Remissionen | fluktuierend (erratisch) keine Remission |
| gute Artikulation normale Sprechgeschwindigkeit | schlechte Artikulation kurze rasche Äußerungen | normale Artikulation langsame sorgfältige Sprechgeschwindigkeit | normale Artikulation normale Sprechgeschwindigkeit |
| Silbenwiederholungen | Pausen, Revisionen, Silben- und Wortwiederholungen | Dehnungen ohne Laut; laryngeale Blockierungen | ungewöhnliche Verhaltensweisen |
| keine Spannung; ohne Kraftaufwand | keine Spannung | viel Spannung | variable Spannung |
| kein Tremor Ort: erste Wörter, Funktionswörter | kein Tremor Ort: erste Wörter; lange Wörter; über den ganzen Satz verstreute Wörter mit wesentlichem Inhalt | Tremor Beginn von Äußerungen, primär nach Pausen | wenig Tremor erste Wörter; selten auf Funktionswörtern, besonders bei inhaltsbedeutsamen Wörtern |
| variables Muster normales Sprechen ist gut integriert | variables Muster unterbrochenes Sprechen mit Zögern und Pausen (auch ohne Unflüssigkeiten) | konsistentes Muster normales Sprechen ist sehr flüssig | konsistentes Muster normales Sprechen ist sehr flüssig |
| kein Problembewußtsein keine Frustration keine Ängste; bereit zum Sprechen | kein Problembewußtsein keine Frustration keine Ängste; bereit zum Sprechen | hohes Problembewußtsein viel Frustration Sprechängste; Situations- und Wortängste | hohes Problembewußtsein keine Frustration kein Hinweis auf Ängste; bereit zum Sprechen |

**Tabelle 2a.** "Typische" Merkmale des Stotterns nach Hirnschlag (treten in der Regel plötzlich auf)

---

Unflüssigkeiten können auftreten bei:
- Anfangsphonemen (immer)
- mittleren Phonemen (oft)
- Kennwörtern (immer)
- Funktionswörtern (oft)
- Konservation (immer)
- Wiederholungen, automatisierten Sequenzen, auswendig gelernten
  Abschnitten
- Singen und (normalerweise) rythmischem Sprechen
Kein Adaptationseffekt.
Begleiterscheinungen:
- sekundäre motorische Zeichen (selten)
- Aphasie (manchmal)
Eine Verschlechterung tritt häufig auf beim:
- Singen einer Melodie
- Rhythmusschlagen
- Nachbauen von Blockmodellen
- Nachlegen (aus dem Gedächtnis) von Stäbchenmustern
- Nachahmen von Handpositionen
- dreidimensionalem Zeichnen

---

**Tabelle 2b.** "Typische" Merkmale des Stotterns bei Schädel-Hirn-Trauma (mag sich erst nach und nach entwickeln)

---

Unflüssigkeiten können auftreten bei:
- Anfangsphonemen (immer)
- mittleren Phonemen (oft)
- Kennwörtern (immer)
- Funktionswörtern (oft)
- Konversation (immer)
- Wiederholung, automatisierten Sequenzen, auswendig gelernten
  Abschnitten
- Singen und (normalerweise) bei rhythmischem Sprechen
Adaptation ist selten.
Begleiterscheinungen:
- Anfälle (manchmal)
- sekundäre motorische Zeichen (manchmal)
- Aphasie (manchmal)
Eine Verschlechterung kann auftreten beim:
- Singen einer Melodie
- Rhythmusschlagen etc.

---

**Tabelle 2c.** "Typische" Merkmale des Stotterns bei Erkrankungen des extrapyramidalen Nervensystems (beginnt normalerweise ganz allmählich)

---

Unflüssigkeiten können auftreten bei:
- Anfangsphonemen (immer)
- mittleren Phonemen (oft)
- Kennwörtern (immer)
- Funktionswörtern (oft)
- Konversation (immer)
- Wiederholung, automatisierten Sequenzen, auswendig gelernten
  Abschnitten
- Singen und (normalerweise) bei rhythmischem Sprechen
Adaptationseffekt kann auftreten.
Begleiterscheinungen:
- Keine sekundären motorischen Zeichen, Aphasie, buccofaciale Apraxie
Eine Verschlechterung beim:
- Singen einer Melodie
- Rhythmusschlagen
- Nachahmen von Handpositionen

---

Vom Verlauf der Grunderkrankung hängt es ab, inwieweit Stottern remittiert bzw. auf Therapie anspricht. Falls nur eine Gehirnhälfte geschädigt ist und keine progrediente Krankheit vorliegt, hat die Behandlung Chancen auf Erfolg. Zum Einsatz kommen in der Regel rhythmische Methoden, DAF und Entspannung/Biofeedback (HELM-ESTABROOKS, 1986; MARSHALL und NEUBURGER, 1987, s. Abschn. 2.3).


## 1.4 Epidemiologie

### 1.4.1 Vorbemerkung

Die Epidemiologie beschäftigt sich mit der Frage, wie häufig Krankheiten innerhalb einer Population auftreten und wodurch diese Häufigkeit beeinflußt wird (z.B. Alter, Geschlecht, Ehestand oder soziale Klasse). Aus verschiedenen Gründen sind epidemiologische Überlegungen wichtig:

-   Hilfe bei der Suche nach Ursachen und Heilungsmöglichkeiten einer Krankheit.
-   Erlangung von Daten für die Organisation medizinischer Hilfsdienste.
-   Hilfe bei der Patientenberatung, da möglicher (unbehandelter) Verlauf der Krankheit angegeben werden kann.

Unter Prävalenz einer Krankheit wird die Anzahl der Fälle verstanden, die innerhalb einer Population zu einem gegebenen Zeitpunkt existieren. Inzidenz ist die Anzahl neuer Fälle, die innerhalb eines bestimmten Zeitraums in einer Population neu entstehen (meist ein Jahr). Eine spezielle Möglichkeit der Inzidenz-Darstellung ist das "Lebenszeitrisiko", d.h. das Risiko, die betreffende Krankheit im Laufe des Lebens einmal zu bekommen.

Über die Dauer einer Krankheit hängen Prävalenz und Inzidenz miteinander zusammen. Erkältungskrankheiten haben z.B. eine hohe Inzidenz, aber vergleichsweise niedrige Prävalenz, weil jede Erkältung in der Regel nur kurz andauert. Für eine Krankheit wie Autismus gilt das Gegenteil.

## 1.4.2 Epidemiologie des Stotterns

In einer idealen epidemiologischen Studie wird eine Gruppe von neugeborenen
Kindern, die innerhalb eines begrenzten Zeitraums geboren werden, bis ins
Erwachsenenalter hinein begleitet. Solch ein Projekt wurde in den fünfziger Jahren in
England durchgeführt. Die sprachliche Entwicklung aller im Mai und Juni 1947 in
Newcastle geborenen Kinder wurde über die ersten 15 Lebensjahre hinweg beobach-
tet. Die wesentlichen Ergebnisse sollen hier dargestellt werden (nach ANDREWS und
HARRIS, 1964; ANDREWS, 1984).

Für die Inzidenz des Stotterns wurden in dieser Gruppe folgende Werte gefunden:

|    |   |    |       |      |   |
|----|---|----|-------|------|---|
| 3  | - | 4  | Jahre | 1,3  | % |
| 5  |   |    | Jahre | 9,6  | % |
| 8  |   |    | Jahre | 0,25 | % |
| 12 | - | 15 | Jahre | 0    | % |

Das Lebenszeitrisiko für diese Gruppe errechnete sich auf 4,9 %.

Für die Prävalenz des Stotterns ergab sich:

|    |       |     |   |
|----|-------|-----|---|
| 3  | Jahre | 1,3 | % |
| 5  | Jahre | 1,5 | % |
| 8  | Jahre | 1,6 | % |
| 15 | Jahre | 1,2 | % |

Bei 79 % der untersuchten Kinder verlor sich das Stottern, bevor sie 16 Jahre alt wurden (siehe dazu auch den Abschnitt zur Remission 1.4.3).

Die Ergebnisse dieser Studie stimmen mit den von BLOODSTEIN (1987) in seiner
Literaturübersicht gegebenen Werten nicht ganz überein. Er berichtet, daß die
Auftretenshäufigkeit bei amerikanischen Schulkindern im Mittel bei 0,8 % läge
(Median der von ihm berücksichtigten Untersuchungen). Studien aus anderen Ländern
(siehe VAN RIPER, 1982; BLOODSTEIN, 1987) zeigen insgesamt den etwas höhe-
ren Wert von 1,1 %. Die divergierenden Angaben erklärten sich wohl u.a. aus dem
Fehlen einer präzisen Definition des Stotterns und unterschiedlicher methodischer
Vorgehensweisen (dazu VAN RIPER, 1971).

Die in den letzten Jahren gelegentlich geäußerte Vermutung, daß die Prävalenz des
Stotterns in den USA (für Europa sind uns keine Werte bekannt) sinke (z.B. VAN
RIPER, 1982), scheint eine empirische Bestätigung zu finden. In einer 1984-85
durchgeführten Untersuchung von WESTBROOK und MALLARD (1985), die ca.
200.000 Kinder im Alter von 4 bis 18 Jahren einschloß, wurde eine Stotterhäufigkeit
von 0.28 (untere Mittelklasse bis Mittelklasse) und von 0.29 (Mittelklasse und höher)
gefunden. Die Autoren bestätigten nach Durchsicht älterer Untersuchungen (begrenzte
Vergleichbarkeit wegen unterschiedlicher Methodik) den angenommenen Trend:

| 1904 | 1916 | 1936 | 1955 | 1956 | 1974 | 1984 |
|------|------|------|------|------|------|------|
| 0.89 | 0.77 | 0.76 | 0.55 | 0.50 | 0.35 | 0.30 |

Spezifische Studien zur Prävalenz des Stotterns in unausgelesenen
Erwachsenenpopulationen gibt es bisher keine. LESKE (1981) berichtet allerdings
über die letzte Gesundheitsstatistik der amerikanischen Regierung, in der die
Häufigkeit des Stotterns in der Gesamtpopulation der USA mit 0.46 % geschätzt
wird.

Vielfach bestätigt wurde die ungleiche Geschlechtsverteilung. Bei Kindern und Jugendlichen beträgt das Verhältnis etwa 4:1 zu Ungunsten der Jungen (ANDREWS et al., 1983), bei Erwachsenen sogar ca. 10:1 (SILVERMAN, 1986), wobei der Grund für die Änderung des Verhältnisses  in der häufigeren Remission bei Mädchen/Frauen liegt (SEIDER et al., 1983).  Verknüpft man die Geschlechtsverteilung mit dem Schweregrad, finden sich folgende Werte: Bei "moderatem" Stottern 2:1 - Junge zu Mädchen - bei schwerem Stottern 11:1 (ST. LOUIS und HINZMAN, 1988).

Verwandte ersten Grades von Stotterern weisen ein dreifach höheres Risiko auf (KIDD, 1980), ebenfalls zu stottern (vgl. Abschn. 1.4.4). Das Risiko für geistig Behinderte ist etwa zwei- bis dreimal so hoch wie in der Gesamtpopulation. BOBERG (1977) ermittelte einen Wert von 1,8%.


### 1.4.3   Remission des Stotterns

Ein in der Literatur häufig aufgegriffenes Thema ist die sogenannte "spontane Remission" des Stotterns. Damit ist seine Rückbildung ohne formale therapeutische Intervention gemeint. Die berichteten Werte (BLOODSTEIN, 1987) liegen zwischen 36% und 79%.

Es gibt verschiedene Hinweise auf die Ursachen der Rückbildung bzw. Beibehaltung des Stotterns[5]. SHEEHAN und MARTYN (1966, 1970) befragten ehemalige Stotterer. Faßt man die Daten beider Studien zusammen, gaben ca. 60% an, daß sie ihr Problem mit Hilfe "selbsttherapeutischer" Methoden bewältigt hätten: Langsameres Sprechen, Entspannung, mehr sprechen (besonders in schwierigen Situationen). Ohne die Validität solch einer Vorgehensweise zu diskutieren, bleibt festzuhalten, daß die selbsttherapeutischen Maßnahmen denen der professionell ange-leiteten Therapie ähneln.

SEIDER et al. (1983) befragten ebenfalls erwachsene Stotterer nach Remission, wobei sie primär den genetischen Aspekt im Blick hatten. Sie fanden, daß 14% der Verwandten 1. Grades stotterten und gestottert hatten, wobei Remission in etwa der Hälfte der Fälle auftrat - bei weiblichen Probanden statistisch signifikant häufiger. Außerdem scheinen Rechtshändigkeit und Remission zu korrelieren. Rechtshändige Jungen remittieren 1 1/3, rechtshändige Mädchen sogar 3 1/2mal häufiger als gleich-geschlechtliche Linkshänder. Alter beeinflußt die Remissionswahrscheinlichkeit eben-falls, während der Vorschuljahre ist sie am höchsten. RYAN und MARSH (1987) be-gleiten die Entwicklung des Sprechens (Stotterns) bei 13 Kindern in einer Longitudinalstudie. Nach fünf Jahren hat sich das Sprechen bei 11 Kindern (85%) ohne formale Therapie erheblich gebessert. Dies ist aber nur eine vorläufige Aussage, weil es auch schon in der Vergangenheit gelegentliches Wiederauftreten des Stotterns gab. Als "behindernd" bei der Remission wurden folgende Faktoren identifiziert: Hohe Sprechgeschwindigkeit der Mutter, Stottern anderer Familienangehöriger und unterdurchschnittliche Sprachfertigkeiten.

INGHAM (1984) kritisierte die Untersuchungen zum Thema spontane Remission. Er glaubt, daß die angegebenen Werte unzuverlässig seien, da sie auf Befragungen über weit zurückliegende Ereignisse beruhten. Insbesondere bezweifelt er die Höhe der an-gegebenen Werte. Die tatsächliche Quote für spontane Remission liege eher im Bereich von 30 - 50%. Dies begründet er vor allem mit zwei Argumenten:

---

[5]   Auf einige theoretische Überlegungen dazu (z.B. VAN RIPER, 1971) wird im Abschn. 3.2.4 eingegangen.

- Es möge sein, daß die sogenannten remittierten Stotterer immer noch gelegentlich stotterten (dazu auch WINGATE, 1964).
- Es sei unwahrscheinlich, daß die Intervention der Eltern (z.B. "sprich langsam") keine oder nur negative Wirkung zeigten.[6]


## 1.4.4 Stottern - ererbt oder erworben?


Die Frage, ob Stottern ererbt oder erworben sei, bezeichnet BLOODSTEIN (1984) als nicht beantwortbar, daher unsinnig. Wir wollen dennoch den Wissensstand in diesem Bereich skizzieren, da Teilantworten m. E. therapeutische Bedeutung haben.[7]

Einer der älteren Forschungswege, der für epidemiologische Fragestellungen ebenfalls von Bedeutung war, ist der Kulturvergleich. SSIKORSKI (1891, S. 228) kommt nach dem Vergleich eigener und fremder Statistiken zu folgendem Schluß:

"Die Verbreitung des Stotterns fällt nicht mit den geographischen, sondern mit den ethnographischen Grenzen zusammen und es muß deshalb angenommen werden, dass die Nationalität ein prädisponirendes Moment für das Stottern darstelle. Diese Voraussetzung wird ausserdem noch durch die für Russland und Frankreich gewonnenen Daten unterstützt, die slawische Bevölkerung Russlands ist fünfmal weniger zur Neurose (Stottern) geneigt, als die romanische Frankreichs."

Als Ursachen für diese Unterschiede sieht er (S. 230):

"Die geringste Neigung zum Erkranken am Stottern zeigen diejenigen Stämme, deren Sprache weniger fortgeschritten ist ... " und den " ... Verfall der Sprache (und einer Kultur, d. Verf.) durch den Andrang fremder Einflüsse ... "

SSIKORSKIs Spekulationen wurden in der Folgezeit nicht weiter verfolgt und für einige Jahrzehnte wurde es still um diesen Forschungsansatz. Neues Interesse weckte JOHNSONs (1959) "Diagnosogene Theorie" des Stotterns. Die Annahme, daß Stottern *allein* durch ungünstige Umweltbedingungen zustande komme, regte eine große Anzahl familien- und kulturvergleichender Untersuchungen an. Wenngleich JOHNSONs Theorie in ihrer ursprünglichen Form nicht aufrechtzuerhalten war, haben die entsprechenden Untersuchungen doch zu unserem Verständnis beigetragen, welche externen Faktoren möglicherweise Stottern fördern. Zur Illustration seien einige Befunde genannt.

Nach einer von LEMERT (1962) berichteten Studie sei der Anteil weiblicher Stotterer in Japan vergleichsweise hoch. Als Grund dafür sieht er die Rolle der Frau in diesem Land. Ihr sei innerhalb der Gesellschaft eine schwere Bürde auferlegt, sie habe aber vergleichsweise wenig sozial sanktionierte Möglichkeiten, die daraus resultierenden Spannungen abzuleiten.

STEWART (1960) verglich Erziehungs- bzw. Sozialisationspraktiken bei zwei Indianerstämmen, den Cowichans mit relativ hoher und den Ute mit vergleichsweise geringer Stotterhäufigkeit. Im Gegensatz zu den Cowichans waren die Ute-Indianer ihren Kindern gegenüber permissiver in Fütterungsgewohnheiten, Sauberkeitstraining und Körperkontakt. Bei der Sprach- und Sprechentwicklung legten sie weniger Wert auf bestimmte Standards, wie sie ganz allgemein mehr auf die Wünsche der Kinder und auf deren Unabhängigkeitsbestrebungen eingingen.

---

6    INGHAM entwickelt diesen Gedanken weiter. Er meint, daß es sinnvoll sei, den Eltern eine Anleitung zur systematischeren und effektiveren Gestaltung ihrer "Interventionen" zu geben (siehe dazu auch Abschn. 3.7.4).

7    Entsprechend der vermuteten Ätiologie muß der Therapieplan gestaltet werden (siehe dazu die Abschn. über die Indikation 3.2.5 und Prävention 3.7).

WESTBROOK und MALLARD (1985) konnten zeigen, daß die Häufigkeit des Stotterns in den USA abnimmt. Daß dieser Trend besteht, wurde von Therapeuten schon seit längerem behauptet, verursacht, so war die Annahme, durch das toleranter werdende Erziehungsklima (VAN RIPER, 1982; BLOODSTEIN, 1987).

RALSTON (1981) stellte in einer epidemiologischen Untersuchung fest, daß die Häufigkeit des Stotterns in der Karibik relativ hoch ist. Den wichtigsten Grund sieht er in der Zweisprachigkeit der Bevölkerung. Darüber hinaus fand er in den Städten relativ mehr Stotternde als auf dem Land. Als Ursache hierfür vermutet er einen nicht näher spezifizierten höheren "kulturellen Druck."

Neben der Quantität des Stotterns in verschiedenen Kulturen müsse auch seine Qualität berücksichtigt werden, meint LEITH (1986). Unter den vielfältigen Symptomen, die Stottern charakterisierten, gebe es nur zwei Verhaltensweisen, die inter- und intrakulturell allen stotternden Menschen gemeinsam seien: Wiederholungen und Dehnungen. Die sonstige Ausprägung erfolge durch kulturell geprägtes Lernen.

LEITH und MIMS (1975) berichten aus ihrer in den USA durchgeführten Untersuchung, daß weiße Stotterer mehr Wiederholungen und Dehnungen aufweisen. Bei schwarzen Stotterern dagegen waren die sekundären Charakteristika (Mitbewegungen) beträchtlich ausgeprägter. Die Autoren erklären dieses Ergebnis mit wichtigen Elementen der schwarzen Subkultur: Besonders geschätzt werden gute verbale Fähigkeiten (starke Zurückweisung unflüssiger Sprechmuster) und emotionale Ausgeglichenheit ("cool" sein).

ROBINSON und CROWE (1987) verglichen die Unflüssigkeiten normal sprechender schwarzer und weißer Amerikaner. Schwarze zeigten signifikant mehr Wort- und Phrasenwiederholungen, Weiße mehr Verzögerungen. Hier findet sich eine Parallele zu den Untersuchungen von LEITH und MIMS (1975) insofern, als "gute verbale Fähigkeiten" sich wohl weniger mit Sprechpausen, wie sie durch Verzögerungen entstehen, in Übereinstimmung bringen lassen.

NAROLL (1959) zog aus den seinerzeit vorliegenden Erkenntnissen den Schluß, daß die Auftretenshäufigkeit des Stotterns ein Index für kulturellen Streß sei. Diese Behauptung, die etwas überzogen scheint, ist doch auch durch neuere Untersuchungen im Kern nicht widerlegt worden. Die in Nordamerika, Afrika und Asien durchgeführten anthropologischen Untersuchungen legen den Schluß nahe, daß Stottern in Gesellschaften häufiger auftritt, in denen das Individuum unter hohem Leistungsdruck steht, Status und Prestige erstrebenswerte Ziele sind und Abweichungen wenig toleriert werden. Dies gilt nicht nur für kulturelle Wertvorstellungen allgemein, sondern auch für die Sprechkonformität im besonderen (BLOODSTEIN, 1987).

Das Auftreten des Stotterns im Einzelfall läßt sich hierdurch natürlich nicht erklären oder vorhersagen. BEAGLEHOLE (1940) warnte vor der Vorstellung, daß kultureller Konflikt und Konkurrenzkampf für die Entwicklung psychogener Störungen verantwortlich sei. Trotz ihrer Attraktivität enthalte sie wenig Validität. Da ein Individuum den Komplexitäten oder Konflikten seiner Kultur nicht völlig ausgeliefert sei, müßten über die Sozialstruktur hinaus individuelle Faktoren berücksichtigt werden. Rechnung getragen wird dieser Forderung im Studium von Familien und Zwillingen, dem zweiten Zweig ätiologisch-epidemiologischer Forschung.

MEYERS und FREEMAN (1985b) bezeichnen die Befunde zur Eltern-Kind-Interaktion als "konfligierenden Morast". Tatsächlich sind die Ergebnisse bislang widersprüchlich. Einige Autoren ermittelten negativeres Erziehungsverhalten der Eltern stotternder Kinder (KASPRISIN-BURELLI et al., 1972; LASOGGA und WEDEMEYER, 1979; MORDECAI, 1979), andere fanden keine Unterschiede (RYAN, 1985; COX et al., 1984). Auch beim Sprechverhalten ist das Bild uneinheitlich und kompliziert. Über erste Ergebnisse einer seit mehreren Jahren laufenden Längsschnittstudie zur Entwicklung fließend sprechender und stotternder Kinder berichteten RYAN und Mitarbeiter (1984, 1985, 1987). Es sei noch nicht klar, in welcher Weise und in welchem Ausmaß das Sprechmodell der Mutter eine Rolle spiele.[8]

Gesichert dagegen ist die Erkenntnis, daß Stottern in Familien häufiger auftritt. In ihrer berühmt gewordenen Familienuntersuchung bestimmte GRAY (1940) über fünf Generationen hinweg die Stotterer innerhalb einer Familie. Im 17 Personen umfassenden Kansas-Zweig fand sie nur einen Stotterer (6%), im Iowa-Zweig dagegen waren es 40%. GRAY betrachtete dies als einen Beleg der diagnosogenen Theoriediagnosogene: Die üblichen Unflüssigkeiten bei der Sprechentwicklung hätten in der Iowa-Familie ängstliche Reaktionen ausgelöst und damit im Sinne einer sich selbst erfüllenden Prophezeiung zu dem gefürchteten Ergebnis, Stottern, geführt. Diese Interpretation ist nicht mehr stichhaltig, seit gezeigt werden konnte, daß die gefundene Konstellation auch mit einem genetischen Modell vereinbar ist (HOWIE, 1978).

Die Frage nach der Rolle genetischer Faktoren hat in den letzten Jahren besondere Aufmerksamkeit auf sich gezogen. HOMZIE et al. (1988) berichteten, daß in ihrer Stichprobe von 190 Stotterern 47% berichteten, daß mindestens ein anderes Familienmitglied auch stottere. Darüber hinaus wurden signifikante Zusammenhänge zwischen Stottern, Artikulationsstörungen und Sprachentwicklungsverzögerung festgestellt, die darauf schließen ließen, daß Stottern in einigen Fällen die Manifestation eines allgemeineren linguistischen Defizits sei, welches sich familiär häufe. HOWIE (1981) untersuchte 30 Zwillingspaare des gleichen Geschlechts. Für die nach neuesten Erkenntnissen bestimmten monozygotischen Zwillinge ergab sich eine Konkordanzrate von 63%. Bei den zweieiigen Zwillingen betrug sie lediglich 19%. Solch ein Ergebnis läßt sich auch bei Berücksichtigung der atypisch gleichen Umwelt monozygotischer Zwillinge ohne die Annahme genetischer Determination nicht erklären. Da es aber auch diskordante monozygotische Zwillingspaare gibt, müssen Umweltfaktoren ebenfalls eine Rolle spielen. Daß diese nicht unterschätzt werden dürfen, läßt sich aus der Übersicht FARBERs (1981) ableiten, die alle verfügbaren Informationen über monozygotische Zwillinge sammelte und analysierte. Unter den 95 Zwillingspaaren gab es 5 Paare, bei denen Stottern auftrat. Vier waren diskordant, nur eines konkordant!

Eine Serie genetischer Untersuchungen zum Stottern führten KIDD und seine Arbeitsgruppe (YALE-Studien) durch. Die Fülle der Daten wurde unter verschiedenen Gesichtspunkten analysiert. So berichtet KIDD (1980), daß die männlichen Verwandten 1. Grades eines weiblichen Stotterers am gefährdetsten sind. Deren Risiko, ebenfalls zu stottern, liege viermal so hoch wie das weiblicher Verwandter männlicher Stotterer.

Aus den Ergebnissen dieser und anderer Auswertungen des Materials folgern KIDD et al. (1980), daß ca. 86% der Varianz genetischen und nur ca. 14% umweltbedingten Variablen zugeordnet werden können. Sie betrachten damit die Vorstellung rein kultureller Übermittlung des Stotterns als widerlegt.

Im Hinblick auf die unterschiedliche Häufigkeit des Stotterns beim männlichen und weiblichen Geschlecht[9] spekulieren KIDD et al. (1978), daß die Stotterschwelle bei Frauen höher sei. Der "kritische Grenzwert", der zu offenem Stottern führe, werde bei ihnen später erreicht, wobei die prädisponierenden Faktoren dafür nicht unbedingt genetischer Natur sein müßten.

---

8  Näheres zum Elternverhalten im Abschn. 3.7 zur Prävention des Stotterns.

9  Das unterschiedliche Geschlechtsverhältnis hat schon früher immer wieder zu Überlegungen angeregt. Dabei kam es zu recht skurrilen Hypothesen. CHERVIN (1878, zit. n. SSIKORSKI, 1891, S. 206) behauptet " ... daß die Mädchen deshalb weniger stottern, weil sie das Haus hüten und von ihren Müttern in ihren Fehlern verbessert werden, während die Knaben auf Straßen, in Gärten herumlaufen, sich raufen, in der Schule aber ihre Sprache durch Latein, Griechisch u. a. verderben."

KIDD und seine Mitarbeiter waren nicht in der Lage, aus ihren Daten den Schweregrad des Stotterns vorherzusagen. Daraus ist zu schließen, daß unterschiedliche Variablen das Auftreten des Stotterns überhaupt bzw. seine Schwere beeinflussen. Die Forschung hierzu steht erst am Anfang. VANDENBERG et al. (1986) schloß aus einem Literaturüberblick, daß Wortflüssigkeit hohe genetische Ladung aufweise.

CHRISTENSEN und SACCO (1988) berichteten, daß Stottern bei blonden, blauäugigen Menschen im Mittel schwerer sei, als bei braunhaarigen und -äugigen Stotternden. JANSSEN und KRAAIMAAT (1988) überprüften die "genetische Ladung" verschiedener stotterbezogener Faktoren durch den Vergleich erwachsener Stotterer mit und ohne Stottern unter den Familienangehörigen. Familiär belastete Stotterer zeigten eine Tendenz zu einem höheren Schweregrad, außerdem war ihre temporale Variabilität bei der Ausführung der Sprechbewegungen größer. Die Autoren schließen aus ihren Untersuchungen, daß neuro-motorische Dysfunktionen eher an eine genetische Disposition gebunden ist als emotionale Faktoren wie z.B. Sprechangst.

Die YALE-Studien führten zu zwei genetischen Modellen, die mit den Daten gleichermaßen kompatibel schienen (KIDD et al., 1974; KIDD, 1980). Danach könnte die Weitergabe des Stotterns entweder multifaktoriell polygenetisch oder monofaktoriell ("single major locus") mit unvollständiger Penetranz erfolgen. COX et al. (1984) meinen inzwischen, daß das komplexere, multifaktorielle Modell - unter Berücksichtigung genetischer und umweltbezogener Anteile - die Daten besser erkläre. Sie vermuten, daß unterschiedliche Kombinationen dieser Faktoren bei verschiedenen Individuen zum gleichen Ergebnis, Stottern, führen können.

Der gegenwärtige Forschungsstand erlaubt keine Aussage darüber, was vererbt bzw. durch Lernerfahrung erworben wird. Die Rolle der Familie ist ungeklärt, und ANDREWS' (1981) Annahme, daß eine neurologische Defizienz - Störungen bei der Planung motorischer Abläufe durch eine verminderte Kapazität zur Verarbeitung sensorischer Informationen - vererbt werde, harrt noch der empirischen Bestätigung. Insofern sind wir noch nicht wesentlich weiter als GUTZMANN (1912, S. 27-28), der folgendes schrieb:

"... so dürften wir mit unserer Erfahrung, daß in vielen Fällen individuelle Disposition für die Entwickelung des Stotterns vorhanden, indes das Übel meist das Resultat von Gewohnheit und Erziehungsfehlern sei, uns nicht im Widerspruch mit den Beobachtungen anderer Autoren befinden. Auch glauben wir, die Ansicht vertreten zu müssen, daß aus jeder im Organismus des Individuums gegebenen Anlage für das Stottern nicht unmittelbar und notwendig Mängel der Sprechtätigkeit, wie das Stottern resultieren müssen; das beweisen die Fälle, in welchen durch sprachliche Einwirkung bei dem Kinde das Übel im Keim erstickt und sich zu entwickeln für immer verhindert."

Der letzte Teil des Zitats kommt dem oben angesprochenen Schwellenmodell von KIDD et al. (1978) recht nahe.

Die Befunde dieses Abschnittes lassen sich wie folgt zusammenfassen: Es kann als gesichert gelten, daß bei der Wechselwirkung von Erbanlagen und Umweltfaktoren erstere die größere Bedeutung für das Auftreten des Stotterns haben. Die statistisch gewonnene Erkenntnis, daß genetische Dispositionen primär und Umweltdruck sekundär zum Stottern führen, hilft nicht, sein Auftreten im Einzelfall zu erklären.

# 1.5 Ätiologie und Pathogenese - Theoretische Positionen zum Stottern

## 1.5.1 Vorbemerkungen

Die große Anzahl existierender Stottertheorien läßt sich in zwei Hauptkategorien einteilen:

1. Entwicklungs- und Lerntheorien Sie basieren auf der Annahme, daß Stotterer weder psychologisch noch konstitutionell Unterschiede zu normalen Sprechern aufweisen. Stottern wird durch bestimmte Umweltbedingungen, denen das heranwachsende Kind ausgesetzt ist, verursacht. Welcher Art diese Umweltbedingungen sein müssen, ist von Theorie zu Theorie verschieden.

2. Dysphemische Theorien: Diese Theorien beruhen auf der Hypothese, daß Stotterer sich von normalen Sprechern unterscheiden, wobei diese Unterschiede in biochemischen, neurologisch-physiologischen oder genetischen Variablen begründet sein können. Eine Untergruppe bilden die "Neurose-Theorien", die Stottern als Symptom einer emotionalen Fehlanpassung betrachten. Je nach Theorie werden unterschiedliche emotionale Schwierigkeiten als Ursache für das Stottern angenommen.

VAN RIPER (1972, S. 105) vertritt eine dysphemische Theorie. Er meint, daß

"... das durchschnittliche Kind deswegen mit dem Stottern beginnt, weil sein Nervensystem weniger in der Lage ist, die ... Sprechmuskulatur so zu koordinieren, wie es für den richtigen zeitlichen Ablauf normalen Sprechens benötigt wird."

Nicht immer ist die Zuordnung ganz einfach, da es Mischformen gibt. Ein Beispiel dafür ist KAROWs Ansatz (zit. n. AINSWORTH, 1945), der die Ursache des Stotterns in 80% der Fälle in falscher Erziehung sieht, bei 10% eine erbliche Veranlagung und bei den restlichen 10% sonstige Ursachen (z.B. Nachahmung, organische Schädigung, psychisches Trauma im späteren Leben) annimmt.

Die Geschichte der Stottertheorien ist wechselvoll. Allein in den letzten fünfzig Jahren hat es zwei große Trendwechsel gegeben. Standen in den dreißiger Jahren Ansätze im Vordergrund, die physiologische Unterschiede zwischen Stotterern und Nicht-Stotterern annahmen, gab es in den vierziger Jahren eine Hinwendung zu psychologischen Theorien, zunächst psychoanalytischer, später lerntheoretischer Natur, da mit den damals zur Verfügung stehenden physiologischen Untersuchungsmethoden eine Sackgasse erreicht war. Seit den siebziger Jahren schlägt das Pendel zurück. Umweltvariablen werden zugunsten genetischer und organisch-physiologischer Ursachen in den Hintergrund gedrängt. Unabhängig von den heute vertretenen theoretischen Positionen hat sich weitgehend die Erkenntnis durchgesetzt, daß die Suche nach *der* Ursache des Stotterns die Problematik unangemessen simplifiziert.

Gute Theorien sollen die etablierten Fakten eines Wissensbereichs miteinander verknüpfen. Sie sollen "sparsam" sein, d.h. sich in wenigen allgemeinen Konstrukten darstellen lassen, dennoch hinreichend präzise formuliert sein, um experimentell untersucht werden zu können. Die meisten Stottertheorien erfüllen diese Voraussetzung bestenfalls zum Teil. Es wäre weder sinnvoll noch möglich, alle bekannter gewordenen Theorien der letzten Jahrzehnte zu beschreiben. Deshalb werden wir einige wichtige Theoriengruppen vorstellen und bewerten, um den gegenwärtigen Stand der theoretischen Aufarbeitung des Stotterns zu skizzieren. Es wurde der Versuch gemacht, die Auswahl so vorzunehmen, daß ein in etwa repräsentatives Bild entsteht. Empirisch hergeleitete bzw. überprüfte Theorieansätze erhalten mehr Raum, da sich aus ihnen am ehesten konkrete Therapieempfehlungen ableiten lassen.

## 1.5.2 Stottern als neurotische Reaktion

Die Annahme, daß Stottern durch psychologische Faktoren verursacht oder wesentlich mitverursacht sein könnte, hat eine lange Geschichte (zusammenfassend bei FIEDLER und STANDOP, 1986). Ein typischer Vertreter ist DENHARDT (1913, S. 6):[10]

"Das Stottern ist demnach eine heilbare Störung des Seelenlebens, welche sich in nervösen Erscheinungen äußert (Psychoneurose)."

Mit der Entwicklung der Psychoanalyse erreichte diese Sichtweise einen Höhepunkt, wenngleich FREUD sich selbst kaum zum Stottern äußerte. Sogar TRAVIS (1957), der als einer der Hauptvertreter einer organischen Stotter-Theorie gilt (mangelhaft ausgebildete zerebrale Dominanz, siehe Abschn. 1.5.5.4), wandte sich in seinem späteren Leben der Psychoanalyse zu.

Aus psychoanalytischer Sicht ist unangepaßtes (neurotisches) Verhalten das Symptom einer kompensierenden Selbstanpassung, ein Versuch, widerstrebende Antriebe und ungelöste Konflikte zu verbergen. Die unvollständige Verdrängung der dadurch ausgelösten Ängste speise "sinnloses" Verhalten. FENICHEL (1945) begreift Stottern als Ausdruck unterdrückter Feindseligkeit, GLAUBER (1958) klassifiziert es psychopathologisch als "prägenitale Konversionsneurose". Stottern werde durch den Kampf um das Verbergen der durch archaische, instinkthafte Wünsche geprägten präverbalen oder mentalen Sprache verursacht.

Der Ansatzpunkt psychoanalytischer Behandlung des Stotterns ist der zugrunde liegende unbewußte Konflikt. Technische Schwerpunkte sind das Nacherleben traumatischer Situationen (Katharsis), Nutzen der Übertragungs- und Gegenübertragungsphänomene und Probehandeln (Denken). Da diese Techniken nur von ausgebildeten Psychoanalytikern beherrscht werden, warnte man Logopäden davor, Stotterer zu behandeln (CORIAT, 1943; BARBARA, 1954).

Die Effekte psychoanalytischer Therapie sind schwer zu beurtelen, da wenig Erfahrungsberichte vorliegen. Sie scheinen eher negativ zu sein. Der Analytiker BRILL (1923, zit. n. GLAUBER, 1958) zog aus eigenen Erfahrungen den Schluß, daß Psychoanalyse als Behandlungsform nicht besonders hilfreich sei. Der Großteil der Patienten habe zwar am Ende der Behandlung besser gesprochen, aber nur 5 von 69 Stotterern seien symptomfrei geworden und geblieben.[11]

Die Psychoanalyse hat für die Behandlung des Stotterns nur noch geringe Bedeutung. Der Mangel an Erfolgen ist ein Hinweis darauf, daß psychoanalytische Theorie und/oder Therapie dem Problem nicht gerecht werden. Weiter geschwächt wird ihre Position durch Befunde, die theorieabgeleiteten Vorhersagen widersprechen: Zwischenmenschliche Beziehungen, insbesondere zu den Eltern, sind nicht gestört (dazu ANDREWS et al., 1983) und Stottern tritt nicht überzufällig häufig mit anderen Störungen gemeinsam auf (GLOW und GLOW, 1980). Ein Hinweis wurde jedoch von Stottertherapeuten aufgegriffen, wenn auch nicht in der ursprünglich implizierten Art und Weise. GLAUBER (1958) wies darauf hin, daß Stottern in "einzigartiger Weise" eine "totale Familienstörung" sei, und REICH (1987, S. 16) identifizierte in Familien mit stotternden Kindern... ein mehr generationales Beziehungsmuster ..., das die intrapsychischen Konflikte des Symptomträgers als Introjektion eines realen

---

10   Andere Autoren dieser Zeit nehmen eine Zwischenstellung ein, z.B. KLENCKE (1860, S. 24): "Die Ursachen des Stotterns sind zweifach: Entweder organische, die in der Constitution des Menschen, in seinem reizbaren Nervenleben ... liegen ... - oder es sind seelische, welche in einer vernachlässigten Erziehung begründet sind ..."

11   Literaturübersichten dazu bei INGHAM (1984) sowie FIEDLER und STANDOP (1986).

familiären Konfliktes erscheinen läßt". Selbst wenn man diese psychoanalytische Sichtweise nicht teilt, spricht doch die klinische Erfahrung entschieden für die Einbeziehung der Familie (RUSTIN, 1987), nicht weil die innerfamiliären Beziehungen "krankhaft" seien, sondern weil die Familie dem stotternden Kind wertvolle Hilfestellung geben kann (vgl. Abschn. 3.7.4).

Mit der Aussage des Nicht-Analytikers SHEEHAN (1954), daß Stottern "... eine der neurotischen Reaktionen eines neurotischen Zeitalters" sei, erreichte diese theoretische Richtung ihren "Höhepunkt". Folgerichtig konzentrierte sich die Forschung auf die Frage, ob Stotterer "neurotische" Persönlichkeitsattribute aufweisen.

GOODSTEIN (1958), der seinerzeit die Literatur prüfte, stellte fest, daß Stotterer kein besonders geartetes Persönlichkeitsprofil zu haben scheinen.
HEDGE (1972) untersuchte ca. 100 Stotterer mit dem EPI, der Extraversion und Neurotizismus mißt. Die Werte dieser Gruppe waren etwas erhöht, lagen aber nicht signifikant über dem Populations-Mittelwert.
BLOOD und SEIDER (1981) erfuhren aus einer Befragung von mehreren hundert Sprachtherapeuten, daß junge Stotterer in 2/3 der Fälle zusätzliche Probleme aufwiesen (Artikulation, Sprache, Stimme, neurologische Behinderungen), aber nur zu einem sehr geringen Teil (2%) emotionale Schwierigkeiten.

Andererseits gibt es Hinweise darauf, daß Stotterer in ihrer sozialen Anpassung mehr Schwierigkeiten haben (z.B. PRINS, 1972). Schon SSIKORSKI (1891, S. 213) beobachtete:

"Einen wesentlichen Charakterzug der Stotternden stellt Schüchternheit und Verwirrtheit in Gegenwart von Leuten und daraus entstehender Mangel an Vertrauen in die eigene Kraft dar, welcher bis zur Nichtachtung, selbst bis zur Verachtung der eigenen Persönlichkeit sich steigern kann; ..."

ANDREWS et al. (1983) kommen bei ihrer Durchsicht der Literatur zu dem Schluß, daß Stotterer sich als Gruppe im Persönlichkeitsfaktor Neurotizismus nicht von der Allgemeinpopulation unterscheiden. Die im Regelfall lediglich milden Fehlanpassungen reichten nicht aus, Stottern als emotionale oder neurotische Störung zu klassifizieren, da diese in aller Wahrscheinlichkeit Folge und nicht Grund des Stotterns seien.


## 1.5.3 Stottern als erlerntes Verhalten

Lerntheoretische Erklärungen des Stotterns hatten ihre große Zeit in den fünfziger und sechziger Jahren. Ätiologisch spielen sie nur noch eine geringe Rolle, ihre aktuelle Bedeutung liegt im Therapeutischen.

Über Jahrzehnte hinweg war JOHNSONs (1955, 1959) "Diagnosogene Theorie des Stotterns" von großem Einfluß. Sein Ansatz basierte auf der Beobachtung, daß jedes Kind in der Phase des Sprechenlernens Unflüssigkeiten zeigt und daß die Klassifikation in "Stotterer" oder "Nicht-Stotterer" aufgrund anderer Determinanten getroffen wird. JOHNSON befragte Eltern zu den frühen Sprechschwierigkeiten ihrer stotternden Kinder. Aus den Berichten schloß er, daß die Eltern auf die "normalen" Unflüssigkeiten des Kindes überstark reagierten. Er folgerte weiter, daß die Kinder aufgrund dieser Stigmatisierung Sprechängste entwickelten, die zu mehr Unflüssigkeiten führten, somit einen Teufelskreis etablierend. Der viel zitierte Kernsatz der Theorie lautet: Stottern entsteht nicht im Mund des Sprechers, sondern im Ohr des Hörers.

TUDOR (1939, zit. n. SILVERMAN, 1986) führte unter JOHNSONs Anleitung eine Untersuchung durch, deren Ergebnisse seine Theorie stützten, deren Ergebnisse aber aus einsichtigen Gründen von JOHNSON zeit seines Lebens unterdrückt wurden.

TUDOR wählte sechs Kinder im Alter von fünf bis fünfzehn Jahren aus, die in einem Waisenhaus in Iowa lebten. Alle waren normale Sprecher. Zu Beginn des Experiments gab sie jedem Kind folgende Instruktionen:

"Die Mitarbeiter sind zu dem Schluß gekommen, daß Du mit dem Sprechen große Schwierigkeiten hast. Die Art der Unterbrechungen, die Du hast, sind sehr unerwünscht. Diese Unterbrechungen zeigen an, daß Du stotterst. Du scheinst die Symptome eines Kindes zu haben, das zu stottern beginnt. Du mußt Dich darum bemühen, damit sofort aufzuhören. Benutze Deine Willensstärke. Nimm Dir fest vor, daß Du ohne eine einzige Unterbrechung sprichst. Es ist absolut nötig, daß Du dies tust. Tue alles, um nicht zu stottern ..."

Lehrer und Betreuer der Kinder bekamen folgenden Hinweis:

"Die Mitarbeiter sind zu dem Schluß gekommen, daß diese Kinder eindeutige Stottersymptome zeigen. Die Unterbrechungen, die sie im Moment aufweisen, entwickeln sich sehr häufig zum Stottern. Wir haben eine Anzahl von Kindern mit ähnlichen Problemen behandelt. Sie sollten die Kinder auf den Wert guten Sprechens hinweisen und daß sie, um gut zu sprechen, flüssig sprechen müssen. Beobachten Sie ihr Sprechen jederzeit sorgfältig und stoppen Sie sie bei Unterbrechungen. Geben Sie ihnen die Anweisung, es noch einmal zu sagen. Erlauben Sie ihnen nicht zu sprechen, es sei denn, sie können es richtig sagen ..."

Die Versuchsleiterin suchte das Waisenhaus in den drei folgenden Monaten jeweils einmal pro Monat auf, um diese Gedanken zu bekräftigen. Am Ende des vierten Monats beschrieb sie das Sprechen der Kinder wie folgt:

"Alle Versuchspersonen ... zeigten ähnliche Sprechverhaltensweisen während der experimentellen Periode. Sie sprachen weniger, ... widerstrebend ... taten es nur dann, wenn sie gedrängt wurden. Zweitens war ihre Sprechgeschwindigkeit vermindert. Sie sprachen langsamer und mit größerer Genauigkeit. Sie hatten die Tendenz, jedes Wort abzuwägen, bevor sie es sagten. Drittens war die Länge ihrer Antworten verkürzt ... Viertens wurden sie alle befangener. In vielen Situationen erschienen sie scheu und peinlich berührt ..."

Im Anschluß an das Experiment wurden die Kinder behandelt, einige negative Effekte hielten sich jedoch über Jahre.

Die therapeutische Konsequenz der "diagnosogenen Theorie" war eindeutig: Keine Intervention beim Kind, um dessen Aufmerksamkeit nicht auf das Sprechen zu lenken, sondern alleinige Beschränkung auf Elternberatung. Diese Auffassung hat sich in den letzten Jahren verändert (PRINS, 1983; COSTELLO, 1983; INGHAM, 1984; RUSTIN, 1987), nicht zuletzt deshalb, weil einige empirische Fundamente von JOHNSONs Theorie ins Wanken geraten sind (ANDREWS et al., 1983; BLOODSTEIN, 1987).

-   Es hat sich gezeigt, daß nicht hinsichtlich aller Unflüssigkeitskategorien ein Kontinuum besteht. Stotternde Kinder weisen dreimal so häufig Teilwortwiederholungen und Dehnungen auf (s. dazu auch den Abschn. 3.7.3 zur Differentialdiagnose).
-   Familienuntersuchungen weisen eher in Richtung genetischer Faktoren (s. Abschn. 1.4.4).
-   Therapien - dies ist ein direkter Hinweis - die sich in Anlehnung an JOHNSON allein auf die Einstellungsveränderung konzentrieren, sind nur mäßig erfolgreich (ANDREWS et al., 1980).

Festzuhalten bleibt (s. TUDOR, 1939), daß ungünstiges Erzieherverhalten Sprach- und Sprechprobleme generieren oder verschlimmern kann.

Den engsten Bezug zur Verhaltenstherapie hat die Zwei-Faktoren-Theorie der Stotterentwicklung von BRUTTEN und SHOEMAKER (1967). Sie gehen von der Beobachtung aus, daß Streß zu autonomen Reaktionen führt, die gelegentliche motorische Desintegration und damit Sprechunterbrechungen nach sich ziehen. Diese treten insbesondere als Teilwort- und Wortwiederholungen sowie Lautdehnungen auf. Daraus folgt, daß die Kerncharakteristika des Stotterns nicht gelernt sind. Auf dem Wege der klassischen Konditionierung werden andere (in der kritischen Situation präsente) Reize zu Auslösern der Sprechunterbrechungen. Die sekundären Symptome des Stotterns (vor allem Mitbewegungen) sind nach dieser Theorie instrumentell gelernt. Die Reaktionen, die in der Vergangenheit scheinbar aus dem akuten Stottern herausführten, werden beibehalten.[12]

Aus der Theorie von BRUTTEN und SHOEMAKER leitet sich die Vorhersage ab, daß nur die sekundär, instrumentell erworbenen Stotterverhaltensweisen auf instrumentelle Kontingenzen ansprechen. Es hat sich aber gezeigt, daß alle Stottersymptome durch solche instrumentellen Kontingenzen reduziert werden können (z.B. ANDREWS, 1974).

Das Verhältnis von Stottern und operanter Konditionierung ist von Widersprüchlichkeiten gekennzeichnet. Ein früher Kritiker war WINGATE (1959, S. 334), der zeigen konnte, daß allein die Lenkung der Aufmerksamkeit auf das Stottern zu seiner Reduktion führt:

"Die Analyse der Daten legt nahe, daß diese Ergebnisse nicht dafür sprechen, daß Lernen aufgetreten ist, sondern daß der Stotterer sich darauf einstellt, nicht zu stottern. Er vermeidet es, unflüssig zu sprechen."[13]

Darüber hinaus weist WINGATE (1988) auf die episodische bzw. zyklische Natur des Stotterns hin, die für das Verständnis der Störung bedeutsam sei, für Lerntheoretiker jedoch schwer erklärt werden könne. Die Variationen in der Stärke des Stotterns seien Ausdruck allgemeiner Reifungs- bzw. physiologischer Prozesse, ähnlich denen, die bei vielen organismischen Funktionen aufträten.

VAN RIPER (1973) zweifelt an, daß der plötzliche Abfall des Stotterns, der bei vielen Experimenten der operanten Konditionierung zu beobachten ist, allein auf diese Konditionierungsprozesse zurückgeht. Nur wenige Reaktionen, die so gründlich gelernt seien, ließen sich so rasch löschen. NITTROUER und CHENEY (1984) beantworten die Fragen, ob Stottern als gelerntes Verhalten betrachtet werden könne und ob es durch operante Konditionierungstechniken effektiv zu reduzieren sei, nach einer Literaturanalyse mit einem klaren "ja". Bestrafung sei effektiv, sie würde aber wegen ethischer Probleme und methodischer Schwierigkeiten mit Generalisierung und Transfer kaum noch eingesetzt. Dies deckt sich mit der Auffassung von YOUNG (1975, S. 57), der schrieb:

"Eine große Ansammlung von Daten unterstützt die Ansicht, daß Stottern operantes Verhalten ist, insbesondere instrumentelles Vermeidungsverhalten."

Im selben Jahr vertrat YATES (1975, S. 101) eine abweichende Auffassung:

"Die Theorie, daß sich Stottern unter operanter Kontrolle befindet, ist in den letzten fünf Jahren definitiv geschwächt worden."

YOUNG (1985, S. 291) ist 10 Jahre später noch einmal der Frage nachgegangen, inwieweit Stottern operantes Verhalten sei. Er suchte nach Faktoren, die Stottern stei-

---

[12]  SHEEHAN (1970) benutzt den plastischen Begriff vom Stotterer als "wanderndem Museum".

[13]  Die Ansicht von WINGATE ähnelt der von ANDREWS et al. (1983), die glauben, daß Stotterer bei besonderen Anforderungen Ressourcen aktivieren, die kurzzeitig zur Verminderung des Stotterns genutzt werden können.

gern. Die Schlußfolgerungen seines Literaturüberblicks lassen sich so zusammenfassen:

Sprechen vor mehreren Zuhörern verstärkt Stottern. Sprechgeschwindigkeit ist nur in Grenzen von Bedeutung; wird schneller als normal gesprochen, findet sich praktisch keine Stotterzunahme mehr (Ceiling-Effekt). Müdigkeit und Hyperventilation haben sich in den veröffentlichten Studien als "stotterneutral" gezeigt. Je länger bzw. komplexer Wörter oder Sätze sind, desto mehr tritt Stottern auf.

YOUNG weist besonders auf den theoretisch bedeutsamen Befund hin, daß Stottern sich in Konditionierungsstudien bisher nicht (systematisch und wiederholt) über die Grundrate hinaus erhöhen ließ. Insofern stellt er seine Aussage von 1975 in Frage und beginnt daran zu zweifeln, daß Stottern insgesamt oder in Teilen als operante Verhaltensweise anzusehen sei.

INGHAM (1984) glaubt, daß die vorliegende Forschung es nicht erlaubt, diese Frage zu entscheiden. Die durchgeführten Studien hätten bislang nur gezeigt, daß das Stottern einiger Individuen verändert werden könne, wenn diesem Verhalten unmittelbar bestimmte Reize folgten. Im Lichte des bisherigen Forschungsaufwands ist dies eine wenig beeindruckende Feststellung.

Die Frage, ob Stottern als operantes Verhalten betrachtet werden kann, ist also noch offen. Da die Umwelt eine Rolle spielt (vgl. Abschn. 1.4.4), müssen Lernprozesse involviert sein, wobei es sich vermutlich um Vermeidungslernen handelt, d.h. ein Verhalten wird realisiert, welches das Auftreten eines aversiven Reizes verhindern soll. Für sekundäre Stotterverhaltensweisen, besonders die Mitbewegungen, ist solch eine Vorstellung einleuchtend.

Darüber hinaus erlernt das Kind eine bestimmte Einstellung gegenüber seinen Unflüssigkeiten, die sich in der Regel aus den Reaktionen der Eltern bzw. der unmittelbaren Umwelt ableitet. In der Klinik lassen sich die Parallelitäten von Eltern- und Kindverhalten gut beobachten. Schauen Eltern weg, wenn das Kind unflüssig ist, wird auch vom Kind der Blickkontakt abgebrochen. Wird Stottern von den Eltern als Tabu behandelt, überträgt sich diese Haltung auch auf das Kind.

Die Laborforschung zur lerntheoretischen Untermauerung des Stotterns ergibt kein klares Bild. Das Verstärkungskonzept ist zum Verständnis vieler Befunde hilfreich, andererseits konnte bislang nicht befriedigend erklärt werden, warum Stottern sich angesichts vieler als Bestrafung zu interpretierender Folgen aufrecht erhält. Da diese Probleme unlösbar erschienen, ließ die Forschungsaktivität Ende der siebziger Jahre nach. PRINS und HUBBARD (1988) meinen jedoch, daß die Forschung zur Reaktionskontingenz des Stotterns wieder aktiviert werden sollte. Inwieweit dieser Anstoß Früchte trägt, bleibt abzuwarten, immerhin veröffentlichten MARTIN und HAROLDSON (1988) tatsächlich eine Studie zur Frage, ob Stottern operant kontrolliert sei. Ihre Fragestellung: Nimmt Stottern in einer Konversationssituation zu? Die Versuchspersonen sprachen für zehn Minuten allein, dann mit einem Erwachsenen, den sie vorher nicht kannten und schließlich noch einmal zehn Minuten allein. In der Konversationssituation war die Stotterhäufigkeit erhöht, was die Autoren als Hinweis darauf nehmen, daß es unter bestimmten Bedingungen experimentell verstärkt werden kann.

Es gibt wenig Zweifel, daß bei Erwerb und Aufrechterhaltung des Stotterns Lernprozesse eine Rolle spielen. Ihre Bedeutung und Funktion ist aber unklar, da Bestrafung z.B. normalerweise ein Verhalten reduziert, bei Stottern aber zur Erhöhung des Verhaltens beizutragen scheint. SIEGEL (1970, 1988) sieht keinen Widerspruch. Er meint, wenn Bestrafung prozedural präzise definiert wird, würden Stottern und Unflüssigkeiten in Laborsituationen absinken. Dennoch wird es längerfristiger Forschungsbemühungen bedürfen, die aufgeworfenen Widersprüchlichkeiten aufzuklären.

## 1.5.4 Exkurs: Stottern und Angst

Zum Zusammenhang von Stottern und Angst sind vielfältige theoretische
Überlegungen angestellt worden. Eine frühe Ausarbeitung erfolgte durch WISCHNER
(1950), der eine "Erwartungstheorie des Stotterns" entwickelte. Dieser Ansatz, der zu
den Theorien von JOHNSON (s.o.) und BRUTTEN und SHOEMAKER (s.o.)
Parallelen aufweist, leitet sich aus der immer wieder belegten Erfahrung ab, daß
Stotterer in 90% der Fälle vorhersagen können, bei welchen Wörtern sie
Schwierigkeiten haben werden (z.B. KNOTT et al., 1937). Diese zum Stottern füh-
rende antizipatorische Angst, die an Situationen oder Wörter gebunden ist, entsteht
durch klassische Konditionierung. WISCHNER (1950) vertritt die Auffassung, daß
mit dem Ende eines Stottereignisses Angstreduktion eintritt und Stottern somit be-
kräftigt wird. Wenngleich konditionierte negative Emotion zur neuromotorischen
Desintegration von Verhalten führen kann (BRUTTEN, 1986) und auf die
Antizipation eines Versagens die Aktivierung des autonomen Nervensystems folgt
(ICKES und PIERCE, 1973), hat sich die Theorie doch als wenig fruchtbar erwiesen.
Die Rolle der Angst beim Stottern ist nach wie vor unklar, da es wenig Hinweise auf
eine direkte ätiologische Beziehung zwischen Stottern und Angst gibt. Andererseits
lehrt die klinische Erfahrung, daß zumindest bei einigen Klienten ein funktioneller
Zusammenhang existiert.

BLOODSTEIN (1987) merkt an, daß weder Beruhigungsmittel (Tranquilizer) noch
Desensibilisierungstechniken für die Hemmung der Angst durchgehend positive
Effekte haben. Stotterer weisen als Gruppe keine höheren Werte in Angstskalen auf
(ANDREWS et al., 1983), es gibt aber einzelne Klienten, deren Angstwerte deutlich
über dem Mittelwert liegen (GREINER et al., 1985).

Die Erfassung der Angst wirft Probleme auf. In der Regel wird sie aus drei
Komponenten erschlossen: Dem Verhalten (Vermeidung von Sprechsituationen),
Selbstberichten des Stotterers und Veränderung in Funktionen, die durch das autonome Nervensystem kontrolliert werden. Diese Bereiche kovariieren, müssen jedoch
nicht notwendig hoch korrelieren (STRONGMAN, 1978).[14]

Einen Hinweis auf die Komplexität der Beziehung gibt die Untersuchung von
KRAAIMAAT et al. (1988). "Autonome Angst" (gemessen durch Pulsfrequenz und
Hautleitfähigkeit) und "kognitive Angst" (gemessen mit Hilfe eines Fragebogens) hingen in unterschiedlicher Weise mit den Reduktionen verschiedener Stottersymptome
zusammen. Die Reduktion schneller Wiederholungen und Blocks korrelierte negativ
mit dem Grad autonomer Angst, erhoben vor der Behandlung, die Abnahme korrigie-
render Unflüssigkeiten (langsame Wiederholungen, Interjektionen) korrelierte negativ
mit dem Vorbehandlungsmaß kognitiver Angst.

TUNNER (o.J.) vertritt die Auffassung, daß Angst von den spezifischen Erfahrungen
des einzelnen Menschen abhängig sei und es nicht gelingen könne, sie gültig mit
überindividuellen Merkmalen zu messen. Fruchtbarer sei (TUNNER, o.J., S. 1)

"... motorische, subjektive und physiologische Reaktionen ... in ihrer Eigenart unter dem
Aspekt sozialer und situativer Bedingungen intraindividuell (zu analysieren)."

Abhängend von ihrer Vorstellung, welche Bedeutung Angst für das Stottern habe,
wurden Therapieprogramme entwickelt. SHEEHANs (1975) Therapie konzentrierte
sich primär auf Angst, da Stottern vor allem ein Ergebnis unangepaßter Emotion sei.
Für VAN RIPER (1973) ist Angst *ein* wesentlicher Faktor, deshalb strukturiert er die
Therapie so, daß sie sich *auch* mit Sprechängsten und den daraus erwachsenden
Verhaltensweisen auseinandersetzt. Verhaltenstherapeutisch orientierte Kliniker (z.B.

---

14 Es ist z.B. denkbar, daß physiologische Erregung weniger auf Angst als auf die geistige
Anstrengung zurückzuführen ist, die mit der Erledigung einer Aufgabe verbunden sein mag.

RYAN, 1974) sehen Angst lediglich als Reaktion auf das Stottern und eliminieren sie indirekt, indem sie die Unflüssigkeiten "beseitigen."

Mit Blick auf die relativ wenig profitable Forschung folgert INGHAM (1984), daß die Effektivität angstreduzierender Therapiemethoden zweifelhaft sei. Darüber hinaus wäre Angstreduktion per se nicht besonders wünschenswert, da bestimmte Fähigkeiten von einem gewissen Maß an Erregung durchaus profitierten. Stotterer sollten lieber lernen, auch unter Anspannung flüssig zu sprechen, einer durchaus normalen Bedingung.

## 1.5.5 Stottern als Ergebnis eines physiologischen Defizits

### 1.5.5.1 Einleitung

Dieser Theoriengruppe ist die Annahme gemeinsam, daß Stotterer einen physiologisch begründeten Kapazitätsmangel für die komplizierte Aufrechterhaltung[15] der motorischen Koordination haben, die für flüssiges Sprechen erforderlich ist. In Abhängigkeit von der theoretischen Position wird der Ort der Störung eher zentral oder peripher vermutet.

### 1.5.5.2 Das auditive System

CHERRY und SAYERS (1956) schlugen vor, Stottern als eine Wahrnehmungsstörung zu betrachten. Ohne dafür den Status einer formalen Theorie zu beanspruchen, vertraten sie die Auffassung, daß Stottern das Ergebnis einer Instabilität in der Rückmeldeschleife Sprechen-Hören (über Luft- und Knochenleitung) sei. Angeregt wurden sie zu diesen Überlegungen durch die Untersuchung von LEE (1950), der bei normalen Sprechern stotterähnliche Verhaltensweisen hervorrufen konnte, wenn sie ihre eigenen Äußerungen 100 - 200 ms verspätet hörten, und durch das Modell von FAIRBANKS (1954), der Sprechen als einen Vorgang beschrieb, welcher durch kontinuierliche auditive Rückmeldung kontrolliert werde. Nach dieser "servomechanischen" Sichtweise des Sprechens wird der "Output" beständig mit einem gespeicherten "Plan" verglichen. Entspricht die Rückmeldung nicht diesem Plan, wird verändernd auf den "Effektor" (Sprechmuskulatur) eingewirkt, um die Sollgröße (gewünschtes Sprechen) wieder herzustellen. Als Beleg für diese theoretische Position wurde angeführt, daß die Signalübertragung zwischen Sprech- und Hörmechanismus zumindest bei einigen Stotterern von der Norm abweicht. Bei normalen Sprechern wird der Stapediusreflex im Mittelohr 60 - 100 ms vor dem Sprechen ausgelöst. Dies vermindert die Sensibilität für das eigene Hören. Bei Stotterern (während des Stotterns) kontrahieren die Mittelohrmuskeln etwa gleichzeitig mit dem Sprechen oder erst kurz nach seinem Beginn (ROSENFIELD, 1982). Diese kurzfristige Störung des auditiven Feedback-Signals führt möglicherweise zu kurzzeitiger Erhöhung der "Output-Energie" und damit zu den momentanen Überkompensationen, die sich in den charakteristischen Mitbewegungen, Wiederholungen, Dehnungen und Blockierungen äußern (WEBSTER, 1974). Als weiteres indirektes Argument für diese theoretische Position wird die Tatsache angeführt, daß Taube seltener stottern (HARMS und MALONE, 1939). Eine groß angelegte Studie von MONTGOMERY und FITCH (1988), die fast 10.000 hörbehinderte Kinder und Jugendliche einschloß, ergab eine Prävalenz von 0.12%, ein Wert, der wesentlich unter dem der Normal-

---

15  RILEY und RILEY (1983, S. 51): "Um eine einzige Silbe ordnungsgemäß auszusprechen, müssen ca. 150 Muskeln koordiniert werden."

population liegt. Außerdem zeigte sich - dies wurde auch therapeutisch genutzt - daß beim "Schattensprechen", beim gemeinsamen Lesen und beim "masking"[16] Stottern um 50 bis 80% vermindert wird (ANDREWS et al., 1983).

Mittlerweile gibt es eine Reihe von Befunden, die den Ansatz von CHERRY und SAYERS in Frage stellen und seine Bedeutung vermindert haben. BORDEN et al. (1977) stellten fest, daß DAF-induziertes[17] Stottern zum "echten" Stottern wesentliche Unterschiede aufweist. TIMMONS (1982), der die Literatur zu DAF und Stottern durchsah, merkte an, daß die Reaktion von Stotterern auf DAF erheblich variiere. Bei einigen werde es reduziert, bei anderen bliebe es gleich und bei wieder anderen stiege die Häufigkeit sogar an. Letzteres wurde in einer Studie von FUKAWA et al. (1988) bestätigt. Stotternde waren als Gruppe durch DAF störbarer, Frauen in geringerem Maße als Männer. Die Autoren sehen dieses Ergebnis allerdings als Hinweis darauf, daß sich Stotternde bei der Sprechkontrolle in der Tat mehr auf auditives Feedback stützten. HOWELL und POWELL (1984) konnten zeigen, daß die von CHERRY und SAYERS angewandte Technik nicht zum gleichen Knochenleitungs-Feedback führt wie es beim natürlichen Sprechen auftritt. Dies invalidiere deren Folgerungen. Schwer vereinbar mit der Annahme fehlerhafter Rückmeldung ist das stumme Stottern (Sprechblock) auf der ersten Silbe des ersten Wortes eines Satzes. Dieses kann kaum durch störendes Feedback erklärt werden (INGHAM, 1984).

Es gibt eine Reihe von Hinweisen darauf, daß Stotterer sich in ihrer zentralen Verarbeitung auditiver Reize von normalen Sprechern unterscheiden. Stotterer zeigen schlechtere Leistungen beim Erkennen und Erinnern zweier gleichzeitig gegebener, unterschiedlicher Informationen (z.B. HALL und JERGER, 1978). Ihre Schmerzschwelle für Hörreize ist erniedrigt (BROWN et al., 1975). Andere Autoren berichten ebenfalls Leistungsschwächen in diesem Bereich (CURRY und GREGORY, 1969; PERRIN, 1969; SOMMERS et al., 1975; TOSCHER und RUPP, 1978). Läßt sich daraus folgern, daß zentrale auditive Dysfunktion als ätiologischer Faktor für das Stottern gesehen werden kann? HANNLEY und DORMAN (1982) verneinen diese Frage, KENT (1984, S. 286) dagegen bejaht sie:

"... Hinweise stützen die Annahme, daß Stotterer sich von Nicht-Stotterern in Tests der zentralen auditiven Funktion unterscheiden."

Ein Experiment von WYNNE und BOEHMLER (1982) gibt einen Hinweis darauf, worauf dieser Auffassungsunterschied zurückzuführen sein könnte. Sie untersuchten zwei Gruppen normaler Sprecher, die eine relativ flüssig, die andere relativ unflüssig. Die weniger fließend sprechende Gruppe zeigte in einem Test zur zentralen auditiven Funktion signifikant schlechtere Ergebnisse. Daß es in der Allgemeinpopulation Unterschiede in der Hörverarbeitung gibt, ist zu erwarten. Interessant aber ist die Korrelation mit Wortflüssigkeit. KENT (1984) vermutet, daß die reduzierte Fähigkeit zur zeitlichen Verarbeitung auditiver Signale als prädisponierender Faktor für Stottern gesehen werden kann.[18] Die Inkonsistenz der Forschungsergebnisse sei wahrscheinlich stichprobenbedingt, da das Merkmal stark streute. ROSENFIELD und JERGER (1984) sowie GREGORY (1986a) sehen ebenfalls ein relativ beständiges Muster, das eine Abnormalität im zentralen auditiven System, genauer, eine Störung der auditivmotorischen Beziehung, zumindest bei einigen Stotterern, nahelege.

---

[16] Maskierung - kontrollierte Darbietung eines Geräuschs (z.B. weißes Rauschen) über Kopf- oder Ohrhörer während des Sprechens.

[17] DAF - delayed auditory feedback - verzögerte auditive Rückmeldung.

[18] Vgl. hierzu die Überlegungen dazu, welche stotterfördernden Elemente genetisch weitergegeben werden (s. Abschn. 1.4.4).

### 1.5.5.3 Phonation und Larynx

Die Bildung von Lauten ist ein komplexer Prozeß. Er schließt die Adduktion der Stimmlippen, die Justierung zahlreicher laryngealer Muskelgruppen und den angemessenen Aufbau des subglottischen Luftdrucks ein. All diese Prozesse müssen miteinander koordiniert werden. Untersuchungen zur Phonation müssen auf den genannten physiologischen Ebenen ansetzen und möglichst mehrere Maße simultan erheben.

In den dreißiger Jahren waren die Sprechproduktionsfertigkeiten von Stotterern zum ersten Mal Gegenstand ernsthafter Untersuchungen (zusammenfassend bei BLOODSTEIN, 1987). Alle am Sprechakt beteiligten Organe wurden mit den damals zur Verfügung stehenden, vergleichsweise groben, Methoden untersucht. Die Forschungsaufmerksamkeit richtete sich für ca. 12 - 15 Jahre auf solche abhängigen Variablen wie Ort und Art der Atmung des Stotterers, die Funktion des Larynx und die Fähigkeit der Artikulatoren, rasche diadochokinetische Bewegungen mit den Artikulatoren durchzuführen. Es erübrigt sich, auf diese Forschungsarbeiten im einzelnen einzugehen, da es nicht gelang, wesentliche und replizierbare Unterschiede zwischen dem Sprechen von Stotterern und Nicht-Stotterern zu finden. Mitte der vierziger Jahre hatte sich eine so große Anzahl insignifikanter und inkonsequenter Ergebnisse angesammelt, daß die in diesem Bereich arbeitenden Wissenschaftler nicht mehr daran glaubten, noch fruchtbare Erkenntnisse sammeln zu können. In dieser Zeit traten erst psychoanalytische, dann lerntheoretische Positionen in den Vordergrund. Für ca. 25 Jahre gab es u. W. keine Studien zur Sprechproduktion von Stotterern auf psychologischer Grundlage, eine geradezu dramatische Wende trat mit zwei Artikeln von WINGATE ein: "Sound and pattern in artifical fluency" (1969) und "Effect on stuttering of changes in audition" (1970). WINGATE vertrat die Auffassung, daß die Veränderung der Phonation, wie sie beim Singen, beim rhythmischen Sprechen etc. auftritt, zum Unterdrücken des Stotterns führt und daß umgekehrt unangemessene Phonation das Stottern fördert.

Seit dem Erscheinen dieser beiden Forschungsarbeiten hat das Interesse an der Sprechproduktion von Stotterern nicht mehr nachgelassen. Stimuliert wurde die Forschungsaktivität durch neue Erkenntnisse, die mit Hilfe technisch immer mehr verfeinerter Geräte gewonnen werden konnten. Mehrere Wege wurden beschritten:

-   Messung der physiologischen, aerodynamischen und akustischen Parameter des habituellen Sprechens bei Stotterern und unter DAF- und Masking-Bedingungen,
-   fiberoptische Beobachtung des Larynx während des flüssigen und gestotterten Sprechens,
-   Studien zur Phonationsgeschwindigkeit (Reaktionsschnelligkeit auf externe Reize),
-   Untersuchungen zur Unterscheidung flüssigen Sprechens von normalen Sprechern und Stotterern.

Bei Untersuchungen der Kernverhaltensweisen des Stotterns - Teilwortwiederholungen und Dehnungen - wurde festgestellt, daß Stottern durch eine Reihe von Normabweichungen in der Atmung, der Artikulation und Phonation gekennzeichnet ist.

Eine frühe Studie der Atemmuster von Stotterern führte VAN RIPER (1936) durch. Die von ihm gefundenen Irregularitäten erwiesen sich als inkonsistent. HUTCHINSON und NAVARRE (1977) ziehen aus ihrer Untersuchung der Druckverhältnisse im Mund beim Stottern den Schluß, daß dieser, abhängig vom Stottertyp, entweder zu hoch oder zu niedrig ist. CROSS und LUPER (1979), LEWIS et al. (1979) und PETERS und BOVES (1988) fanden bei Stotterern ebenfalls Abweichungen in der Atmung. Es gab kein einheitliches Muster. In manchen Fällen war der Luftdruck angemessen, in anderen zu hoch oder zu niedrig bzw. in seinem Verlauf nicht den Notwendigkeiten des normalen Sprechens angepaßt. BAKEN et al. (1983, S. 444-450, zit.n. ADAMS, 1984) untersuchten die Position des Brustkorbes unmittelbar vor der Phonation. Zwischen Stotterern und normalen Sprechern ergaben sich keine Unterschiede in sprechvorbereitenden Bewegungen. Wenngleich statistische Signifikanz verfehlt wurde, schließen die Autoren aus ihren Daten, daß Stotterer in ihren "Atemjustierungen" etwas langsamer sind, und folgern weiter, daß dies auch für laryngeale Bewegungen gilt, ein Befund, der angesichts der Stimmeinsatz-Studien naheliegt (s.u.).

Die bisherige Forschung beruht im wesentlichen auf Vergleichen von Stotterern und Nicht-Stotterern, einer Vorgehensweise, die keine Rückschlüsse auf Ursachen zuläßt. Daher bleibt vorläufig unklar, ob die ungewöhnliche Atmung zum Auftreten des Stotterns beiträgt oder eine seiner Folgen ist. Die letztere Vermutung erscheint plausibler.

Stimmreaktionszeiten sind seit langem von erheblichem Interesse, da sich schon in der Frühzeit empirischer Stotterforschung zeigte, daß Unterschiede zu Nicht-Stotterern bestehen. WEST und NUSBAUM (1929, zit. n. INGHAM, 1984) berichteten, daß die Kinnbewegungen von Stotterern langsamer seien als die von normalen Sprechern. Besonders seit Beginn der siebziger Jahre wurde eine Vielzahl von Reaktionszeitstudien durchgeführt.

ADAMS und HAYDEN (1976) verglichen Einsatz und Ende der Phonation bei Stotterern und normalen Sprechern in Reaktion auf einen 1,5 - 4,5 Sekunden dauernden 1000-Hz-Ton. Stotterer reagierten auf das Aussetzen des Tons signifikant langsamer. WATSON und ALFONSO (1980) berichteten über verzögerten Stimmeinsatz auf visuelle Reize.

STARKWEATHER et al. (1976) untersuchten Stimm- und Fingerreaktionszeiten auf einen Lichtreiz. Stotterer waren bei den meisten Aufgaben langsamer als die Kontrollgruppe. Darüber hinaus fanden die Autoren eine positive Korrelation zwischen langsamerer Fingerreaktionszeit und Stotterhäufigkeit.

RASTATTER und DELL (1987) verglichen 14 rechtshändige Stotterer mit 14 normalen Sprechern, die mit der linken bzw. der rechten Hand auf monaural präsentierte Reize reagieren mußten. Die Ergebnisse der Varianzanalyse mit wiederholten Messungen zeigten, daß eine signifikante Ohr-Hand-Interaktion bei den normalen Versuchspersonen existierte, wobei die Konfiguration "rechtes Ohr - rechte Hand" die schnellsten Reaktionen ermöglichte. Diese Ergebnisse befinden sich in Übereinstimmung mit einem Effizienzmodell neurolinguistischer Organisation, nach dem die linke Hemisphäre für Sprachverarbeitung dominant ist, während die rechte Hemisphäre bei der Verarbeitung auditiv-verbalen Materials weniger leistungsfähig ist. Die Varianzanalyse mit den Stotterern erbrachte insignifikante Ergebnisse für alle Haupteffekte und Interaktionen. Daraus wurde geschlossen, daß bei Stotterern beide Hemisphären simultan an dem Dekodierungsprozeß beteiligt sind (unabhängig vom Geschlecht und dem Schweregrad des Stotterns).

GREGORY (1986a) hat noch Zweifel, ob die sprechmotorischen Reaktionszeiten der Stotterer langsamer sind. Nach seiner Interpretation der Forschung ist die Wahrscheinlichkeit für Differenzen bei Erwachsenen größer als bei Kindern, eine Position, die ADAMS (1988a) bestätigte. Die Sprechproduktionsfähigkeiten von jungen Stotternden, gemessen in der Stimmeinsatzzeit, seien dann, wenn keine zusätzlichen komplizierenden Störungen beständen, denen normal sprechender Kinder ähnlich. Bei Erwachsenen dagegen wurden in der Regel statistisch signifikant langsamere Stimmeinsatzzeiten gefunden.

ZIMMERMANN (1980b) setzte die Technik der Cineradiographie ein, um die artikulatorische Dynamik von Stotterern zu untersuchen. Im Vergleich zu fließenden Sprechern ergaben sich mehrere Unterschiede: Bei der Lautbildung für Vokale waren die Phasen der Unbeweglichkeit im Bereich von Lippen und Kinn länger; die notwendige Geschwindigkeit der Sprechbewegungen wurde später erreicht; es gab mehr Asynchronitäten zwischen Lippen und- Kinnbewegungen.

Eine ungewöhnliche Studie wurde von GUITAR et al. (1988) zu diesem Themenbereich durchgeführt. Sie registrierten die Aktivität zweier Gesichtsmuskeln (depressor anguli oris, DAO, und depressor labii inferioris, DLI) elektromyographisch. Diese Muskeln sind physiologisch nicht reziprok, sie agieren beim Sprechen des Buchstaben "p" jedoch antagonistisch. Es konnte gezeigt werden, daß der DAO bei 37% der normalen Sprecher, dagegen bei 97% der Stotterer vor dem DLI aktiviert war. Die Autoren führen diese Unterschiede auf einen Fehler in der sequentiellen Programmierung zurück, der als "antizipatorische, hypertonische Vermeidungsreaktion" verstanden werden könne.

Wie bei den Untersuchungen zu Atemaberrationen ist auch hier nicht klar zu folgern, ob die Probleme mit Phonation und Artikulation allein ein Ergebnis der Sprechschwierigkeit oder ursächlicher Natur sind. Aus der recht eindrucksvollen Konsistenz der Befunde läßt sich aber schließen, daß Stotterer als Gruppe über eine weniger gute motorische Koordinationsfähigkeit verfügen.

Die Hauptrolle bei der Koordination von Atmung und Phonation spielt der Larynx, dessen Untersuchung mit der Entwicklung des Glottographen, fiberoptischer Technologie und des Laryngoskops wesentlich vereinfacht wurde.

WEINER (1984) fand bei ihrer Analyse der Glottogramme von zwölf erwachsenen Stotterern eine Vielzahl abnormer laryngealer Verhaltensweisen. Sie schloß daraus, daß die Hauptschwäche des Stotterers darin liege, primär bei Vokalen die Schwingung der Stimmbänder aufrechtzuerhalten.

CONTURE et al. (1986) interpretierten ihre glottographischen Aufzeichnungen in der Weise, daß junge Stotterer Schwierigkeiten hätten, die laryngealen Bewegungen zu kontrollieren und zu stabilisieren, auch bei scheinbar fließendem Sprechen. Besondere Schwierigkeiten träten an Lautübergängen auf.

YOSHIOKA & LÖFQUIST (1981) folgerten aus ihren glottographischen Daten, daß bei dem von ihnen gemessenen Typ des Stotterns eine Störung in der zeitlichen Kontrolle der Abduktions- und Adduktionsbewegungen in der Glottis vorliege und daß die Koordination mit supraglottaler Artikulation und der Respiration von der Norm abweiche.

CONTURE et al. (1977) konnten mit Hilfe der fiberoptischen Untersuchungsmethodik zeigen, daß z.B. bei Teilwortwiederholungen Adduktor- und Abduktormuskeln nicht reziprok arbeiteten. Sie zogen sich zunächst tendenziell zusammen, dann wieder auseinander, ohne jedoch diese Akte vollständig durchzuführen. Die Stimmlippen blieben in etwa in einer medialen Position fixiert. Diesen Befund konnten CONTURE et al. (1985) in einer neueren Untersuchung mit gleicher Technik bestätigen und ergänzen. Sie beobachteten, daß bei Blockierungen der Larynx nicht in allen Fällen krampfartig geschlossen (zusammengepreßt) war, sondern daß er auch weit geöffnet sein konnte, unabhängig vom Gefühl der Versuchsperson, die ihn als geschlossen empfinden mochte.

FREEMAN (1979) stellt in ihrem Forschungsüberblick fest, daß bei erwachsenen Stotterern die Spannung im Larynx auch bei fließendem Sprechen erhöht ist. Dem korrespondiert SHAPIROs (1980) Befund, der abnorme EMG-Aktivität bei Stotterern auch während des fließenden Sprechens fand. BORDEN et al. (1985) schließen aus ihrer elektroglottographischen Untersuchung, daß die offensichtlichen Irregularitäten im zeitlichen Ablauf beim Stottern auch auf unangemessenes Aktivierungsniveau der beteiligten Muskeln zurückzuführen sind. Durch Übererregung sei die temporale Koordination der beim Sprechen beteiligten verschiedenen Muskelgruppen erschwert. Daß Stotterer einen höheren Hintergrundtonus aufweisen, zeigte sich auch in anderen Studien (z.B. CROSS und SWEET, 1985).

Die Ursache für die erhöhte Muskelanspannung wird von einigen Autoren in psychologischen Faktoren gesehen. SCHWARTZ (1974) meint, daß ein streßaktiviertes Ansteigen des subglottischen Luftdrucks zu einer Abduktionsreaktion in dem Larynx führt, welcher der Sprecher durch starke Adduktion der Stimmlippen gegenzusteuern versucht. Kritiker haben darauf hingewiesen (z.B. ZIMMERMANN und ALLEN, 1975), daß damit bestenfalls einige Stotterverhaltensweisen erklärbar werden. Auch SEEMAN (1974, zit. n. FIEDLER und STANDOP, 1986) vermutet eine dem Stottern unterliegende Störung der neuromuskulären Koordination durch erhöhte Aktivität des vegetativen Nervensystems. Diese könne auf konfliktbedingte Belastungen zurückgeführt werden.

Die Untersuchungen zur Respiration, Artikulation und Phonation zeigen, daß Stottern durch Abweichungen in einem oder mehreren dieser Systeme gekennzeichnet ist. Das typischste Symptom bei Erwachsenen scheint die gleichzeitige Kontraktion des Abduktor- und Adduktormuskels zu sein, wobei analoges Verhalten auch bei der Artikulation (z.B. Lippenbewegungen) zu beobachten ist. Ein Stotterereignis kann in jedem der peripheren Sprechsysteme beginnen. Topographisch ähnlichem Stotterverhalten mögen unterschiedliche physiologische und/oder aerodynamische Muster zugrunde liegen. CROSS und LUPER (1979) haben mit Nachdruck auf die Unterschiedlichkeit der physiologischen Ablaufmuster beim einzelnen Stotterer hingewiesen.

Wenngleich die akustischen Studien zum Stottern in ihren Ergebnissen nicht einheitlich waren, glauben ADAMS und RUNYAN (1981) nach Durchsicht der entsprechenden Literatur doch, daß es grundsätzliche Unterschiede zwischen normalen Sprechern und Stotterern gibt, die sich subtil auch beim fließenden Sprechen von Stotterern zeigen. Anders ausgedrückt, die Sprechparameter von Stotterern lägen durchgängig zwischen normalem Sprechen und Stottern. Die zu dieser Hypothese vorliegenden Befunde sind nicht eindeutig.

WEINER (1984) fand keine Unterschiede bei fließenden Äußerungen von Stotterern und Nicht-Stotterern im Glottogramm. Möglicherweise kommen zumindest bei einigen Stotterern gelegentlich Passagen vor, die in den untersuchten Variablen von fließenden Äußerungen normaler Sprecher nicht unterscheidbar sind. Dieser Gedanke wird auch durch eine Studie von AKERS (1981, zit. n. WEINER, 1984) nahegelegt, in der sich bei Kindern ebenfalls keine Unterschiede in Stimmeinsatz oder Phonation ergaben. VAN LIESHOUT et al. (1988) sowie PETERS und BOVES (1988) dagegen fanden auf der physiologischen Ebene Hinweise darauf, daß sich von der Wahrnehmung her fließende Äußerungen Stotternder und Nicht-Stotternder unterschieden.

Heterogen waren die Ergebnisse in Studien, die überprüften, ob naive Beurteiler in der Lage wären, fließende Passagen von Stotterern und normalen Sprechern richtig zuzuordnen. In einigen Untersuchungen gelang dies überzufällig häufig (WENDAHL und COLE, 1961; RUNYAN und ADAMS, 1978; 1979), in anderen nicht (YOUNG, 1964; FEW und LINGWALL, 1972; KRIKORIAN und RUNYAN, 1983). ADAMS et al. (1984) erklären die widersprüchlichen Ergebnisse damit, daß die richtige Zuordnung von einer Reihe verschiedener Faktoren abhänge, insbesondere der Art und Intensität, dem Zeitpunkt und der Dauer[19] der Unterbrechung. Veränderungen in

---

[19] Ein empirischer Befund hierzu liegt vor (CARUSO und CONTURE, 1985). Betragen die Sprechverzögerungen weniger als 250 ms, werden sie nur von sehr gut trainierten Beobachtern wahrgenommen, von 250 - 500 ms bemerkt der Beobachter, daß etwas nicht stimmt, kann dies aber nicht genauer identifizieren. Bei einer Verzögerung von mehr als 500 ms ist das Urteil eindeutig.

der Fundamentalfrequenz,[20] Unterbrechungen in der Stimmgebung oder Verzögerungen des Stimmansatzes mögen zu schwach oder zu kurz sein, als daß sie als Stottern identifiziert werden. Die empirische Stützung dieser Überlegungen ist bisher noch nicht gelungen. KELLY und CONTURE (1988) gingen dieses Problem vom Stottern her an. Sie verglichen natürliche mit imitierten Stotterereignissen in sechs akustischen Maßen. Es ließen sich keine objektiven Korrelate zur Unterscheidung kontrollierten und unkontrollierten Stotterns finden.

ADAMS (1984, mündl. Mitteilung) folgert aus den bislang vorliegenden Forschungsergebnissen, daß die sensibelsten und zuverlässigsten Variablen für die Unterscheidung "zerbrechlicher" Flüssigkeit von Stotterern und tatsächlich fließendem Sprechen die Zeit- und Ablaufverhältnisse laryngealer Reaktionen sind. Diese Sichtweise wird von ZEBROWSKI et al. (1985, S. 189) bestätigt:

"Die Ergebnisse dieser Studie unterstützten frühere Annahmen ..., daß gewisse akustische Maße zwischen dem normalen fließenden Sprechen von Stotterern und dem normaler Sprecher unterscheiden können. Unsere Arbeit indiziert jedoch, daß die bestehenden Unterschiede subtil sind und daß sie am deutlichsten werden, wenn man die zeitlichen Beziehungen zwischen und unter zusammenhängenden akustischen Ereignissen vergleicht; weniger deutlich zeigen sie sich beim Vergleich der mittleren Dauer oder der Geschwindigkeit, mit der einzelne akustische Variablen ablaufen."

Daß diese Abweichungen vermutlich nur subtiler Natur sind, bestätigen Studien von CONTURE et al. (1988) und CARUSO et al. (1988), die fanden, daß stotternde Kinder in den untersuchten Variablen der zeitlichen Koordination der Sprechproduktion im wesentlichen innerhalb der Norm liegen.

Weitere Fortschritte in dieser Frage wird es wohl erst dann geben, wenn sich flüssiges Sprechen genauer (vermutlich quantitativ) definieren läßt. Bis dahin muß man sich darauf beschränken - vor allem bei der Messung bzw. Beurteilung von Therapieeffekten - , die Normalität (s. dazu z.B. INGHAM et al., 1985) des Sprechens einzuschätzen.


### 1.5.5.4 Zerebrale Dominanz für Sprache (Lateralität)

Seit langem wird angenommen, daß die beiden Gehirnhälften des Menschen für unterschiedliche Funktionen ausgerüstet sind. Erste Hinweise auf mögliche funktionale Differenzen kamen von Studien zu den Effekten von Verletzungen einer Gehirnseite (BROCA, 1865; WERNICKE, 1874). Läsionen der linken Hemisphäre führten in der Regel zu Leistungseinbußen bei sprachbezogenen Aufgaben, Verletzungen der rechten Hemisphäre ergaben wenig oder keine linguistischen Behinderungen. Wenngleich wir wissen, daß Morphologie nicht notwendig Rückschlüsse auf Funktion zuläßt (GESCHWIND et al., 1979), gibt es doch strukturelle Differenzen zwischen den beiden Gehirnhälften (zytoarchitektonische Asymmetrien der auditiven Cortices), die zu der Annahme führten, daß die linke Hemisphäre zu feinerer zeitlicher Auflösung befähigt sei (KENT, 1984). Inzwischen gilt als etabliert, daß der Hauptteil des

---

[20] Untersuchungen zur Fundamentalfrequenz erbrachten uneinheitliche Ergebnisse. VAN DENBURG (1979) berichtet, daß die von ihm untersuchten Stotterer bei den Initialpulsen der Phonation eine wesentlich größere Amplitude in der Fundamentalfrequenz aufwiesen als fließende Sprecher oder erfolgreich therapierte Stotterer. Er folgert daraus, daß Stotterer ihre Stimmlippen besonders anspannen, wenn sie mit der Phonation beginnen. FALCK et al. (1985) verglichen vier Zeitabschnitte (jeweils 256 ms) vor dem Stottern mit dem gleichen Segment bei fließendem Sprechen des gleichen Textes. Er ermittelte eine konsistent niedrigere Fundamentalfrequenz vor dem Stottern. HEALY (1982) fand bei Stotterern eine geringere Variabilität der Fundamentalfrequenz.

Programmierens und Verarbeitens von Sprache im Normalfall innerhalb einer Hemisphäre geschieht, unter relativ geringerer Beteiligung der anderen Hälfte (MOORE, 1986). Bei den meisten rechtshändigen Menschen wird Sprache durch die linke Hemisphäre kontrolliert, bei Linkshändern wahrscheinlich in beiden Hemisphären (ROSENFIELD, 1984). Der Prozeß der Lateralisierung ist etwa im Alter von acht Jahren abgeschlossen (YEUDALL, 1984). Dies bedeutet, daß zum Zeitpunkt des Sprechenlernens (zwei bis vier Jahre) die rechte Hemisphäre potentiell bei der Bewältigung sprachlicher Aufgaben beteiligt ist. Die Bedeutung der rechten Gehirnhälfte in dieser Zeit wird (zumindest bei Jungen) vermutlich noch durch die Tatsache gesteigert, daß das männliche Sexualhormon Testosteron das Wachstum der linken Gehirnhälfte beeinflußt. Je höher die Testosteron-Produktion ist, desto langsamer wächst die linke Seite des Gehirns. Dies gibt der rechten Hemisphäre einen Platzvorteil, der zumindest zur temporären Übernahme von Funktionen führen kann, für welche die rechte Gehirnhälfte nicht primär ausgestattet ist (GESCHWIND und BEHAN, 1982; GESCHWIND und GALÁBURDA, 1985).[21] Die Unflüssigkeiten in der Phase des Spracherwerbs mögen mit der noch unvollständig ausgebildeten zerebralen Dominanz zusammenhängen. Sie gehen zurück, sobald die Lateralisierung vollzogen ist. Chronifiziertes Stottern wäre damit ein Hinweis auf mangelhafte hemisphärische Dominanz. Diese Gedanken wurden von ORTON (1928) und vor allem TRAVIS (1931) zu einer Theorie des Stotterns entwickelt. Sie gingen von der bekannten Tatsache aus, daß Sprechen bei rechtshändigen Personen normalerweise durch die linke Seite des Gehirns kontrolliert wird. Bei Stotternden gebe es diese klare Dominanz nicht, daher seien sie häufig links- oder beidhändig. Da die Muskeln, die an der Koordination des Sprechens beteiligt seien, durch beide Gehirnhälften innerviert würden, führe dieser "Dominanzmangel" zu motorischer Diskoordination und damit zu den bekannten Phänomenen des Stotterns.

Entsprechend diesen Überlegungen wurden eine Reihe von Händigkeitsuntersuchungen bei Stotternden durchgeführt. Die Schätzungen für Linkshändigkeit lagen zwischen 2% und 21%, Beidhändigkeit zwischen 0% und 61% (ROSENFIELD, 1984). Die Gründe für diese Diskrepanzen liegen wahrscheinlich in unterschiedlichen Definitionen des Stotterns und der Händigkeit. Den wenigen positiven Ergebnissen - BRYNGELSON (1935, 1940; zit. n. BEECH und FRANSELLA, 1968) stellte fest, daß Stotterer häufiger beidhändig oder "gebrochene Linkshänder" waren - standen so viele negative Befunde gegenüber (zusammengefaßt bei ANDREWS und HARRIS, 1964), daß TRAVIS (1957) seine Theorie aufgab. Eine neue Studie von SCHACHTER et al. (1986), in welcher der Grad der Händigkeit sehr sorgfältig ermittelt wurde (EDINBURGH Handedness Inventory mit Lateralitätswerten, LS, von -100 bis +100), wirft ein differenziertes Licht auf dieses Problem. Die Häufigkeit der "Nicht-Rechtshändigkeit" (LS < +70) und "Rechtshändigkeit" (LS > +70) war bei Stotterern und normalen Sprechern gleich (27% zu 73%). In den Fällen starker Linkshändigkeit (LS=-100) waren die Stotterer mit 6% gegenüber 2,8% in der Kontrollgruppe überrepräsentiert (p=.041). Dazu korrespondierend betrug die Häufigkeit starker Rechtshändigkeit (LS=+100) in der Kontrollgruppe 44%, in der Stottergruppe waren es 35% (p=.025).[22]

---

21 Falls diese Zusammenhänge bestätigt werden, wäre wahrscheinlich eine wesentliche Ursache dafür gefunden, warum Jungen weit häufiger unter Sprach- und Sprechproblemen leiden.

22 GESCHWIND und BEHAN (1982) fanden in einer von ihnen untersuchten großen Gruppe von Linkshändern zehnmal häufiger Entwicklungsprobleme (10% vs. 1%), u.a. Dyslexie und Stottern, als in einer rechtshändigen Kontrollgruppe. Die Forscher vermuten Testosteronüberschuß als Verursacher (s.o.), was auch die Tatsache erkläre, daß fast doppelt so viele Männer wie Frauen Linkshänder seien (10% gegenüber 6%). Die Forscher glauben, daß die Anlage zur Testosteronüberproduktion überwiegend vererbt sei. Da 12% identischer Zwillinge in der Händigkeit nicht konkordant seien, müsse der "Zufall", wie z.B. die Lage des Fetus, eine modifizierende Rolle spielen. Die Spekulation liegt nahe, daß dies eines der "vererbbaren Elemente" des Stotterns sein könnte (s. dazu auch Abschn.1.4.4).

SACCO (1986) berichtet, daß der Schweregrad des Stotterns mit dem Auftreten der Linkshändigkeit korreliert. In der am schwersten stotternden Gruppe befinden sich die meisten Linkshänder, ca. 30%.

Diese und andere Befunde führten dazu, daß die Frage nach Stottern und Lateralität wiederbelebt wurde. Neue Untersuchungsmethoden erlaubten einen besseren Einblick in Struktur und Funktion des Gehirns und wurden schließlich auch für die Stotterforschung nutzbar gemacht. STRUB et al. (1987) berichten über eine intensive Untersuchung eines stotternden Geschwisterpaares. Im Computertomogramm zeigten sich atypische Asymmetrien besonders in der okzipitalen Region.

Eine wegen ihrer Einfachheit häufig eingesetzte Methode zur Ermittlung hemisphärischer Spezialisierung ist die Technik des dichotischen Hörens (z.B. KIMURA, 1963, 1967; CROSS, 1987). Dabei bekommt die Versuchsperson simultan zwei verschiedene auditive Signale in das linke bzw. rechte Ohr. Normalerweise zeigen rechtshändige Personen beim dichotischen Hören verbalen Materials eine Präferenz für das rechte Ohr, was auf eine größere Bedeutung der linken Gehirnhälfte für das Verarbeiten verbalen Materials schließen läßt (jedes Ohr besitzt die stärkeren, gebahnteren Verbindungen zur kontralateralen Hemisphäre). Werden nichtlinguistische Reize dichotisch vorgegeben (z.B. Melodien, Umweltgeräusche), zeigen rechtshändige Versuchspersonen eine Präferenz für das linke Ohr (KIMURA, 1973). Diese systematischen Unterschiede wurden als Hinweis auf funktionale Differenzen zwischen den zerebralen Hemisphären interpretiert.

In einer Reihe von Untersuchungen wurden Stotterer mit normalen Sprechern verglichen. CURRY und GREGORY (1969) berichteten, daß nur 45% der Stottergruppe sich besser an Wörter erinnerten, die über das rechte Ohr vorgegeben worden waren, gegenüber 75% in der Kontrollgruppe. QUINN (1972) fand mit ähnlicher Methodik keine Differenzen. In einer neueren Untersuchung stellte BLOOD (1985) fest, daß Stotterer Signale über das rechte Ohr besser identifizierten, die Differenz zum linken Ohr jedoch geringer war als in der Kontrollgruppe. Bei jüngeren Stotterern war die Seitenpräferenz weniger stark ausgeprägt. Einen Zusammenhang zwischen Lateralitätsausprägung und Stotterschweregrad fand BLOOD nicht. In Anlehnung an ORTON/TRAVIS vermutete BLOOD, daß Stottern bei den Kindern remittiere, wenn und sobald zerebrale Dominanz etabliert werde. Eine Längsschnittuntersuchung über drei Jahre (BLOOD et al., 1987) erbrachte keine Bestätigung dieser Vermutung, von vier remittierten Kindern (40% der Stichprobe) veränderte sich die Dominanz nur bei zweien.

Die Ergebnisse der Untersuchungen mit dichotischem Hören sind uneinheitlich. Dafür gibt es vermutlich mehrere Gründe:

1.  Dichotisches Hören ist nur ein grobes Lateralitätsmaß (YEUDALL, 1984).
2.  Einsatz unterschiedlicher Reize - bei nichtbedeutungshaltigem Material konnten u.W. keine Gruppenunterschiede gefunden werden (z.B. DORMAN und PORTER, 1975).
3.  Stotterer scheinen in dieser Variable erheblich zu streuen.

Zusammenfassend ist festzuhalten, daß die Daten zum dichotischen Hören nicht als Beweis einer kausalen Beziehung zwischen hemisphärischer Verarbeitung und Stottern interpretiert werden können. Sie geben nur den Hinweis, daß bei einigen Menschen, die ein Stotterproblem entwickeln, Unterschiede zu den Verarbeitungsstrategien normaler Sprecher bestehen.

Eine genauere, allerdings nicht ganz ungefährliche Möglichkeit, Hemisphären-Spezialisierung zu testen, ist die Anästhesie einer Seite durch die Injektion von Sodium-Amytal. Dieses kurzzeitig wirkende Barbiturat wird in die Karotisarterie gespritzt, welche die zu narkotisierende Gehirnhälfte mit Blut versorgt. Ist somit eine Hemisphäre ausgeschaltet, lassen sich die Sprachfunktionen für einige Minuten testen (WADA und RASMUSSEN, 1960). Anästhesie der linken Seite führt in den meisten Fällen zu Aphasie. JONES (1966, 1967) machte die Beobachtung, daß vier Stotterer, an denen eine Gehirnoperation durchgeführt werden sollte, aphasische Phänomene zeigten, unabhängig davon, ob das Barbiturat in die linke oder die rechte Karotisarterie injiziert wurde. JONES folgerte daraus, daß bei Stotterern beide Hemisphären Bedeutung für die Verarbeitung linguistischen Materials haben. JONES' Ergebnisse konnten in dieser Eindeutigkeit nicht repliziert werden (z.B. ANDREWS et al., 1972). Möglicherweise waren sie auch dadurch beeinflußt, daß drei seiner vier Versuchspersonen linkshändig waren (ROSENFIELD, 1984), was ohnehin auf beidseitige Sprachrepräsentation schließen läßt.

Eine moderne Methode zur Untersuchung hemisphärischer Verarbeitung ist die Messung der kortikalen Blutverteilung (RISBERG und INGVAR, 1973). Bei der Durchführung linguistischer Aufgaben war die linke Hemisphäre, beim Hören von Musik die rechte Hemisphäre stärker durchblutet (CARMON et al., 1975). WOOD et al. (1980) ermittelten eine größere rechtshemisphärische Durchblutung (Aktivierung) des sprachmotorischen Zentrums (BROCA-Region) und gleichzeitig erhöhte Aktivierung des linksseitigen sprachsensorischen WERNICKE-Zentrums. Bei fließendem Sprechen derselben Versuchspersonen (unter Haloperidol) verlagerten sich die motorische wie die sensorische Aktivität vorwiegend in die linke Seite.

Gibt es eine nachweisbare neurochemische Grundlage für Stottern? Mit Hilfe modernster Methoden wurde von RASTATTER und HARR (1988) die Konzentration verschiedener Neurotransmitter in beiden Gehirnhälften bestimmt und zueinander ins Verhältnis gesetzt. Sie orientierten sich an dem Modell von FLOR-HENRY (1983), wonach eine reziproke interhemisphärische Neurotransmitter-Balance zwischen dopaminergen und cholinergen Hemmfunktionen der linken Hemisphäre und serotonergen und noradrenergen Erregungsfunktionen der rechten Hemisphäre besteht. Ist diese Balance gestört und somit das Equilibrium zwischen erregenden und hemmenden Neurotransmittern aufgehoben, mögen Verhaltensstörungen die Folge sein. YEUDALL (1984) vermutete, daß ein Überwiegen der dopaminergen bzw. cholinergen Neurotransmitter Bedeutung für die Entstehung bzw. Aufrechterhaltung des Stotterns haben könnte. Tatsächlich zeigte sich, daß bei allen fünf Stotterern, die untersucht wurden, die Glutaminwerte vier Standardabweichungen über dem Normalwert lagen. Dies interpretierten die Autoren als Hinweis auf die mögliche Steigerung linkshemisphärischer GABAerger Aktivität (Gamma-Amino-Butyrsäure). Das Ergebnis solch einer Neurotransmitterstörung könnte sein, daß aufgrund entsprechender Thalamusregulation rechtshemisphärische Prozesse die der linken Hemisphäre "bestimmen" könnten, wie z.B. die Regulation der sprechmotorischen Programmierung.

EEG-Maße geben ebenfalls Hinweise auf hemisphärische Aktivierung. CALLAWAY und HARRIS (1974) konnten zeigen, daß die mittlere Amplitude evozierter Potentiale bei verbalen Aufgaben in der linken Hemisphäre größer war als in der rechten.

Viel Stotter-Forschungsaktivität zentrierte sich auf die Alphawellen-Aktivität (8 - 13 Hz). Die Amplitude der Alpha-Wellen wird reduziert, wenn die Versuchsperson sich einem Reiz zuwendet. Funktionale Asymmetrie läßt sich aus der Beobachtung des differentiellen Unterdrückungsmusters der Alphawellen im Vergleich der beiden Hemisphären erschließen. Je stärker die Alphawellen-Aktivität in einer Hemisphäre vermindert wird, desto mehr kann unterstellt werden, daß *sie* primär die Reize verarbeitet. In den meisten Studien zeigte sich Alphaunterdrückung in der linken Hemisphäre bei linguistischen Aufgaben. Bei visuell-räumlichen und musischen Aktivitäten war die Alphatätigkeit der rechten Hemisphäre stärker unterdrückt (Literaturüberblick bei MOORE und HAYNES, 1980). Bei der Interpretation der Forschungsergebnisse muß allerdings berücksichtigt werden, daß hemisphärische Verarbeitung ein variables Phänomen ist, welches mit psychologischen Faktoren der betreffenden Person zusammenhängen kann (GRUBER und SEGALOWITZ, 1977). In einer Untersuchung von GATES und BRADSHAW (1977) zeigte sich, daß Musiker in aller Regel Musik analytischer wahrnehmen, d. h. die linke Hemisphäre mehr einsetzen als Laien, die die gleichen Reize (ganzheitlicher) eher in der rechten Hemisphäre verarbeiten. Daher reicht das Kriterium linguistisch-nichtlinguistisch allein nicht aus. MOORE und HAYNES (1980) nannten zusätzliche Variablen, die ihrer Meinung nach Bedeutung für die Reizverarbeitung haben: Geforderter Aktivitätsgrad (Sprechen versus passives Zuhören), diskrete oder kontinuierliche Reizpräsentation, verbale - nichtverbale Reize (z.B. Wörter versus Laute). Darüber hinaus beruht die Variabilität der Befunde (auch zum dichotischen Hören) wesentlich darauf, daß wir es nicht mit einer Links-Rechts-Dichotomie zu tun haben, sondern mit der Frage nach der relativen Beteiligung der beiden Hemisphären an verschiedenen Aufgaben. Anders formuliert: Unter bestimmten Reiz- und Aufgabenbedingungen sind vermutlich rechte und linke Hirnhälfte in unterschiedlicher Weise in die Verarbeitung linguistischer Informationen involviert, wobei deren Beteiligung vom Grad syntaktischer Komplexität, dem Grad der Bildhaftigkeit des Reizes (s. dazu z.B. MOORE, 1985), dem Reaktionsmodus (Erinnern oder Erkennen, vgl. MOORE, 1986), der Darbietungsart und dem Reizmaterial (RASTATTER und DELL, 1988) oder der persönlichen Lerngeschichte des Individuums abhängt (GATES und BRADSHAW, 1977).

Trotz dieser Einschränkungen kann als gesichert gelten, daß Stotterer bei der Verarbeitung bedeutungshaltiger linguistischer Reize die rechte Hemisphäre stärker einsetzen (MOORE und LANG, 1977; MOORE und LORENDO, 1980; MOORE und HAYNES, 1980; MOORE und SNOW, 1983; BOBERG et al., 1983; MOORE, 1986). Ungeklärt ist, ob in der hemisphärischen Verarbeitung Geschlechtsunterschiede bestehen. Diese Frage ist von besonderem Interesse, weil das weibliche Geschlecht erheblich seltener stottert (s. dazu Abschn. 1.4.2). In einem Literaturüberblick stellten MOORE und HAYNES (1980) fest, daß in einigen Studien keine Unterschiede festgestellt wurden, in anderen dagegen zeigten Frauen bei der Verarbeitung von linguistischen und nichtlinguistischen Aufgaben gleichartigen Einsatz beider Hemisphären.

MOORE (1986) untersuchte die Beziehung hemisphärischer Alphaasymmetrien und Stotterschweregrad. Zunächst bestätigte sich der Befund, daß bei Stotterern unter allen experimentellen Bedingungen (Worterkennungs- und Erinnerungsaufgaben) im Vergleich zu fließenden Sprechern die rechtshemisphärische Alphaunterdrückung größer ist. Darüber hinaus zeigte sich eine negative Korrelation zwischen Stotterschweregrad und Alphaunterdrückung für die Wiedererkennungsaufgabe. Dies bedeutet, daß bei schwererem Stottern die rechte Hemisphäre mehr aktiviert wurde. Da dieser Effekt in der anderen experimentellen Bedingung (Wiedererkennung) nicht auftrat, hat offensichtlich die Aufgabenart Bedeutung.

Stotternde erwiesen sich im Vergleich zu Normalsprechern dann unterlegen, wenn neben dem Sprechen simultan eine motorische Aufgabe (Klopfen mit der Hand) ausgeführt werden mußte. Möglicherweise besteht der wesentliche Unterschied darin, wie bei stotternden und normalen Sprechern sprachliche und motorische Aktivitäten intrahemisphärisch koordiniert und interhemisphärisch integriert werden (GREINER et al., 1986).

Zusammenfassend läßt sich festhalten, daß im Vergleich zu normal sprechenden Männern und Frauen Stotterer für die Wahrnehmung von Sprache und deren motorischer Programmierung[23] die rechte Hemisphäre relativ mehr einzusetzen scheinen.

---

23  Es wurde kritisiert, daß die meisten Untersuchungen zu Alpha-Wellen-Asymmetrien nur Aussagen zur Lateralisation der Sprachwahrnehmung, nicht aber zur motorischen Sprachkoordination ermöglichen (siehe dazu FIEDLER und STANDOP, 1986). KENT (1984) hält dem unter Bezugnahme von REED (1982) entgegen, daß die sensorischen und motorischen Komponenten eines Sprechproduktionsprogramms so untrennbar miteinander verknüpft sind, daß die Unterscheidung sensorisch-motorisch ihre traditionelle Bedeutung verlieren mag.

Sieht man die rechte Hemisphäre - wofür vieles spricht - als einen ganzheitlichen,
nicht-segmentalen Prozessor, der - im Gegensatz zur linken - weniger gut in der Lage
ist, syntaktische Strukturen zu verarbeiten, und zieht man in Betracht, daß Sprache ein
segmentales Phänomen ist und die motorische Planung des Sprechens das Ordnen ar-
tikulatorischer Segmente voraussetzt, muß man folgern, daß viele Stotterer eine
Hemisphäre für die Sprachwahrnehmung und motorische Programmierung benutzen,
die für diese Funktionen primär nicht geeignet ist (MOORE und HAYNES, 1980).[24]
MOORE und HAYNES (1980) vermuten, daß dieser Gebrauch eines nicht-segmentalen Prozessors für den Umgang mit segmentaler Information zu einer Störung der
Programmierung führen kann, die im Verhalten als Sprechunflüssigkeit wahrgenommen wird.

FIEDLER und STANDOP (1986) diskutieren die Überlegungen von MOORE und
HAYNES (1980) ausführlich. Sie vertreten die Auffassung, daß die "plausible"
Hypothese einer "Segmentierungs-Dysfunktion" um die Hypothese einer "Feedback-
Dysfunktion" ergänzt werden sollte (S. 60):

"In dem Maße, wie der Stotternde die Artikulations-Motorik rechtshemisphärisch
(mit-)koordiniert, verliert er (zeitweise) das für eine störungsfreie Autoregulation des Sprechens unabdingbare *kinästhetische* und *proprio-interozeptive Feedback*... Vermutlich *muß* der
Stotternde auf eine zusätzliche akustische Kontrolle seiner Aussprache zurückgreifen, und es
kommt zu jenem Feedback-Konflikt bzw. Feedback-Defizit, der/das häufig als Ursache für die
Sprechstörung vermutet wird...".

Es häufen sich die Befunde, nach denen sich bestätigt, daß bei Stotternden häufiger
Lateralisationsanomalien bestehen. Diese scheinen jedoch erheblich komplexer zu sein
als zunächst angenommen wurde (JÄNCKE und KALVERAM, 1987), wie auch die
gesamte Forschung zur Lateralität unter dem Grundproblem leidet, daß das Konzept
der Hemisphärendominanz bei genauerer Betrachtungsweise kompliziert und damit
schwer meßbar ist. Seitigkeit bzw. Händigkeit ist keine Variable, welche mühelos valide gemessen werden kann. Der Hauptgrund dafür liegt wohl darin, daß das menschliche Gehirn zwar strukturell und funktional asymmetrisch ist, daß diese
Asymmetrie aber nicht in vollem Umfang mit Seitigkeit korreliert. Linkshändigkeit ist
keine einfache und vollständige Alternative zur Rechtshändigkeit bezüglich der
Struktur und Organisation des zentralen Nervensystems. ANNETT (1978) meint, daß
wir es hier vielmehr mit einer graduellen Abweichung von der Rechtshändigkeit zu
tun haben. Bei Lateralität gäbe es nach ANNETT nur zwei Klassen: Rechtsseitigkeit
und Nicht-Rechtsseitigkeit, wobei letztere verschiedene Grade von Linksseitigkeit und
Beidseitigkeit einschließe. Bei solchen Menschen, die rechtsseitig sind, sei die
Sprachlateralisation stabiler und konsistenter.

Wir haben noch kein spezifisches Verständnis dafür, auf welchen Ebenen die beiden
Hemisphären relativ unabhängig bzw. interaktiv während des Sprechvorgangs funktionieren. Zum gegenwärtigen Zeitpunkt kann man lediglich begründet annehmen,
daß solche Individuen, die weniger effiziente hemisphärische Organisation bei

---

[24] Kent (1984) kommt mit seinen Überlegungen zur Zeitdimension zu analogen Schlußfolgerungen.
Er glaubt aufgrund der vorliegenden klinischen und experimentellen Erfahrung, daß beide
Hirnhemisphären zur zeitlich-sequentiellen Verarbeitung von Signalen in der Lage sind.
Schwerpunkt der linken Hemisphäre sei die feinere zeitliche Auflösung - für fortlaufendes
Sprechen besonders wichtig. Die nichtdominante Hemisphäre scheine primär für die Verarbeitung
von Informationen zuständig, die sich über vergleichsweise lange Intervalle erstreckten, wie z.B.
linguistischer Kontext, affektiver oder prosodischer Inhalt. Stimmt es, daß die linke und die rechte
Hemisphäre simultan verschiedene zeitliche Bereiche (ranges) von Informationen verarbeiten, was
einen zentralen Prozessor zur Integration der beiden zeitlichen Verarbeitungsmodi voraussetzt,
würden Stotterer wiederum die "falsche" Hemisphäre an der Sprechkontrolle beteiligen.

bestimmten Sprech/Sprachprozessen aufweisen, eher in Gefahr sind, unflüssig zu
sprechen, besonders in der Frühzeit des Spracherwerbs (vgl. CROSS, 1987).

Nach WINGATE (1988) gibt es extensive Hinweise aus Klinik und Forschung darauf,
daß die beiden Hirnhemisphären zwar die Hauptverantwortung für unterschiedliche
Funktionen haben, daß sie sich andererseits aber in unterschiedlichem Grad überlappen. Kaum anzuzweifeln ist die vorrangige Bedeutung der linken Hemisphäre für
Sprachwahrnehmung und -produktion. Dennoch ist die Sichtweise, daß Sprache in der
linken Hemisphäre "lokalisiert" sei, nicht länger haltbar. Andere Teile des Gehirns
sind ebenfalls involviert, nicht nur im Hinblick auf Sprache und Sprechen selbst, sondern auch im Hinblick auf die vorbereitende Organisation dieser Leistungen.

BRYAN (1988) berichtet, daß Patienten mit Schädigungen der rechten Hirnhälfte unter anderem subtile sprachliche Probleme aufwiesen. Diese zeigten sich am deutlichsten bei funk-
tionaler Kommunikation, z.B. der Unfähigkeit, linguistische Informationen innerhalb eines
bestimmten Kontextes adäquat zu nutzen. Beispiele: Besprechen sehr persönlicher und emotionaler Themen zu einem unangemessenen Zeitpunkt; Einschränkung der
Wahrnehmungssensibilität - obwohl der Zuhörer seinen Wunsch deutlich signalisierte, das
Thema zu wechseln, reagierte der Sprecher nicht.

Der rechtshemisphärische Anteil an Sprachfunktionen ist vorläufig noch unüberschau-
barer, es scheint aber so zu sein, daß er zumindest für eine fundamentale Dimension
gesprochener Sprache erhebliche Bedeutung hat, nämlich der Prosodie. Ihre linguistische Rolle liegt nicht nur in der emotionalen Färbung des verbalen Ausdrucks, sondern auch in der Semantik. Die Betonung mag die Bedeutung einer Aussage direkt
unterstützen oder ihr, bei Ironie, direkt widersprechen.

Die Frage der Lateralität beim Stottern sollte nach WINGATE (1988) also weniger als
unvollständige zerebrale Dominanz verstanden werden, sondern eher als unangemessene Integration der funktionalen "Spezialitäten" der zwei Hemisphären, die jeweils
spezifisch für Sprachproduktion von Bedeutung sind - ohne notwendigerweise die
Vorstellung aufzugeben, daß eine Hemisphäre der anderen übergeordnet ist.

Welche therapeutischen Folgerungen sich aus den experimentellen Befunden und den
theoretischen Überlegungen ableiten lassen, soll im Abschn. 1.6 diskutiert werden.


### 1.5.5.5 Exkurs: Stottern und linguistische Faktoren

In den letzten Jahren hat sich der Trend verstärkt, sich mit den Zusammenhängen von
Sprachfertigkeiten, fließendem Sprechen, normalen Unflüssigkeiten und Stottern zu
beschäftigen. Die Hinweise häufen sich, daß es "gesetzmäßige Zusammenhänge"
(ADAMS, 1988a) gibt. WINGATE (1988) begrüßt die Entwicklung. Er meint, sie
hätte schon viel früher beginnen sollen, da es eine große Anzahl von Belegen dafür
gebe, daß Stottern auch eine Sprachstörung sei. Die Konzentration der Forschung in
der Vergangenheit auf die psychologische Sichtweise des Stotterns - sei sie unter den
Aspekten der Emotion oder des Lernens erfolgt - habe den Blick für die große
Bedeutung der Sprache beim Stottern verstellt.

Im folgenden seien die linguistischen Faktoren zusammengefaßt, die für das Auftreten
des Stotterns von Bedeutung sind (STARKWEATHER, 1987; WINGATE, 1988;
PETERS und STARKWEATHER, 1988):

-    Lautqualität (schwer z.B.: d, z und g; leicht z.B.: h),
-    häufigeres Stottern an syntaktischen Nahtstellen (z.B. am Satzanfang),

WINGATE (1988) vermutet, daß der wesentliche Faktor hierbei die Betonung sei (s. unten); es könnte aber auch mit den höheren motorischen Anforderungen an das Sprechen zu tun haben, wie z.B. größere Artikulationspräzision oder höhere Bewegungsgeschwindigkeiten (UMEDA, 1975).

-   Stottern hängt ab von der grammatikalischen Klasse und der Länge des Wortes, wie auch von der Position innerhalb eines Satzes.
-   KLOUDA und COOPER (1988) äußern die Hypothese, daß diese Variablen über den Faktor "Betonung" zusammenhängen. Es hätte sich gezeigt, daß betonte Wörter bzw. Laute statistisch signifikant häufiger gestottert werden, es sei denn, sie befinden sich am Satzende. Andererseits zeigten frühere Studien, daß Stottern meistens bei Inhalts-, weniger bei Funktionswörtern auftritt, daß es bei längeren und selteneren Wörtern und bei Konsonanten häufiger ist. Diese Studien bezogen aber nicht die Betonungsmuster innerhalb des Satzes ein. KLOUDA und COOPER halten die Vorstellung für einleuchtend, daß die Betonung in der Regel auf den längeren und selteneren Inhaltsworten liegt. Insofern müßte also die Bedeutung dieser Faktoren in ihrer Relation zur linguistisch determinierten Betonung neu überprüft werden.
-   Hieran kann sich noch eine weitere Überlegung anschließen. Betonung und Fundamentalfrequenz korrelieren die Spannung der laryngealen Muskeln bzw. des subglottalen Luftdrucks. Da es eine Reihe von Hinweisen darauf gibt, daß laryngeale Aktivität und Atemmuster bei Stotternden zumindest gelegentlich von der Norm abweichen (vgl. Abschn. 1.5.5.3), könnte es sein, daß die linguistischen Variablen und die physiologische (Fehl-)Steuerung in dieser Weise miteinander zusammenhängen.
-   Stottern als Störung der lexikalischen Zugriffsmöglichkeit
    Ein Hinweis hierauf könnte sein, daß Stotternde typischerweise ein Wort sofort sagen können, nachdem es für sie vorgesprochen wurde. Evtl. liegt in solchen Fällen die Schwierigkeit gelegentlich weniger bei der motorischen Ausführung als im Bereich der Wortfindung.
-   Mehr Stottern bei höherem Informationsgehalt
-   Mehr Stottern bei Sätzen größerer syntaktischer Komplexität

Stotternde Kinder liegen in ihren Sprachfähigkeiten hinter anderen Kindern zurück, wobei diese Unterschiede nicht groß, aber statistisch signifikant sind (vgl. ANDREWS et al., 1983). Wenn dieses linguistische Defizit mit erhöhten Anforderungen konfrontiert ist, spricht vieles dafür, daß die Sprechproduktionsfähigkeiten leiden. Da Stottern faktisch zunimmt, ist die Wahrscheinlichkeit gegenseitiger Interferenz gegeben. "Sprachliche Flüssigkeit" und "Sprechflüssigkeit" hängen zusammen (STARKWEATHER, 1987). Zur Zeit gibt es jedoch noch keine Möglichkeit, motorische und linguistische "Flüssigkeit" zu trennen. Eine Studie von KLINE und STARKWEATHER (1979) zeigt, daß stotternde Kinder in ihren rezeptiven und expressiven Sprachfähigkeiten fließend sprechenden Kindern unterlegen waren. Dieser Hinweis auf verminderte Sprachfähigkeiten der stotternden Kinder bedeutet jedoch nicht, daß dieser Faktor ätiologische Bedeutung für das Stottern hat.

Die Zusammenhänge werden durch Ergebnisse von MERITS-PATTERSON und REED illustriert (1977, zit. n. STARKWEATHER, 1987), bei denen sprachentwicklungsverzögerte Kinder während der Sprachtherapie verstärktes Stottern entwickelten (Abb. 3). Die therapeutischen Anforderungen an die Sprache zogen "Energie" von den Sprechproduktionsmöglichkeiten ab. Wo die Balance dieser beiden Dimensionen gestört ist, mag es zu Defiziten entweder im einen oder im anderen Bereich kommen.

WINGATE (1988) versteht Stottern primär als einen Mangel in der angemessenen Synchronisation linguistischer Elemente. Dabei steht für ihn weniger der motorische Akt im Vordergrund (wie z.B. bei STARKWEATHER), sondern mehr die Planung und das Zusammensetzen einer Äußerung. Somit sind Funktionen oberhalb des Niveaus motorischer Ausführung angesprochen, also syntaktische, semantische, prosodische (expressive Sprachfunktionen). Möglicherweise äußert sich dieser Synchronisationsmangel aber auch auf der Mikroebene, nämlich nicht nur dem

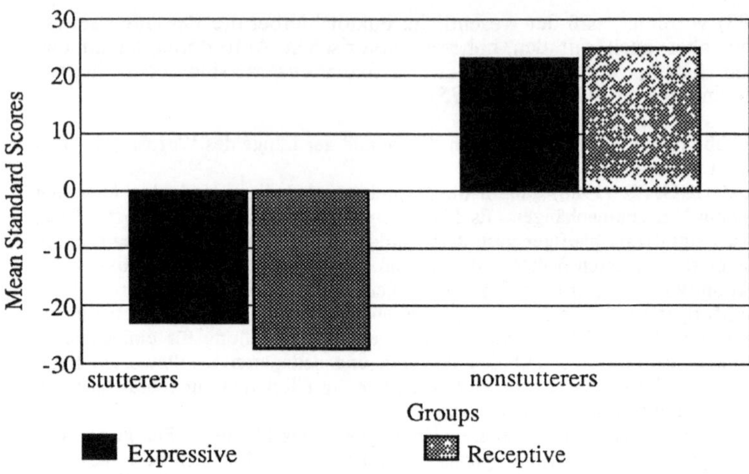


**Abb. 3.** Sprachfertigkeiten junger Stotterer und Nicht-Stotterer. (Nach STARKWEATHER, 1987)

Übergang zwischen Wörtern und Sätzen, sondern auch der Lautübergänge. Schon FROESCHELS (zit. nach WINGATE, 1988) meinte, daß das Sprechen des Stotterers nicht am einzelnen Laut scheitere, sondern an der "Verbindung zwischen Lauten". STROMSTA (1986) baute das Phänomen der "Koartikulation"[25] zum Eckpfeiler eines ganzen theoretischen Systems und daraus folgend eines therapeutischen Ansatzes aus. In diesem Lichte ließen sich auch Forschungsergebnisse zum artikulatorischen Verhalten einordnen. PETERS und HULSTEIJN (1987) konnten zeigen, daß bei Stotternden nicht nur Verzögerungen beim Stimmeinsatz auftreten, sondern daß auch das Verweilen auf einem Laut bzw. die Übergangszeiten verlängert waren.

## 1.6 Theorie und Therapie

### 1.6.1 Zum gegenwärtigen Stand der Stottertheorie

Die Art und Ausführlichkeit der Darstellung spiegelt wider, wo der Schwerpunkt der Stotterforschung heute liegt. Trotz der nach wie vor großen Wissenslücken existiert mittlerweile ein großer Fundus an etablierten Fakten. Deren theoretische Aufarbeitung läßt noch zu wünschen übrig, dies ist aber nicht verwunderlich, wenn man sich die Komplexität des Phänomens vor Augen hält (s. Abb. 4).

Es wird vermutlich noch länger dauern, bis der konzeptuelle Rahmen gefunden ist, der das Wissen über Stottern befriedigend integriert. Das "wissenschaftliche Pendel" hat im Moment so stark in Richtung Sprechphysiologie ausgeschlagen, daß der Blick auf die psychologischen Anteile des Stotterns in einer uns unangemessen scheinenden Weise in den Hintergrund gerückt ist. Insbesondere lerntheoretische Ansätze haben in den letzten zehn Jahren ständig an Bedeutung verloren. Trotz jüngster Versuche der "Wiederbelebung" werden sie wohl erst dann wieder mehr untersucht und diskutiert werden, wenn sich neue empirische Themen entwickeln.

---

[25] Bei normalem, verbundenem Sprechen wird jeder Laut durch seinen unmittelbaren phonetischen Kontext beeinflußt, durch die vorhergehenden und die nachfolgenden Laute.

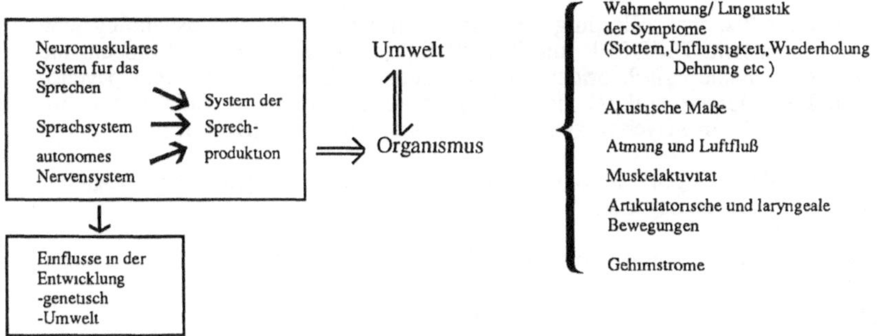


**Abb. 4.** Stottern - Beschreibung und Erklärung. (Nach ZIMMERMANN, 1984)

Die wesentlichen Untersuchungsschwerpunkte lagen bei Fragestellungen zu den Stottern verursachenden oder begleitenden physiologischen und aerodynamischen Abläufen. Wir wissen inzwischen recht gut, was im vokalen Trakt während des Stotterns passiert, können jedoch die Ursachen für die Entstehung des Phänomens von dem Phänomen selbst noch nicht eindeutig trennen. Im Augenblick des Stotterns sind die Artikulatoren nicht hinreichend koordiniert, der Stotterer mag den Atem anhalten oder eine artikulatorische Position einnehmen, die es unmöglich macht, einen Laut zu äußern. Reflektieren diese Störungen im motorischen System jedoch eine zugrundeliegende physiologische Abnormalität? Kompliziert wird das Bild dadurch, daß kein durchgängig auftretendes Reaktionsmuster zu existieren scheint. Gleichartige Symptomatik ist nicht notwendig von analogen physiologisch-aerodynamisch-motorischen Mustern begleitet. Soweit man überhaupt den Anspruch erheben kann, überindividuell gültige Muster gefunden zu haben, liegen sie vermutlich darin, daß Stotterer es schwerer haben, mit der Stimmgebung rasch und leicht zu beginnen, sie aufrechtzuerhalten und mit der Artikulation zu koordinieren.

Die physiologisch orientierten Untersuchungen standen nicht deshalb im Vordergrund des Interesses, weil geglaubt wurde, damit Ursachenforschung zu betreiben, sondern vielmehr, um Stottern auf einer anderen Ebene zu beschreiben. Die Hoffnung bestand und besteht, daß sich dadurch möglicherweise ein Weg zu einer akzeptierbaren Definition und schließlich zu einem besseren Verständnis der Störung eröffnet. Bislang ist es nicht gelungen - eine wichtige Herausforderung an die Forschung -, die Kriterien bzw. physiologischen Prozesse zu identifizieren, die Stottern von anderen Formen (normalen) unflüssigen Sprechens unterscheiden. Wir wissen noch nicht, ob es physiologische Abläufe gibt und wenn ja, welche, die ausschließlich und durchgehend mit Stottern gemeinsam auftreten. MacKAY und MacDONALD (1984) vertreten die Auffassung, daß eine Metatheorie, welche die Stotterforschung als Feld integrieren will, von fließendem Sprechen ausgehen muß.[26] Bislang schien normales Sprechen wie Stottern so kompliziert, daß die Integration auf der theoretischen Ebene unmöglich erschien. MacKAY und MacDONALD (1984) glauben, mittlerweile seien genügend Fortschritte gemacht worden, um mit dem Entwurf einer allgemeinen Theorie der Sprechproduktion beginnen zu können. Ein solchermaßen verbesserter theoretischer Überbau wird uns in die Lage versetzen, Untersuchungen anzulegen, die über Korrelationen hinausgehen und in besserer Weise die Herstellung von Ursache-Wirkungs-Beziehungen erlauben. Die Forschung muß ihren Schwerpunkt vom Vergleich Stotterer - Nicht-Stotterer auf Grundlagenforschung zur Sprechproduktion

---

[26] Sie illustrieren diesen Gedanken mit einem Bild: Wollte man Stottern ohne ein Modell fließenden Sprechens verstehen, entspräche dies dem Versuch, eine Theorie der Fehlzündungen zu entwickeln, ohne die Funktion des Verbrennungsmotors zu verstehen.

verlegen. Erst dann wird es vermutlich möglich sein, die heterogenen und zum Teil in sich widersprüchlichen Befunde zum Stottern bewerten und integrieren zu können.

Diese Vorgehensweise hat allerdings insofern Grenzen, als sie psychologische Faktoren außer acht läßt. FIEDLER und STANDOP (1986) machen den Versuch, die Trennung in neurophysiologisch orientierte Erklärungsansätze einerseits und psychologische Modelle andererseits durch den "Versuch einer Integration" aufzuheben, indem sie Stottern als "neuropsychologisches Phänomen" auffassen (S. 94):

"Einer Stotterreaktion liegen sowohl physiologisch-motorische wie sozial-kognitive Verursachungs-Bedingungen zugrunde."

Die organisch orientierten Ansätze sind nach ihrer Auffassung (S. 85):

"... eher geeignet, die *Entstehung und Verursachung* des Stotterns zu erklären ...",

während die psychologischen Erklärungsversuche (S. 85):

"... vornehmlich um eine Aufhellung von Phänomenen *der Entwicklung und Aufrechterhaltung* des Stotterns bemüht (sind)."

Sie machen dann den Versuch, die wesentlichen und etablierten Fakten nach diesen Vorstellungen zu ordnen. Die Autoren räumen ein, daß ihre Überlegungen noch einen "recht globalen Charakter" haben, da noch nicht ganz geklärt sei, wie die physiologische und die psychologische Seite des Stotterns ineinander verwoben seien. Die simultane Untersuchung beider Variablenbereiche erfordert zwar komplexe Untersuchungsdesigns, die Hoffnung erscheint aber gerechtfertigt, daß dieser Forschungsweg direkter zu therapeutisch unmittelbar verwertbaren Ergebnissen führt. Für den Moment erscheint für die Praxis die Orientierung am "Leistungsanforderungs-Kapazitätsmodell" am sinnvollsten. Dieser Ansatz geht auf ANDREWS und HARRIS (1964) zurück und wurde von STARKWEATHER (1987) und ADAMS (1988b) vertieft. In seiner einfachsten Form versucht dieses Modell, die Leistungsanforderungen an ein System in Beziehung zu seinen Fähigkeiten zu setzen. Auf Stottern angewandt wäre das fließende Sprechen dann gestört, wenn die Umwelt oder selbstauferlegte Leistungsanforderungen die kognitiven, linguistischen, motorischen oder affektiven Fähigkeiten des Organismus überstiegen. Daraus folgt nicht, daß Stotternde generell in bedeutsamen Variablen weniger leistungsfähig sind; der Begriff der Normalität ist hier irrelevant, sondern es geht darum, Umweltanforderungen und Fähigkeiten zu analysieren und therapeutisch gezielt zu intervenieren. Hierzu sollen im folgenden spezifische Überlegungen angestellt werden.


## 1.6.2 Therapeutische Folgerungen aus den theoretischen Überlegungen


### 1.6.2.1 Verlangsamung und Vereinfachung

Es ist geschätzt worden, daß beim Sprechen die beteiligten Nerven in jeder Sekunde ca. 140.000mal feuern (STROMSTA, 1986). Auf diesem Hintergrund ist es nicht verwunderlich, wenn theoretische Modelle entwickelt wurden, nach denen die Grundlage des Stotterns in einem Mangel an neuronalen Reserven für die Verarbeitung sensomotorischer Informationen vermutet wird (z.B. NEILSON und NEILSON, 1987). Lokalisiert wird diese Dysfunktion primär im linken Vorderlappen (präfrontaler Kortex) und den darauf bezogenen subkortikalen Strukturen (WINGATE, 1988). Die Konsequenz dieses zentralen Kapazitätsmangels sei, daß der

Stotternde u. a. mehr Zeit benötige, die adaptive Rückmeldeschleife Sprechen - Hören aufrechtzuerhalten. Ähnlich argumentiert ADAMS (1981). Er sieht Stottern als Symptom zeitlicher Desorganisation und mangelnder motorischer Koordination der Abläufe im vokalen Trakt ("Theorie der unkoordinierten Systeme"). Eine Verlangsamung des Sprechens führe zu seiner "Vereinfachung", zur Erleichterung der Ablaufkoordination und damit zu seiner Verbesserung - eine klinisch vielfach bestätigte Erfahrung.[27]

An der Therapietechnik, die im Moment die beliebteste und möglicherweise effektivste ist (ANDREWS et al., 1983), dem gedehnten Sprechen, läßt sich diese Vereinfachung am besten erläutern. Zunächst ist damit eine Bewegungsverlangsamung gemeint, die sich auf die Bewegung vor, bei und weg von den artikulatorischen Zielen bezieht. Die Verlangsamung der Artikulationsgeschwindigkeit führt praktisch automatisch zu einer Zunahme der Phonationszeit innerhalb der Silben und Wörter, wodurch die Gefahr der Diskoordination vermindert wird. Selbstbeobachtung und Kontrolle werden erleichtert, der erforderliche Energieaufwand vermindert und der Text läßt sich besser der Sprechplanung anpassen (HAMRE, 1985). CONTURE (1982, S. 146) bestätigt aus klinischer Erfahrung:

"Die zwei Variablen, die am konsistentesten mit verbesserter Flüssigkeit bei Stotterern zusammenhängen, sind 1. Reduktion der Variablität der Sprechproduktion auf ein Minimum ... und 2. Dehnung/Verlängerung der intra- und intersegmentalen Zeitdauer und Übergänge ...".

Ergänzend hierzu einige experimentelle Belege aus den letzten Jahren:

RAMIG (1984) brauchte seine Versuchspersonen lediglich anzuweisen, das erste Phonem oder die erste Silbe eines Satzes zu verlangsamen und schon zeigte sich eine Verminderung der Stotterfrequenz. INGHAM et al. (1983) stellten ebenfalls fest, daß die Manipulation der Phonationsdauer (Verlängerung) die Sprechqualität bei spontanem Sprechen deutlich verbesserte. RAMIG und ADAMS (1981) bestätigten WINGATEs (1969) Ansicht, daß modifizierte Phonation zu geringerem Stottern führe. MALLARD und WESTBROOK (1985) wiesen ebenfalls nach, daß langsamere Sprechgeschwindigkeit (durch Dehnung der Vokale) Flüssigkeit steigerte.

Die Befunde zeigen, daß in offensichtlich relativer Unabhängigkeit von individuellen Sprechmustern verlangsamende Techniken wie Lautdehnung oder kontinuierliche Phonation gute Effekte haben. Damit wird das weithin gewählte therapeutische Vorgehen bestätigt: Vereinfachung der Sprechaufgabe zu Beginn der Behandlung, um ungestottertes, wenn auch abnormes Sprechen zu erreichen, und dann in einem intensiven Trainingsprogramm das Sprechen zunehmend zu normalisieren, wobei der Klient die sensorischen Konsequenzen des Sprechens genau beobachtet und nach und nach ein korrektes "sensomotorisches Modell" aufbaut (ANDREWS et al., 1983). Aus diesen Überlegungen würde folgen, daß solche Therapien, die sich durch intensives Training auf eine Modifikation des Sprechaktes zentrieren, bessere Ergebnisse zeigen. Mit Einschränkungen gelang ANDREWS et al. (1980) dieser Nachweis (zur Kritik siehe INGHAM, 1984). In einer Meta-analyse der Therapieliteratur stellten sie fest, daß fünf Behandlungsansätze positive Veränderungen von Bedeutung erbrachten (Reihenfolge entsprechend der Effektstärke):

-   gedehntes Sprechen,

---

[27] ANDREWS et al. (1983) kommen mit ähnlichen Überlegungen zu gleichartigen Schlüssen. Sie sehen ebenfalls Vereinfachung als den Faktor, der flüssigkeitsverbessernden Methoden zugrunde liegt. Sie verstehen darunter solche Bedingungen, welche die Unsicherheit im zeitlichen Muster der sprechmotorischen Kontrolle (z.B. durch Lesen im Chor, rhythmisches Sprechen, Singen, Adaptation) vermindern. Neben der Vereinfachung der sprechmotorischen Aufgabe durch verlangsamtes Sprechen bzw. externe Hilfe beim Strukturieren wird durch die Verlangsamung auch die linguistische Unsicherheit bei der Formulierung von Sätzen vermindert (KENT, 1984). Es kann angenommen werden, daß diese beiden Faktoren interagieren.

- "präzise Formung von Flüssigkeit" nach WEBSTER (siehe Abschn. 2.10.2),
- rhythmisches Sprechen,
- Atmungskontrolle,
- Einstellungsveränderung.

Da rhythmisches Sprechen von den Klienten häufig abgelehnt wird und neuere
Untersuchungen zeigen, daß die Atemkontrolltechniken allein keinen Dauereffekt zu
haben scheinen (z.B. ANDREWS und TANNER, 1982), bleiben im wesentlichen nur
die ersten zwei Methoden übrig. Diese Behandlungen erfordern einen hohen
Zeitaufwand, betrachtet man ihn aber im Lichte der physiologischen Befunde zum
Stottern, ist er wohl unvermeidbar. Es leuchtet ein, daß die Umprogrammierung der
sensomotorischen Sequenzen Zeit erfordert.[28]

Trotz der oben angeführten, experimentell gewonnenen Forschungsergebnisse erscheint die Annahme ungerechtfertigt (s. dazu auch Abschn. 3.2.5), daß alle Stotterer
von einem gleichartigen Behandlungsprogramm profitieren würden. Die
Sprechproduktionsfähigkeiten sind variabel, ein Umstand, der die widersprüchlichen
Untersuchungsergebnisse erklärt.

JANSSEN et al. (1983) fanden keine Unterschiede zwischen Stotterern und einer
Kontrollgruppe in der Geschwindigkeit, mit der die Bewegungen der Artikulatoren koordiniert wurden. Es zeigten sich aber große Variationen innerhalb der Gruppen. Dies bedeutet,
daß die untersuchte Variable eher ein Charakteristikum der individuellen Sprecher und weniger ein Kriterium für die Unterscheidung Stotterer - normaler Sprecher war. Im Gegensatz zu
einer Reihe anderer Untersuchungen (z.B. ADAMS und HAYDEN, 1976; McFARLANE und
PRINS, 1978; ZIMMERMANN, 1980b) waren die Stotterer als Gruppe mit ihrem
Phonationseinsatz nicht langsamer. Es fanden sich in der Stottergruppe nur zwei
Versuchspersonen, die deutlich verlangsamt waren.

Spezifische Defizite erfordern konsequenterweise besondere Therapiemaßnahmen,
was wiederum verfeinerte diagnostische Instrumente nötig macht. STARKWEATHER
(1982) hat hierzu einige Überlegungen angestellt.

Er unterscheidet zwischen respiratorischem, oralem und laryngealem Stottern. Letzteres
werde vom Kliniker häufig übersehen und könne dazu führen, daß der Schweregrad des
Stotterns unterschätzt werde. Externale Spannung sei zwar ein beinahe sicheres Zeichen in-
ternaler Spannung, allerdings bedeute sein Fehlen nicht, daß die intrinsischen Muskeln ebenfalls spannungsfrei seien. Einen Hinweis auf laryngeales Stottern sieht er vor allem in
Qualitätsveränderungen der Stimme, insbesondere Erhöhung der Stimmlage oder Rauheit.
Letzteres sei Zeichen vokaler Ermüdung, die nach vielem Sprechen zum Ende eines Tages
auftreten könne.

STARKWEATHER schlägt vor, den Anteil des Stotterns in den verschiedenen Systemen
(Atmung, Mund, Larynx) in einem "Stotterprofil" festzuhalten. Dies solle zu verschiedenen
Zeitpunkten der Behandlung erhoben werden, um Veränderungen registrieren zu können. Die
klinische Bedeutung eines solchen Befundes ist noch unklar, da beim Sprechen der ganze vokale Trakt beteiligt ist und eine eher isolierte Betrachtung der einzelnen Teile schwer möglich
erscheint. Andererseits mag die Konzentration auf die im Vordergrund stehende Problematik
schnellere Erfolge bringen, was zur Förderung der Therapiemotivation sinnvoll wäre. Von
einem gewissen Forschungsinteresse ist sein Vorschlag, den Anteil des laryngealen Stotterns
zu bestimmen und damit einen Index zu bilden, der die Trennung von "kontrollierenden, ver-
bergenden" oder "interiorisierten" Stotterern möglich macht. Damit sind solche Klienten gemeint, deren scheinbar fließendes Sprechen von stotterähnlichen laryngealen Bewegungen
oder Spannungen begleitet ist. Solche Klienten müssen besonders viel Mühe für das fließende
Sprechen aufwenden, was die Wahrscheinlichkeit des gelegentlichen Flüssigkeitszusammen-

---

[28] Aufgrund positiver Effekte oralmotorischen Koordinationstrainings (RILEY und RILEY, 1985;
GRIMES und HEALY, 1985) empfiehlt GREGORY (1986) Erwachsenen wie Kindern ein
derartiges Angebot zu machen (s. Abschn.3.7).

bruchs erhöht. Aufgrund solcher Beobachtungen würde sich der Einsatz eines auf Entspannung gerichteten Therapieprogramms anbieten, unter eventueller Nutzung des Glottographen als Biofeedback-Instrument. Die Vorteile wären: Verbesserung der Zuverlässigkeit und Gültigkeit des Therapeuten-Urteils; Möglichkeit für den Klienten, eigene Fortschritte genauer und eindrucksvoller wahrzunehmen.

Trotz möglicher unterschiedlicher Schwerpunktbildung orientiert sich die praktische Behandlung im wesentlichen an existierenden, seit langem eingesetzten Techniken. Sind die Bewegungen des Larynx übermäßig spannungsvoll und angestrengt, zeitlich unpräzise und mit Atmung und Artikulation schlecht koordiniert, werde therapeutisch primär auf einen weichen phonatorischen Einsatz hingearbeitet. Um normalen Atemfluß zu erreichen, würden kürzere Segmente mit verlangsamter Sprechgeschwindigkeit geübt, wobei zu Beginn jeder Einheit mit kontinuierlichem Luftfluß gesprochen wird. Sobald höhere Sprechgeschwindigkeit möglich ist, kann an der Normalisierung der Prosodie gearbeitet werden, am besten vermutlich mit Hilfe von Tonbandaufzeichnungen.


## 1.6.2.2 Muskuläre Entspannung und Arbeit an der Einstellung

Aus den Empfehlungen von STARKWEATHER (1982) geht hervor, daß Entspannungstraining nach wie vor seinen Platz in der Stottertherapie haben kann. Dies wird auch durch andere Befunde unterstrichen. Die unangemessen hohe muskuläre Aktivierung beim Stottern (siehe z.B. BORDEN et al., 1985; CROSS und SWEET, 1985) bildet eine empirische Basis nicht nur für den Gebrauch des "weichen Stimmeinsatzes", sondern auch für Entspannungstraining.

ZIMMERMANN (1984), der die das Stottern begleitenden sensomotorischen Prozesse intensiv untersucht hat, meint, daß über Einflußnahme auf die Motoneurone die gewünschte "Verhaltensänderung" erreicht werden könne. Unabhängig von der gewählten therapeutischen Methode komme es darauf an, die Hintergrundaktivität und/oder Reflexbereitschaft der am Sprechakt beteiligten Nervenwege zu verändern. Die Wirkung der systematischen Desensibilisierung, die auf Dekonditionierung oder Löschung emotionaler Reaktionen ziele, bestehe vermutlich darin, daß die Hintergrundaktivität und der autonome Input in die Motoneurone vermindert werde.

ZIMMERMANN (1984) meint, daß die verschiedenen Therapietechniken dann, wenn man sie auf dem Niveau der motorischen Einheit oder Bewegung betrachtet, viele gemeinsame Wirkungen haben, daß sie sich jedoch durchaus in ihrer Effizienz unterscheiden können. So berichtet er von einer Untersuchung BOYLLS' (zit. n. ZIMMERMANN, 1984), der zeigen konnte, daß das zeitliche Muster einer Bewegung weniger leicht veränderbar sei als der absolute Input. Dies solle bei der Anlage der Therapie berücksichtigt werden. Im Gegensatz zu STARKWEATHER glaubt ZIMMERMANN, daß Therapiemethoden, die den Input für alle am Sprechen beteiligten Muskeln vermindern, effizienter sind als solche, die sich lediglich auf isolierte Strukturen konzentrieren.[29]

ZIMMERMANNs primär physiologisch orientierte Überlegungen unterstreichen die Notwendigkeit, die emotionale Seite des Stotterns bei der Behandlung zu berücksichtigen (um den "Input" in die Motoneurone zu vermindern). ADAMS (1984), der sich ebenfalls in den letzten Jahren überwiegend mit den physiologischen Begleiterscheinungen des Stotterns beschäftigte, unterstützt diese Auffassung explizit. Wir müßten aus der "operant convulsion" herausfinden und wieder mehr "mentalistische Konzepte" einbeziehen. Über die daraus abzuleitenden therapeutischen

---

[29] Darüber hinaus weist er auf die Notwendigkeit hin, den motorischen Output durch Übung besser zu kontrollieren.

Folgerungen macht er keine Aussage. Er merkt nur an, daß sie sinnvoll mit den Ergebnissen sprechphysiologischer Forschung kombiniert werden könnten, wobei diese Hinweise darauf gäbe, weswegen bestimmte Techniken hilfreicher seien als andere. In unserem therapeutischen Ansatz versuchen wir, diese beiden Aspekte der Behandlung sinnvoll miteinander zu kombinieren (s. Abschn. 3.3).


### 1.6.2.3 Physiologische Wirkungen psychologischer Therapie

BOBERG et al. (1983) widmeten sich der interessanten Frage, ob therapeutische Interventionen zur Veränderung elektroenzephalographischer Abläufe führten.

Elf Stotterer wurden vor und nach der Teilnahme an einem intensiven verhaltenstherapeutischen Programm elektroenzephalographisch untersucht. Die Gruppentherapie (4 - 6 Teilnehmer) erstreckte sich über drei Wochen mit 5 Behandlungstagen zu je 7 Stunden. Vor der Behandlung zeigten die Stotterer bei verbalen Aufgaben weniger Alphaaktivität im posterioren Teil des Lobus frontalis, während bei gleichartigen Aufgaben nach der Behandlung die Alphaaktivität im posterioren Teil des linken Lobus frontalis vermindert war. Diese Befunde legen die Annahme nahe, daß die Links-Rechts-Alphaverteilung der motorischen Regionen im Lobus frontalis von therapeutisch-diagnostischer Bedeutung ist. Mit verbesserter Flüssigkeit verschiebt sich der Schwerpunkt der Alphaunterdrückung von der rechten in die linke Hemisphäre.

Die Autoren räumen allerdings die Möglichkeit ein, daß die beobachteten Großhirnveränderungen auf ein niedrigeres Niveau, Zwischenhirn oder Hirnstamm, zurückzuführen sind, da wahrscheinlich in diesem Bereich motorische Prozesse beider Großhirnhemisphären koordiniert bzw. integriert werden (KUYPERS, 1973, zit. n. BOBERG et al., 1983).

Ein analoges Ergebnis berichten McFARLAND und MOORE (1982). Sie behandelten einen Stotterer mit EMG-Biofeedback des Larynx, was zu einer Abnahme der Unflüssigkeiten führte. Darüber hinaus wurden die hemisphärischen Asymmetrien der Alphaaktivität vor und nach den Behandlungssitzungen gemessen. Die Ergebnisse zeigten hohe rechtshemisphärische Alphaunterdrückung während der Grundratenerhebung, verbunden mit hoher Stotterhäufigkeit. Mit der Verbesserung der Flüssigkeit ging die schrittweise und konsistente Zunahme der Unterdrückung des linkshemisphärischen Alphawertes einher. Die Verhaltensänderungen zeigten sich primär in der Intensität und der Geschwindigkeit des Sprechens. McFARLAND und MOORE vermuten, daß die Versuchsperson sich zur Aufrechterhaltung fließenden Sprechens selbst "zwang", die linke Hemisphäre vermehrt einzusetzen, so daß sich die Erreichung größerer Flüssigkeit in einer Veränderung der zentralen Verarbeitungsstrategien niederschlug.[30]

Es ist noch zu früh, aus den bisherigen Studien weitgehende therapeutische Folgerungen zu ziehen. Es scheint aber so zu sein, daß mit Hilfe eines intensiven Lernprogramms die Großhirnfunktionen meßbar verändert werden. Wird auf der organischen Funktionsebene Normalität erreicht, könnte/müßte dies mit Veränderungen auf der Verhaltensebene korrespondieren, was die Möglichkeit eröffnete, das Ausmaß der Alphaunterdrückung in beiden Hemisphären als Kriterium für Verlauf und Erfolg der Therapie heranzuziehen.

Neben den elektrophysiologischen Wirkungen psychologischer Therapie sind auch ihre biochemischen Effekte von Interesse. Als Beispiel diene hier eine Untersuchung

---

[30] BOBERG (1985, mündliche Mitteilung) berichtete, daß ein mit ihm zusammenarbeitender Neurologe in der Lage sei, anhand der hemisphärischen Alpha-Differenzwerte erfolgreich behandelte ehemalige Stotterer von aktuell Stotternden zu unterscheiden.

von EGAN et al. (1988), welche die systematische Desensibilisierung bei phobischen Patienten in ihrer Wirkung auf das endogene Opiatsystem untersuchten.

In einer Doppelblindstudie erhielten die Patienten vor der systematischen Desensibilisierung entweder physiologische Kochsalzlösung oder Naloxon, einen Opiatantagonisten. Solche Versuchspersonen, die vor der Entspannungssitzung eine Naloxon-Injektion erhielten, profitierten hinsichtlich Angstreduktion nicht in dem Maß, wie es bei der Effektivität der therapeutischen Methode zu erwarten gewesen wäre. Bei der Kontrollgruppe dagegen stellten sich die erwarteten Effekte ein. Das Ergebnis scheint die Hypothese zu stützen, daß die Aktivierung des Endorphinsystems eine Rolle bei der Effizienz der systematischen Desensibilisierung spielt. Diese Möglichkeit der Beeinflussung des endokrinen Systems von der Verhaltensseite her hat selbstverständlich für die Stottertherapie erhebliche Bedeutung: Entspannungsverfahren können und sollten nach wie vor eingesetzt werden.


## 1.6.2.4 Gehirnlateralisation und soziale Fertigkeiten

Die Untersuchungen zur physiologischen Wirkung psychologischer Therapie haben gezeigt, daß seelische und organische Abläufe in ihren Wechselwirkungen mit moderner Methodik besser untersuchbar und verstehbar werden. Einen wichtigen ergänzenden Hinweis geben die Überlegungen von CHELUNE (1987), der neuropsychologische Aspekte interpersoneller Kommunikation diskutiert.

Ausgangspunkt seiner Überlegungen ist dieser Hinweis von JACKSON und WEAKLAND (1961, S. 32):

"Eine einzelne und einfache Nachricht gibt es nicht bei menschlicher Kommunikation, sie umfaßt immer gleichzeitig verschiedene Botschaften auf unterschiedlichen Ebenen. Diese mögen über verschiedene Kanäle mitgeteilt werden, wie Wörtern, dem Ton, in dem sie ausgesprochen werden, dem Gesichtsausdruck oder durch die Vielfältigkeit der Bedeutungen und Bezüge, die jede verbale Mitteilung durch ihren Kontext erhält."

Somit wird Information linguistisch (Phonemik, Syntax und Semantik) und paralinguistisch (Ton, Rhythmus, Gesten) übermittelt und interpretiert. Diese Kommunikationsmodalitäten mögen eine einzelne, kongruente Nachricht enthalten, Unterschiede und Inkongruenzen sind jedoch die Regel. Bei der Integration dieser verschiedenen Mitteilungen spielt das Gehirn natürlich die zentrale Rolle, daher liegt der Versuch nahe, die individuellen Unterschiede, die komplexem sozialen Verhalten zugrunde liegen, mit Gehirnfunktionen zu verknüpfen. Wenngleich wir inzwischen wissen, daß eine einfache Funktionszuordnung der linken und rechten Hemisphäre zu verbalen bzw. nonverbalen Aufgaben nicht die Realität trifft, läßt sich doch festhalten, daß die Verarbeitungsstile der beiden Hirnhälften für sensorische Reize unterschiedlich sind. Wir haben gesehen, daß die linke Hemisphäre eher temporal sequentiell analysiert, die rechte Hemisphäre eher ganzheitlich (vgl. Abschn. 1.5.5.4). Die *gleiche* Information wird *zeitgleich* aber in unterschiedlicher Weise verarbeitet. Dieser diskrepante Verarbeitungsstil hat nach KINSBOURNE (1982, S. 413) adaptiven Wert.

Die progressive Lateralisation höherer kognitiver Funktionen "... stellt neurale Distanz zur Verfügung, nicht zwischen alternativen, gegenseitig sich ausschließenden Abläufen, sondern zwischen komplementären Komponenten eines Prozesses, die sich zu einem einheitlichen Verhaltensmuster kombinieren."

Je größer dieser "funktionale zerebrale Abstand/Raum" zwischen den neuralen Orten ist, die unterschiedliche, aber komplementäre Aktivitäten mediieren, um so größer ist unsere Kapazität, diese Aktivitäten simultan zu verarbeiten. So ist es leichter, gleichzeitig ein Buch zu lesen und Musik zu hören, weil diese Aktivitäten durch funktional distante neuronale Zentren verarbeitet werden, wohingegen es schwieriger ist, gleichzeitig ein Buch zu lesen und einen Dialog im Fernsehprogramm zu verfolgen, da diese Aktivitäten gleichzeitig neurologisch dicht benachbarte Gebiete beanspruchen. Für uns von Interesse ist die Frage, ob es eine funktionale Beziehung zwischen der Fähigkeit, soziale Reize zu enkodieren und zu dekodieren, und der Gehirnlateralisation gibt. Anatomische Unterschiede in den beiden Gehirnhälften (vgl. GESCHWIND und LEVITSKY, 1968) unterstützen den Gedanken, daß die linke Hemisphäre eher für linguistische, die rechte eher für paralinguistisch/affektive Komponenten der Sprache geeignet ist (vgl. Abschn. 1.5.5.4). Variationen im Ausmaß dieser anatomischen Lateralisation mögen zu funktionalen Differenzen im Kommunikationsstil führen, wobei diese Zuordnung noch dadurch kompliziert werden können, daß die Lokalisationsmuster für linguistische Elemente wie Prosodie, Semantik oder Syntaktik unterschiedlich ausgeprägt sind. Solche Menschen, die eindeutige anatomische Asymmetrien in den sprachbezogenen Bereichen des Gehirns aufwiesen, hätten maximalen funktionalen "zerebralen Raum", linguistische und paralinguistische Information simultan zu verarbeiten. Sie wären biologisch prädisponiert, durch Lernen und Erfahrung in ihren Interaktionen mit anderen ein erhöhtes Ausmaß an "diskriminativen Fähigkeiten" zu entwickeln. Sie wären maximal ausgestattet, komplementäre Komponenten der Sprache simultan zu enkodieren und dekodieren und somit die linguistischen und subtilen paralinguistischen Hinweisreize in ihren sozialen und situationalen Anforderungen zu verstehen. Solche Menschen, die weniger anatomische Asymmetrien aufweisen, mögen beim simultanen Verarbeiten linguistischer und paralinguistischer Reize weniger effizient sein, da mehr Information in funktional benachbarten Hirnregionen verarbeitet werden muß. Damit sind solche Menschen, welche diffuse organisierte Sprachfunktionen aufweisen, in ihrer Fähigkeit, Kommunikation zu analysieren, eingeschränkter.

O`HARA und CHELUNE (1982) nutzten Händigkeit als groben(!) Index für differentielle Lateralisation paralinguistischer und linguistischer Prozesse. Sie vermuteten, daß starke Lateralisation mit der größeren Fähigkeit einherginge, Inkongruenzen zwischen linguistischen und paralinguistischen Modalitäten aufzuspüren. Tatsächlich fanden sie individuelle Differenzen bei der adäquaten Wahrnehmung von Kommunikationsreizen - in Abhängigkeit von der durch Händigkeit gemessenen Lateralisation.

Was bedeutet dies für Stotternde, bei denen zumindest für eine Untergruppe von einer unzureichenden Lateralisation ausgegangen werden kann (vgl. Abschn. 1.5.5.4). Die Vermutung liegt nahe, daß möglichen Defiziten in den sozialen Fertigkeiten nicht allein mangelnde Kommunikationspraxis durch Sprechvermeidung zugrunde liegt, sondern daß Schwierigkeiten im sozialen Umgang zumindest z.T. auf der mangelhaften Fähigkeit beruhen, die erwähnten linguistischen und paralinguistischen Informationen aus der Umwelt angemessen zu verarbeiten. Dies mag zu "Fehlverhalten" führen, das von den Gesprächspartnern zu negativen Reaktionen führt und somit die soziale Isolation verstärkt. Damit wäre die klinische Beobachtung, daß viele erwachsene Stotterer in ihren sozialen Fertigkeiten Lücken aufweisen, aus einer neurologischen Sichtweise heraus unterstützt. Die therapeutische Konsequenz ist eindeutig, es würde allein nicht genügen, Sprechfähigkeiten zu trainieren, sondern soziale Fertigkeiten allgemein unter besonderer Berücksichtigung eines gezielten "Wahrnehmungstrainings". Adäquates Verhalten ist nur dann möglich, wenn das Verhalten der anderen Menschen richtig interpretiert wird.


### 1.6.3 Abschließende Gedanken

PERKINS (1985) schreibt, daß sich weder die Therapieprozeduren noch die Therapieergebnisse in den letzten Jahrzehnten verändert hätten. Wandlungen habe es nur bei den jeweiligen Begründungen für die eingesetzten Methoden gegeben. Dies sei möglich, da wir im Moment noch nicht wüßten, was zum Beispiel Streß oder genetische Übertragung für Stottern bedeuteten. Das bislang existierende Wissensfundament reiche nicht zur eindeutigen Ableitung eines therapeutischen Konzepts aus. Auch INGHAM (1984) meint bezüglich der vorliegenden physiologischen Studien, daß diese bislang bei der Identifikation der Faktoren, die Stottern verminderten (oder erhöhten), nicht besonders hilfreich waren. Dies schmälere ihre therapeutische Bedeutung. Auch wir meinen, daß die "therapietechnischen" Konsequenzen, die sich aus den vorliegenden theoretischen Überlegungen ableiten, in der Mehrzahl trivial erscheinen bzw. sind. Andererseits glauben wir, daß die physiologischen Befunde der letzten Jahre einen Weg weisen, der mittelfristig zu fundierten Aussagen führen kann. Ihr therapeutischer Nutzen mag vor allem in der Möglichkeit einer verbesserten Beschreibung des Stotterns selbst liegen. Die genauere Kenntnis der physiologischen Prozesse erlaubt den Übergang von einer eher molaren zu einer molekularen Beschreibung. Eine exaktere Bestimmung des Stottermusters eines Klienten mag gezielteren therapeutischen Ansatz ermöglichen. Es ist nicht zu erwarten, daß diese Forschung revolutionäre Therapietechniken generiert, eher ist anzunehmen, daß die Effizienz ihres Einsatzes im Einzelfall verbessert wird. Solch eine Feinanalyse des Stotterns könnte z.B. dazu führen, daß Biofeedback-Prozeduren, die bislang nur wenig befriedigende Ergebnisse erzielten, wieder größere Bedeutung gewinnen.

Der Trend zur Differenzierung wird sich fortsetzen und aller Wahrscheinlichkeit nach große Bedeutung für die therapeutische Arbeit gewinnen. Wenngleich seit langem klar ist, daß Stottern nicht durch einen einzelnen konzeptuellen Rahmen erklärbar ist, sondern die Störung in ihrer Ätiologie offensichtlich multidimensional bestimmt ist, hat es doch in den 60er und 70er Jahren eine große Zahl standardisierter Therapieprogramme gegeben, die explizit oder implizit unterstellten, daß Stotterer, wenn nicht ätiologisch, so doch therapeutisch als homogene Gruppe betrachtet werden können. Die Erfahrungen der Praxis haben dem ein Ende bereitet, die wenigsten Therapeuten verschrieben sich einem einzigen Ansatz (vgl. WENDLER, 1981). Die Zuordnung eines Therapieprogramms zu einem Klienten erfolgt bislang nach Erfahrung und nicht nach empirisch gewonnenen Kriterien.

Einen ersten umfassenden Versuch, differentielle Stottertherapie zu betreiben, machten RILEY und RILEY (1980). Durch sorgfältige Diagnose versuchten diese Autoren, die für das Stottern im Einzelfall wichtigen Faktoren zu identifizieren und ein entsprechendes therapeutisches Programm anzubieten (s. Abschn. 3.7.3). Bis eine befriedigend valide Zuordnung zu Therapieverfahren möglich ist, werden sicher noch mehrere Jahre vergehen.[31]

FIEDLER und STANDOP (1986) sehen die Stottertheoriebildung in einer Phase der Stagnation, vor allem deshalb, weil sich Forscher mehr um eigene "Standortabsicherung" von wechselseitiger "Standortkritik" kümmerten, als darum, das kumulierte Wissen in angemessener Weise zu integrieren. Uns scheint diese pessimistische Sichtweise nicht mehr ganz zutreffend. Die "ideologischen Fronten" der Therapieschulen haben sich weitgehend aufgeweicht, und dieser Prozeß hat auch auf die Theoriebildung übergegriffen. Es bleibt zu hoffen, daß dies den wissenschaftlichen Fortschritt fördert und damit die "Stagnation" überwunden wird.

---

[31] Eine Untersuchung von GOEBEL et al. (1985) deutet an, daß es relativ schwer sein wird, diese Zusammenhänge aufzudecken. Sie untersuchten verschiedene flüssigkeitsfördernde Techniken, die operational definiert waren. Zum Einsatz kamen u. a. Ausatmung vor der Stimmgebung, weicher Einsatz, kontinuierlicher Luftfluß bzw. Phonation. Sinn der Untersuchung war es, die Technik zu finden, die dem einzelnen Stotterer am besten helfen würde. Die Untersuchung brachte nicht das erhoffte Ergebnis, keine der Techniken hatte für bestimmte Stotterer deutlich bessere Wirkung als die anderen.

# 2 Die Therapie des Stotterns - Ausgewählte Ansätze

## 2.1 Geschichtlicher Überblick

Der französische Arzt ITARD, der mit seinen Berichten über den "wilden Knaben von Aveyron" in die Medizin- und Psychologiegeschichte eingegangen ist, hat auch über das Stottern gearbeitet. In einem Zeitschriftenartikel (1817) beklagte er, daß die Behandlung des Stotterns noch nicht aufgeklärter sei, als 2000 Jahre zuvor. Er schlägt dann - ohne dieses weiter zu begründen - Behandlungsmaßnahmen vor, die ebenfalls nicht weiterführend erscheinen:

1. Übergabe des kranken Kindes einer ausländischen Wärterin
2. Stillschweigen (ein Jahr lang)
3. Lautes Reden
4. Einlegen verschiedener Vorrichtungen unter die Zunge zur Verlangsamung und Erschwerung der Zungenbewegungen (ein bis eineinhalb Jahre lang) (zit. n. SSIKORSKI, 1891)

140 Jahre später äußert BLUEMEL (1957) eine ähnliche Ansicht. Er meint, daß Stottern nach wie vor Objekt der Spekulation sei und nicht mehr.

Ein Blick in die Behandlungsgeschichte des Stotterns scheint diese Auffassung zunächst zu bestätigen. Es läßt sich feststellen, daß wenige grundlegende Behandlungsansätze mit leicht verändertem Namen und/oder etwas veränderter Begründung immer wiederkehren. Bei einigen Methoden reicht die dokumentierte Vergangenheit sogar bis in das Altertum zurück. Wir bezweifeln aber, daß die zitierten pessimistischen Auffassungen heute noch in gleicher Weise gelten. In den letzten Jahrzehnten hat es einige therapeutische Entwicklungen gegeben, die eine Verbesserung therapeutischer Effektivität zur Folge hatten.

Im Gegensatz zu VAN RIPER (1970), der meint, daß die Geschichte der Stotterbehandlung interessant, aber nicht besonders erleuchtend sei, glauben wir, daß die Nachskizzierung des historischen Wegs einiger Techniken das Verständnis für die heutige Lage auf dem Therapiesektor verbessert. Sie ermöglicht Einsichten und liefert in gewissem Sinne Bewertungsmaßstäbe für aktuelle Entwicklungen. So ist man z.B. eher in der Lage, "neue" Behandlungsverfahren in realistischerem Lichte zu sehen. Für die Stottertherapie gilt das alte russische Sprichwort in besonderem Maße: "Das Neue ist das vergessene Alte."

Der Hauptgrund dafür, daß es so viele "verschiedene" Techniken gegeben hat, die entdeckt und immer wieder entdeckt wurden, liegt wohl darin, daß praktisch jede Veränderung des Sprechmusters zu (vorübergehender) Reduktion des Stotterns führt. BLOODSTEIN (1987, S. 369) hat die wesentlichen Methoden zusammengefaßt, die in den letzten 200 Jahren genutzt wurden: Verlangsamtes oder monotones Sprechen, sprechgesangähnliche Sprachmelodie, Schleifen oder unklares Aussprechen von Konsonanten, Kürzung oder Verlängerung der Vokale, Konsonanten mehr Nachdruck verleihen, rhythmisches Sprechen, die Zunge in einer bestimmten Weise positionieren, Veränderung der Atmung.

Im Folgenden sollen einige wichtige Techniken in ihrer Entwicklung kurz beschrieben werden.

Eine besonders lange Geschichte hat die Kontrolle der Atmung. So soll schon (nach PLUTARCH) NEOPTOLEMOS seinen Schüler DEMOSTHENES aufgefordert haben, beim Bergaufwärtsgehen zu deklamieren (zit. n. SSIKORSKI, 1891). AVICENNA (zit. n. VAN RIPER, 1973), der arabische Arzt und Philosoph, schlägt vor, daß der Stotterer jedesmal vor Sprechbeginn tief Atem holen soll. A.M.BELL (1853), der Vater des Telefonerfinders, riet Stotterern, ihren Atem mit lauten Flüsterübungen zu schulen, ähnlich wie KINGSLEY (1877), der ebenfalls in seine Therapie Atemübungen einschloß. Ein Beispiel aus neuerer Zeit ist FERNAUHORN (1969), die ihren Klienten empfiehlt, gefürchtete Wörter mit einer besonderen Atemtechnik anzugehen.

Natürlich blieb Atemkontrolle als Behandlungsmaßnahme gegen Stottern nicht ohne Kritiker. SANDOW (1898) wehrte sich gegen Atemübungen und phonetische Drills. Da er den Grund des Stotterns in exzessiver Nervenanspannung sah, behandelte er es primär mit Entspannungsverfahren. Sprechübungen seien gefährlich, der einzige Weg, mit den übererregten Nerven umzugehen, sei ein Abwechseln zwischen Ruhe und natürlicher, zwangloser Bewegung, darüber hinaus sei viel traumfreier Schlaf wichtig.

Der therapeutische Einsatz der Entspannung beruht auf der Beobachtung, daß Stottern dabei abnimmt. HOFFMANN (1840) weist den Stotterer an, beim Sprechen den Körper so weit wie möglich zu entspannen. VAN RIPER (1972) berichtet, daß für zwei Jahrzehnte in diesem Jahrhundert (1920 - 1940) Entspannungstherapie in den USA und in England die dominierende Therapieform war, allerdings häufig kombiniert mit anderen Techniken.

Der weiche artikulatorische Ansatz, vor nicht allzu langer Zeit durch SCHWARTZ (1976) als Lösung des Stotterproblems propagiert, wurde schon von ERASMUS DARWIN (dem Großvater CHARLES DARWINs) empfohlen (1796, zit. n. RIEBER und WOLLOCK, 1977, S. 11):

"Die Kunst, diese Störung zu heilen, liegt darin, den Stotterer anzuweisen, das schwer auszusprechende Wort acht- bis zehnmal mit starker Stimme oder angehaucht zu sprechen ...; Wörter, die mit p beginnen, sollten weich gesprochen werden ... Dies sollte für jedes schwierige Wort über Wochen oder Monate geübt werden. Zusätzlich sollte der Klient viel Kontakt zu Menschen haben, so daß er von den Ansichten anderer unabhängig wird."

Der letzte Satz dieses Zitats könnte auch einem Text zur kognitiven Verhaltenstherapie entnommen sein.

Ebenfalls eine lange Geschichte hat die operative Behandlung des Stotterns.[32] GALEN (166 v. Chr.) und CELSUS (19 v. Chr.) sahen die Ursache des Stotterns in verschiedenen Abnormalitäten der Zunge und empfahlen eine Operation, keiner dieser beiden Ärzte scheint jedoch operiert zu haben. Schriftliche Hinweise auf eine Operation liegen erst von FABRICIUS HILDANUS (1608) vor, der seinen stotternden Bruder operierte. Urteilt man nach der Literatur, gab es dann eine lange Pause, bis Mitte des 19. Jahrhunderts eine Reihe neuer Operationstechniken entwickelt wurde. DIEFFENBACH, der in jener Zeit einer der führenden Chirurgen an der Berliner Universität war, hatte bei einer Strabismusoperation die Idee, an der Zunge von Stotterern zu operieren. Die erste Operation dieser Art führte er im Januar 1841 durch. Da zu diesem Zeitpunkt Anästhesie unbekannt war (Äther wurde u.W. erst ab 1843, Chloroform erst ab 1844 benutzt), ist zu vermuten, daß die Operation schmerzvoll war. DIEFFENBACH, der sich selbst als Entdecker einer neuen und revolutionären Operationsmethode sah und darüber ausführlich berichtete (1841), regte eine Welle von Operationen an, insbesondere in Frankreich. Der Chirurg AMUSSAT be-

---

[32] Die Informationen dieses Abschnittes sind z.T. dem Aufsatz von BURDIN (1940) entnommen.

richtete im April 1841, daß er schon 75 Patienten operiert hätte. Gelegentlich auftretende starke Blutungen wurden durch Vereisung gestoppt. Die schon in der Anfangszeit geäußerte Kritik an der Operationsmethode verstärkte sich erheblich, als einer der Patienten AMUSSATs ca. zwei Wochen nach der Operation starb. Auch nach einem zweiten Todesfall glaubte DIEFFENBACH noch an den Wert der Behandlung, die Anzahl der durchgeführten Operationen nahm jedoch drastisch ab und mit dem Ende des Jahres 1841 endete diese Phase operativer Eingriffe im wesentlichen. Danach wurde sie nur noch in wenigen Einzelfällen vorgenommen.

In seinem Buch "Die Behandlung des Stotterns" schreibt VAN RIPER (1973, S. 62) als Einleitung des Kapitels über rhythmisches Sprechen folgendes:

"Eine der ältesten und universalsten der verschiedenen Behandlungsformen, die eingesetzt wurden, um Stotterern zum flüssigen Sprechen zu verhelfen, ist die Veränderung oder Regulierung der Sprechgeschwindigkeit. Es gibt eine Reihe solcher Methoden und kürzlich, nach zwei oder drei Dekaden, in denen sie in völlige Mißachtung gefallen waren, beobachten wir ihre Wiederauferstehung. Alte Theorien und Therapien für Stottern sterben nie; sie steigen und fallen, erscheinen aber immer wieder in leicht veränderter Form. Jedesmal werden sie mit großem Enthusiasmus begrüßt; jedesmal wird von ihren Anhängern eine neue Begründung für ihren Nutzen angegeben, und Heilerfolge werden behauptet."

Der Hinweis auf die Wiederauferstehung bezieht sich auf den Einsatz des rhythmischen Sprechens mit Hilfe des Metronoms in der Verhaltenstherapie (z.B. BRADY, 1969). VAN RIPERs Bemerkung ist mittlerweile überholt, denn rhythmisches Sprechen ist als Therapietechnik wieder aus der Mode gekommen. THELWALL (1812) empfahl dem Stotterer die "Rhythmen von MILTON" als Taktgeber zu nutzen.[33] SERRE d' ALAIS (1829) führte das "Isochron" ein, ein Jahr später berichtete COLOMBAT DE L' ISERE über ein ähnliches Gerät unter dem Namen "Muthonom", und schließlich fand das "Ortophon", das weitgehend dem Metronom entspricht, seinen Weg in die kommerziellen amerikanischen Stotterschulen.

Bevor wir uns den Entwicklungen in diesem Jahrhundert zuwenden, sei als Beispiel für ein älteres, umfassendes Therapieprogramm WYNEKENs (1868) ein Bericht über seine eigene Therapie in ihren wesentlichen Punkten wiedergegeben. Besonderes Interesse gewinnt diese Therapie durch ihre erstaunliche Nähe zu heute angewandten verhaltenstherapeutischen Verfahren.

In der ersten Zeit ist der Stotternde sich selbst überlassen. Er wird lediglich genau beobachtet. Wie stark ist die Symptomatik? Bei welchen Buchstaben tritt sie besonders hervor? Nach dieser ersten diagnostischen Phase beginnt eine Periode des Schweigens. Nur während der eigentlichen Behandlung darf gesprochen werden. Diese zentriert sich zu Beginn auf die Kontrolle der Atmung, dann folgen Dehnübungen mit einzelnen Vokalen. Im Verlauf der nächsten sechs bis zwölf Wochen steigt die Komplexität der Sprechübungsaufgaben und erst dann, wenn dieser Programmteil erfolgreich abgeschlossen ist und der Patient innerhalb der Behandlung über ein beliebiges Thema frei sprechen kann, wird das Schweigegebot schrittweise aufgehoben. Zunächst darf er nur mit dem Direktor der Anstalt sprechen, dann nach und nach mit den übrigen Hausbewohnern. Stottern wird mit Hilfe eines verlangsamten, taktmäßigen Sprechens vermieden.

"Hat der Zögling diese tactmäßige Sprache einige Wochen lang bei seiner nächsten Umgebung geübt und sich dieselbe so viel wie möglich zu eigen gemacht, ist auch dabei kein Stotterfehler vorgekommen, so wird er nach und nach unter Fremde geführt, man läßt ihn Bestellungen machen .... Besteht der Stotternde alle diese Proben und hat er die tactmässige Sprache einige Monate fortgeführt, so wird er entlassen." (S. 25)

Solch ein Ablauf ist jedoch nicht die Regel:

---

[33]  Die Informationen dieses Absatzes sind nach BLUEMEL (1957) zitiert.

"Nur sehr Wenigen wird das Glück zutheil, auf diese Weise so fortdauernd von ihrem Übel befreit zu werden, die Meisten machen einen s.g. Rückfall, und das Stottern wird für einige Zeit lang oft schlimmer, als es ursprünglich war." (S. 25)

Den Hauptgrund sieht WYNEKEN in Folgendem: Der Stotterer glaubt durch die Anfangserfolge, daß er wieder Herr seines Sprechens sei. Sein Mut wachse, er probiere schwierige Dinge zu früh und gäbe auch, weil zu langweilig, die monotone Sprechweise vorzeitig auf. Das möge eine Zeit lang gut gehen, dann aber komme das Stottern langsam zurück. Je mehr das Vertrauen in die Methode schwinde, desto stärker werde die Symptomatik wieder.

WYNEKEN hat sich ohne Unterbrechung ca. zweieinhalb Jahre in Therapie befunden, schreibt aber, daß er nie in dieser ganzen Zeit wieder so gut sprechen konnte" ... als nach den ersten sechs Wochen" (S. 26).

Beim Rückfall empfiehlt WYNEKEN dem wieder Stotternden sofort Schweigen aufzuerlegen. Dann "werde der Stotterer vorsichtiger handeln ..." (S. 26). Weiterhin sei es zur Unterstützung der Behandlung nötig, äußere Störungen möglichst zu vermeiden und insgesamt eine gesunde Lebensweise einzuhalten.

Vergegenwärtigen wir uns kurz, welche verhaltenstherapeutischen Elemente dieses Programm enthält:

1. Bestimmung der Grundrate und Analyse des Stotterverhaltens
2. Längerdauerndes Sprechverbot ("Auszeit")
3. Sprechen unter ganz bestimmten, genau definierten Bedingungen   ("Reizkontrolle")
4. Aufbau des Sprechens von einfachen Einheiten in kleinen Schritten zu hoher Komplexität ("Verhaltensformung")
5. Anwendung des erlernten Verhaltens in immer schwierigeren Situationen ("Generalisierung")

Bei dem Bericht von WYNEKEN fällt auf, daß der Schwerpunkt des Behandlungsprogramms auf der sprechtechnischen Seite gelegen haben muß. Vermutlich wurde auch über die emotionale Seite des Stotterns gesprochen. Dieser Aspekt scheint aber innerhalb der Gesamtbehandlung so wenig Bedeutung gehabt zu haben, daß WYNEKEN sie in seinem Bericht völlig vernachlässigt.

Die explizit psychotherapeutische Behandlung des Stotterns sollte nicht mehr lange auf sich warten lassen. WILLIAMS (1968) stellt fest, daß sich in den zwanziger Jahren dieses Jahrhunderts eine Schwerpunktveränderung in Theorie und Therapie des Stotterns vollzog. War die Therapie vorher in aller Regel gegen das Stottern gerichtet gewesen, entwickelte sich nun eine "Therapie-Philosophie" mit der dem Stottern unterliegenden Angst als Fokus.

In den Übergang fällt der Ansatz des Ehepaars BLANTON (1919), die eine Kombinationsbehandlung aus Sprechdrills und Psychotherapie entwickelten. Über Gespräche sollte "seelische Hygiene", durch das Studium des Selbst das Erlangen emotionaler Kontrolle gefördert werden.

Angeregt durch die Schriften FREUDs entwickelte sich in dieser Zeit auch die reinste Form psychotherapeutischer Behandlung des Stotterns, die Psychoanalyse. Stottern wurde als Symptom tiefsitzender psychischer Konflikte verstanden, was bedeutete, daß die alten Methoden wie Sprachübungen, Entspannung oder Suggestion nicht nur als dem Symptom unangemessen, sondern sogar als gefährlich betrachtet wurden.

Aufgrund der insgesamt enttäuschenden Ergebnisse nicht nur der klassischen Psychoanalyse und ihrer Weiterentwicklungen (BLOODSTEIN, 1987), sondern auch der klientenzentrierten Therapie, des Psychodramas und anderer Psychotherapievarianten, folgerte SHEEHAN (1970, S. 132):

"Wenn man sagt, daß Stotterer Psychotherapie brauchen oder von ihr profitieren können, kann man auch sagen, daß *Menschen* Psychotherapie brauchen oder von ihr profitieren können."

Daher schlug er ebenfalls Kombinationsbehandlung vor (SHEEHAN, 1970). Er meinte, daß zunächst symptomatisch orientierte Sprechtherapie angeboten werden sollte und dann, entsprechend der Reaktion des Klienten, eventuell noch Psychotherapie zusätzlich.

Wesentlich für die Entwicklung der Stotterbehandlung war die Einrichtung des ersten akademischen Institutes für Sprach- und Sprechstörungen an der Universität von Iowa (University of Iowa Speech Clinic). Sein erster Direktor wurde TRAVIS im Jahre 1927. Zusammen mit ORTON entwickelte er die Theorie, daß Stottern das Ergebnis unvollständiger zerebraler Dominanz sei (s. Abschn. 1.5.5). Diese medizinisch-organisch orientierte Theorie führte logischerweise zu Händigkeits- oder Seitigkeitsübungen. Später wurde TRAVIS jedoch ein Verfechter des psychoanalytischen Behandlungskonzeptes (vermutlich beeinflußt durch die "seelische Hygiene"-Bewegung). TRAVIS' Schüler BRYNGELSON (der spätere Lehrer VAN RIPERs) entwickelte einen Therapieansatz, der Einstellungsveränderung und soziale Anpassung in den Vordergrund stellte, um dem Stotterer eine bessere Bewältigung der vermuteten emotionalen Konsequenzen seiner Sprechstörung zu ermöglichen. Eine der wichtigen Therapieprozeduren, die BRYNGELSON einführte, war das "willentliche Stottern", eine Technik, die DUNLAPs (1972) "negativer Praxis" nachempfunden war.

Der an der Universität von Iowa entwickelte therapeutische Ansatz (daran beteiligt waren TRAVIS, BRYNGELSON, JOHNSON und VAN RIPER) läßt sich in seinen wesentlichen Punkten so charakterisieren: In Abkehr von den traditionellen Methoden, die dem Stotterer nur eine zeitweilige Krücke gäben (schnelle "Heilung" = schneller Rückfall), müsse sich eine sinnvolle Stottertherapie zunächst darauf richten, Furcht und Vermeidungsverhalten beim Stotterer zu reduzieren, dann das Stottern selbst nach sorgfältigem Studium und gutem Verstehen der Verhaltensweisen schrittweise zu verändern. Das Credo würde lauten: Es ist weder sinnvoll noch möglich, Stottern zu "heilen", es kann in der Therapie lediglich darum gehen, möglichst einfach zu stottern, mit wenig Angst und Peinlichkeit und mit einem Minimum an Abnormität. BLOODSTEIN (1987) glaubt, daß der Therapieansatz in dieser Form nicht zuletzt deswegen entwickelt wurde, weil zwei seiner Hauptvertreter (JOHNSON und VAN RIPER) ihre berufliche Karriere als schwere Stotterer begannen. Sie selbst hatten Erfahrungen mit kurzlebigem Erfolg und der daraus folgenden tiefen Niedergeschlagenheit und Hoffnungslosigkeit gesammelt.

Mit dem Beginn der verhaltenstherapeutischen Behandlung des Stotterns lebte diese Kontroverse noch einmal auf. Darauf werden wir an späterer Stelle zurückkommen (s. Abschn. 2.9.3.1).

In der Einleitung zu diesem Kapitel wurde darauf hingewiesen, daß der Hauptgrund für die Tatsache, daß Behandlungstechniken immer wieder neu zirkulieren, vermutlich darin liegt, daß Stottern scheinbar leicht zu behandeln ist. Die oben angeführten Techniken und noch viele andere führen bei intensiver Anwendung zu einer dramatischen Verminderung der Symptomatik. Unerfahrene Therapeuten wandten diese "neuen" Behandlungsprozeduren mit Enthusiasmus an, wobei diese Erfolgserwartungen sich unzweifelhaft positiv auf die Klienten auswirkten. Zeigte sich nach einiger Zeit, daß die Anfangserfolge nicht zu halten waren, setzte Desillusionierung ein. Die Enttäuschung ließ sich überwinden, da mittlerweile eine neue Technik in Mode gekommen war, die bessere Erfolge versprach. Beschleunigt wurde diese Entwicklung durch den häufigen Versuch, aus der Behandlung des Stotterns finanzielles Kapital zu schlagen. Auch heute gibt es noch ab und zu kommerziell orientierte Stottertherapie. Dieser Geschäftszweig scheint sich aber in rückläufiger Entwicklung zu befinden, da sich insgesamt eine kritischere

"Konsumentenhaltung" durchzusetzen beginnt. Informiert durch ihre Selbsthilfeorganisation fallen Stotterer nicht mehr so leicht auf "Heilsbotschaften" herein. Wer heute eine neue Stottertherapie "auf den Markt" bringt, muß höheren Anforderungen genügen. Er ist gezwungen, wenn er ernstgenommen werden will, einen Wirkungsnachweis zu erbringen. Wie oben ausgeführt, hilft das Wissen um die historische Entwicklung der Stottererbehandlung dabei, "neue" Verfahren in ihrem wirklichen Neuigkeitswert zu beurteilen. Dies mag zu rascher, heilsamer Ernüchterung führen.


## 2.2 Exkurs: Grundsätzliche Überlegungen zur Behandlungsindikation

### 2.2.1 Einführung

Angesichts der vielfältigen Möglichkeiten therapeutischen Herangehens stellt sich die Frage der Behandlungsindikation. PAUL (1967, S. 111) formulierte sie so:

"Welche Behandlung, durch welchen Therapeuten ist bei diesem Klienten mit diesem spezifischen Problem unter welchen Bedingungen am effektivsten?"

Der Einfluß dieser Frage auf die Forschungspraxis blieb gering, da sie offensichtlich unrealistisch komplexe Untersuchungsdesigns erfordert. GRAWE (1980) nennt noch einen inhaltlichen Grund für die geringe Resonanz.

Modetherapien - gerade auch für die Behandlung des Stotterns - haben starken Zulauf deshalb, weil die Therapeuten mit ihrer Arbeit unzufrieden sind. Ein neuer Ansatz weckt die Heilserwartungen (gefördert durch den Schulengründer), da er scheinbar ganzheitlich ist und generelle Anwendbarkeit verspricht. Indikation ist in dieser Phase von wenig Interesse. Erst wenn die unkritische Anwendung des Einheitsverfahrens zu einem (erneuten) "Praxisschock" führt, und sich herausstellt, daß das Standardkonzept Grenzen hat, entsteht ein Problembewußtsein und die Frage, ob es Therapieverfahren gibt, die zumindest bei einigen Klienten, bei denen die eigenen Techniken versagen, effektiver sind.

Die erste Entscheidung darüber, ob Therapie überhaupt angezeigt ist, wird in der Regel schon durch andere mitbestimmt. 14 von 15 Klienten mit psychischen Störungen gehen zunächst zum Hausarzt und nicht direkt zum Psychiater (WILLIAMS, 1979). Welche therapeutische Richtung ist angemessen? Diese Frage setzt voraus, daß verschiedene Behandlungsansätze voneinander abgrenzbar sind. SLOANE et al. (1975), die eine methodisch gute Untersuchung zum Vergleich von Psychotherapien durchführten, vertraten die Ansicht, daß Verhaltenstherapie, Psychoanalyse und Gesprächstherapie mehr Gemeinsames als Trennendes haben.

Welche therapeutischen Methoden sollen angewandt werden? Wie sollen sie kombiniert, zeitlich arrangiert und konkret ausgestaltet werden? Diese Fragen hängen eng mit der Festlegung des Therapieziels zusammen. Wir wissen aus der Praxis, daß die Zielfindung in der Regel schrittweise erfolgt und während der Behandlung Korrekturen unterliegt. Da also weder Klient noch Therapeut zu Beginn der Behandlung den erwünschten Endzustand eindeutig festlegen können, muß die Wahl der therapeutischen Methode vorläufig sein.

Die Indikation wird nicht allein durch Klientenvariablen bestimmt. Von Bedeutung sind auch die Indikationsstereotype der Therapeuten und die konkreten Bedingungen der Institution, in der sie arbeiten. Eine Untersuchung von BLASER (1977) zeigte, daß die Psychiater einer Poliklinik ihre Zuordnung zu unterschiedlichen psychotherapeutischen Verfahren nach wenigen, sehr einfachen Stereotypen vornahmen. Im

Anschluß an diese Untersuchung haben HENTSCHEL und BURKAT-ANSTEN (o.J.) die Bedeutsamkeit der Personenwahrnehmung für Therapiewahlprozesse untersucht. Sie stellten fest, daß die Therapeuten in ihrer Untersuchung bei der Indikationsstellung dazu neigten, die prospektiven Klienten entsprechend ihrer therapeutischen Orientierung zu stereotypisieren. Es überrascht nicht, daß Indikationsstellung für das eigene Therapieverfahren bei sympathischen Klienten eher erfolgte.

Der Entscheidungsprozeß ist nicht nur durch individuelle Vorlieben, sondern auch durch institutionelle Gegebenheiten beeinflußt. Hat eine Klinik in bestimmten Bereichen Therapieplätze frei, steigt die Wahrscheinlichkeit dafür, daß für neue Klienten eine "kapazitätsauslastende" Indikation gestellt wird (WILLIAMS, 1974).

Es wurden vorwiegend Beispiele aus der Psychiatrie gewählt, weil in diesem Bereich zur Indikationsfrage vergleichsweise viel geforscht wurde. Wir meinen, daß sie auf die Abläufe bei der Indikationsstellung zur Behandlung des Stotterns unmittelbar übertragen werden können.

Die bestehenden theoretischen, inhaltlichen und organisatorischen Probleme sollten das Bemühen in der Praxis um schrittweise Verbesserung der Indikationsmethodik nicht hemmen oder gar hindern.

"Ganz allgemein gilt, daß dann, wenn eine Behandlungsform nicht für alle (Patienten) die beste ist, die bestehenden Möglichkeiten so differenziert werden sollten, daß ihre Interaktion mit Fähigkeitsvariablen maximiert wird. Umgekehrt gilt, daß Personen einer Behandlung auf der Basis der Fähigkeiten zugewiesen werden, welche die größte Interaktion mit Behandlungsvariablen aufweisen" (CRONBACH, 1957, S. 682).

Ist es gelungen, Stotterer entsprechend ihren "Fähigkeiten" therapierelevanten Untergruppen zuzuordnen? Dieser Frage soll im nächsten Abschnitt nachgegangen werden.


## 2.2  Versuche zur Klassifikation von Stotternden

JOHNSON entwickelte eine der beständigsten Analogien zum Stottern. Er formulierte die Parabel von sechs blinden Männern, die verschiedene Stellen eines Elefanten untersuchten. Jeder entwickelte eine Theorie, die aber nur für das von ihm "erfühlte" Gebiet zutraf. JOHNSONs Bild ging von der Vorstellung aus - geteilt von den meisten Forschern seiner Zeit - daß Stottern eine ätiologisch homogene Störung sei. Diese Auffassung hatte schon in der Vergangenheit ihre Kritiker, heute wird sie in der Regel nicht mehr vertreten, da Heterogenität bei Stotternden wie bei fließend sprechenden Menschen "normal" ist.

AINSWORTH (1971, S. 1097): Stottern sei Ausdruck "... verschiedener Störungen, die ähnliche Symptome haben, aber auf fundamental unterschiedliche Ursachen zurückgehen." SHEEHAN (1970, S. 262): "Stottern ist keine einheitliche (unitary) Störung, sondern eine Gruppe (cluster) von Störungen unterschiedlicher Komplexität und Beziehung zueinander."

Die ältesten Klassifikationsversuche orientieren sich an der Ätiologie. MECURIALIS (1530 - 1606) unterschied zwischen "balbuties naturalis", verursacht durch Übererregbarkeit des Nervensystems und "balbuties accidentalis", verursacht und verstärkt durch Furcht und andere Emotionen (zit. n. VAN RIPER, 1971). Diese Dichotomie findet heute ihre Parallelen in der Klassifikation von BECKER et al. (1977), die zwischen organischem (Gehirnschädigung) und neurotischem Stottern unterscheiden, oder der von EISENSON (1975), die "organisches" von "nichtorganischem" Stottern trennt.

KLENCKE (1860) schlug fünf Stottertypen vor: Nervöses Stottern, Stottern aufgrund fehlerhafter Atmung, konstitutionelles Stottern, emotionales und habituelles Stottern.

Eingebettet in die Forderung nach mehr begrifflicher Präzision, formulieren CULATTA und LEEPER (1988) eine neuere ätiologiebezogene Klassifikation. Stottern solle die Störung sein, deren Ursache unbekannt und die als Entwicklungsstörung wohl definiert und beforscht sei. Davon wäre zu trennen eine Sprechstörung, die auf neurologischer Fehlfunktion beruhe, eine Sprechstörung, die durch emotionales Trauma entstehe und schließlich eine Sprechstörung, die durch Sprachentwicklungsverzögerung verursacht sei. Diese Unterscheidung habe wesentliche therapeutische Konsequenzen (s. auch Abschn. 3.2.5).

Gemeinsam ist diesen Kategorisierungsversuchen, daß sie nicht auf empirischer Forschung beruhen, sondern aus klinischer Praxis hergeleitete Spekulationen sind.

Empirische Untersuchungen wurden durch die immer wieder gemachte Feststellung angeregt, daß

"... in einigen Experimenten größere Variabilität zwischen Stotterern beobachtet wurde als zwischen Stotterern und Nicht-Stotterern. Diese Variation war oft Quelle negativer experimenteller Ergebnisse; die Reaktionsunterschiede wurden durch hohe Variabilität in der Stotterergruppe verdeckt" (BEECH und FRANSELLA, 1968, S. 31-32).

BLOODSTEIN (1987) meint, daß die gegensätzlichen Ergebnisse (z.B. zu Fragen der Konstitution und der Persönlichkeit) nur dann sinnvoll zu interpretieren seien, wenn man von der Hypothese ausginge, daß Stotterer sich in verschiedene Untergruppen kategorisieren lassen.[34]

Eine aufwendige Studie zur Klassifikation von Stotterern führte PREUS (1981) durch. Er erhob ca. 70 verschiedene Variablen an 100 Versuchspersonen. Als Hauptverfahren zur Auswertung der Daten setzte er die Clusteranalyse ein. Sie erlaubt es, die Versuchspersonen so aufzuteilen, daß die Überlappung in den erhobenen Variablen minimiert wird.

Es gab folgende acht Untergruppen:

1. Gute soziale Anpassung, schweres und häufiges, offenes Stotterverhalten; Einsatz vieler Tricks, um Stottern zu vermeiden
2. Schlechte soziale Anpassung, starkes, offenes Stotterverhalten, viele Tricks
3. Viel Angst, wenig offenes Stotterverhalten, viele Tricks
4. Wenig Angst, wenig offenes Stotterverhalten, viele Tricks
5. Wenig Tricks, viel Stottern beim Lesen und beim freien Sprechen
6. Wenig Tricks, viel Stottern beim Lesen, wenig Stottern beim freien Sprechen
7. Wenig Tricks, wenig Stottern beim Lesen, starkes Poltern
8. Wenig Tricks, wenig Stottern beim Lesen, wenig Poltern[35]

PREUS bestätigte die empirisch und klinisch gemachte Erfahrung, daß die Variabilität innerhalb der Stotterpopulation groß ist. Da der Großteil der Forschung auf "Stotterer - Nicht-Stotterer" - Vergleiche[36] gerichtet war, verwischten sich in der Wahrnehmung der Kliniker die Unterschiede innerhalb der Stottererpopulation, und es entstand eine Art stereotypisierter Stotterer. Fast ein Viertel der Stichprobe lag mit ihrem neuropsy-

---

[34] Schon SSIKORSKI (1891) vermutete, daß Stotterer nur deshalb in einer einzigen Gruppe zusammengefaßt würden, weil sie nicht hinreichend analysiert worden seien. Als Hinweis auf die Heterogenität der Störung gilt auch das Definitionsproblem (s. Abschn. 1.2.1).

[35] PREUS ordnet diesen Gruppen Therapieverfahren zu (s. Abschn. 3.2.5).

[36] RENTSCHLER (1984) sieht den Grund im Konzept statistischer Reliabilität, das eine möglichst große, zufällig zusammengesetzte Gruppe erfordert und den Forscher veranlaßt, alle erreichbaren Versuchspersonen einzubeziehen.

chologischen Testindex, ein weiteres Viertel in den psychopathologischen Maßen, außerhalb der Norm.

Der Effekt verzögerter auditiver Rückmeldung war ein weiteres Beispiel für die erhebliche Variabilität. Ähnliche Schwankungen ergaben sich bei der Adaptation.[37] Im Trend konfirmiert wurde die Annahme (DOUGLASS und QUARRINGTON, 1952; KROLL, 1970, 1978), daß es vorwiegend interiorisierte (die verdeckten Symptome, "Tricks", emotionale Reaktionen, Einstellungen stehen im Vordergrund) und vorwiegend exteriorisierte (die offene Symptomatik ist am wichtigsten) Stotterer gibt.

PREUS (1981) faßt die Literatur zur Frage der Klassifikation in dieser Weise zusammen:

1. Die vorliegenden empirischen Untersuchungen führen zu kontroversen Ergebnissen, dennoch erscheint die Annahme glaubwürdig, daß es Stotterer-Untergruppen gibt.
2. Es erwies sich als schwierig, rein ätiologische Untergruppen zu finden. Die einzige distinkte Untergruppe scheint die der gehirngeschädigten Stotterer zu sein.[38] Eine Untergruppe "neurotischer Stotterer" hat sich nicht mit befriedigender Klarheit identifizieren lassen.
3. Die Suche nach Behandlungstypen ist von größerem praktischen Wert. Diese Forschung scheint fruchtbarer (s. Abschn. 3.2.5) als die Suche nach ätiologischen Kategorien, die zur Zeit im wesentlichen ruht. Das Studium von Entwicklungsverläufen (s. Abschn. 1.3) verspricht ebenfalls Fortschritte.


## 2.3  Biologisch-medizinische Therapie

Die Frage, ob Ärzte bei der Behandlung des Stotterns eine wichtige Rolle spielen könnten, ist im letzten Jahrhundert umstritten gewesen. WYNEKEN (1868) vertrat die Meinung, daß die Medizin zum Verständnis des Stotterns und seiner Therapie wenig beigetragen habe:

"Hippokrates, Aristoteles .... thun dieses Übels in ihren Werken wohl oberflächlich Erwähnung, schweigen aber über die Behandlung und scheinen es kaum deutlich von anderen Sprachfehlern unterschieden zu haben" (WYNEKEN, 1868, S. 1).

BLUME (1841, S. 66) dagegen bedauert "lebhaft",

"... dass Arzneimittel so selten gegen das Stottern angewandt werden, während Hunderte von Arzneien gegen andere Nervenkrankheiten, und zwar häufig mit Erfolg verordnet werden. Es ist eine sonderbare Thatsache, dass vorwiegend denkende und erfahrene Schulmänner mit großer Selbstverleugnung, Ausdauer und Liebe zur Sache sich der Stotternden angenommen haben, doch wurden, so lange sie nicht von Aerzten thätig unterstützt wurden, von ihnen nicht immer glänzende Resultate erzielt."

BLUMEs Veröffentlichung fällt in das Jahr 1841, dem gleichen Jahr, in dem DIEFFENBACH seine Schrift "Die Heilung des Stotterns durch eine chirurgische Operation" veröffentlichte. Die Erfahrungen mit dieser Operation (s. Abschn. 2.1) führten KLENCKE (1860, S. 29) zu einer sehr negativen Beurteilung ärztlicher Möglichkeiten. Er vertrat die Auffassung,

"... daß das Stottern eine Erscheinung sei, die *nicht* durch das Messer oder medicamentöse Recepte des Arztes, sondern einzig und allein durch die medizinisch-pädagogische Behandlungsweise, verbunden mit einer methodischen Sprachgymnastik, gründlich und rationell beseitigt werden könne."

---

[37]  Der therapeutisch/prognostischen Frage ging PREUS nicht nach (s. Abschn. 3.2.4).
[38]  Wobei die Gehirnschädigung per se nicht logisch beweiskräftig als einzige ätiologische Determinante des Stotterns nachgewiesen werden kann.

Mit dem recht abrupten, unrühmlichen Ende chirurgischer Behandlungsmethodik in der Stottertherapie nahm die Bedeutung der medizinisch orientierten Ansätze sehr ab. KLENKE (1860, S. 29-30) beschrieb dies in folgender Weise:

"Da Ärzte sich in ihrer Praxis vergeblich mit Chirurgie und Apotheke am Stottern abgemühet haben und doch allmälig einsehen lernen, daß dieses im Leben so bedeutende Übel und Unglück nur auf eine ganz besondere, didactische, mühsame und zeitraubende Weise geheilet werden kann und in seinen mannichfachen Formen geheimer und offener Ursachen und oft seltsamen Complicationen ein eigenes Studium und eine besondere Erfahrung fordert, so haben sie meist das Interesse dafür verloren und die Heilung denen überlassen, welche sich dazu berufen oder veranlaßt fühlen."

Zu einem ähnlichen Schluß kommt SSIKORSKI (1891, S. 360), nachdem er einen Überblick über die "pharmaceutische Behandlung" des Stotterns gegeben hat:

"Ich kann nun, ohne zu übertreiben, sagen, dass es gegenwärtig keine pharmaceutische Behandlung des Stotterns giebt, weil einestheils die Krankheitssymptome sehr unklar und die Indicationen nicht festgestellt waren, anderntheils aber das Stottern als Krankheit überhaupt äusserst wenig das Interesse der Aerzte erregt hat."

Er leitet dann, weil Stottern "eine so verwickelte Krankheit" sei, einige Indikationen ab, die medizinische Behandlung indizierten. Läge (seiner Meinung nach stotterverstärkende) Verstopfung vor, müsse diese durch entsprechende Diät beseitigt werden. Sei die Blutzirkulation unregelmäßig, müsse sie stabilisiert werden. Leide der Stotterer unter psychischen Aufregungen, müßten sie "vor Allem" mit Brompräparaten behandelt werden.

"Ich habe mich nicht selten davon überzeugen können, wie eine genügende Gabe Bromid entschieden die Stotteranfälle selbst dann herabsetzte, wenn die Kranken z.B. beim Examen, officiellen Auseinandersetzungen u. a. sehr aufgeregt waren" (SSIKORSKI, 1891, S. 361).

SSIKORSKIs Empfehlungen blieben ohne nachhaltige Wirkung. Für die nächsten sechzig Jahre wurde es relativ ruhig um die pharmakologische Therapie des Stotterns. Dies änderte sich, als zu Beginn der fünfziger Jahre eine neue Ära in der Behandlung psychischer Störungen begann. Besonders verknüpft ist ihr Beginn mit den Namen DELAY und DENIKER, die 1952 über die Effekte des Chlorpromazins bei der Behandlung der Schizophrenie berichteten. Wie bei vielen anderen wichtigen therapeutischen Fortschritten beruhte diese Entdeckung auf einer Zufallsbeobachtung (SILVERSTONE und TURNER, 1982), die systematische Forschungsarbeit anregte und zu einer raschen Ausweitung der "Psychopharmakologie" führte. Parallel zur Entwicklung neuer Medikamente lief die Erprobung an den verschiedensten Störungen, selbstverständlich auch deren Einsatz in der Stotterbehandlung. TUTTLE (1952) behandelte eine stotternde und hyperventilierende Frau mit einer intravenösen Gabe von Methedrin. Nach seinen Angaben verbesserte sich ihr Atemmuster, und "wo Stottern in der Vergangenheit die Kommunikation gestört hatte, gab es nun wenig Sprechstörungen".

DRAKE und EBAUGH (1955) setzten bei einer Reihe männlicher Stotterer das Beruhigungsmittel Reserpin ein. Bei einem 22jährigen Mann sei es zu einer "beträchtlichen, offensichtlichen Verbesserung seines Sprechens" gekommen.

Die Ergebnisse dieser frühen Studien müssen mit Vorsicht betrachtet werden, da sie aufgrund methodischer Mängel wenig aussagekräftig sind. Erst in späteren Untersuchungen wurde versucht, durch die Einführung von Placebo-Kontrollgruppen die unspezifischen Effekte der Medikamentenbehandlung zu kontrollieren.

Aus all den wesentlichen Stoffgruppen, die versuchsweise zur Behandlung des Stotterns eingesetzt wurden - Hypnotika, Tranquilizer, Neuroleptika, Thymoleptika,

Psychostimulanzien, Antiepileptika - sollen Neuroleptika und Tranquilizer beispielhaft herausgegriffen werden.

Der erste Bericht über die Nutzung des Neuroleptikums Haloperidol stammt von GATTUSO und LEOCATA (1962, zit. n. INGHAM, 1984). Sie behandelten 50 Kinder im Alter von 5-12 Jahren und stellten fest, daß "die Symptomatologie bei 80% der 5-8jährigen Kinder völlig verschwand", während die älteren Kinder ebenfalls Verbesserungen in den Symptomen zeigten, jedoch nicht so deutlich wie die jungen Kinder.

Dieser und andere Berichte über Haloperidol (z.B. WELLS und MALCOLM, 1971) erregten beträchtliches Interesse und führten dazu, daß Haloperidol in größerem Umfang in die Stottertherapie eingeführt wurde. Den therapeutischen Optimismus dämpften QUINN und PEACHY (1973a). Sie berichteten, daß von 18 Versuchspersonen, die mit Haloperidol behandelt worden waren, nur vier ihr Stottern um 50% oder mehr verminderten, während bei acht Versuchspersonen das Stottern zunahm. Dieser Befund veranlaßte QUINN und PEACHY (1973b) zu einer Warnung vor dem Einsatz des Haloperidols bei Stottern.

Beispielhaft sei die Studie von MURRAY et al. (1977) näher beschrieben, da sich an ihr die Probleme der medikamentösen Behandlung des Stotterns gut illustrieren lassen.

26 Versuchspersonen erhielten in dieser Doppelblindstudie für sechs Wochen entweder Haloperidol (3 mg pro Tag) oder ein Placebo. Acht Stotterer aus der Haloperidol-Gruppe brachen vorzeitig ab, nur zwölf beendeten die ersten sechs Wochen ohne Dosisreduzierungen. Drei Monate nach Ende der Experimentalphase wurden die Versuchspersonen befragt, ob sie weiterhin Medikation wünschten. Vier lehnten ab, elf wollten Haloperidol, drei das Placebo. Sechs Patienten (ein Viertel der ursprünglichen Gruppe) nahmen das Medikament langzeitig. Ein Teilnehmer gab wegen der Nebenwirkungen nach einiger Zeit auf, fünf äußerten sich auch noch nach einem Jahr positiv. Nach zwei Jahren nahm nur noch eine Versuchsperson Haloperidol regelmäßig.

Da acht Versuchspersonen vorzeitig abbrachen und sechs ihre Dosis reduzierten, beendeten nur zwölf Teilnehmer die sechswöchige Experimentalphase in der vorgesehenen Weise. Gemessen wurden die Therapieeffekte durch Stichproben spontanen Sprechens und Lesens. Elf Versuchspersonen zeigten im Vergleich zum Placebo eine signifikante Erhöhung der Sprechgeschwindigkeit und eine Verminderung der "Unflüssigkeiten". Bei dreien hatten Wirkmedikation und Placebo die gleichen Effekte, vier blieben ohne Veränderungen. Die meisten Patienten klagten über Nebenwirkungen, insbesondere Lethargie, Verminderung der Konzentrationsfähigkeit und unwillkürliche Bewegungen. Besonders die Dyskinesien führten dazu, daß acht Versuchspersonen die Medikation absetzten, obwohl sich bei fünf von ihnen das Sprechen signifikant verbessert hatte.

Die Autoren weisen selber darauf hin, daß die statistische Signifikanz der Ergebnisse nicht auch ihre klinische Bedeutsamkeit begründe. Die Behandlung des Stotterns durch Haloperidol sei durch folgende Tatsachen limitiert: Nicht alle Patienten profitierten davon, die Medikation müsse auf Dauer gegeben werden und die Nebenwirkungen seien häufig gravierend. Letzteres hat mittlerweile wesentlich an Gewicht gewonnen, da das langfristige Einnehmen von Neuroleptika zu Schäden am extrapyramidal-motorischen System führen kann (RITTMANSBERGER und SCHÖNY, 1986).

Auch in einer Studie von PRINS et al. (1980) fanden sich keine klinisch bedeutsamen Effekte. Wichtig ist ein Nebenergebnis. Die Untersucher maßen, welche Stottersymptome durch das Haloperidol tatsächlich vermindert wurden. Sie fanden, daß nicht die Kernsymptome des Stotterns (Wiederholungen, Dehnungen) reduziert waren, sondern nur die Unflüssigkeiten, die nicht notwendig als Stottern betrachtet werden. Unseres Wissens wurde dieser Befund bislang nicht repliziert, sollte er sich bestätigen, hieße das eine weitere Einschränkung des Haloperidol-Behandlungspotentials.

Da Angst bzw. Spannung als wesentlicher Faktor beim Stottern gesehen wird, boten sich Tranquilizer besonders an. So verglichen z.B. GOLDMAN und GUTH (1965) und GOLDMAN (1966) mehrere Tranquilizer miteinander. GOLDMAN (1966, S. 1997) folgert:

"Hinsichtlich Verminderung der Häufigkeit des Stotterns und des Stotterschweregrads waren die Ergebnisse nicht spektakulär; bemerkenswerter waren die berichteten Veränderungen bei Einstellung und Angst, die mit dem Stotterverhalten assoziiert sind."

Die Ergebnisse dieser und anderer Studien (z.B. LEANDERSON und LEVI, 1967) führten zu der Ansicht, daß Tranquilizer bei der Behandlung des Stotterns wenig hilfreich sind, wenngleich gewisse Hinweise darauf vorliegen, daß sie den Schweregrad vermindern können (PERKINS, 1971; VAN RIPER, 1973).

Da Beruhigungsmittel im allgemeinen die Leistungsfähigkeit insbesondere bei komplexeren Aufgaben senken, erregte eine Studie von JAMES et al. (1977) Aufsehen, bei der die Wirkung eines Beta-Blockers (Oxprenolol) auf das Lampenfieber von Streichmusikern geprüft wurde. Die Versuchspersonen berichteten über wenig/keine Nebenwirkungen und verminderte Angst. Die Qualität der Musikdarbietung wurde von Experten eingeschätzt. Nach deren Beurteilung spielten die Musiker unter Oxprenolol besser als unter Placebo. Angeregt durch dieses Ergebnis erprobten wir (RUSTIN et al., 1981) diesen Beta-Blocker bei Stotterern. Gruppenstatistisch ergaben sich keine Unterschiede zwischen Oxprenolol und Placebo. Einzelne Teilnehmer der Studie zeigten jedoch wesentliche, positive Wirkungen und erbaten sich Oxprenolol für spätere, selektive Einnahme vor schwierigen Sprechsituationen. Unsere spekulative Folgerung war, daß Oxprenolol als Routinemedikation nicht geeignet sei. Möglicherweise ließe es sich aber in der Therapie als "Rettungsanker" vor bzw. in angsterregenden Situationen nutzen und damit die Rückfallrate senken. Mittlerweile haben wir einige Berichte von Teilnehmern der damaligen Studie vorliegen, aus denen hervorgeht, daß sie Oxprenolol gelegentlich vor schwierigen Situationen (z.B. Einstellungsgesprächen) mit Erfolg einnahmen. Die meisten Versuchspersonen berichteten, daß sie unter dem Beta-Blocker ruhiger und entspannter gewesen seien, was aber wenig an der Qualität des Sprechens änderte. Aufgrund unserer Beobachtungen vermuteten wir, daß die Entspannung zu mehr Sorglosigkeit beim Sprechen führte. Damit konnten wir VAN RIPERs (1973) Aussage bekräftigen, daß die Reduktion von Angst und Spannung das unangemessene Muster beim Stottern nicht verändert.

Der $Ca^2$-Blocker Verapamil wurde hinsichtlich seiner stotterreduzierenden Wirkung von BRUMFITT und PEAKE (1988) in einer Doppelblindstudie getestet. Dieses Medikament, das normalerweise bei Herzarrhythmien, Angina pectoris und Bluthochdruck eingesetzt wird, erwies sich als wirkungslos.

In Fällen erworbenen Stotterns ist, soweit die organische Ursache bekannt ist, medizinische Behandlung fraglos angezeigt. Zur Illustration seien drei Beispiele herausgegriffen:

BARATZ und MESULAM (1981) beschreiben die Behandlung einer 42jährigen Frau, deren Stottern nach einem Unfall begann. Das Computertomogramm zeigte in der linken Hirnhälfte ein frontales subdurales Hämatom, rechts waren multiple Läsionen zu erkennen. Ihr spontanes Sprechen war durch "häufiges Zögern, Dehnung, Wiederholungen und Blocks bei Anfangslauten" (S. 132) gekennzeichnet. Darüber hinaus verzerrte sie ihr Gesicht beim Stottern. Nach Angaben der Autoren verminderte sich das Stottern im Verlauf der Behandlung mit Antikonvulsiva. Unklar bleibt dabei, ob die Verbesserung ursächlich auf die Medikation oder den Zeitfaktor zurückzuführen war.

DONNAN (1979) berichtet über eine 65 Jahre alte Frau, die zeitweise unter verschiedenen neurologischen Störungen litt (Taubheit des rechten Armes, später Wahrnehmungsstörungen, begleitet von Schwäche und teilweisem motorischen Kontrollverlust). Die Symptome dauerten in der Regel nur wenige Tage und verschwanden dann wieder. "Plötzlich begann schweres und andauerndes Stottern" (S. 44). Es wurde beschrieben als "schnelle, unverkrampfte Wiederholungen auf dem Anfangslaut eines jeden Wortes" (S. 44). Nachdem mit Hilfe einer Angiographie festgestellt worden war, daß die Karotisarterien teilweise blockiert waren, wurde durch Operation die linke Karotis wieder freigemacht. DONNAN berichtet, daß "nach Erholung von der Anästhesie die Patientin völlig stotterfrei war".

NOWACK und STONE (1987) setzten das Antikonvulsivum Phenytoin und Sprachtherapie (Atemkontrolle und Entspannung) bei hemisphärischer Dysfunktion ein. Beide Patientinnen litten schon vor Beginn der beschriebenen Behandlung mehrere Jahre an einer Dysfunktion der linken Hemisphäre, in einem Fall bedingt durch virale Meningitis, im anderen durch linkshemisphärischen Hirnschlag. Die neurologischen Untersuchungen hatten einen deutlich progredienten Trend gezeigt, der offensichtlich in beiden Fällen durch psychologischen Streß wesentlich verschlimmert wurde (in einem Fall Tod der Mutter, Scheidung, kurz darauf Suizid des ehemaligen Ehemannes). Die Kombinationsbehandlung erbrachte einen nicht näher quantifizierten Erfolg, nicht zuletzt in dem vortherapeutisch bestehenden hohen Angstniveau beider Patientinnen.

Psychopharmaka haben in den letzten 35 Jahren bei der Behandlung seelischer Störungen trotz immer wieder geäußerter Kritik (CONRAD, 1975; VOSS, 1982) große Bedeutung gewonnen. Die Vorwürfe bezogen sich besonders darauf, daß Chemotherapie behandle, aber nicht heile, daß durch Medikamente Symptome unterdrückt und die Motivation des Patienten, seine Probleme anzugehen, vermindert würde (durch Verstärkung der Abhängigkeit und der Hoffnung auf Hilfe von außen). Andere Autoren wiederum betonten die Vorteile der Medikamente; so würden Patienten unter Umständen erst dadurch in die Lage versetzt, von Psychotherapie zu profitieren[39]. Positive Ergebnisse seien schneller und leichter zu erreichen und die Selbsthilfemöglichkeiten des Patienten verbesserten sich. Auch für die Behandlung des Stotterns ist diese Kontroverse nicht beendet, es mehren sich jedoch die Hinweise, daß der Einsatz von Medikamenten in der Regel wenig verspricht.

BLOODSTEIN (1987, S. 383) äußert sich in seiner zusammenfassenden Bewertung der entsprechenden Literatur sehr vorsichtig:

"Die Ergebnisse sind etwas variabel."

INGHAM (1984, S. 424) schließt seinen Überblick in folgender Weise:

"Im Moment kann man mit einiger Sicherheit schließen, daß es wenig Hinweise darauf gibt, Stottern sei durch medikamentöse Therapie sinnvoll zu behandeln."

VAN RIPER (1973) unterstreicht, daß die Literatur weitgehend aus klinischen Beobachtungen und unangemessen kontrollierten Experimenten bestehe und daß nur wenige Studien angemessene Methodologie eingesetzt hätten. Seine Schlußfolgerung:

"Vielleicht können bestimmte Medikamente bei gewissen Klienten als Ergänzung der Behandlung vorteilhaft eingesetzt werden, aber bis heute hat die Pharmakologie das Problem des Stotterers noch nicht gelöst" (S. 165).

---

39  SMITH et al. (1980) fanden in ihren Daten (Metaanalyse von Therapiestudien) keinen Hinweis darauf, daß Medikamente (insbesondere bei Psychotikern) Psychotherapie unterstützen, indem sie die Symptomatik vermindern und den Patienten für Psychotherapie zugänglicher machen. Psychotherapie sei nahezu so gut wie medikamentöse Therapie, auch für sehr schwere Störungen, und die eine Therapieform sei für ihre Effekte von der anderen nicht abhängig.

VAN RIPER erwägt für einige Klienten Kombinationsbehandlung (ebenso wie z.B. SCHILLING, 1963), was aber eine Reihe von Fragen und Problemen aufwirft. SMITH et al. (1980) haben in ihrer metaanalytischen Studiezu den Effekten von Psychotherapie und Psychopharmaka aus den vorliegenden Daten gefolgert, daß Kombinationsbehandlung nicht von vornherein negativ zu bewerten sei, daß aber der Interaktionseffekt negativ ist, d.h. die Wirkung liegt unter der Summe der separaten Effekte. Ein Grund dafür könnte die antitherapeutische Wirkung der "Fehlattribution" sein: Der Klient schreibt evtl. Erfolge der Tablette und nicht seinen eigenen Bemühungen zu.[40] Im Extremfall mag dies zu "psychischer" Abhängigkeit führen.[41]

Das wichtigste Problem, das den gezielteren Einsatz von Psychopharmaka behindert, betrifft ihren noch nicht voll verstandenen Wirkmechanismus. So ist fraglich, ob die therapeutische Wirkung des Haloperidols auf seinen angstmindernden Einfluß oder seine Wirkung auf motorische Funktionen zurückzuführen ist (KENT, 1984). Oder: Wie ist es möglich, daß ein Tranquilizer der Benzodiazepingruppe (Alprazolam) zu Stottern führt (ELLIOTT und THOMAS, 1985)[42].

Solange hier nicht mehr Klarheit besteht, wird der Therapeut in der Regel sein "klinisches Fingerspitzengefühl" walten lassen müssen. Unsere eigene Auffassung ist, daß Medikamente vermieden werden und nur in Fällen extremer Angst oder auf ausdrücklichen Wunsch des Klienten gegeben werden sollten.


## 2.4 Psychoanalytische und tiefenpsychologische Verfahren

Trotz gelegentlicher Fallbeschreibungen in der Literatur (z.B. LURIA ABLON, 1988) spielt Psychoanalyse bei der Behandlung des Stotterns nur eine untergeordnete Rolle. In den zwanziger Jahren war dies anders, Schüler von FREUD (z.B. BRILL und CORIAT) behandelten eine beträchtliche Anzahl von Stotterern psychoanalytisch. Wir haben schon darauf hingewiesen (s. Abschn. 1.5.2), daß die älteren Methoden der Entspannung, Suggestion oder Ablenkung von den Psychoanalytikern als oberflächliche Versuche betrachtet wurden, das Symptom allein ohne die darunterliegenden Konflikte anzugehen. Dieser Weg wurde als schädlich erachtet, da lediglich die

---

[40]   Die Frage der Attributionswirkung kann noch nicht als endgültig gelöst gelten, da bei Untersuchungen an Tieren und Menschen die Gabe von Sedativa zu schnellerer Löschung konditionierter Reaktionen führte (z.B. SHERMAN, 1967). MAWSON (1971) konnte in einer kontrollierten Studie zeigen, daß phobische Patienten schnellere Therapieerfolge zeigten, wenn die Desensibilisierung durch intravenös appliziertes Methohexiton unterstützt wurde. Da mittlerweile jedoch die Behandlungsmethode der Wahl bei Phobikern die Desensibilisierung In vivo ist, ist der Einsatz von Psychopharmaka (insbesondere durch Injektionen) unpraktisch geworden. Eine der wenigen Studien hierzu ist die von HAFNER und MARKS (1976), die bei der In-vivo-Behandlung orale Anxiolytika einsetzten, um den Prozeß der Desensibilisierung angenehmer und weniger belastend zu machen. Klienten, die kurz vor dem Beginn der Übungsbehandlung Diazepam eingenommen hatten, berichteten von geringerer Angst als die Kontrollgruppenpatienten, die ein Placebo erhielten. Dieser Unterschied verschwand jedoch mit dem Ausklingen (und Ausblenden) des Medikamenteneffektes.

[41]   Daß geschickter Medikamenteneinsatz Therapieerfolg sichern bzw. festigen kann, berichten NUTZINGER et al. (1985). Es gelang ihnen, die Effektivität eines verhaltenstherapeutischen Programms zur Gewichtsreduktion durch Gabe eines Antidepressivums zu steigern. Sie hatten beobachtet, daß einige Frauen kurz nach Programmbeginn depressive Symptomatik zeigten. Deren Dämpfung erwies sich als hilfreich bei der längerfristigen Beibehaltung der Therapieerfolge.

[42]   Ein anderes Beispiel, wie Medikamente zu Stottern führen können, geben McCLEAN und McLEAN (1985). Ein Patient begann nach einem Unfall unter Krampfanfällen zu leiden. Die Behandlung mit einem Antikonvulsivum (Phenytoin/Dilantin) führte zum Stottern, welches nach Medikamentenwechsel (Carbamazepin/Tegretol) deutlich abnahm. Als mögliche Ursache vermuteten die Autoren eventuelle negative Auswirkungen des Phenytoins auf die feinmotorische Leistungsfähigkeit (gemessen mit der neuropsychologischen Testbatterie HALSTEAD-REITAN).

Abwehrmechanismen des Patienten geschwächt würden. Andererseits erwiesen sich die Erfolge psychoanalytischer Therapie auch nicht als überzeugend. BLOODSTEIN (1987, S. 372) faßt sie in dieser Weise zusammen:

"... sie sind zu gut, um uns summarische Rückweisung der Methode zu erlauben und zu schlecht, um uns ein substantielles Maß an Befriedigung zu geben."

Schon die von BRILL (1923) berichteten Mißerfolge deuteten darauf hin, daß Psychoanalyse offensichtlich nur begrenzt wirksam war. Da die Indikationskriterien für klassische Psychoanalyse darüber hinaus sehr restriktiv sind (GLAUBER, 1958), wurden in der Folgezeit tiefenpsychologische Verfahren eingesetzt, die in ihrer Zielsetzung weniger anspruchsvoll sind und weniger Zeitaufwand benötigen. Als Beispiel dafür mag die Arbeit von BARBARA (1954) gelten, der in seiner Therapie zwar Traumanalyse und freie Assoziation einsetzte, aber auch direktes Befragen bzw. spontanen Austausch von Ideen, Gefühlen und Einstellungen zuließ. Der Therapeut ist aktiver als in der orthodoxen Psychoanalyse. Er beobachtet sorgfältig und hört genau zu, exploriert den Klienten aber auch aktiv, nicht nur bezüglich seiner Vergangenheit, sondern spricht auch über gegenwärtige Konflikte.

Der Wert tiefenpsychologischer Behandlungen für stotternde Kinder im Rahmen von Familientherapie ist noch nicht abzuschätzen. REICH (1987), der solche Behandlungen durchführte, macht hierzu keine klare Aussage, da die Kinder "parallel sprachtherapeutisch" behandelt wurden. Er sieht die (S. 21)

"Chance des beschriebenen familientherapeutischen Vorgehens ... darin, über die Veränderung des Umfeldes wesentliche Hindernisse auf dem Weg zu einer erfolgreichen Behandlung des stotternden Kindes zu beseitigen und diesen zumindest abzukürzen."

Psychoanalyse und ihre späteren Entwicklungen (z.B. JUNG, SULLIVAN, HORNEY) spielen nur noch eine geringe, sehr spezialisierte Rolle. Eingesetzt werden diese Verfahren dann, wenn deutlich ist, daß der Stotterer über die Symptomatik hinaus tiefsitzende und gravierende Probleme hat. Ziel der Therapie wäre dann nicht die Beseitigung des Symptoms, sondern die Arbeit an den emotionalen Problemen. Eine gewisse Bedeutung für die Behandlung des Stotterns hat lediglich die auf Gedanken von ADLER beruhende Individualpsychologie.


## 2.5 Hypnose

Trance-induzierende Methoden haben in der langen und wechselvollen Geschichte der Psychotherapie gelegentlich ihre Bedeutung fast verloren, es gab jedoch Phasen, wo sie besonders viel Aufmerksamkeit erregten. Dies gilt besonders für die Jahrhundertwende, als FREUD, beeinflußt durch seine Zeitgenossen (insbesondere CHARCOT), mit Hypnose experimentierte. Über die erfolgreiche Anwendung der Hypnose in der Stottertherapie berichtet DONATH (1932, zit. n. VAN RIPER, 1973). Zwei Stotterer seien durch Hypnose "vollständig geheilt" worden. Trotz gelegentlich ähnlicher "Erfolgsmeldungen" fehlte es nie an Kritikern. GUTZMANN (1898) vertrat entschieden die Auffassung, daß die hypnotische Behandlung des Stotterns nutzlos sei. Erfolge habe es nur gegeben, wenn zusätzlich Sprechtraining eingesetzt worden sei.

Hinsichtlich des technischen Vorgehens in der Hypnose gibt es grundsätzlich zwei Möglichkeiten. Entweder Suche nach der Ursache des Stotterns, indem die Kindheit des Klienten nach psychischem Trauma durchforscht wird oder Versetzung des Klienten in hypnotischen Schlaf, um mit ihm fließendes Sprechen zu üben. Dies würde hierarchisch aufgebaut, beginnend mit leichten Wörtern, dann leichte Sätze, schließlich schwierigere Sprechaufgaben. Die Sitzung wird mit der posthypnotischen Suggestion beendet, daß der Klient auch im trance-freien Zustand nicht mehr stottern muß. VAN RIPER (1973), der selbst Erfahrungen mit Hypnose gesammelt hat, hält diese posthypnotische Suggestion für negativ, da sie den Klienten überfordere. Sie würde bestenfalls kurzfristige Flüssigkeit schaffen. Erfolgreicher sei es nach seiner Erfahrung, das hypnotische Training für Entspannung zu nutzen, wobei dem Klienten suggeriert würde, daß er auch außerhalb der Therapie in entspannter Weise sprechen wolle, was nach seiner Erfahrung die Flüssigkeit wesentlich verbessert bzw. den Schweregrad vermindert habe. Dennoch sei auch dieser Effekt nur temporär gewesen. Diese eher negative Bewertung deckt sich mit Urteilen von MEARES (1960), der die Ergebnisse "suggestiver Therapie" als inkonsistent bezeichnet. Einige Patienten hätten viel damit erreicht, andere nichts. KLINE (1965) meint, daß Hypnose bestenfalls als Zusatzbehandlung sinnvoll sei.

Hypnotherapeutische Methoden haben durch die Arbeit von ERICKSON (HALEY, 1979) in den letzten Jahren wieder vermehrt Anerkennung gewonnen. Dies scheint jedoch nicht zu ihrem häufigeren Einsatz in der Stotterbehandlung geführt zu haben. Nach wie vor gibt es nur wenig empirische Untersuchungen, die die Effektivität der Hypnose überprüften. LOCKHART und ROBERTSON (1977) behandelten 30 Stotterer im Alter von 15 bis 62 Jahren, entweder mit Hypnose allein oder einer Kombination aus Hypnotherapie und logopädischer Therapie. Der hypnotherapeutische Anteil der Behandlung zentrierte sich auf "Ich-stärkende Suggestionen" und Autohypnose. Die Versuchspersonen wurden gelehrt,

"... ihre eigenen spezifischen gefürchteten Situationen zu erkennen, sich die damit verbundene Spannung vorzustellen und dann die Angst symbolisch in der geballten Faust der linken Hand zu konzentrieren" (S. 98).

Die posthypnotischen Suggestionen waren darauf gerichtet, diese Instruktionen auch im Normalzustand auszuführen. Alle mild stotternden Teilnehmer der "Hypnose-allein"-Bedingung hätten nach Aussage der Autoren vollständige Flüssigkeit erlangt. Die übrigen, schwerer stotternden Mitglieder der Untersuchungsgruppe (23 Versuchspersonen) übten zusätzlich "Blockierungskontrolle" (weiche artikulatorische Kontakte und Stimmgebung). Die Hypnose-Sitzungen sollten es diesen Stotterern ermöglichen, das veränderte Sprechmuster im Alltag einzusetzen und darüber hinaus mit Hilfe der Autohypnose gefürchtete Situationen besser zu bewältigen. Bei der Nachuntersuchung (nur Lesen) waren praktisch alle Versuchspersonen stotterfrei. Eine längerfristige Nachkontrolle gab es nicht.

Die vorliegende Forschung erlaubt keine klare Bewertung der Hypnose in der Stotterbehandlung. Sie mag einen gewissen Wert dabei haben, dem Stotterer auf dem Wege der Suggestion beim Bewältigen gewisser schwieriger Sprechsituationen zu helfen. MURRAY (1980), der selbst stottert und Erfahrungen mit Hypnose gesammelt hat, ist skeptisch. Er glaubt, daß Hypnose zu schnell und zu leicht sei, sie erreiche bestenfalls vorübergehend flüssiges Sprechen. In der Praxis müsse der Stotterer den langen Weg intensiver Übung und Einstellungsveränderung gehen.


## 2.6 Der individualpsychologische Ansatz (ADLER)

Individualpsychologisch wird Stottern als das Symptom einer "Kooperationsstörung" betrachtet (SCHOENAKER, 1983). Damit ist primär das Gefühl beim Stotternden gemeint, daß er sich der Welt nicht "zugehörig" fühlt.

Zur Verbesserung der Beziehung wird in der Therapie zunächst der spezifische "Lebensstil" des Klienten herausgearbeitet. Er soll Einsicht darüber gewinnen, welche Bedeutung das Symptom innerhalb seines Lebensstils hat. Die dabei gewonnene Einsicht mag die Wichtigkeit der Symptomatik für den Klienten vermindern und ihn dazu befähigen, den "Scheinkampf" gegen seine Symptome "aufzugeben". Im Mittelpunkt der Therapie steht also nicht die Reduktion oder die Beseitigung des

Stotterns, sondern die Befähigung des Klienten, "seine Lebensaufgaben mit oder ohne Stottern zu erfüllen" (SCHOENAKER, 1983, S. 77). Die individualpsychologischen Therapieziele werden von SCHOENAKER (a.a.O.) in dieser Weise formuliert:

1. Welche Ziele verfolge ich mit dem Stottern?
2. Entwicklung oder Verstärkung des Vertrauens in andere Menschen.
3. Lernen, mit dem Stottern besser umzugehen.

In einer katamnestischen Untersuchung (Marburger Umfrage, zit. n. SCHOENAKER, 1983) wurden ehemalige Teilnehmer an einem individualpsychologischen Stotterprogramm nach den Ursachen ihrer Fortschritte gefragt. Folgende wurden genannt (in der Reihenfolge der Häufigkeit):

1. Erkennen, welche Ziele ich mit dem Stottern verfolge.
2. Mein Stottern akzeptieren.
3. Über mich sprechen.

Weiter wurde Selbstsicherheit angeführt (zur eigenen Meinung stehen, Gefühle äußern, trotz Angst und Stottern Aufgaben erledigen, Verantwortung tragen, Ablehnung riskieren, Initiative ergreifen, Fehler zugeben, Kontakte herstellen). Erst an 12. Stelle stand "Sprechhilfsmittel anwenden".

Es ist offensichtlich, daß die Antworten durch das Vorgehen in der Behandlung determiniert sind. Die Klienten, die bis zum Ende an diesem Programm teilnahmen, waren offensichtlich weniger am Einsatz von Sprechtechniken und der daraus folgenden Verminderung des Stotterns interessiert, sondern wollten mehr über sich erfahren und lernen, Stottern zu akzeptieren. Da aus den uns bekannten Veröffentlichungen zur individualpsychologischen Behandlung des Stotterns nicht hervorgeht, welche Charakteristika die erfolgreichen Klienten dieser Methode haben, sind genauere Hinweise zur Indikation nicht zu geben.


## 2.7  Die Theorie und Therapie personaler Konstrukte (KELLY)

Nach KELLY (1955) strebt jeder Mensch danach, die Welt um sich herum mit Bedeutung zu erfüllen. Dies tut er mit Hilfe von "Konstrukten", d. h. Annahmen über die Welt. Die Bildung dieser Annahmen erfolgt nicht allein durch Denken, sondern auch aus Gefühlen und sinnlichen Erfahrungen heraus. Im Verlauf der Entwicklung wird das System der Konstrukte immer komplexer, wobei der Sinn für den Menschen darin liegt, daß er die Zukunft besser antizipieren kann, "..., daß zukünftige Realität besser repräsentiert sein möge" (KELLY, 1955, S. 49).

KELLY entwickelte eine Serie von Annahmen über die Natur des Systems personaler Konstrukte, aus denen sich therapeutische Folgerungen ableiten ließen (z.B. BANNISTER, 1975; EPTING, 1981). Eine ist z.B., daß es um so schwerer wird, ein Verhalten zu verändern, je bedeutungsvoller es im Vergleich zu seinen möglichen Alternativen ist. Ein Mensch, der sein Leben lang gestottert hat, besitzt ein elaborates System von Konstrukten, in dem er sich als "Stotterer" sieht, die Rolle als "fließender Sprecher" mag für ihn bestenfalls ganz vage präsent sein. Grund dafür ist, daß er in aller Regel wenig Gelegenheit hatte, mit sich als fließendem Sprecher zu experimentieren. Stottern als neurologische oder anatomische Aberration zu sehen, sei möglich, jedoch nicht weiterführend (BANNISTER und FRANSELLA, 1980). Fruchtbarer sei der Gedanke, daß Stotterer stottern, weil sie die Welt und sich in einer bestimmten Art und Weise sehen. Therapeutisch wäre die Veränderung des Rollenkonstruktes "Stotterer" anzustreben, wobei BANNISTER und FRANSELLA (1980, S. 141) am Beispiel eines Menschen, der von heute auf morgen sein Geschlecht verändert, die sich ergebenden Schwierigkeien illustrieren. Würde daraus nicht "konzeptuelles Chaos" entstehen? Welche Verhaltensweisen wären zu verändern und in welcher Richtung? Es ist unschwer vorstellbar, daß dies bei den meisten Menschen starke Angst auslösen würde. Analog dazu sei der Stotterer zu sehen, der im Verlauf einer vergleichsweise kurzen Therapie sein ganzes Selbstkonzept verändern müsse. Die aus KELLYs Theorie abgeleitete Therapie hat Techniken entwickelt, die dem Stotterer helfen sollen, seine Konstrukte zu verändern, d. h. die Einstellung zu sich selbst und zu der Umwelt zunächst zu definieren und dann zu modifizieren.

EVESHAM und FRANSELLA (1985) führte "eine empirische Untersuchung durch, in der sie überprüfte", in welchem Maß das Erlernen einer Sprechtechnik und Gespräche zur Veränderung personaler Konstrukte zum Therapieergebnis beitragen.

48 Stotterer wurden vier Behandlungsgruppen zufällig zugeordnet. Jede Gruppe erlernte eine Sprechtechnik (gedehntes Sprechen), um fließendes Sprechen zu ermöglichen. Zwei Gruppen wurden besonders intensiv darin trainiert, die erlernte Methode in vielen Situationen anzuwenden, die anderen Gruppen nahmen an einer Serie von Gesprächen teil, die darauf abzielten, ihre persönlichen Konstrukte zu verändern, sich zu "rekonstruieren". Inhaltlich bedeutete das insbesondere, darüber nachzudenken, wie sie sich als Stotterer fühlten und wie sie sich als fließende Sprecher fühlen würden.

Die Sprechtechnik wurde in einem zweiwöchigen, stationären Intensivtraining gelehrt, dann wurden über die nächsten 9 Monate Gruppentreffen mit abnehmender Frequenz durchgeführt. Die Nachuntersuchung erfolgte 18 Monate nach Ende dieser Phase, ein Teil der Stichprobe wurde 2 Jahre später noch einmal untersucht. EVESHAM berichtete, daß die Teilnehmer, die neben der Technik noch Gespräche zur Veränderung personaler Konstrukte erhalten hatten, signifikant weniger häufig Rückfälle erlitten, als die allein in Sprechtechniken unterwiesenen Teilnehmer.

Nach unseren klinischen Erfahrungen eignet sich dieser Therapieansatz besonders für Klienten, die nur sehr wenig stottern, deren Einstellung zum Stottern aber sehr negativ ausgeprägt ist. Ungeeignet scheint die Methodik für Klienten mit schwerem Stottern. Konstrukttherapie mag auch in Verbindung mit Sprechtraining eingesetzt werden (s. oben). Zu Beginn der Therapie würden die personalen Konstrukte erfaßt, einmal, um den Klienten besser kennenzulernen, zum anderen, um Arbeitsschwerpunkte für die Therapie festzulegen. Die Ergebnisse der Untersuchung von EVESHAM und FRANSELLA (1985) begründen die Hoffnung, daß durch die Kombinationsbehandlung die Langzeiteffekte verbessert werden.


## 2.8  Der Ansatz von VAN RIPER

Der Ansatz von VAN RIPER entwickelte und veränderte sich im Lauf seines Lebens ständig. Dennoch sind die Grundzüge in seinem Text "Vorschläge für Stotterer" schon enthalten. Sie werden hier zitiert (nach MURRAY, 1980), weil sie in prägnanter Form die wichtigsten Grundgedanken wiedergeben:

1. Der Klient muß den Behandlungsplan verstehen und akzeptieren. Die Arbeit wird wesentlich erleichtert, wenn der Klient den Hintergrund der Therapie kennt, insbesondere dann, wenn er unangenehme Aufgaben bekommt.
2. Der Klient muß bereit sein, vorläufig offen und ohne Peinlichkeit zu stottern (von hier stammt der im Deutschen häufig verwandte Begriff "Nicht-Vermeidungs-Ansatz" für diese Therapieform).
3. Der Klient muß die Fähigkeit erwerben, auch während des Stotterns guten Blickkontakt zu seinem Zuhörer zu halten.
4. Kein Vermeiden mehr von gefürchteten Wörtern oder Sprechsituationen.
5. Der Klient soll Verzögerungen, halbherzige Sprechversuche und Neuansätze vermeiden.
6. Der Klient soll die Fähigkeit entwickeln, sein eigenes Stottern in seiner variierenden Symptomatik zu analysieren.

7. Der Klient muß "Zurücknahme" lernen. Damit ist gemeint, daß er ein Wort stottert, dann kurz pausiert, um zu überlegen, was er gerade getan hat, und dann das Wort noch einmal auf eine andere, weniger abnorme Art stottern. Der Gedanke hierbei ist, daß der Klient unflüssiges Sprechen dann korrigiert, wenn es auftritt. Bleibt es unkorrigiert, wird das unerwünschte Sprechmuster verstärkt.

8. Der Klient soll in der Lage sein, "negative Praxis" zu realisieren. Dies bedeutet, daß der Stotterer sein altes Stottermuster genau duplizieren kann, was ein gründliches Verständnis des Stottervorgangs fördert.

9. Die habituellen Reaktionen beim Sprechansatz und bei der Beendigung eines Wortes müssen geschwächt werden. Er muß die richtige Positionierung der Artikulatoren erlernen, erfahren, wie er den Vorwärtsfluß des Sprechens aufrechterhalten kann, wie er ein Wort direkt angehen kann.

10. Der Klient muß lernen, wie er willentlich Blockierungen beenden kann, also mehr Kontrolle über das eigentliche Stottern erlangt. Die Spannung mag gelöst werden durch Dehnung des Lautes, unverkrampftes Wiederholen der Silben u.ä.

11. Der Stotterer muß lernen, wie er sich auf gefürchtete Wörter so vorbereiten kann, daß sie ohne Unterbrechung oder Abnormalität gesprochen werden können, also Vermeidung der eingelernten, unnatürlichen Position, die zu Schwierigkeiten führt.

12. Der Stotterer muß lernen, Barrieren gegen störende Einflüsse aufzubauen.

13. Der Klient muß lernen, sein Sprechen mit willentlichen weichen, lockeren Zungen-, Lippen- und Kinnbewegungen anzureichern. Sinn dieses Vorschlags ist die Sensibilisierung der propriozeptiven Wahrnehmung.

14. Der Stotterer muß lernen, sein neues fließendes Sprechen jeden Tag selbst zu bekräftigen.

Die Therapie ist also darauf abgestellt, den Stotternden zu veranlassen, seine Symptome und das Sprechen nicht mehr zu vermeiden und sich selbst als Stotternden zu akzeptieren.

WENDLANDT (1984, S. 79-80) hat die Ziele des "Nicht-Vermeidungs-Ansatzes" zusammengefaßt:

- Genaue Symptomwahrnehmung
- Abbau der Ängste, die mit dem Sprechen und dem Stottern verbunden sind
- Veränderung negativer Einstellungen und destruktiver Überzeugungen (z.B. abwertendes Denken gegenüber der eigenen Person)
- bewußt Stottern
- die Anstrengung in den Organen und Muskelgruppen abschwächen, die an dem Sprech- bzw. Atemvorgang beteiligt sind
- das eigene Stottern in spielerischer Weise variieren und unterschiedliche Arten des Stotterns beherrschen
- Stottern und Sprechen nach und nach immer anstrengungsloser und flüssiger werden lassen

Welches sind die wesentlichen Elemente dieser Therapie? Der Stotterer wird zunächst darauf hingeführt, sich auf den Mund zu konzentrieren, die Ohren weitgehend "auszuschalten". Er wird instruiert, sein Vermeidungsverhalten abzubauen, und schließlich bekommt er Hilfestellung bei der Veränderung seines Stotterns in Richtung normalen Sprechens, ohne daß auf völlige Flüssigkeit hingezielt wird. Häufig kommt es bald nach Beginn der Therapie zu einer gewissen Krise, da der Stotterer aufgrund der Konzentration auf das Stotterereignis glaubt, daß sein Stottern schlimmer werde. Diese Krise läßt sich besser überstehen, wenn der Therapeut den Klienten darauf vorbereitet. Wichtig für diese Therapie - wie für alle anderen - ist der rechte Zeitpunkt des Beginns, der Klient muß gute Gründe haben, sich der Mühe der Therapie zu unterziehen, da VAN RIPERs Ansatz besonders hohe Forderungen stellt. VAN RIPER versteht die Therapie als ein "gamble" (Spiel), bei dem der Therapeut versucht, mit dem Klienten den "unsichtbaren Vertrag", die Verpflichtung zu intensiver Mitarbeit, zu unterzeichnen (ROBINSON, 1977, mündliche Mitteilung).

Um dem Stotterer das Gefühl der Hilflosigkeit zu nehmen, setzt VAN RIPER seine therapeutischen Techniken in einer sehr individuellen Weise ein, wobei seine Therapeutenpersönlichkeit, seine eigenen Einsichten und seine Wahrnehmungen der Stärken, Schwächen und Bedürfnisse der Klienten eine wesentliche Rolle spielen (PRINS, 1984). Dies und die Tatsache, daß praktisch keine empirischen Untersuchungen zur Wirkung des "Nicht-Vermeidungs-Ansatzes" vorliegen, hat zu der Kritik geführt, daß diese Therapie nur dann erfolgreich sein könne, wenn VAN RIPER sie selbst durchführe. Kritiker meinten auch, daß das Therapieziel lediglich ein "glücklicher Stotterer" sei, also jemand, der zwar stottere, sich aber nicht mehr daran störe. Dies ist natürlich eine Übertreibung, da VAN RIPER sehr wohl an der Veränderung des Stotterns (in der Modifikationsphase) arbeitet. Die Frage nach der Effektivität ist berechtigt, sie kann bislang nicht befriedigend beantwortet werden, solange entsprechende Studien fehlen. Inwieweit eine solche Bewertung überhaupt möglich sein wird, ist offen. VAN RIPERs Therapieansatz ist eine eklektische Mischung lerntheoretischer und psychotherapeutischer Konzepte, die - was sinnvoll erscheint - auf den einzelnen Klienten speziell zugeschnitten wird. Damit ist aber vergleichende Forschung kaum möglich.[43] Eine Gefahr der Individualisierung ist, daß die Therapie vage und mysteriös wird, zu abhängig vom jeweiligen Therapeuten. Sieht man sich aber VAN RIPERs ausführliche Beschreibung seiner Therapie an (1973), ist festzustellen, daß diese Gefahr nur in geringem Maße besteht.

Das Therapieprogramm verlangt viel von Klienten wie von Therapeuten. Es scheint insgesamt weniger ökonomisch im Hinblick auf Therapiezeit zu sein und ist wahrscheinlich für kurze, intensive Kurse nicht geeignet. Die Stotterer, bei denen die Sprechstörung mit stärkeren negativen Gefühlen assoziiert ist, die komplexes Vermeidungsverhalten entwickelt haben, mögen für diese Form der Therapie geeigneter sein. Der Therapeut selbst muß bereit und in der Lage sein, die psychotherapeutischen Aspekte in VAN RIPERs Therapie zu realisieren.


## 2.9    Verhaltenstherapeutische Methoden

### 2.9.1    Einführende Überlegungen

ULLMANN und KRASNER (1965, S. 244) beschrieben Verhaltenstherapie als eine

"... Behandlung, die sich aus einem sozio-physiologischen Modell ableiten läßt und darauf abzielt, das Verhalten an der Person direkt durch Anwendung allgemeiner psychologischer Prinzipien zu verändern."

Ihr Entstehen verdankt sie nach YATES (1980) einer Krise der klinischen Psychologie, nämlich vor allem der Unzufriedenheit mit dem "medizinischen Modell". Dieses Modell war mit der "evokativen Psychotherapie" verbunden, die ULLMANN und KRASNER (1965, S. 244) beschreiben als

"... Behandlung, die sich aus einem medizinischen oder psychoanalytischen Modell ableitet und darauf hinzielt, das Verhalten einer Person indirekt zu verändern, indem zunächst die intrapsychische Organisation verändert wird."

In der Anfangszeit hatte die Verhaltenstherapie ein klares Profil. Sie wurde de facto durch eine kleine Anzahl spezifischer Techniken definiert, die sich von im Experimentallabor gewonnenem Wissen ableiteten, ihre Basis im wesentlichen in der Lerntheorie hatten und in sozialen Situationen eingesetzt wurden (KRASNER, 1971).

---

[43]    Ein Problem für die Effektivitätsprüfung: Welches der vielfältigen Elemente wirkt in welcher Weise?

Da Verhaltenstherapie aus der negativen Bewertung anderer Therapiemethoden entstanden war, legte sie besonderen Wert auf systematische Messung ihrer Effektivität.

Die Berufung der Verhaltenstherapie auf Prinzipien des klassischen und operanten Konditionierens führte relativ früh zu Kritik (z.B. BREGER und McGAUGH, 1965). Aus heutiger Sicht muß diese Kritik als weitgehend berechtigt akzeptiert werden. Der ursprünglich eng gefaßte Verhaltensbegriff (nur beobachtbares Verhalten galt als akzeptable Informationsquelle) weichte schon in der Frühzeit der Verhaltenstherapie auf. Mit Hilfe "terminologischer Akrobatik" (BASTINE, 1984) wurde "verdecktes Verhalten" (CAUTELA, 1967), also Denken, als legitim bearbeitbares Phänomen in die Verhaltenstherapie einbezogen.

Die Beschränkung auf beobachtbares Verhalten ist mittlerweile aufgegeben, Gedanken, Einstellungen und Gefühle gehören in eine differenzierte Verhaltensanalyse und Therapieplanung. In den siebziger Jahren erfolgte der endgültige Durchbruch dieses Trends, nämlich die "offizielle Anerkennung" kognitiver Methoden für die Verhaltenstherapie. Die ursprüngliche Zuordnung von Techniken zur Verhaltenstherapie, die zu Beginn mit der systematischen Desensibilisierung oder den Bekräftigungsprozeduren sehr einfach war, erwies sich als immer schwieriger, und es stellte sich die Frage, welches das verbindende Band sei. THORESEN und COATES (1978, S.7) sehen den Zusammenhang verhaltenstherapeutischer Ansätze darin, daß

"... sie versuchen, die Methoden und Prozeduren experimenteller Wissenschaft in die klinische Praxis ... (zu überführen)."

BASTINE (1984) bezweifelt dies. Wenngleich auch heute noch "quasi-experimentelles" Vorgehen als Leitlinie genutzt werden könne, müsse doch die Tatsache mitbedacht werden, daß die Verhaltenstherapie inzwischen über viele andere Methoden verfüge, in denen der experimentelle Forschungsansatz ergänzt oder ersetzt werde. Besonders die viel eingesetzten Selbststeuerungsmethoden lassen sich unter dem Stichwort "experimentell" nur mit einiger Mühe einordnen. Sie haben den direktiven Charakter der Verhaltenstherapie abgeschwächt. Es ist einleuchtend, daß bei dem Therapieziel "Selbstkontrolle" der Klient mehr und mehr ein aktiver Partner im Therapiegeschehen werden muß. Der Einbezug der "inneren Welt" führte zur Ausweitung der Verhaltensanalyse durch ausführlichere Erhebung lebensgeschichtlicher Daten und Herausarbeitung von Selbstkonzept, Verarbeitungs- und Bewältigungsprozessen.

HAND (1986, S. 302) versucht die Entwicklungen der letzten Jahre in seiner Definition von Verhaltenstherapie in dieser Weise zu integrieren:

"Verhaltenstherapie ist an ihrer *Zielsetzung* definiert, dem Individuum individuell und sozial relevante Veränderungen im Verhalten ... zu ermöglichen. Als *Mediatoren* dienen Motorik, Kognition, Emotion und Physiologie. Als *Mittel zum Zweck* dienen die Verfahren, die ihre verhaltenstherapeutische Spezifität erst durch die Einbettung in die Strategie der VT erhalten."

Wie stellt sich Verhaltenstherapie heute dar? ROSS (1985) beklagt, daß sie sich klinisch wie theoretisch in einer Phase der Stagnation befinde. In Veröffentlichungen zeige sich ein Trend zur Eingrenzung auf technologische Verfeinerungen zuungunsten theoretischer Entwicklungen. Grund dafür ist vermutlich, daß die Prinzipien der klassischen und operanten Konditionierung, die in ihrer Anfangszeit reiche und fruchtbare Forschungstätigkeit stimuliert haben und zu innovativen Therapietechniken führten, in ihrem heuristischen Wert heute eine Asymptote erreicht haben (WILSON, 1978).

FRANKS (1985), ein sorgfältiger Beobachter der Verhaltenstherapie, stellte neben der nach "innen" gerichteten Entwicklung zu "strengeren und methodisch anspruchsvolleren Interventionen" (S. 13) auch Ansätze zur Einbeziehung der Umwelt fest. Über den familiären Kontext hinausgehend würden interpersonelle Bedingungen in größeren

sozialen Netzwerken in den Blick genommen. Verhaltenstherapie scheine hier durch
"ökologische Psychologie" beeinflußt. Der Gefahr methodischer Sterilität auf der
einen Seite stehe die des "konzeptuellen Integritätsverlustes" auf der anderen gegenüber. Die Forderung von ROSS (1985) an die Verhaltenstherapeuten, über den
"eigenen Zaun" zu blicken, wirkt auf den ersten Blick einleuchtend, zumal kognitive
Anwendungen noch theoretischer Untermauerungen bedürfen, und diese sind ohne
Kenntnisse aus anderen Teilbereichen unserer Wissenschaft nicht zu erlangen. Es stellt
sich aber die Frage, ob eine Verhaltenstherapie, die in ihrer theoretischen
Grundlegung heterogen ist und z.B sozial- und entwicklungspsychologische Konzepte
einbezieht, als abgrenzbare, klar identifizierbare Therapieform überdauern kann. Dies
wird am ehesten dann gelingen, wenn die Verhaltenstherapie ihre Schwäche - Fehlen
eines integrativen Persönlichkeitsmodells - kompensieren kann durch Fortentwicklung
ihrer Stärken, nämlich ihrer Fähigkeit, menschliches Verhalten durch eine funktionale
Sichtweise, die Analyse von Systemzusammenhängen, transparenter zu machen und
die empirische Orientierung beizubehalten, verstanden als weitgehend rationale
Evaluation ihrer Methodik.


## 2.9.2 Das Verhältnis von Forschung und klinischer Praxis in der Verhaltenstherapie

In der Anfangszeit der Verhaltenstherapie schien die Lücke zwischen Theorie und
Praxis schmal. Die Ergebnisse klinischer Forschung wurden direkt in
Therapiemethoden und -programme umgesetzt. Allmählich verloren jedoch die grup-
penexperimentellen Untersuchungsmethoden ihre Bedeutung für den klinischen Alltag,
da sich zeigte, daß den statistisch gewonnenen Signifikanzen nicht notwendig klinische Bedeutsamkeit entsprach. Die oben erwähnte Unzufriedenheit im theoretisch-wis-
senschaftlichen Bereich führte zu weiterer Distanzierung der Praxis von der
Forschung. Der Dialog brach ab (ROSS, 1985), mehr und mehr Kliniker beschränk-
ten sich nicht auf verhaltenstherapeutische Techniken, sondern ergänzten sie durch
"therapiefremde" Elemente. Befragungen (z.B. GARFIELD, 1980) haben gezeigt,
daß sich viele Therapeuten nicht mehr einer Schule allein verbunden fühlen. Sie versuchen eine kreative Synthese. Ohne diesen Eklektizismus kommt der
Psychotherapeut (und Verhaltenstherapeut) im Alltag nicht aus, allerdings erschwert
Methodenpluralismus die Beurteilung der eigenen Arbeit, da ein kohärenter Maßstab
fehlt.

Die Praxis, verschiedene Therapieansätze heranzuziehen, hat sich mittlerweile auch in
Veröffentlichungen niedergeschlagen. So berichten CHAMBLESS et al. (1986) über
ein Programm zur Behandlung der Agoraphobie, wobei neben herkömmlichen
Verhaltenstherapie-Methoden kognitive Therapie, Familientherapie, Logotherapie und
Gestalttherapie eingesetzt wurden. Den Einsatz der Kombinationsbehandlung begründeten sie mit der Tatsache, daß verhaltenstherapeutische Methodik allein nur ca. 70%
der Klienten helfen könne, der Rest profitiere wenig oder gar nicht. In der Tat zeigte
sich eine geringere Drop-out-Rate, möglicherweise weil die Therapie direkter auf die
Bedürfnisse der Klienten zugeschnitten war.

Die verhaltenstherapeutische Behandlung des Stotterns machte eine ähnliche
Entwicklung durch, beginnend mit eng angelegten, symptomorientierten Techniken
bis hin zu "multimodalen", eklektischen Behandlungsprogrammen. Diese Entwicklung
soll im nächsten Abschnitt nachgezeichnet werden.

### 2.9.3.1 Einführung

Bis in die fünfziger Jahre dominierten in der Stottertherapie Persönlichkeiten wie
VAN RIPER und JOHNSON. Sie vertraten (mit unterschiedlichen Schwerpunkten)
die an der Universität von Iowa entwickelten Konzepte. Der Übergang zu lerntheore-
tisch begründeter Stotterbehandlung erfolgte vor allem aus Unzufriedenheit mit dem
Modell seelischer Hygiene (INGHAM und ANDREWS, 1973). Es hatte hochflie-
gende Ziele gegeben[44], aber aufgrund des Mangels an systematischer
Ergebnisforschung blieb unklar, inwieweit diese wirklich erreicht worden seien. Die
Verhaltenstherapie dagegen nahm für sich eine wissenschaftlich fundierte Methodik in
Anspruch. Es wurde behauptet, daß sie sich auf festem, experimentell abgeleiteten
theoretischen Fundament befinde. Die schnelle Entwicklung und Ausbreitung der
Verhaltenstherapie in der Stotterbehandlung schien die Ansprüche zu bestätigen. Es
wurden hohe "Heilungsquoten" berichtet. Es nimmt nicht wunder, daß es in der
Frühzeit der Verhaltenstherapie zu heftigen Konflikten zwischen den Vertretern der
"alten" und der "neuen" Schule kam. Die "Iowa-Vertreter" warfen den
Verhaltenstherapeuten vor, daß sie lediglich alten Wein in neue Schläuche füllten und
Fehler der Vergangenheit wiederholten. Tatsächlich wurden in der VT-
Stotterbehandlung alte Methoden wiederbelebt, allerdings behaupteten die
Therapeuten, daß sie diese Techniken spezifischer und effektiver einsetzten, was sich
nicht zuletzt an den Ergebnissen zeige.

Ein früher Vertreter lerntheoretischer Konzepte in der Stottertherapie war
WISCHNER (1950). Die verhaltenstherapeutische Stotterbehandlung im engeren Sinn
jedoch begann mit der Anwendung der durch WOLPE (1958) entwickelten systematischen Desensibilisierung durch WALTON und MATHER (1963). Einen entscheidenden Impuls erhielt sie durch den theoretischen Ansatz von BRUTTEN und
SHOEMAKER (1967; s. dazu auch Abschn. 1.5.3). Im folgenden Überblick wird
eine Reihe von Techniken vorgestellt, die im Rahmen verhaltenstherapeutischer
Behandlung eingesetzt worden sind.


### 2.9.3.2 Rhythmisches Sprechen

Rhythmisches Sprechen hat in der Stotterbehandlung eine sehr lange Geschichte (s.
Abschn. 2.1). Aus klinischer Erfahrung wie aus experimentellen Studien ist bekannt,
daß es Stottern erheblich reduziert, wenn nicht eliminiert (z.B. JOHNSON und
ROSEN, 1937). Dabei scheint es wenig Bedeutung zu haben, ob der Rhythmus durch
eine "liegende Acht", auditive (Metronom) oder vibrotaktile Reize vorgegeben wird
(BARBER, 1940; BRADY, 1969).

Es gibt im wesentlichen zwei Erklärungsversuche für den Rhythmuseffekt: Ablenkung
(VAN RIPER, 1973) und veränderte Vokalisation (WINGATE, 1969). Beide
Erklärungsmuster werden von INGHAM (1984) verworfen. Da kein unabhängiges
Maß für Aufmerksamkeitsrichtung existiere, wäre nur das veränderte Sprechmuster
"Beweis" für die Richtigkeit der Hypothese, ein Zirkelschluß. Auch die Annahme von
WINGATE (1969) habe in der Literatur nicht hinreichende Unterstützung gefunden.

---

[44] Die Speech-Foundation of America (1960), die mit den Entwicklungen in Iowa eng verknüpft war,
nannte folgende Ziele: Verbessern oder Wiederherstellen der Fähigkeit des Stotterers, in jeder
Situation normal zu sprechen, wobei er einmal darüber informiert werden soll, wie Sprechen zustande kommt und welche Dinge damit interferieren können, und zum anderen die notwendigen
Einstellungen, Einsichten und Gefühle zur Förderung fließenden Sprechens zu erarbeiten.

Aus seinem Literaturüberblick schließt INGHAM (1984), daß auch vereinfachte motorische Planung oder veränderte Sprechgeschwindigkeit als Erklärungsmodell in Frage kämen.

Die theoretischen Unklarheiten hinderten Verhaltenstherapeuten nicht daran, den stotterreduzierenden Effekt rhythmischen Sprechens zu nutzen.[45] Es gab zwei Hauptentwicklungslinien, rhythmisches Silbensprechen ohne externe Hilfe, wie es vor allem in der Arbeitsgruppe um ANDREWS in Australien Anfang der siebziger Jahre eingeführt wurde[46] und rhythmisches Sprechen mit Hilfe eines Metronoms (MEYER und MAIR, 1963; BRADY, 1968, 1971).

Am Beispiel von BRADY (1971) soll die Vorgehensweise kurz beschrieben werden. Er nannte seine Therapie "Metronome Conditioned Speech Retraining". In der ersten Phase übt der Klient in der Klinik rhythmisches Sprechen mit Hilfe eines Metronoms, das auf 40 bis 80 Schläge eingestellt ist. Nach und nach wird die Sprechgeschwindigkeit erhöht, bis der Klient mit etwa normaler Geschwindigkeit sprechen kann (100 bis 160 Wörter pro Minute). Ergänzt wird dies durch Übungen zu Hause. Ziel: Ohne wesentliche Blockierungen sprechen können und die Unflüssigkeiten auf 20% der ursprünglichen Quote senken. Sobald dies erreicht ist, benutzt der Klient ein tragbares Metronom (ähnlich einem Hörgerät), das er in schwierigen Sprechsituationen steigenden Schwierigkeitsgrades einsetzt. Er wird angewiesen, seine Sprechgeschwindigkeit zu reduzieren, wenn vermehrtes Stottern auftritt. Im letzten Teil der Behandlung wird das Metronom graduell ausgeblendet, erst in leichten, dann in zunehmend schwierigen Situationen. Ist das Gerät abgeschaltet, soll der Klient sich zumindest für eine Übergangszeit als Sprechhilfe den Rhythmus vorstellen.

BRADY (1971) berichtete Daten über 23 Stotterer, die die Behandlung beendeten. Klienten, die zum Zeitpunkt der Nachuntersuchung kein Metronom mehr benutzten, hatten ihr Stottern um etwa 70% vermindert. Allerdings erhielten fünf Klienten zusätzlich Psychotherapie und weitere zwei systematische Desensibilisierung, so daß das Ergebnis nicht eindeutig dem Sprechtraining zuzuordnen ist. Weiter bleibt unklar, wie "normal" das Sprechen war, es werden keine Sprechgeschwindigkeitsdaten gegeben.

Aus der Tatsache, daß wissenschaftlich (gemessen an den Veröffentlichungen) und therapeutisch rhythmisches Sprechen keine Bedeutung mehr hat, kann gefolgert werden, daß auch der Einsatz verhaltenstherapeutischer Technologie seine Effektivität nicht so weit zu steigern vermochte, daß befriedigende, langfristige Generalisierungserfolge erzielt wurden (SILVERMAN und UMBERGER, 1974). Darüber hinaus schnitt silbenrhythmisches Sprechen bei einem Vergleich mit gedehntem Sprechen (HELPS und DALTON, 1979) insofern schlechter ab, als mit dieser Technik trainierte Klienten weniger flexibel darin waren, ihre Sprechgeschwindigkeit in Abhängigkeit von aktuellen Notwendigkeiten zu verändern. Eine weitere Erfahrung war, daß Klienten außerhalb der Klinik geneigt waren, eher zu stottern als rhythmisches Sprechen einzusetzen, obwohl z.B. MALLARD und MEYER (1979) festgestellt hatten, daß Hörer rhythmisches Sprechen in der Regel dem Stottern vorzogen.

---

[45] Nicht nur sie setzten in jener Zeit rhythmisches Sprechen ein. JOHNSON (1948, zit. n. INGHAM, 1984, S. 101) empfahl Therapeuten, die Schulkinder behandelten, sie sollten diese veranlassen, "... mit rhythmischem Sprechen zu experimentieren, ... um dem Sprecher zu demonstrieren, daß sein Sprechmechanismus in gutem Zustand ist" - nicht, daß er sofort in dieser Art und Weise sprechen solle.

[46] Rhythmisches Silbensprechen wurde später zugunsten des gedehnten prolongierten Sprechens aufgegeben.

### 2.9.3.3 Auditives Masking und Stottern

Ausgehend von der Beobachtung, daß Stottern unter Schwerhörigen bzw. Tauben seltener ist als in der Normalbevölkerung[47], wurde schon früh angenommen, daß ein Zusammenhang zwischen Stottern und Hören bestehen könne (BLUEMEL, 1932). Intensive theoretische und experimentelle Ausarbeitung erfuhr dieser Gedanke insbesonders durch CHERRY und SÁYERS (1956). Sie nahmen an, daß Stottern durch Störungen in der auditiven Rückmeldeschleife verursacht sei (s. Abschn. 1.5.5.2). In der Folgezeit gab es eine Reihe von Untersuchungen, in denen der Zusammenhang zwischen Sprechen und Ausblendung des Hörens durch verschiedene Geräuschpegel untersucht wurde (z.B. MARAIST und HUTTON, 1957). Es zeigte sich, daß Masking Stottern hemmt (z.B. BURKE, 1969), interessanterweise auch dann, wenn das eigene Sprechen durch das Masking-Signal nicht völlig überdeckt wurde. Ob neben der Intensität auch das Frequenzspektrum des Masking-Tons Bedeutung für die Reduktion des Stotterns hat, ist noch nicht geklärt (INGHAM, 1984).

Der Effekt der Maskierung war zunächst auf Ausblenden der fehlerhaften auditiven Rückmeldung (im Gefolge der Theorie von CHERRY und SAYERS) zurückgeführt worden. Ähnlich wie beim rhythmischen Sprechen wurde jedoch später angenommen, daß der wirklich relevante Aspekt die Veränderung vokaler Charakteristika sei. WINGATE (1976, S. 226) schloß, daß

"... Veränderungen in der Sprechweise, nicht die veränderte auditive Stimulation für die Verminderung des Stotterns verantwortlich sind."

Die experimentellen Befunde erlauben nicht, diese Annahme klar zurückzuweisen. BRAYTON und CONTURE (1978) fanden, daß binaurales weißes Rauschen von 95 dB die Fundamentalfrequenz der Versuchspersonen signifikant erhöhte. SULLENDER-MOORE und ADAMS (1985) konnten zeigen, daß Versuchspersonen unter Masking-Bedingungen (Edinburgh-Masker) lauter wurden (eine Replikation des Ergebnisses von CONTURE, 1974), und sie warfen die Frage auf, ob dies eine wesentliche Bedingung für die Reduktion des Stotterns sei. Dies scheint im Lichte der Untersuchung von GARBER und MARTIN (1977) unwahrscheinlich. Sie instruierten ihre Versuchspersonen, bei Sprechaufgaben laut oder mit normaler Stimme zu sprechen. Es fanden sich keine Unterschiede in der Stotterquote. Es bleibt weiterhin schwierig, den Maskierungseffekt auf Stottern zu erklären.

Die klinische Bedeutung des Maskings ist relativ gering. Nur ca. 10% bis 20% (CONTURE und BRAYTON, 1975; MARTIN und HAROLDSON, 1979) profitieren davon. Darüber hinaus ist die Wirkung bei manchen Stotterern mäßig, in einigen Studien zeigte sich nur eine Verminderung um bis zu 50% (z.B. GARBER und MARTIN, 1977).

Anfang der sechziger Jahre wurden Masking-Geräte entwickelt, die wie ein Hörgerät getragen werden konnten. Der Stotterer konnte die Frequenz und die Lautstärke des Masking-Tons je nach Situation variieren. TROTTER, der solch ein Gerät über 2 1/2 Jahre benutzte, berichtete über reduzierten Schweregrad und Verminderung der Häufigkeit des Stotterns um ca. 75% (TROTTER und LESCH, 1967). Der Nachteil dieser Geräte war, daß sie dann, wenn sie einmal eingeschaltet wurden, die normale Konversation erschwerten, da sie natürlich nicht nur das eigene Sprechen, sondern auch das des Gesprächspartners übertönten. Insofern war die Entwicklung des "Edinburgh-Masker" (DEWAR et al., 1976) ein großer Fortschritt. Dieses Gerät, das mit einem Masking-Ton von ca. 150 Hz arbeitet, wird nur dann (über ein Kehlkopfmikrophon) aktiviert, wenn der Stotterer selbst spricht. In Sprechpausen schaltete sich das Gerät selbständig ab. DEWAR (1984) gibt Klientenberichte wieder,

---

[47]   BACKUS (1938) fand in einer Fragebogenuntersuchung eine Auftretenshäufigkeit von 0,40%, MONTGOMERY und FITCH (1988) berichten einen Wert von 12% (vgl. Abschn. 1.5.5.2).

in denen der Masker in vier Fünftel der Fälle als große Hilfe bezeichnet wurde. Zwei Drittel der Befragten hätten darüber hinaus berichtet, daß die Flüssigkeit auch bei abgeschaltetem Masker besser wurde. DEWAR meint, daß sich die Effektivität des Maskers insbesondere auf folgende Faktoren gründe:

1. Automatisches Auslösen des Geräusches mit so hoher Sensibilität, daß es mit der ersten Vokalisation beginnt.
2. Einsatz eines Frequenzspektrums, welches die auditive Rückmeldung ohne übermäßige Lautstärke weitgehend ausschaltet (daher gefährdet das Gerät nicht das Gehör).

DEWAR räumt ein, daß das Gerät bei tonischem Stottern weniger hilfreich sei, da es bei stimmlosen Sprechblocks zu Beginn eines Satzes in der Regel nicht anspreche. Am erfolgreichsten sei sein Einsatz bei klonischem (repetitivem) Stottern.

In Ergänzung zu den klinischen Erfahrungsberichten haben BLOCK und INGHAM (1983) die Wirkung des Edinburgh-Maskers in einer kontrollierten Studie untersucht. Ihre praktische Bedeutung bekam die Untersuchung dadurch, daß die Versuchspersonen den Apparat relativ lange trugen (400 Minuten) und daß Sprechdaten nicht nur in der Klinik, sondern auch in natürlichen Sprechsituationen gesammelt wurden. Bestätigt wurde die Annahme, daß der Masker Stottern klinisch bedeutsam vermindert. Die Effekte zeigten sich konsequent für alle Teilnehmer, Sprechaufgaben und Sprechsituationen. Allerdings gab es kein Untersuchungssegment (die Gesamtsprechzeit war in 10-Minuten-Einheiten unterteilt), in dem völlig stotterfrei gesprochen wurde. Von grundsätzlichem Interesse ist der Befund, daß kein signifikanter Unterschied in der Sprechqualität zwischen Klinik und häuslicher Umgebung gefunden wurde. Im Gegensatz zu DEWAR et al. (1979), die über positive Generalisationseffekte berichteten, traten diese bei BLOCK und INGHAM (1983) nicht auf. Dies mag aber an der Kürze der Übungszeit gelegen haben. Das klinisch wichtigste Ergebnis dieser Studie ist informeller Art: Alle Teilnehmer empfanden das Geräusch des Maskers als unangenehm ("disturbing").[48]

In einer anderen empirischen Studie von INGHAM et al. (1981) profitierte nur ein Stotterer von vieren vom Edinburgh-Masker. Auch hier wurde Kritik am Geräusch geübt. Die Autoren vermuten jedoch, daß solche Klienten, die von diesem Gerät wesentlich profitieren, seine Nachteile in Kauf nehmen. Der Edinburgh-Masker kann nicht als ein Behandlungsverfahren per se betrachtet werden, sondern eher als eine Sprechhilfe für solche Stotterer, die aus anderen Behandlungsformen keinen Nutzen ziehen.


### 2.9.3.4 Biofeedback

Unter Biofeedback versteht man die Rückmeldung physiologischer Funktionen, wobei diese den Klienten in die Lage versetzen soll, über die rückgemeldeten Funktionen größere Kontrolle zu erlangen. Eingesetzt wurde es u. a. zur Veränderung von Blutdruck, Herzschlaggeschwindigkeit, Hirnstromtätigkeit (EEG), Muskelaktivität (Elektromyogramm - EMG), Hauttemperatur und galvanischem Hautreflex (GHR). Biofeedback ist nützlich, wenn angenommen werden kann, daß einem bestimmten Problemverhalten unangemessene physiologische Prozesse zugrundeliegen, die nicht

---

[48] Dieses Ergebnis läßt sich vermutlich verallgemeinern. Aus einer Umfrage von PERRY (1979) an englischen Kliniken geht folgendes hervor: Acht Kliniken berichteten zwar (ohne Daten), daß Klienten nach einiger Zeit der Benutzung des Edinburgh-Maskers in der Lage waren, auch ohne dieses Gerät fließend zu sprechen, daß eine große Anzahl von Therapeuten aber negative Kommentare von den Klienten hörten: Das Gerät sei zu laut, es sei sichtbar ("peinlich"), es sei unbequem, ermüdend (Mikrophon am Hals, "Hörgerät" in den Ohren), beim Sprechen träten Konzentrationsschwierigkeiten und gelegentlich Kopfschmerzen auf.

willentlich zu kontrollieren sind und deren Veränderung zur Verminderung oder Elimination der Störung beiträgt.

Die Biofeedback-Behandlung des Stotterns richtete sich auf die Entspannung relevanter Muskelgruppen, Veränderung (Senkung) der Hautleitfähigkeit und die Erlangung von Alpha-Wellen (8 bis 13 Hz) im EEG als Indikatoren für Entspannung. Die Kontrolle der Muskelspannung durch EMG-Feedback wurde am häufigsten untersucht, was naheliegt, da Verkrampfungen eines der offensichtlichsten Symptome des Stotterns sind.

Beim EMG-Biofeedback werden minimale elektromechanische Veränderungen gemessen, die auftreten, wenn die Muskelspannung sich verändert. Die Messung erfolgt entweder durch eingepflanzte Elektroden oder solche, die an der Hautoberfläche im interessierenden Bereich angebracht werden. Letzteres ist in der Klinik einfach zu realisieren, wenngleich mit dem Nachteil des Präzisionsmangels, da gleichzeitig der Spannungsgrad größerer Muskelgruppen gemessen wird. Stotterer berichten auf Befragen über Spannungen und Verkrampfungen in allen möglichen Körperteilen, am häufigsten wird jedoch erwartungsgemäß der Mund- und Halsbereich genannt. Die meisten Untersuchungen leiten daher mit Hilfe von Oberflächenelektroden von den Artikulatoren (vor allem dem Massetermuskel, der die Kieferbewegungen kontrolliert) und dem Larynxbereich ab.

Eine typische Untersuchung ist die von HANNA et al. (1975), die einen 19jährigen männlichen Stotterer mit EMG-Biofeedback behandelten. Die Ableitung erfolgte vom Kehlkopf mit Hilfe einer Oberflächenelektrode. Rückgemeldet wurde dem Klienten die Spannung durch einen Ton, dessen Frequenz sich dem EMG-Signal entsprechend veränderte. Er wurde angewiesen, diesen Ton beim Sprechen möglichst niedrig zu halten, was im Vergleich zur Grundrate dazu führte, daß sich das Stottern um ca. 50 % verminderte, ein Ergebnis, das klinisch nicht beeindruckt.

Von besonderem Interesse ist die Untersuchung von GUITAR (1975), da er EMG von verschiedenen Orten ableitete (Frontalismuskel, Lippe, Kinn und Larynx). Er verglich die Verminderung der Spannung an den verschiedenen Orten mit der Grundratenaktivität und setzte sie mit der Verminderung des Stotterns in Beziehung. Die Versuchspersonen profitierten in Abhängigkeit vom Ort der Ableitung in unterschiedlicher Weise. Damit gibt die Untersuchung einen Hinweis darauf, daß es vermutlich nicht sinnvoll ist, Standardableitungspunkte zu benutzen, sondern daß bei jedem Klienten individuell geprüft werden sollte, welche Elektrodenanordnung optimal ist.

Anhand der Arbeiten von LANYON (1977, 1978) soll der therapeutische Einsatz des Biofeedback kurz beschrieben werden.

LANYON (1977, S. 860) geht von der Hypothese aus,

"... daß übermäßige Muskelspannung in solchen Teilen des Körpers, die mit dem Sprechen zusammenhängen, ein grundlegender Faktor beim Stottern ist, und zwar durch direkte Störung der normalen Sprechproduktion."

LANYON lehrte seine Klienten, die Spannung im Massetermuskel zu verringern (auf ca. 5 mV). Die Beibehaltung dieser niedrigen Spannung wurde dann mit zunehmend längeren und komplexeren Äußerungen geübt, zunächst beim Lesen, dann beim spontanen Sprechen. Der Übergang zum nächsthöheren Schwierigkeitsgrad erfolgte, wenn die Unflüssigkeitsquote auf 5% oder weniger absank. In einer anderen Untersuchung (LANYON et al., 1976) wurden - wohl zur Verbesserung der Generalisation - die Versuchspersonen gelehrt, auch ohne visuelles EMG-Feedback, durch verbale Rückmeldung des Versuchsleiters, bis zu einem bestimmten EMG-Kriteriumswert zu entspannen. LANYON vertritt die Auffassung, daß das EMG-unterstützte Training zur Internalisation der Entspannung signalisierenden Reize führe und sich somit auch in die normale Sprechumgebung transferieren lasse. Um dies zu demonstrieren, wurden die Versuchspersonen vom Versuchsleiter mit einem tragbaren Feedback-Gerät ausgestattet und ihre Werte in Sprechsituationen außerhalb der Klinik gemessen. Die Nachkontrolle (6 oder 18 Monate später) zeigte gewisse überdauernde Verbesserungen, wobei der Maximalwert beim spontanen Sprechen 66% Unflüssigkeitsverminderung betrug.

Die klinische Relevanz der Ergebnisse von LANYON läßt sich schwer beurteilen, da die Anzahl der Versuchspersonen relativ klein war und kein einheitliches Standardprogramm benutzt wurde. Somit ist die Bedeutung des EMG-Feedback nur grob einzuschätzen. Die Variabilität der Ergebnisse deutet darauf hin, daß nur ein Teil der Stotterer (ebenso wie bei anderen therapeutischen Techniken) aus dieser Methode Nutzen zieht. Möglicherweise gilt dies für solche, bei denen exzessive Muskelspannung Kern der Symptomatik ist. Darüber hinaus hat LANYON nur mit dem Massetermuskel gearbeitet, die Untersuchung von GUITAR (1975) gab aber einen Hinweis darauf, daß möglicherweise bei verschiedenen Stotterern unterschiedliche Elektrodenpositionen gewählt werden sollten.[49]

Daß differentielle Überlegungen Platz greifen müssen, wird auch an einer Untersuchung von MOORE (1978) deutlich, der den Zusammenhang zwischen EMG-Werten und Stotterfrequenz untersuchte. Betrachtet man die Versuchspersonen als Gruppe, zeigt sich, daß EMG-Aktivität und Unflüssigkeiten nur relativ gering korrelieren. Interessant ist die Beobachtung, daß sich parallel zur Abnahme der EMG-Amplitude einige Sprechcharakteristika veränderten: Die Sprecheinsätze wurden weicher, das Sprechen wurde monotoner und die Sprechintensität sank ab. Die verbesserte Flüssigkeit scheint also nicht einfach auf die Veränderung der EMG-Aktivität zurückzuführen zu sein, sondern mit anderen motorischen und prosodischen Elementen zusammenzuhängen. Darüber hinaus ließen sich die EMG-Effekte nicht von der ungewöhnlich langsamen Sprechgeschwindigkeit trennen, die sich in manchen Untersuchungen gezeigt hatte (HANNA et al., 1975).

Nur wenig forscherische Aktivität wurde der Frage gewidmet, ob Hautwiderstand- und EEG-Feedback in der Stotterbehandlung eine Rolle spielen können. Es gibt wenig Hinweise darauf, daß Stottern mit GHR-Maßen in direktem Zusammenhang steht (GRAY und ENGLAND, 1972; REED und LINGWALL, 1976, 1980). Zweifelhaft bleibt auch der Beitrag des GHR-Reflexes zur Unterstützung des Entspannungstrainings (YONOVITZ und SHEPHERD, 1977). Entspannung hat nach wie vor Bedeutung innerhalb der Stottertherapie (s. Abschn. 1.6.2.2), daher wäre es sinnvoll, der Frage, ob Biofeedback hier einen substantiellen Beitrag leisten kann, gezielter nachzugehen.

Der seltene Einsatz des EEG-Feedback ist im Hinblick auf den notwendigen technischen Aufwand nicht verwunderlich. Die einzige uns bekannt gewordene Untersuchung ist die von MOORE et al. (1975), eine Einzelfallstudie, in der sich ein schwacher, klinisch nicht bedeutsamer Zusammenhang zwischen Alpha-EEG und Stotterhäufigkeit fand. Bei größerem Alpha-Anteil war Stottern vermindert.

INGHAM (1984) meint, daß Biofeedback in verhaltenstherapeutischem Kontext sinnvoll einsetzbar ist. Es erlaube dem Therapeuten, den Behandlungsfortschritt weitgehend zu operationalisieren und die Behandlung dem Individuum systematisch anzupassen. Aus der Tatsache, daß dieses Potential offensichtlich nicht genutzt wurde, leitet er die Vermutung ab, daß Biofeedback-Prozeduren möglicherweise doch nicht so einfach und effektiv sind wie andere therapeutische Techniken und dadurch das Interesse gering blieb. Dies wird sich wohl erst dann ändern, wenn nachweisbar ist, daß der notwendige technische Aufwand tatsächlich bei einer identifizierbaren Gruppe von Stotterern zu besseren Ergebnissen führt.

---

[49] Ob EMG-Feedback tatsächlich Entspannung wesentlich fördert, muß im Lichte anderer Untersuchungen allerdings bezweifelt werden (z.B. ANDRASIK et al., 1982).

### 2.9.3.5 Verzögerte Sprechrückmeldung

Wenn dem Ohr das gesprochene Signal um den Bruchteil einer Sekunde zu spät
rückgemeldet wird, führt das zu Störungen des normalen Sprechens (BLACK, 1951;
LEE 1950a, 1950b), häufig in Form von Silbenwiederholungen oder -dehnungen, die
dem Stottern ähnlich sind. Außerdem wird in Abhängigkeit von der Verzögerungszeit
die Sprechgeschwindigkeit verlangsamt. Diese Effekte traten nach den Beobachtungen
von LEE (1950a,b) dann auf, wenn das auditiv rückgemeldete Signal so laut war, daß
die knochengeleiteten Signale praktisch ausgeschaltet waren. LEE (1951) bezeichnete
die Fehler als "künstliches Stottern", eine Meinung, die VAN RIPER (1983) teilte, da
in einer sonographischen Untersuchung von AGNELLO und KAGAN (1966, zit. n.
VAN RIPER, 1973) DAF-Stottern[50] normaler Sprecher und "echtes" Stottern
einander ähnlich waren. WINGATE (1970) dagegen sieht qualitative Unterschiede.

Die Befunde von LEE regten nicht nur theoretische Überlegungen an (z.B. die
servomechanische Theorie des Stotterns von CHERRY und SAYERS, s. Abschn.
1.5.5.2), sondern sie hatten auch wesentlichen Einfluß auf die Therapie des Stotterns.
Genutzt wurde primär der sprechverlangsamende Effekt des DAF.

INGHAM (1984) berichtete zusammenfassend von den DAF-Untersuchungen mit normal
flüssigen Sprechern. Die Ergebnisse variieren stark in Abhängigkeit von Lautstärke,
Verzögerungszeit des Signals und Sprechgeschwindigkeit inter- und intraindividuell. Manche
Versuchspersonen scheinen in keiner Weise beeinträchtigt (BEAUMONT und FOSS, 1957).
YATES (1975) spekulierte über die Gründe. Er vermutete, daß die Störungen bei solchen
Personen minimal seien, die sich bei der motorischen Sprechkontrolle weniger auf das
auditive als auf das propriozeptive Feedback stützten. In den meisten Fällen jedoch führte
DAF zu Verlangsamung, größerer Lautstärke und verlängerter Phonationsdauer. Da diese
Veränderungen bekanntlich die Sprechflüssigkeit von Stotterern erhöhen (WINGATE, 1970),
war zu vermuten, daß DAF für sie hilfreich sein könnte. Eine typische Untersuchung dieser
Fragestellung wurde von LOTZMANN (1961) durchgeführt. Stotterer und Nicht-Stotterer
lasen Texte unter verschiedenen Verzögerungszeiten (50 bis 300 ms). Für eine Teilgruppe,
deren Daten LOTZMANN genauer analysierte, fand sich eine knapp 90%ige Verminderung
des Stotterns bei der optimalen Verzögerungszeit.

SODERBERG (1969, S. 28) faßt die klinisch wichtigen Ergebnisse der DAF-Studien
zusammen:

1.  Die Stotterhäufigkeit unter DAF ist im allgemeinen vermindert, die Sprechgeschwindig-
    keit verringert.
2.  Die Effekte des DAF scheinen auch dann noch zu bestehen, wenn die Feedback-Verzö-
    gerung abgeschaltet ist.
3.  DAF könnte bei der Verminderung des Stotterns effektiver sein als das weitgehende Aus-
    schalten der luftgeleiteten Rückmeldung durch "Masking".

Besondere theoretische und therapiepraktische Bedeutung hatten die Untersuchungen
von GOLDIAMOND (1962, 1965, 1967). Er entwickelte als erster ein verhaltenstherapeutisch orientiertes Programm, das unter Einsatz des DAF stotterfreies Sprechen
ermöglichen sollte. In Einzelbehandlung begannen die Klienten unter DAF (250 ms
Verzögerung) mit dem Lesen eines Textes, die Sprechrate betrug dabei etwa 25 Wörter pro Minute. Der Klient wurde zusätzlich instruiert, gedehnt zu sprechen. Sobald
stabiles und relativ stotterfreies Sprechen erreicht war, wurde die Verzögerungszeit
um 50 ms vermindert und somit die Lesegeschwindigkeit erhöht. Die Verkürzung der
Verzögerungszeit wurde so lange fortgesetzt (jeweils nach Erreichen des Erfolgskrite-
riums), bis sich die Sprechrate normalisiert hatte. Nach Beendigung des DAF-unter

---

[50]   Im Folgenden wird für verzögerte Sprechrückmeldung der englische Kurzbegriff DAF (delayed
auditory feedback) benutzt.

stützten Programmteils bekamen die Klienten Hilfestellung für die Übertragung des neuen Sprechmusters auf die normale Sprechumgebung und seine Beibehaltung. GOLDIAMOND (1965, S. 156) berichtet, daß 30 Stotterer mit dieser Behandlungsform ein:

"... fließendes Sprechmuster beim Lesen erlangten, mit guter Artikulation, rasch und ohne Blockierungen."

Nach einem ähnlichen Modell verfuhren CURLEE und PERKINS (1969) und RYAN (1971, 1974). Sie instruierten ihre Klienten ebenfalls, mit einer DAF-Eingangsverzögerung von 350 ms verlangsamt und gedehnt zu sprechen. RYANs Klienten lernten unter diesen Bedingungen zu lesen, frei zu sprechen und sich zu unterhalten. Die Verzögerung wurde um 50 ms verkürzt, wenn ohne DAF fünf Minuten "fehlerfrei" gesprochen oder gelesen werden konnte. Der therapeutische Fortschritt wurde durch Wertmarken, die für "Verstärker" eingetauscht werden konnten, unterstützt.

RYAN (1968) war zunächst skeptisch hinsichtlich der Generalisierung der unter DAF erworbenen Fähigkeiten. Später revidierte er diese Ansicht (RYAN und VAN KIRK-RYAN, 1983). Das DAF-Programm sei nicht nur "extrem effektiv", sondern auch zeiteffizient, da das Programm nur ca. sechs Stunden benötige.

Da Stotterer variabel auf DAF reagieren, setzt es VAN RIPER (1973) nicht in standardisierter Form ein. Er demonstriert dem Klienten, wie Stottern sich unter verschiedenen Verzögerungszeiten oder Lautstärken verändert und DAF ihnen eventuell sogar fließendes Sprechen ermöglicht. Damit soll die Einstellung verstärkt werden, daß Stottern veränderbar ist. Gelegentlich trainiert er Klienten darin, die "Maschine zu schlagen", indem sie sich vorwiegend auf propriozeptives Feedback  verlassen und das auditive weitgehend ignorieren.[51] Es bestehen verschiedene Auffassungen darüber, warum DAF wirkt. Diese Kontroverse hat nicht verhindert, daß es sich einen festen Platz in der Therapie des Stotterns erworben hat.


## 2.9.3.6 Operante Techniken

Prinzipien der operanten Konditionierung sind einer der Eckpfeiler der Verhaltenstherapie. Bekräftigung, Bestrafung und Löschung wurden schon immer bei der Veränderung von Verhalten eingesetzt, ihre gezielte und systematische Anwendung in der Therapie erfolgte jedoch erst aufgrund der Arbeiten von u. a. THORNDIKE, HULL und SKINNER. Schon zu einem frühen Zeitpunkt (gemessen an der Geschichte der Verhaltenstherapie) fand die operante Konditionierung ihren Weg in die Behandlung des Stotterns. FLANAGAN et al. (1958) setzten reaktionskontingente Stimulation ein. Die Versuchspersonen lasen laut einen Text. Nachdem eine stabile Grundrate erreicht war, wurde in der Behandlungsbedingung unmittelbar nach dem Stotterereignis als Bestrafungsreiz für eine Sekunde ein 105 dB lauter Ton eingeschaltet. Das hatte die Abnahme des Stotterns in der experimentellen Phase zur Folge. In einer späteren Studie benutzten - mit gleichem Effekt - FLANAGAN et al. (1959) einen elektrischen Schock als aversiven Reiz. Die Abb. 5 zeigt die Effekte reaktionskontingenter Schocks auf Stotterverhalten aus einer Untersuchung von MARTIN und SIEGEL (1966).

---

[51]  VAN RIPER (1973) vertritt ohnehin grundsätzlich die Auffassung, daß es für Stotterer sinnvoll sei, ihr Sprechen vorwiegend über propriozeptives Feedback zu kontrollieren.

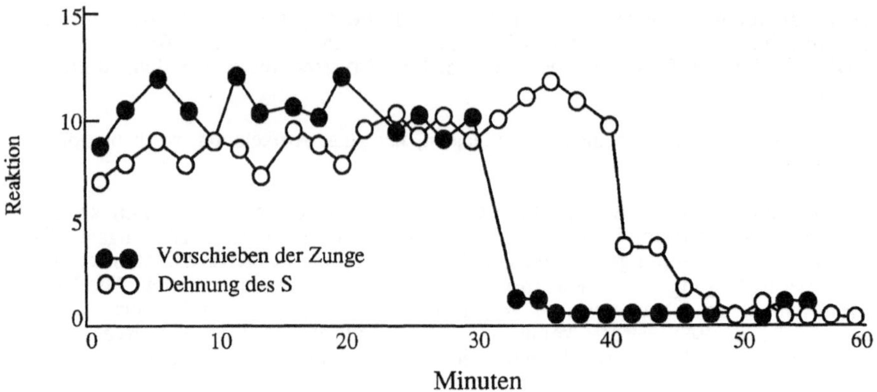


**Abb. 5.** Effekte reaktionskontingenter Schocks auf Stottersymptome. (Nach MARTIN und SIEGEL, 1966)

Nachdem sich die Grundrate stabilisiert hatte, bekam die Versuchsperson zunächst einen Schock, wenn sie die Zunge vorstreckte. Dies führte dazu, daß sich das Verhalten erheblich reduzierte. Zehn Minuten später bestrafte der Versuchleiter die Dehnung des S-Lautes - erwartungsgemäß mit gleicher Konsequenz. In einer späteren Sitzung reichte allein das Anbringen der Elektrode aus, um eine ähnliche Wirkung zu erzielen.[52]

Das Interesse am Einsatz von Bestrafungsreizen verlor sich bald wegen ethischer Bedenken und methodisch-konzeptueller Zweifel. SHEEHAN (1968, S. 132) kritisierte sie in dieser Weise:

"Das Leben enthält zuviel Bestrafung, als daß es notwendig und ratsam erschiene, sie zusätzlich in der Klinik einzusetzen. Therapeuten, die Bestrafung benutzen, sind wahrscheinlich unfähig, irgendetwas anderes zu tun oder sie haben das neurotische Bedürfnis, die Rolle des Bestrafenden einzunehmen .... Wir haben nie Stotterer getroffen, in deren Vergangenheit es an einem Übermaß von Bestrafung gemangelt hätte. Sie wurden zuviel bestraft, nicht zuwenig. Und, falls Bestrafung in irgendeiner Weise effektiv gewesen wäre, wäre jeder Stotterer schon in seiner Kindheit geheilt worden."

SIEGEL und MARTIN gaben elektrische Schocks bald auf, da sie im Vergleich zu anderen Methoden keine sehr machtvollen Unterdrücker von Unflüssigkeiten seien (SIEGEL, 1970). Eine Untersuchung von CHRISTENSEN und LINGWALL (1983) bestätigt dies. Das Wort "falsch" senkte die Stotterquote signifikant nur für die ersten 20 Minuten des Experiments (von insgesamt 60 Minuten).

Interessante konzeptuelle Fragen warf eine Studie von COOPER et al. (1970) auf. In der Experimentalphase reagierte der Versuchsleiter auf jedes Stottern je nach Untersuchungsgruppe mit "falsch", "richtig" oder "Baum". Da Stottern in allen Gruppen abnahm, kann vermutet werden, daß die wahrscheinliche affektive Qualität der Wörter nicht entscheidend ist. Das Ergebnis wurde von DALY und KIMBAROW (1978) mit jüngeren Kindern repliziert. SIEGEL (1970) erklärte das Ergebnis von COOPER et al. (1970) damit, daß die Wirkung der operanten "Bestrafungsprozeduren" primär in ihrem Hinweiseffekt liege ("highlighting"). Die Unflüssigkeiten des normalen erwachsenen Sprechers seien potentiell Träger ihrer eigenen Bestrafung. Diese werde durch kontingente Reizung aktualisiert bzw. verstärkt.

---

[52] Auch weniger drastische Reize reichen zur Verminderung der Stotterhäufigkeit aus, so benutzten QUIST und MARTIN (1967) lediglich das Wort "falsch", MARTIN und SIEGEL (1969) eine "Türklingel".

Die einzige Form systematischer "Bestrafung", die der Kritik standgehalten hat und noch heute in der Klinik eingesetzt wird, ist die Auszeit ("time-out"). HAROLDSON et al. (1968) instruierten ihre Versuchspersonen, erwachsene Stotterer, nach jedem Stottern zehn Sekunden zu schweigen (angezeigt durch ein aufleuchtendes rotes Licht). Eine andere Variante wählte COSTELLO (1975). Wenn der Klient flüssig sprach, behielt sie Blickkontakt, lächelte und zeigte Interesse am Gespräch. Bei Stottern stoppte sie den Klienten und sah für ca. zehn Sekunden von ihm weg. In dieser Zeit durfte nicht gesprochen werden. COSTELLO vertritt die Auffassung, daß diese Methode nur bei relativ mildem Stottern anwendbar sei, da sie sonst zu aversiv werde.[53] Es gibt Hinweise darauf, daß Time-out Generalisation eher fördert als andere reaktionskontingente Reize, da seine Effekte aber nicht dauerhaft sind (z.B. MARTIN und HAROLDSON, 1969), wurde es in späteren therapieorientierten Studien nur als Zusatztechnik eingesetzt (z.B. RUSTIN und KUHR, 1983).

Eine Kombination aus negativen und positiven Kontingenzen setzten SHAMES et al. (1969) ein. Verbale positive Bekräftigung wurde nicht nur für fließendes Sprechen gegeben, sondern auch für den Inhalt der Äußerungen, sobald er als positiv für den therapeutischen Fortschritt erachtet wurde. Negativ eingeschätzte Bemerkungen wurden vom Therapeuten kritisiert. Die Veränderungen bewegten sich in der erwarteten Richtung. HEDGE und BRUTTEN (1977) bekräftigten fließend gesprochene Sequenzen (10 bzw. 12 Sekunden) mit Geld. Entgegen der Ausgangshypothese gab es keine eindeutige Abnahme des Stotterns, sondern verwirrende Trends. Dieses Untersuchungsergebnis ist typisch für die Forschung zur Wirkung positiver Bekräftigung im Rahmen der Stotterbehandlung.

INGHAM und ANDREWS (1968) setzten in der frühen Fassung ihres Therapieprogramms[54] Münzverstärker ein. In der Untersuchung von INGHAM et al. (1972) erwies sich rhythmisches Sprechen - unterstützt durch Münzverstärkung - als effektivste Behandlungskombination. Rhythmisches Sprechen wurde später zugunsten des "gedehnten Sprechens" aufgegeben, Münzverstärkung zunächst noch beibehalten (z.B. INGHAM, 1975). HOWIE und WOODS (1982) ermittelten bei einer Überprüfung der neuen Programmversion keine zusätzlichen positiven Effekte durch den Einsatz von "tokens" bei Erwachsenen. Im Lichte unserer eigenen Erfahrungen scheint dies wenig verwunderlich. Die Fortschritte in stationären Behandlungsprogrammen sind rasch und dramatisch, was allein schon bekräftigend ist, so daß Münzverstärkung wenig Zusätzliches beitragen kann. Tokens werden heute in der Regel nur noch bei Kindern eingesetzt (Monterey-Fluency-Program von RYAN, 1972). Hier gilt die Wirkung als etabliert (BURNS und BRADY, 1980), Sättigung muß sorgfältig vermieden werden.

Positive Bekräftigung hat selbstverständlich in jeder therapeutischen Beziehung und damit auch bei der Behandlung des Stotterns ihren Platz. Inwieweit sie allerdings im engeren Sinne Wirkung entfalten kann, hängt vom Setting und von Charakteristika des Klienten ab, die entsprechende Forschung gibt hierzu nur wenig spezifische Hilfen.


### 2.9.3.7 Gedehntes (prolongiertes) Sprechen

Wir hatten im historischen Kapitel (s. Abschn. 2.1) darauf hingewiesen, daß bestimmte therapeutische Ansätze immer wieder zurückkehren. Dazu gehört das gedehnte Sprechen (empfohlen z.B. von BELL, 1853), das durch den Einsatz des DAF

---

[53]  JAMES und INGHAM (1974) fragten ihre Versuchspersonen danach, wie sie die Auszeit nutzten. Nur ein kleiner Teil habe sich entspannt, andere "dachten" und/oder waren unangenehm berührt. Die stotterreduzierende Wirkung zeigte keinen erkennbaren Zusammenhang mit "inneren Vorgängen".

[54]  Dieses Programm (PRINCE-HENRY) wird in seiner neueren Form im Abschn. 2.10.3 vorgestellt.

wieder Eingang in die Stottertherapie fand und heute wahrscheinlich eine der am meisten genutzten Techniken ist.

Ursprünglich wurde unter gedehntem Sprechen die Verlangsamung der Sprechgeschwindigkeit und das Dehnen der Vokale verstanden, also Veränderungen, wie sie typischerweise unter DAF-Bedingungen auftreten. Im Laufe der Jahre wurde der Begriff weiterentwickelt und umfaßt nunmehr eine Kombination verschiedener Aspekte:

1.  Unverkrampfter, vorsichtiger Stimmeinsatz, dabei weiche artikulatorische Kontakte der Lippen, der Zunge und des Gaumens
2.  Dehnung aller Laute
3.  Übertriebene Kontinuität des Sprechens, weiches Binden aller Wörter aneinander; Pausen nur dann, wenn eine Notwendigkeit dazu im Hinblick auf Ausdruck oder Atmung besteht
4.  Intonation und rhythmisches Muster sind normal

In der Meta-Analyse von ANDREWS et al. (1980) scheinen die therapeutischen Ansätze, die gedehntes Sprechen einsetzen, die größten und dauerhaftesten Behandlungseffekte zu haben. Besonders häufig wird es in verhaltenstherapeutisch orientierten Therapieprogrammen (mit oder ohne DAF) genutzt. Die Definition des gedehnten Sprechens ist nur relativ grob, deshalb kann vermutet werden, daß jedes Therapeutenteam seine eigene Variante lehrt. Dieser Mangel an Beschreibbarkeit (Operationalisierbarkeit) entspricht nicht ganz den Ansprüchen der Verhaltenstherapie. Ein praktisches Problem dieser Technik ist, daß bei manchen Klienten das Sprechen nach Behandlungsende abnorm langsam und monoton klingt. Deswegen ergänzen CURLEE und PERKINS (1969, 1973) ihr Programm um einen zweiten Teil, der lebendiges Sprechen zum Ziel hat. In hierarchisch aufgebauten Schritten werden sieben Fertigkeiten geübt:

-   Sprechgeschwindigkeit graduell und auf das übliche Maß erhöhen
-   richtige Phrasierung
-   leichter, entspannter Stimmeinsatz
-   weiche Kontakte
-   atemreiche Stimme
-   natürliche Bindung der Wörter
-   normale Betonung

Durch die Arbeit an Atmung, Phrasierung und Prosodie soll nach dem Urteil der Therapeuten oder "naiver" Zuhörer normales Sprechen erreicht werden. Beispielhaft für den klinischen Einsatz des gedehnten Sprechens wird das "Prince-Henry-Programm" beschrieben (s. Abschn. 2.10.3).


## 2.10   Darstellung ausgewählter Therapieprogramme

### 2.10.1   Einführung

Drei Therapieprogramme werden im Zusammenhang dargestellt. Zwei davon gehen zurück auf den Ansatz von GOLDIAMOND (1965). Sie wurden im Laufe der Jahre einer Reihe von Weiterentwicklungen bzw. Veränderungen unterworfen. Wir stellen sie in ihrer neuesten Fassung vor. Beide Programme können als komplexe Beispiele der Anwendung von Verhaltenstherapie bei der Behandlung des Stotterns gelten. Das dritte Programm (COOPER und COOPER, 1985) ist eher eklektischer Natur, es verbindet lerntheoretische mit gesprächspsychotherapeutischen Elementen.

## 2.10.2 Das HOLLINS-Programm von WEBSTER (1980)

Das HOLLINS-Programm, in der ursprünglichen Fassung von WEBSTER und LUBKER (1968) entwickelt, setzte zunächst DAF als Sprechhilfe ein. Später wurde dies aufgegeben. WEBSTER (1974, 1980) ging von der Auffassung aus, daß die respirativen, artikulatorischen und phonatorischen Gesten des Stotterers verzerrt sind und daher durch intensives (Über-)Lernen neue, angemessene Sprechziele erworben werden müssen. Er versuchte, korrektes Sprechen in Komponenten zu zerlegen und Methoden zu ihrer Quantifizierung zu entwickeln, um sie leichter lehrbar zu machen. Die Qualität der therapeutischen Prozedur und ihre Effektivität sei gesichert, wenn es gelänge, alle Trainingsziele des Programms empirisch zu definieren und genaue Werte für die verschiedenen Flüssigkeitsfertigkeiten vorzugeben. Die präzise und objektive physische Definition der kritischen Reaktionselemente führe zur Verbesserung der Bewußtheit des Klienten für die notwendigen Verhaltenssequenzen. Dies sei für die Bildung fließenden (später automatisierten) Sprechens von grundlegender Bedeutung. WEBSTER definierte als Verhaltensziele Silbendehnung, weichen Stimmeinsatz, weichen Übergang zwischen den Silben, langsame Veränderungen innerhalb der Silben und Zwerchfellatmung.

Die Therapie ist in drei Hauptteile gegliedert, jeder Teil nimmt etwa eine Woche in Anspruch. Zu Beginn wird das Sprechen zeitlupenhaft verlangsamt. Die Klienten dehnen mit Hilfe spezieller Stoppuhren jede einzelne Silbe auf genau zwei Sekunden, um eine genaue Analyse der Sprechbewegungen zu ermöglichen. Im nächsten Schritt wird die Atmung überprüft und, da etwa zwei Drittel der Klienten unangemessen atmen, Zwerchfellatmung geübt. WEBSTER mißt diesem Schritt große Bedeutung zu, da die effektive Kontrolle der Stimmgebung von richtiger Atmung abhänge. Wo nötig, setzt der Therapeut ein Biofeedback-Gerät ein (Rückmeldung des Brustumfangs). Schon zu diesem frühen Stadium wird der Klient darauf hingewiesen, sich auch außerhalb der Klinik um richtiges Atmen zu bemühen. Er lernt dann, "funktional entspannte" Stimmeinsätze zu realisieren. Hierbei benutzt er ein weiteres Biofeedback-Gerät, den "Voice-Monitor", der die Geschwindigkeit und den Amplitudengradienten des Stimmeinsatzes rückmeldet. Bei zu hartem Einsatz leuchtet ein Licht auf, der Klient muß sich korrigieren.

Das Programm ist mit ca. 10 Therapiestunden pro Tag sehr intensiv. Jeder Therapie-Abschnitt dauert 20 Minuten, dann haben die Klienten 10 Minuten Pause. Die "falschen" Sprechverhaltensweisen sollen mit massierter Praxis durch neue, "richtige" ersetzt werden. Während des ersten Teils der Behandlung arbeiten die Klienten mit Hilfe eines programmierten Manuals weitgehend allein. Sie werden nur gelegentlich von ihren Therapeuten überprüft.

Im zweiten Hauptteil der Therapie reduzieren die Teilnehmer die Silbendehnung schrittweise auf ihren normalen Wert. Der Stimmeinsatz wird nach und nach "härter", das Atemmuster dem natürlichen Sprechen zunehmend angepaßt. Der Einsatz der flüssigkeitsgenerierenden Fähigkeiten erfolgt zunächst an kürzeren, dann längeren Wörtern, schließlich an Sätzen. Parallel dazu sind Transferaktivitäten vorgesehen, in denen die Fähigkeiten außerhalb der Klinik geübt werden. Auch diese Übungen sind in Inhalt und Zeitpunkt fest in den Gesamtablauf integriert.

Im dritten Hauptteil des Programms (in der Regel in der dritten Woche) stehen weitere Transferaktivitäten im Vordergrund. Die Klienten beginnen mit kurzen Telefonanrufen und erweitern ihre Übungen, bis hin zu anspruchsvollen, komplexen Gesprächen außerhalb der Klinik. Nach 19 Tagen hat der Klient das Ende des Standard-Programms erreicht, er hat ca. 100 Therapiestunden hinter sich gebracht und ist im Erfolgsfall in der Lage, in vielen schwierigen Situationen flüssig zu sprechen. Nach WEBSTER sei die Übertragung auf die häusliche Umgebung in aller Regel eine Routineangelegenheit, die mit relativ wenigen Schwierigkeiten erreicht werde.

WEBSTER (1977) hat einen hohen Anspruch an die therapeutische Arbeit. Er meint, es sollen (S. 71):

"zuverlässige, funktionale Beziehungen zwischen objektiv spezifizierbaren Reizen und Reaktionen etabliert werden ..."

Bei der Ausarbeitung und Überprüfung seines eigenen Programms ist er weniger rigoros vorgegangen. Der strenge verhaltensorientierte Ansatz beschränkt sich auf das Überlernen von Silbendehnung, weichen Einsatz und Sprechkontinuität. Weitere Ziele sind wenig oder gar nicht quantifiziert. Die Sprechgeschwindigkeitszunahme ist nicht systematisch programmiert (wie z.B. in den DAF-Therapien), und auch die Transfer- und Beibehaltungsphasen der Behandlung sind nicht so rigoros strukturiert wie die Eingangsphase, in der die verschiedenen Fehlverhaltensweisen eingeübt werden.

Die Begleitforschung entspricht ebenfalls nicht den hohen Ansprüchen. WEBSTER (1980) hält sein Programm für effektiv. In einer eigenen Untersuchung zeigten die meisten Klienten nur minimales Stottern (bis zu zwei Jahren nach Behandlungsende). Methodische Mängel machen die vorgelegten Daten wenig aussagekräftig. Eine Untersuchung von MALLARD und KELLEY (1982), die WEBSTERs Programm einsetzen, erbrachte keine beeindruckenden Ergebnisse. Unmittelbar nach Ende der Intensivtherapie waren die "Unflüssigkeiten" um 85% bis 90% vermindert, bei der Nachuntersuchung jedoch nur noch um ca. 50%. Außerdem berichten MALLARD und KELLEY, daß die Klienten bei Programmende relativ langsam sprachen, offensichtlich war Flüssigkeit zu diesem Zeitpunkt nur so zu gewährleisten.

Trotz der Kritik bleibt festzuhalten, daß der Ansatz von WEBSTER einige wertvolle Elemente enthält (z.B. der Versuch der Quantifizierung von Sprechvariablen), die Aufmerksamkeit verdienen und weiterentwickelt werden sollten. Die wenig intensive Forschungstätigkeit ermöglicht keine Aussage über die Bedeutung einzelner Elemente für den Therapieerfolg.


### 2.10.3  Das PRINCE-HENRY-Programm

Das PRINCE-HENRY-Programm (so benannt nach der australischen Klinik, in der es entstand), in seiner ursprünglichen Fassung von INGHAM und ANDREWS (1973) entwickelt, hat ebenfalls im Laufe der Zeit eine Reihe von Modifikationen durchgemacht. Ursprünglich wurde zum systematischen Erlernen und zur Generalisation des gedehnten Sprechmusters DAF eingesetzt, dies ist weggefallen. Die jetzt verwandte Sprechtechnik wird "Smooth Motion Speech" (Sprechen mit weicher Bewegung) genannt. Ihre Charakteristika sind (nach HOWIE et al., 1981) weicher Phonationseinsatz, kontinuierliche Luftgebung und zusammenfließende Bewegung der Artikulatoren, weiche Kontakte und Verlängerung der Vokal- und Konsonantendauer. Der einzige Unterschied zum gedehnten Sprechen besteht darin, daß die Vokalisation praktisch unverzerrt ist, vor allem  bleiben stimmlose Laute erhalten.

Das Programm umfaßt in seinem Kern drei Wochen Gruppen-Intensivbehandlung mit ca. 12 Therapiestunden pro Tag. Die erste Woche wird stationär durchgeführt, in den übrigen zwei Wochen erfolgt die Behandlung ambulant.[55]

Die Klienten erwerben das "Sprechen mit weicher Bewegung" durch Instruktion und Lernen am Modell. Die Anfangssprechgeschwindigkeit beträgt 50 Silben pro Minute (etwa ein Viertel des normalen Wertes). Wird mit dieser Geschwindigkeit gesprochen und die Technik instruktionsgemäß eingesetzt, ist Stottern praktisch unmöglich. Die

---

[55] Eine ausführliche Beschreibung des Programms geben ANDREWS, NEILSON und CASSAR (1987).

sekundären Symptome (Mitbewegungen) können unberücksichtigt bleiben, da sie unter diesen Sprechbedingungen nicht auftreten. Eine Übungseinheit dauert 45 Minuten. Der Klient erhält regelmäßig vom Therapeuten Rückmeldung über Qualität und Geschwindigkeit des Sprechens. Spricht er stotterfrei und liegt die Sprechgeschwindigkeit innerhalb der Zielvorgabe (+/- 20 Silben pro Minute), kommt der nächste Programmschritt, Erhöhung der Sprechgeschwindigkeit um 5 Silben pro Minute. Dieser Programmteil ist abgeschlossen, wenn der Klient 200 SpM erreicht hat (etwa normale Sprechgeschwindigkeit).[56] In der Regel unterhalten sich die Therapieteilnehmer über freie oder vorgegebene Themen, wobei jeder Klient pro 45-Minuten-Sitzung eine Minimalzahl von Silben sprechen muß.

Da das Token-System aufgegeben wurde, erhalten die Klienten nur noch sekundäre Bekräftigungen, Lob und Aufmerksamkeit des Therapeuten und der anderen Teilnehmer für gutes Sprechen.

Ein weiteres Element des Programms ist das Selbstbewertungs-Training der Teilnehmer. In der ersten Woche werden zweimal pro Tag 1-Minuten-Monologe mit Video aufgezeichnet. Klient und Therapeut betrachten das Band, schätzen es hinsichtlich Kontinuität, weicher Einsätze und Sprechgeschwindigkeit ein und vergleichen ihre Urteile. Später stehen bei der Bewertung "Natürlichkeits-Variablen" im Vordergrund wie Intonation, angemessene Pausen und allgemeine Präsentation.

Nach der ersten Woche sind die meisten Klienten in der Klinik bei normaler Sprechgeschwindigkeit stotterfrei. Waren die Therapieschritte in der ersten Woche rigide vorgegeben, werden die Teilnehmer ab der zweiten Woche freier. Sie können die Geschwindigkeit der eigenen Arbeit wesentlich mitbestimmen. Neben den im Therapieprogramm vorgegebenen 15 Standardaufgaben muß der Klient sich 15 persönliche Aufgaben wählen, die er individuell plant und die seiner eigenen Sprechumgebung angemessen sind. Zur erfolgreichen Bewältigung einer Aufgabe müssen mindestens 1.400 Silben stotterfrei mit normaler Geschwindigkeit (200 SpM +/- 40 SpM) gesprochen worden sein. Die Tonbandaufzeichnung der Aufgabe wird vom Klienten zunächst selber eingeschätzt, dann vom Therapeuten stichprobenartig überprüft. Jeder Tag der Transferphase beginnt und endet mit einer zweistündigen Sitzung, in der das weiche Sprechen geübt wird (zu Wochenbeginn mit 100 SpM, dann bis 220 SpM ansteigend).

Die dritte Phase des Programms - Vertiefung und Stärkung des Gelernten, Transferübungen zur langfristigen Beibehaltung - ist mittlerweile weniger strukturiert als zu Beginn, da die Mitarbeit der Klienten in der ursprünglichen Fassung recht schlecht war (viele Abbrüche).

In festgelegten Abständen nach der Intensivbehandlung (3, 6, 9 Wochen und 6 Monate später) werden die Klienten zusammengerufen, um den aktuellen Stand zu besprechen. Sind sie mit ihrem Fortschritt unzufrieden oder in den Sprechtests nicht stotterfrei, ist die Teilnahme an zusätzlichen Übungen möglich.

Alle Klienten sind dringend aufgefordert, nach Ende des Intensivprogramms für mindestens neun Wochen täglich formale Übungen und Generalisationsaufgaben durchzuführen. Außerdem wird ihnen nahegelegt, sich an Selbsthilfegruppen zu beteiligen und möglichst Kontakt zu Mitklienten zu halten.

Die wesentlichen Elemente des PRINCE-HENRY-Programms sind die weitgehend standardisierte Hierarchie von Sprechaufgaben und die vergleichsweise strikten Krite-

---

56 In der ursprünglichen Fassung des Programms wurde ein Münzbekräftigungssystem eingesetzt. Pro korrekte Leistungseinheit erhielt der Klient Geld, wobei der erzielbare Betrag überproportional anstieg, wenn der Klient über mehrere Einheiten hinweg fehlerlos blieb. Mißlungene Sitzungen oder unerfüllte Hausaufgaben führten zur Rückstufung auf der "Lohnskala". Somit wurden Fehler oder mangelhafte Kooperation relativ stark geahndet.

rien für den Programmdurchlauf. Fortschreiten ist nur erlaubt, wenn die vorhergehende Aufgabe stotterfrei gelöst wurde.

Die empirische Überprüfung des Programms durch ANDREWS und FEYER (1985) zeigte, daß das PRINCE-HENRY-Programm langfristig wirkt. Am Ende der Behandlungsphase war Stottern de facto eliminiert (0,1% gestotterte Silben), die Sprechgeschwindigkeit normal, negative Sprecheinstellungen signifikant vermindert. Dreizehn Monate später waren die Werte immer noch gut (1,1% gestotterte Silben). Als Mangel des Programms sieht INGHAM (1984), daß es noch keine Methode gebe, das gedehnte Sprechmuster (oder das "Sprechen mit weicher Bewegung") zu operationalisieren. Mit Hilfe von Computer-Technologie wolle er dieses Problem lösen. Die vorliegenden Beschreibungen des Programms lassen nicht deutlich werden, wodurch die Veränderung der Sprecheinstellungen bewirkt wurde. Lag es allein an den massierten Aufgaben, die nicht nur zu einer Generalisierung der erworbenen Sprechfertigkeiten führten, sondern auch Ängste und Vermeidungsverhalten löschten, oder enthielten die Gruppengespräche "unprogrammierte" psychotherapeutische Elemente? Wir glauben, daß letzteres zutrifft, wenn auch ANDREWS und INGHAM, die sich als Verhaltenstechnologen verstehen, das bezweifeln würden.


## 2.10.4 "Individualisierte Therapie zur Kontrolle fließenden Sprechens" von COOPER und COOPER

COOPER (1976, 1984, S. 2) versteht Stottern als Ergebnis "multipler koexistierender physiologischer und psychologischer Faktoren". Da neurologische Defizite, Lernfaktoren (Angst) und etablierte sprechmotorische Muster zu verändern seien, müsse ein Behandlungsprogramm all diesen Aspekten gerecht werden. Er vertritt die naheliegende Auffassung, daß diese Faktorenkonstellation für jeden Stotterer einzigartig sei, weswegen die Therapie je nach Bedeutung der verschiedenen Variablen individuell angelegt werden solle. Die Wichtigkeit der einzelnen Anteile wird mit Hilfe einer umfangreichen Testbatterie bestimmt.

Die wichtigsten Meßinstrumente:

1. Einstellung zum Stottern

Dieser Fragebogen enthält Items dieser Art: "Manchmal fühle ich, daß Stottern mein eigener Fehler ist." - "Ich denke, daß es mir wegen des Stotterns schwerer fällt, Freunde zu gewinnen." Je mehr Ja-Antworten der Klient gibt, desto negativer sind seine Einstellungen bzw. seine Gefühle. Hat er in dieser Skala einen hohen Wert, werden seine Einstellungen während der Therapie ausführlich bearbeitet.

2. Situationsvermeidung

Hier werden Sprechsituationen vorgegeben, die der Stotterer möglicherweise vermeidet. Diese Liste hat Bedeutung für die spätere Erstellung einer Hierarchie von Übungssituationen. Sie mag darüber hinaus bei Wiederholungen nach Behandlungsende der Messung des Fortschritts dienen.

3. Mitbewegungen

Hier werden typische Verhaltensweisen erfragt, die gemeinsam mit Stottern auftreten können: Stellung, Atmung, Veränderung der Gesichtszüge, syntaktische und semantische Verhaltensweisen (verbales Vermeidungsverhalten).

4. Häufigkeit und Dauer des Stotterns

Der Therapeut mißt Stotterverhalten bei drei Aktivitäten: Fragen beantworten, Aufsagen des Alphabets und Lesen eines 200silbigen Prosatextes. Gezählt werden die gestotterten Silben, außerdem wird die mittlere Dauer eines Sprechblocks geschätzt.

5. Einschätzung des Stotterschweregrads

Auf einem Fragebogen stuft der Klient die Schwere seines Stotterns ein. Der Kliniker ergänzt dies durch sein eigenes Urteil.

6. Einschätzung der Chronizität

Da wir wissen, daß viele Stotterer "spontan" remittieren, (s. Abschn. 1.4.3) ist es sinnvoll (zum gezielten Einsatz der zur Verfügung stehenden Kapazität), eine Aussage über die Chronizität des Stotterns zu machen. Die Validität des Chronizitätsfragebogens steht noch in Zweifel (s. dazu den Abschn. 3.7.3).

Neben diesen vom Klienten direkt erhobenen Daten mag die Eingangsuntersuchung noch durch Befragung wesentlicher Bezugspersonen ergänzt werden (bei Kindern Eltern und Lehrer, bei älteren Klienten Partner).

Das Ziel des Behandlungsprogramms ist für COOPER (1984, S. 11) "... das Gefühl von Kontrolle über das Sprechen." Dieses Gefühl von Kontrolle sei die Schlüsselvariable, da von ihr abhänge, ob auch nach Ende der formalen Therapie ein akzeptables Flüssigkeitsniveau beibehalten werde. Unflüssigkeiten zu zählen sei wenig erhellend, da die Veränderungen, die sich nach erfolgreicher Therapie einstellten, so komplex seien, daß sie sich mit einem solch einfachen Maß nicht angemessen zusammenfassen ließen.

Grobstruktur des Programms:

Identifikation und Strukturierung

Der Klient wird über den Behandlungsablauf informiert. Die Therapie im engeren Sinne setzt mit Beobachtungsübungen ein. Worin besteht das Stottern genau, welche Verhaltensweisen folgen ihm? Der Therapeut hat überwiegend die Rolle eines Lehrers. Wichtiges indirektes Ziel in dieser Phase ist der Aufbau einer positiven Therapeut-Klient-Beziehung.

Überprüfung und Konfrontation

In diesem Stadium beginnt die Modifikation von Unflüssigkeitsverhalten. Verliert der Klient beim Stottern den Blickkontakt, wird die Beibehaltung geübt, zunächst in der Kliniksituation, dann außerhalb. Dieses Training verursacht häufig negative Gefühlsreaktionen des Klienten. Sie werden im Gespräch aufgearbeitet. COOPER empfiehlt den Einsatz gesprächspsychotherapeutischer Techniken (ROGERS, 1959, 1962). Soweit notwendig wird der Therapeut den Klienten mit seinem Widerstandsverhalten konfrontieren.

"Anpassung" - Arbeit an der Kognition und am Verhalten

In dieser Phase wird die Arbeit an den Gefühlen und Einstellungen des Klienten zur Förderung fließenden Sprechens fortgesetzt. Die "flüssigkeitsinduzierenden Gesten" (FIGs) und ihr Gebrauch werden geübt; weiche Einsätze, langsames und weiches Sprechen, tiefe Atmung, Kontrolle der Lautstärke und Silbenbetonung. Der Klient wählt die Techniken aus, die ihm persönlich am meisten zusagen. Außerdem wird der Klient gelehrt, sich selbst effektiv zu bekräftigen und diese "neuen Kontingenzen" außerhalb der Therapie einzusetzen.

Regulierung und Flüssigkeitskontrolle

Der Therapeut strukturiert Sprechsituationen, in denen der Klient die FIGs einsetzen kann. Durch intensives Üben innerhalb und außerhalb der Therapie soll er das angestrebte Gefühl von Kontrolle entwickeln.

Die praktische Erfahrung mit dem Programm von COOPER und COOPER hat gezeigt, daß die Testbatterie für den Alltagsgebrauch zu umfangreich ist. Nicht nur der Zeitaufwand ist zu groß, auch scheint ihr Nutzen für eine differentielle, auf den einzelnen Klienten zugeschnittene Modifikation des Programms zweifelhaft. Die relativ allgemein gehaltenen Vorgaben des Programms erlauben dem Therapeuten zwar Individualisierung, diese findet aber in unkontrollierter Weise statt. Bislang ist nicht zu beurteilen, inwieweit der Verzicht auf eine klar definierte Technik von Vorteil ist. Ein Pluspunkt des Programms ist die Möglichkeit für Klienten, auch Themen jenseits des Sprechens zu berühren. COOPER hat sich über Jahre hinweg gegen den herrschenden verhaltenstechnologischen Trend gewandt und damit letztlich Recht behalten. Auch orthodoxe Verhaltenstherapeuten haben mittlerweile eingesehen, daß es nötig ist, kognitive Faktoren in die Therapie einzubeziehen. Im Vergleich zu anderen Therapieprogrammen ist der Veränderungsdruck hier geringer. Der Klient kann sein eigenes Tempo wählen. Endziel der Therapie ist nicht notwendig völlige Flüssigkeit, sondern das angesprochene "Gefühl von Kontrolle". Um dies zu erreichen, sei es dem heutigen Wissensstand am angemessensten (COOPER, 1985), eine "Breitbandtherapie" anzubieten. Die Beschränkung auf ein theoretisches System allein stelle eine unnötige Beschränkung dar.

Die komplexen Erfolgskriterien machen es schwer, die Effektivität des Programms zu beurteilen. COOPER (1984) glaubt, daß ca. 60% seiner erwachsenen Klienten langfristig positive Wirkungen zeigen. 20% erreichten normale Flüssigkeit (über einen Dreijahres-Zeitraum nachkontrolliert), 40% berichteten gelegentliche Stotterperioden, die aber "kontrolliertes Stottern" seien und daher grundsätzlich akzeptabel wären.


## 2.11 Zusammenfassende Bewertung der verhaltenstherapeutischen Ansätze zur Stottererbehandlung

INGHAM und ANDREWS (1973) diskutierten in einem Forschungsüberblick 13 Jahre verhaltenstherapeutischer Stottererbehandlung. Sie kamen seinerzeit zu dem Schluß, daß keine einzelne Technik oder der Einsatz verschiedener Methoden in Kombination zuverlässig und haltbar beim Klienten normales Sprechen herbeiführe. Inzwischen sind wieder ca. 13 Jahre vergangen, und die Frage liegt nahe, ob sich nach mindestens 300 weiteren Untersuchungen zur verhaltenstherapeutischen Behandlung des Stotterns, experimentell oder therapieorientiert, ein anderes Bild bietet. Die Antwort ist ein qualifiziertes "ja". Es hat sich gezeigt, daß gedehntes Sprechen, eingebettet in einen Kontext operanter Konditionierung, zu

"... akzeptierbar dauerhaften Reduktionen beim Stottern führt, die sich für mindestens ein bis zwei Jahre aufrechterhalten" (INGHAM, 1984, S. 437).

Relativiert werden muß die Aussage insofern, als noch nicht verstanden wird, worin der Wert gedehnten Sprechens liegt. Die Klärung dieses Problems wird noch auf sich warten lassen, weil "gedehntes Sprechen" ein Sammelbegriff ist, unter dem sich Variationen eines Themas subsumieren. INGHAM (1984) merkt an, daß es noch nicht mit befriedigender Zuverlässigkeit repliziert werden könne, da es an einer präzisen Definition mangele. ANDREWS (1985, mündliche Mitteilung) hält diesen Einwand, soweit es die Therapiepraxis betrifft, nicht für stichhaltig. Es käme auf die "Feinheiten" des gedehnten Sprechens nicht an. Sein wesentlicher Wert bestände darin, den Klienten zu zwingen, das Sprechen so weit zu verlangsamen, daß er genau registrieren kann, was er tut, wenn er fließend spricht. Diese verlangsamte Artikulation sei vermutlich für die motorische Umprogrammierung wichtiger als Kontinuität oder weicher Ansatz.

Keine wesentlichen Fortschritte haben sich in der Therapieffizienz ergeben. Zunächst wurde behauptet, daß verhaltenstherapeutische Stotterbehandlung in wenigen Stunden abzuschließen sei. Die Ergebnisse von Kurzzeitbehandlungen hielten der Nachkontrolle nicht stand, und seit der Meta-Analyse von ANDREWS et al. (1980) ist deutlich, daß längere Programme im allgemeinen auch bessere Ergebnisse erbringen. Dies ist im Lichte der physiologischen Forschung einleuchtend (s. Abschn. 1.5.5). Welche Rolle die Intensität der Therapie spielt, ist noch offen. ANDREWS et al. (1980) vermuten, daß sie irrelevant ist. PERKINS et al. (1974) berichten, daß intensiv behandelte Stotterer weniger Stunden zur Erreichung eines prinzipiell gleich guten Behandlungsergebnisses benötigten. Nach unserer klinischen Erfahrung hat der schnelle Erwerb der Flüssigkeit bei intensiven Programmen positive Wirkung auf die Motivation. Die aktive Mitarbeit fällt dem Klienten leichter, da die Fortschritte beeindruckend sind. Theoretische Überlegungen (und praktische Erfahrungen) mahnen jedoch zur Vorsicht. Kontinuierlich bekräftigte Verhaltensweisen nehmen in der Häufigkeit rasch zu, haben aber eine geringe Löschungsresistenz. Daher ist der allmähliche Übergang zu extensiverer Behandlung mit variabler Bekräftigung für die Beibehaltung des Gelernten vermutlich am vorteilhaftesten. Die Wahl des Behandlungsmodus in der Praxis hängt nicht nur von theoretischen Erwägungen ab, sondern auch von den Möglichkeiten der Institution, des Klienten und den Vorlieben des Therapeuten.[57]

Welche Bedeutung Einstellungen und Gefühle explizit in verhaltenstherapeutischer Stottertherapie haben sollen, bleibt umstritten. ANDREWS et al. (1980) ziehen aus ihren Daten den Schluß, daß Therapien, die primär an den Einstellungsveränderungen des Klienten arbeiten, wenig positive Effekte zeigen. CRAIG und ANDREWS (1985) berichten dagegen, daß Klienten mit einem internen "locus of control" Therapieergebnisse langfristig besser beibehalten. Klinische Erfahrung zeigt, daß negative Einstellungen zum eigenen Sprechen die Behandlung stören bzw. verzögern können. Die Annahme von RYAN (1974), daß flüssiges Sprechen automatisch Veränderungen in Einstellung und Selbstkonzept mit sich bringe, hat sich in unserer Arbeit nicht durchgängig bestätigt.[58] Ob die Weiterentwicklung kognitiver Techniken für solche "Nonresponder"-Wege aufzeigen wird, muß abgewartet werden.

Trägt Angstreduktion Wesentliches zum Behandlungsergebnis bei? AZRIN und NUNN (1974) bejahen die Frage. INGHAM und ANDREWS (1973) verneinen sie. ADAMS (1982) hält es sogar für abträglich, Angst beim Sprechen zu dekonditionieren.

Seine Argumentation:

Die Sprechqualität ist bei normalen Sprechern auch dann gut, wenn sie sehr emotional sind, da die korrekten sprechmotorischen Reaktionen in hohem Maße habitualisiert sind. Therapeuten Stotternder haben aus der Erfahrung mit ihren Klienten den falschen Schluß gezogen, daß Emotionalität reduziert werden müsse, um das Sprechen zu verbessern. Die Neutralisierung gefühlsbeladener Reize behindert möglicherweise den Transfer der erlernten Techniken in die reale Umwelt, weil der Klient belastenden Situationen regelmäßig ausgesetzt ist. Daher muß er darin trainiert werden, flüssigkeitsfördernde Verhaltensweisen auch dann einzusetzen, wenn er sehr emotional ist.

Die Wahrheit liegt vermutlich "in der Mitte". MARSHALL (1981) berichtet über einige Untersuchungen, die solch einen Schluß nahelegen:

---


[57] Dies gilt auch für die Frage Gruppen- oder Einzelbehandlung, Effektivitätsunterschiede wurden nicht gefunden.

[58] Auch aus anderen Problembereichen ist bekannt, daß sich "positive Erfahrungen" nicht notwendig beim Klienten "positiv" niederschlagen (FRANKS, 1985).

Angst vor öffentlichem Sprechen wurde mit Desensibilisierung in sensu behandelt. Die Teilnehmer berichteten über reduzierte Angst, die ebenfalls erhobenen Verhaltensmaße zeigten jedoch keinen wesentlichen Fortschritt. Erst das zusätzliche Training spezifischer Vortragsfertigkeiten erbrachte konkrete Verbesserungen. Da das Üben allein die Angst nicht wesentlich reduzierte, schlossen die Untersucher, daß Sprechkompetenz am besten durch Kombinationsbehandlung zu erreichen sei.

Bei der Definition des Therapieerfolgs, soweit es die Symptomatik betrifft, ist befriedigende Operationalisierung noch nicht erreicht. Genauere Analyse zeigte, daß das Sprechen "erfolgreich" behandelter Stotterer nicht notwendig "normal" ist. Sprechintensität, Pausen und Phonationsdauer können subtile Abweichungen zeigen (RUNYAN und ADAMS, 1978, 1979). Dieser Kritik wird mittlerweile durch Verfeinerung der Meßprozeduren Rechnung getragen. Ziel ist, reliable und valide Meßinstrumente zur Beurteilung der "Normalität" des Sprechens zu finden (vgl. INGHAM et al., 1985).

Die scharfe Kritik, der die verhaltenstherapeutische Behandlung in ihrer Anfangszeit ausgesetzt war, vor allem wegen des Einsatzes von Bestrafung, ist im allgemeinen einer milderen Betrachtungsweise gewichen. VAN RIPER, der ihr immer mit Distanz gegenüberstand, räumt ein, daß der Einsatz der operanten Konditionierung Therapeuten dazu erzogen habe, "weniger impulsiv und systematischer" zu sein (VAN RIPER, 1973). KRAUSE (1981) dagegen sieht die Therapiesituation  für Stotternde durch Verhaltenstherapie nicht als gebessert. Eine Behandlung, die sich allein auf Sprechflüssigkeit einenge, auch wenn der Klient dies explizit wolle, sei (S. 19):

"... entweder sadistisch, ignorant oder noch häufiger beides."

Nach KRAUSE (1981) soll Stotterbehandlung ganzheitlich sein und den kommunizierenden und phantasierenden Menschen einbeziehen. Verhaltenstherapeuten tun dies heute, wenn auch offensichtlich nicht in dem Maße, wie KRAUSE sich dies wünscht. Weiter wirft er den verhaltenstherapeutischen Therapieverfahren vor (S. 17), daß sie:

"... auf dem impliziten Einverständnis (beruhen), daß man die Störung nicht versteht."

Die Kritik ist insofern berechtigt, als dieser Überblick auf viele offene Fragen hingewiesen hat. Aber: Jeder, der über einen längeren Zeitraum mit Stotternden und "am Stottern" arbeitet, weiß, daß er Absolutheitsansprüche aufgeben muß. Daß uns noch vieles zum "Verständnis" des Stotterns fehlt, muß uns nicht daran hindern, gute therapeutische Arbeit zu leisten. Lediglich die Grenzen sind enger gesetzt. Aufgabe der Forschung ist es, sie zu erweitern.

In dem sich anschließenden praktischen Teil werden wir versuchen, unsere verhaltenstherapeutische Arbeit mit Stotternden vorzustellen, einschließlich der uns notwendig erscheinenden Erweiterungen, ohne die effektiven Grundbausteine der Verhaltenstherapie zu verwässern oder aufzugeben.

# 3 Die Therapie des Stotterns - Praxis

## 3.1 Grundsätzliche Überlegung zur Anlage der Therapie

### 3.1.1 Einführung

Bislang gibt es keine gesicherte und umfassende Stottertheorie im formalen Sinn. Dennoch besteht kein Zweifel, daß jeder Therapeut implizit von theoretischen Voreinstellungen ausgeht. FRANSELLA (1970, S. 22) umschreibt dies in folgender Weise:

"Im großen Ganzen kommt die Methode, die man auf ein Problem anwendet, nicht aus dem Blauen. Sie ist durch die Theorie bestimmt, die man von einem Problem hat. Auch wenn sie nicht explizit in formalen Begriffen formuliert wurde, ist sicher, daß sie - außer in sehr seltenen Fällen - existiert. Somit ist die eigene Theorie des Stotterns von fundamentaler Bedeutung für die Art und Weise, mit der man versucht, es zu beseitigen. Sähe man es z.B. als Symptom einer Neurose, würde Gruppen- oder individuelle Psychotherapie empfohlen. Sieht man es als Ergebnis von Spannung oder schlechter Atmung, wird man Entspannungstraining und Atemübungen verschreiben. Denkt man, es sei eine gelernte Reaktion auf bestimmte Umweltereignisse, wird man eine Form von Dekonditionierung benutzen."

Da wir Stottern ätiologisch als eine im Einzelfall in ihren Anteilen nicht auseinanderzuhaltende Mischung von physiologisch-organischen und psychologischen Faktoren verstehen (entsprechend der Multikausalität nach COOPER, 1985), sind die therapeutischen Folgerungen nicht so einfach ableitbar, wie von FRANSELLA beschrieben. Aber selbst in Fällen, in denen klare theoretische Vorstellungen bestehen, heißt dies nicht, daß die Therapie dem konsequent Rechnung trägt. Ein Beispiel gibt WIECH-MANN (1965). Er berichtet über den Streit zwischen der sogenannten "Berliner Schule" (die Stottern auf neurologische Ursachen zurückführte) und der "Wiener Schule" (die Stottern eher durch psychische Faktoren verursacht sah). Diese Auseinandersetzung, die sich Anfang des Jahrhunderts lange hinzog, habe nicht zu deutlichen Unterschieden in der therapeutischen Praxis geführt. Beide Schulen hätten "Übungstherapie" angewandt. Die auf der physiologischen Theorie der "zerebralen Dominanz" (TRAVIS, 1931) beruhende Therapie war ebenfalls vorwiegend psychologisch ausgerichtet (BLOODSTEIN, 1987).

Nach dieser Theorie (s. Abschn. 1.5.5.4) liegt bei Stotterern eine besondere neuronale Struktur vor. Der dominierende, kontrollierende und integrierende Mechanismus des zerebralen Kortex erfüllt seine Funktionen unzulänglich. Die Therapie schloß nicht nur Training zur Verbesserung der Dominanz (z.B. Händigkeitsübungen) ein, sondern auch Hilfe bei der Bewältigung emotionaler Streßsituationen, da angenommen wurde, daß bei emotionalem Druck die Gefahr der Desintegration erhöht war und somit die Symptomatik sich verschlimmere.

VAN RIPER (1957) gelangte zu der Auffassung, daß die Vielfalt der Therapiemethoden nicht so groß sei, wie man es angesichts der verschiedenen existierenden Theoriepositionen erwarten würde. Stottern, die Störung vieler Theorien, ist nur scheinbar auch eine Störung vieler Therapien. Die genauere Analyse der verschiedensten Behandlungsprogramme zeigt, daß sie hinsichtlich ihrer flüssigkeitsfördernden Technik auf wenige Grundelemente reduzierbar wird. Unterschiede bestehen lediglich darin, welche Technik in den Vordergrund gestellt wird und wie "breit" die Therapie angelegt ist, sie also über die Symptombehandlung hinaus tiefergehende oder zusätzliche Hilfe geben will.

Der Annahme einer multikausalen Determination des Stotterns entspricht konsequenterweise ein mehrdimensionaler Therapieansatz. WIECHMANN (1965, S. 323):

"Mir scheint, daß HEESE mit seiner Forderung einer integrierten psychologischen und Übungstherapie nach dem Stand unseres heutigen Wissens den Anforderungen recht gut entspricht. Danach gibt es keine Alternative: Übungsbehandlung oder Psychotherapie. Die Frage heißt vielmehr: Wie kann man alle Möglichkeiten der Therapie am besten verbinden?"

So einleuchtend multimodale Therapieansätze auf den ersten Blick sein mögen (LAZARUS, 1977), sie wurden auch kritisiert, z.T. wohl mit Recht. KRAUSEs (1981, S. 214) Einwand richtet sich darauf, daß die "integrativen Therapiekonzepte" nicht auf einem integrativen theoretischen Verständnis des Stotterns beruhten und somit nicht der:

"... Dogmatismus von Therapieschulen durchbrochen, wie mancherorts so positiv vermerkt wird, sondern unsere Unkenntnis verschleiert (wird)."

Bei der Vorstellung des Programms von COOPER und COOPER (1985, s. Abschn. 2.10.4) haben wir auf eine forschungsmethodische Schwierigkeit hingewiesen. Wenn Klienten kein einheitliches Therapieprogramm in systematischer Weise durchlaufen, ist gezielte Evaluation erschwert. Wünschenswert wäre sie, um das jeweilige Programm unter Berücksichtigung der praktischen und institutionellen Grenzen sinnvoll weiterentwickeln zu können, vorgefertigte Ansätze werden jedoch der therapeutischen Realität nicht gerecht. Keine Theorie oder Behandlungsform kann z. Zt. adäquat alle Aspekte des Problems bewältigen, daher können die Facetten des Stotterns effektiv nur innerhalb verschiedener konzeptueller Rahmen behandelt werden. Mehrdimensionale Therapiekonzepte sind nach unserer Auffassung unumgänglich. WENDLER (1981) konnte zeigen, daß dies heutiger Praxis entspricht. Die meisten Therapeuten arbeiten nicht nach festgelegten Programmen, sondern nach eigener, eklektisch entwickelter Methodik. Inzwischen "bekennt" sich auch PERKINS (1983), der seit Jahrzehnten mit Stotterern klinisch arbeitet und selber Behandlungsprogramme entwickelt hat, zu solch einem Standpunkt. Er sei mit der Zeit so pragmatisch geworden, daß er eine Technik beibehalte, wenn sie funktioniere. Außerdem solle die verhaltenstherapeutische "Überbewertung" flüssigen Sprechens aufgegeben werden. Eine eng, rigide definierte Behandlung werde der Komplexität der Störung nicht gerecht.

Daraus folgt, daß die Ausbildung der Therapeuten sehr breit sein muß, um die bestehende Lücke zwischen Theorie und Praxis mit technischem Geschick, Einfühlungsvermögen und auch Intuition zu überbrücken. Wir glauben, daß es gegenwärtig sinnlos wäre, ein "Rezeptbuch" für Therapie zu geben. Statt dessen muß der Therapeut über die effektivsten Bausteine der Stottertherapie informiert sein und sie in der für den Einzelfall geeigneten Weise optimal zusammensetzen, nicht zuletzt auch seinen Arbeitsbedingungen und seinem Arbeitsstil entsprechend. Hat er das Grundwissen um Therapieprozesse und wirksame Therapietechniken, wird er bei sorgfältiger Beobachtung der eigenen Arbeit im Lauf der Zeit die Erfahrungen machen, die nötig sind, um Klienten einem optimalen Behandlungsmodus zuzuweisen, also dem Problem differentieller Indikation in Ansätzen gerecht zu werden.


### 3.1.2 Wahl des Therapieziels: Fließend Sprechen oder "fließend Stottern"?

Einer der Hauptgründe dafür, daß es so viele "Stotter-Therapien" gibt, liegt darin, daß Stottern scheinbar leicht "zu heilen" ist. Der immer wiederkehrende Ablauf "schnelle Besserung, schneller Rückfall" führte in der IOWA-Schule zu einer strikten Gegenreaktion (s. Abschn. 2.1), BRYNGELSON (zit. nach MURRAY, 1980) formulierte dies so :

"Einmal ein Stotterer, immer ein Stotterer."

KOPP (1939, zit. nach MURRAY, 1980):

"Niemand hat jemals einen erwachsenen Stotterer geheilt."

Auch SHEEHAN (1975, S. 157) sieht Stottern nicht als etwas, das in engerem Sinne "heilbar" sei:

"Sie haben die Wahl, *wie* Sie stottern. Sie haben nicht die Wahl, *ob* Sie stottern."

Fließendes Sprechen galt nach dieser Auffassung als unrealistisches Ziel, stattdessen wurde dem Klienten "fließendes Stottern" (GREGORY, 1979) gelehrt. Er sollte dann, wenn er überhaupt stottern mußte, dies möglichst wenig verkrampft und abnorm tun.

Es ist nicht überraschend, daß mit der Entwicklung der Verhaltenstherapie, die erneut behauptete, stotterfreies Sprechen sei zu erreichen, heftige Kontroversen ausbrachen. Die Erfahrungen der letzten 20 Jahre haben gezeigt, daß weder die orthodoxen Verhaltenstherapeuten noch die "traditionellen" Kritiker in vollem Umfang recht behalten haben. Verhaltenstherapeutische Methodik hat, obwohl es ihr nicht gelang, neue Sprechtechniken zu entwickeln, gezeigt, daß "flüssigkeitsorientierte Therapieformen" durchaus effektiv sind.[59] ANDREWS et al. (1980) kommen in ihrer Meta-Analyse von Stotterbehandlungsmethoden zu dem Schluß, daß einige durchaus in der Lage sind, Stottern relativ kurzfristig zu eliminieren und daß der durchschnittliche Klient dann in der Lage ist, mit normaler Geschwindigkeit zu sprechen und diese Erfolge mittel- und langfristig aufrechtzuerhalten. Die in der Frühzeit der Verhaltenstherapie genannten hohen Erfolgsquoten erwiesen sich aber als unrealistisch.

Wir gehen von der Annahme aus, daß Stottern in der Regel eine organische, neurophysiologische Störung ist. Stotternde haben eine verminderte Kapazität für die Koordination sequentieller motorischer Komponenten des Sprechens (s. Abschn. 1.5.5.3). Die resultierenden Unterbrechungen führen zu Konsequenzen in der Umwelt, die ihrerseits einen komplexen Prozeß des Vermeidungslernens in Gang setzen können und zu seiner Aufrechterhaltung beitragen, somit die "psychologische Komponente" hinzufügend. Trotz der Annahme einer organischen Störung sehen wir Stottern als veränderbar. Dies erfordert intensives Training, wobei Techniken der Verhaltensmodifikation von großem Nutzen sind. Grundsätzlich sehen wir als Therapieziel, die motorischen Fähigkeiten normalen Sprechens so zu stärken, daß der Stotternde keine Zweifel darüber hat, daß er es mit wenig Aufmerksamkeit aufrecht erhalten kann. Wir glauben aber nicht, daß dies in allen Fällen realistisch ist. Abhängig von den Möglichkeiten des Klienten, seinem Willen bzw. seiner Motivation zur Veränderung, soll eruiert werden, was wünschbar und erreichbar ist.

Während der eigentlichen Behandlung bemühen wir uns, einen hohen Grad an Flüssigkeit zu erreichen. Der Klient weiß, daß er sich nicht prinzipiell ein perfektionistisches Sprechziel setzen soll, daß aber die Effektivität der Behandlung verbessert wird, wenn in der Klinik ein "Überlernen" stattfindet. Da niemand von sich selbst permanent Höchstleistungen erwarten kann, sollte sich auch der Klient darüber klar sein, daß er kaum darauf hoffen kann, auf Dauer stotterfrei zu sprechen, sondern daß er gelegentliche "Schwächeperioden" haben wird, dies vor allem zu Zeiten großer Bela-

---

59  Inzwischen hat unter Verhaltenstherapeuten ein Umdenkprozeß begonnen. Manche Autoren (z.B. RYAN, SHAMES) sind noch Verfechter des "stotterfreien Sprechens". Andere, so PERKINS (1983) meinen, daß die Überbewertung flüssigen Sprechens aufgegeben werden solle.

stung oder Müdigkeit. Wenn das neue Sprechen durch viel Training automatisiert ist, wird die Wahrscheinlichkeit erhöht, schwierige Phasen zu überstehen.


### 3.1.3    Die Wahl der Sprechtechnik

ANDREWS et al. (1983) haben die wesentlichen flüssigkeitsfördernden Techniken zusammengestellt. Stottern wird unter folgenden Bedingungen um 50% bis 80% vermindert: Allein sprechen, Sprechen in Koordination mit einer rhythmischen Bewegung, Veränderung der Tonhöhe, Flüstern, Sprechen unter DAF mit 50 bis 150 ms Verzögerung und Sprechen unter Masking. Um 90% bis 100% wird Stottern reduziert bei: Lesen im Chor, Lippensprechen, gedehntem Sprechen unter DAF, rhythmischem Sprechen, Schattensprechen, Singen und verlangsamtem Sprechen. Die wichtigsten, diese Bedingungen verbindenden Variablen sind Atmung, muskulärer Spannungsgrad, Intonation und Sprechgeschwindigkeit. Die therapeutische Umsetzung erfolgt mit Training in verlangsamtem Sprechen, weichem Einsatz mit leichten artikulatorischen Kontakten, Phonation mit geringer Spannung, Kontrolle der Atmung, Variation der Lautstärke und Tonhöhe und schließlich rhythmischem Sprechen.

Da noch umstritten ist, welcher Methode der Vorzug gegeben werden sollte, ist der Therapeut u.E. gezwungen, für sich entsprechend eigener Überzeugung und Vorlieben zu entscheiden. Die von uns eingesetzte Basistechnik wurde von AZRIN und NUNN (1974) unter dem Namen "Verlangsamtes Sprechen" eingeführt. Sie geht von der Beobachtung aus, daß Stotterer in der Regel versuchen, mit einer Geschwindigkeit zu sprechen, die beträchtlich über ihren Fähigkeiten zur Koordination von Phonation und Artikulation liegt (PERKINS et al., 1973). Verlangsamung erlaubt diese Koordination, soweit nötig ergänzen wir sie durch Atem- und Entspannungstraining. Reaktionskontingente Methodik (time-out) wird genutzt, wo die Kontrolle der Sprechgeschwindigkeit besonders schwerfällt.[60]

Auch in jüngster Zeit wurden Nachuntersuchungen zu der Studie  von AZRIN und NUNN (1974) durchgeführt.

SAINT-LAURENT und LADOUCEUR (1987) untersuchten Elemente der multimodalen verhaltensorientierten Stotterbehandlung auf der Basis der Atemkontrolle. Zwei Fragen wurden untersucht: Welche Effektivität haben massierte versus verteilte Praxis der kontrollierten Atmung? Welche Bedeutung hat ein Beibehaltungsprogramm?

Die Prozedur von AZRIN und NUNN wurde in zweierlei Hinsicht modifiziert: Sensibilisierungsphase - um den Versuchspersonen bei der Identifikation des Stotterns zu helfen, bekamen sie eine operationale Definition für jede Kategorie einschließlich eines Beispiels (eine Minute Tonbandaufnahme) vorgegeben. In der Phase "positive Aktivitäten" wurde für jeden Klienten eine individuelle Hierarchie aus schwierigen Sprechsituationen erstellt. Die Klienten übten reguliertes Atmen in diesen Situationen bei einem Rollenspiel. Zur Kontrolle der Übungen zu Hause wurden die Teilnehmer am Programm aufgefordert, sich systematisch für 16 Wochen selbst zu beobachten.

Die Ergebnisse zeigten, daß behandelte Stotterer der Placebo-Gruppe deutlich überlegen waren, überraschenderweise gab es jedoch keine Unterschiede für die Behandlungsmodi (intensiv versus extensiv), auch das "Beibehaltungstraining" steigerte nicht die Effektivität der Behandlung. Ursachen für das Ergebnis könnten sein, daß die massierte Behandlung aus dreimal acht Stunden pro Tag bestand. Ermüdung spielt hier vermutlich eine Rolle. Außerdem

---

[60]    TIFFANY (1980) hat überzeugend dargelegt, daß Erwachsene so schnell wie möglich sprechen. Dem entspricht die Beobachtung, daß Stotter-Klienten in der Therapie große Mühe haben, hinter ihrem scheinbaren Potential zurückzubleiben. Dies zu erreichen ist für uns eine der wesentlichen therapeutischen Herausforderungen.


94

ist wenig Gelegenheit zur Löschung des "unerwünschten Verhaltens" außerhalb der Therapiesituation gegeben.

Die klinische Bedeutung der Ergebnisse ist eingeschränkt, da nur ca. 50% der Versuchspersonen das Normalitätskriterium erreichten, und nach zehn Monaten wurde fließendes Sprechen nur für ca. 1/3 der Gruppe beibehalten. Dennoch liegen diese Werte deutlich über der Placebo-Gruppe.

Unklar bleibt, warum das Beibehaltungstraining nichts zum Endergebnis beitrug, möglicherweise generalisiert das Kernprogramm allein schon hinreichend.

WATERLOO und GÖTESTAM (1988) replizierten die AZRIN und NUNN (1974)-Studie in methodisch verfeinerter Weise. 32 Versuchspersonen wurden zufällig einer Behandlungs- oder Wartelistenkontrollgruppe zugeordnet. Die Behandlung bestand aus einer einzigen Sitzung, die zwei bis drei Stunden dauerte. Häufigkeit des Stotterns und Sprechgeschwindigkeit wurden vor und nach der Behandlung gemessen, außerdem zwei, drei und acht Monate später. Die Messung der abhängigen Variablen erfolgte für Lesen und spontanes Sprechen. Acht Monate nach Ende der Behandlung war das Stottern in der Kontrollgruppe signifikant vermindert, im Vergleich zur Kontrollgruppe wie auch im Vergleich zur Messung zu Behandlungsbeginn.

Wenngleich einige Teilnehmer in keiner Weise von der Behandlung profitierten, sind die Autoren doch der Meinung, daß die Methode der kontrollierten Atmung nach wie vor Substanz hat und vielversprechend ist. Als wesentlichen Vorteil sehen sie die Tatsache, daß nur wenig Zeitbedarf pro Klient bestehe. Ihre zusätzliche Bedeutung erhalten die Ergebnisse dadurch, daß auch "unbeobachtete" Messungen (Aufzeichnung von Telefongesprächen) durchgeführt wurden, die Generalisierung der klinischen Ergebnisse signalisierten. Festzuhalten bleibt allerdings, daß die Behandlung nur für einige Teilnehmer klinischen Wert hatte.

Zu Beginn unserer Arbeit waren wir überrascht, wie schnell Stotternde mit dieser Technik in der Lage waren, von schwerstem Stottern zu fließendem Sprechen zu gelangen. Da sich zeigte, daß diese schnellen Erfolge in aller Regel nicht haltbar waren, bemühten wir uns, den Veränderungsprozeß für Klienten bewußter ablaufen zu lassen. Wesentlich war hierbei die Verlängerung der Beobachtungsphase und der Zeit des systematischen Sprechtrainings. Ziel war und ist die Stärkung des Gefühls, Kontrolle zu haben, was besonders für die Rückfallprophylaxe wichtig ist. Wenn der Klient gelernt hat, mit einer "quasi-wissenschaftlichen Haltung" an sein Stottern heranzugehen, kann er im Bedarfsfall die entscheidenden Komponenten korrigieren, eventuell sogar, wenn er weiß, daß er in eine schwierige Phase gerät, seine Techniken präventiv einsetzen (z.B. die Sprechgeschwindigkeit so weit verlangsamen, daß die notwendigen Koordinationen aufrechterhalten werden können).

Nach unserer Erfahrung besteht meist keine Notwendigkeit, Mitbewegungen gesondert zu behandeln, sie gehen parallel zum Training der flüssigkeitsfördernden Technik von selbst zurück.

Schon während eines frühen Stadiums der Behandlung leiten wir die Klienten an, trotz der Verlangsamung mit relativ natürlichem Rhythmus und dem Inhalt angemessener Prosodie zu sprechen. Dieses Führen in Richtung Normalität ist wichtig, da sich einige Techniken nach unserer Auffassung deswegen nicht durchgesetzt haben, weil der Klient mit einem unnatürlichen Sprechmuster in die Umwelt entlassen wurde. Langfristige Beibehaltung ist nur zu erwarten, wenn die Stotternden ihr Sprechen nicht mehr als künstlich empfinden, wenn auch gelegentlich bewußtes Sprechen bzw. willentliche Kontrolle nötig sein mag. Um dies zu erreichen, ist eine große Anzahl von Stunden nötig (in der Regel geht man heute von 100 Stunden aus). ANDREWS et al. (1980) haben zeigen können, daß die Effektivität eines Programms mit seiner Stundenzahl zusammenhängt. Die Intensität soll nach ANDREWS und seinen Kollegen keine Rolle spielen, sie räumen allerdings ein, daß dieser Faktor mit der Anzahl der Stunden konfundiert sein könnte. PERKINS et al. (1974) berichteten, daß intensiv behandelte Stotterer weniger Stunden für ein prinzipiell gleich gutes Behandlungsergebnis benötigten. Drei Stunden täglicher Arbeit seien signifikant effektiver gewesen als drei Stunden pro Woche. HEESE (1964) empfiehlt ebenfalls, ohne Daten zu geben, "Stoßtherapie". Er hält tägliche Sitzungen für vorteilhaft, da Unterbrechungen von mehreren Tagen den Nachteil hätten, daß der Einfluß des Therapeuten zu gering bliebe und dadurch tiefgreifende Wandlungen nicht eingeleitet werden könnten. Mehr als eine Sitzung pro Tag sei zuviel, weil dies die Verarbeitungsmöglichkeiten des Klienten überstiege. WENDLANDT (1984) warnt vor Überaktivität des Therapeuten zu Beginn, möglicherweise gekoppelt mit zu hohen Erwartungen. Wir plädieren (und haben dies in der Praxis umgesetzt) für intensiven Therapiebeginn, dies allerdings in einer Haltung "aktiver Gelassenheit", mit nachfolgend längerfristigem graduellen Ausblenden der Behandlung.

### 3.1.4 Einstellungen und Emotionen

Welche Bedeutung Einstellungen und Gefühle explizit in verhaltenstherapeutischer Stottertherapie haben sollen, bleibt umstritten. ANDREWS et al. (1980) ziehen aus ihren Daten den Schluß, daß Therapien, die primär an der Einstellungsveränderung des Klienten ansetzen, wenig positive Effekte zeigen. INGHAM (1984) räumt ein, daß gelegentlich mit Hilfe angstreduzierender Methoden Therapieeffekte erreicht worden seien, daß er aber an deren Aufrechterhaltung zweifele. Es gäbe relativ wenig Hinweise auf eine klinisch signifikante oder auch theoretisch befriedigende Beziehung zwischen Stottern und Angst (s. Abschn. 1.5.4). PERKINS (1983) teilt diese Auffassung nicht. Er glaubt, daß Angstreduktion wie Sprechtechnik als Hauptbehandlungsmethoden ähnliche Erfolge erzielen. RYAN (1974) hat die Meinung vertreten, daß flüssiges Sprechen quasi automatisch die erwünschten Veränderungen in Einstellung und Selbstkonzept mit sich bringe. Dies hat sich nach unseren Erfahrungen nicht bestätigt. Es gibt auch in anderen Problembereichen Hinweise darauf, daß solch eine Sichtweise zu einfach ist. Manche Klienten ziehen aus den verschiedensten Gründen (z.B. Fehlattribution) nicht die erwarteten Schlußfolgerungen aus positiven Erfahrungen (FRANKS, 1985). Insofern erscheint die Kritik von WILLIAMS (1982) gerechtfertigt. Die Überbetonung von Behandlungsprozeduren führe dazu, daß die Technik vom Klienten als eine Krücke benutzt werde und die Einstellungen zum Problem unverändert blieben. Dies stelle eine Quelle der Rückfallgefahr dar. SHEEHAN (1970) hält das "Unterdrücken" des Stotterns durch Technik für besonders unsinnig. Klienten sollten sich mit ihrem Vermeidungsverhalten auseinandersetzen, ihre Scham- und Schuldgefühle bearbeiten. VAN RIPER (1973) plädiert für eine Kombination aus operanten und desensibilisierenden Techniken. Einerseits arbeitet er an der Modifikation des Stotterns, zum anderen versucht er, über Angstreduktion die Abnormität des Sprechens zu vermindern.

VAN RIPERs (1971) Forschungsüberblick hat die klinisch bekannte Erfahrung bestätigt, daß Stottern häufiger auftritt, wenn es erwartet wird, ein indirekter Hinweis auf die Bedeutung der Emotionalität. In einem anderen Zusammenhang stellt er fest (S. 154):

"... in der Mehrzahl der Fälle, in denen Stotterer sich "selbst heilten", fanden sie Wege, ihr Vermeidungsverhalten durch selbstsicheres Verhalten zu ersetzen."

Hier nun einige empirische Untersuchungen, aus denen hervorgeht, daß es für den Therapeuten sinnvoll ist, sich mit der Emotionalität, der Nervosität und dem Mangel an Selbstsicherheit von Stotternden zu befassen.

LANYON et al. (1978) setzten bei Stotterern eine Skala zum Schweregrad (SS-Skala) und den MMPI ein. Sie fanden zwei klar unterscheidbare Dimensionen: Eine Verhaltensdimension und eine Einstellungsdimension (primär bezogen auf Vermeidung und Angst). Den Inhalt der Einstellungsdimension beschreiben die Autoren als "Sensibilität".

GREINER et al. (1985) untersuchten "Reagibilität" auf interpersonellen Streß, gemessen mit Hilfe eines Persönlichkeitstests, der folgende Dimensionen enthielt: soziale Isolation, soziales Vertrauen, soziale Sensibilität. Die Gruppe der Stotterer zeigte eine größere Heterogenität und höhere Angstwerte als die Kontrollgruppen. Es ließen sich drei Angstarten unterscheiden: allgemeines Angstniveau, sprechsituationsbezogene Angst, wortspezifische Angst.

QUESAL und SHANK (1978) maßen die Kommunikationseinstellungen von Stotterern, Stimm- und Artikulationspatienten mit Hilfe der ERICKSON-Skala. Die Gruppe der Stottern-den zeigte die ungünstigsten Werte. Die Autoren folgern, daß es eine "Stotterer-Einstellung" gibt, die innerhalb der Behandlung zu einem zirkulären Problem werden kann. Bliebe die Einstellung unverändert, könne das Sprechen nicht besser werden und umgekehrt.

CRAIG und ANDREWS (1985) berichten, daß Klienten mit einem internen "locus of control" positive Therapieergebnisse langfristig besser beibehalten.

Wenn wir auch der Meinung sind, daß direkt emotions- und einstellungsverändernde Maßnahmen Teil der Therapie sein müssen, sollte doch die Argumentation von ADAMS (1982) nicht vergessen werden, daß Stotternde - wie normale Sprecher - auch in emotionsgeladenen Situationen fähig sein sollten, fließend zu sprechen.

Dieser Überlegung versuchen wir mit unserem Ansatz Rechnung zu tragen. Der Klient erlernt nicht nur die mit "Reserven" versehene notwendige Basisflüssigkeit für den Alltag, sondern auch Streßbewältigung ("Streßimpfungstraining" nach MEICHEN-BAUM, 1977) als Vorbereitung auf konfliktbehaftete Situationen, damit er unter Druck ebenfalls einen akzeptablen Grad flüssigen Sprechens aufrechterhalten kann.

Unser Vorgehen berücksichtigt auch u.E. das von RACHMAN und HODGSON (1974) beschriebene Phänomen der "Desynchronisation". Darunter wird verstanden, daß auf der Verhaltensebene Veränderungen eingetreten sein können, ohne daß die begleitenden emotionalen Veränderungen schon vollzogen sind. Diese mögen längere Zeit in Anspruch nehmen, was die Gefahr in sich birgt, daß überdauernde Ängste das erreichte Sprechniveau gefährden - falls der Klient nicht darauf eingestellt ist.

Ein breiterer Ansatz entspricht auch den Erwartungen der Klienten. In einer Befra-gung von SILVERMAN und ZIMMER (1982) nannten Stotterer als wesentliche Di-mension der Veränderung:

- Veränderung des Sprechverhaltens
- verminderte Wort- und Situationsvermeidung
- Veränderung von Einstellungen und Gefühlen bezüglich des Stotterns
- Veränderungen im interpersonell-sozialen Bereich.

Neben der klinischen Symptomatik ist also das Bedingungsgefüge, in das sie einge-bettet ist, wesentlich mitzuberücksichtigen. Dazu gehört nicht nur die Persönlichkeits-struktur, sondern auch die psychosoziale Situation des Klienten.[61]

Nach unseren Erfahrungen sollten wesentliche Bezugspersonen in die Therapie einge-bunden werden, nicht nur, weil die Mithilfe von Familie und Freunden wertvoll ist und Generalisation fördert, sondern auch, weil es gelegentlich im Verlauf einer er-folgreichen Behandlung zu familiären Ungleichgewichten kommen kann. Die Partne-rin eines Klienten mag Therapiefortschritte behindern, weil sie Unabhängigkeitsbe-strebungen fürchtet. In besonderen Fällen kann es nötig sein, die Stotter-Einzelthera-pie durch beziehungs- oder familientherapeutische Maßnahmen zu ergänzen.

---

[61] Selbst Therapeuten wie SHAMES und EGOLF (1976, S. 2), die sehr "technologisch" am stot-terfreien Sprechen orientiert sind, betonen: "Stottern ist schließlich ein Problem, das in einer so-zialen, interaktionellen Sprechumwelt existiert und seine Veränderung in der Therapie muß dieses Faktum einbeziehen."

Das Ansetzen an der Symptomatik bringt den Vorteil mit sich, daß nach der Verminderung des Stotterns besser beurteilt werden kann, ob zusätzliche Maßnahmen nötig sind. Nicht selten haben Klienten wegen des Stotterns kaum soziale Kontakte gepflegt und daher ihre allgemeinen Kommunikationsfertigkeiten wenig entwickelt. Dies mag nur für elementare Fähigkeiten, Wahrnehmung des Gesprächspartners (Blickkontakt), Sensibilisierung für Hinweisreize zur Vorbereitung des Gesprächswechsels, aber auch für weitergehende Gesprächsfähigkeiten gelten.

Ein Klient, 34 Jahre, hatte den größten Teil seines Lebens schwer gestottert. Nachdem er ein intensives stationäres Behandlungsprogramm durchlaufen hatte, konnte er fließend sprechen. Diese Tatsache "feierte" er damit, daß er einige Tage lang mit allen Personen seiner Umgebung sehr viel sprach. Dann berichtete er plötzlich, daß er recht deprimiert sei. Er habe alles gesagt, was er sagen wollte, jetzt fiele ihm nichts mehr ein. Offensichtlich hatte dieser Klient nie gelernt, mehr als nur oberflächliche Gespräche zu führen. Das Behandlungsprogramm wurde um ein Training in Konversationsfertigkeiten erweitert (RUSTIN und KUHR, 1983).


### 3.1.5 Exkurs: Die therapeutische Beziehung

GUMPERTZ (1961, S. 4) schreibt zur Therapie des Stotterns:

"Eine Tatsache bleibt zu Recht bestehen: Die Persönlichkeit des behandelnden Therapeuten ist einer der Hauptfaktoren für einen Erfolg, welche Methode auch immer bevorzugt werden mag."

Der Hinweis auf die Belanglosigkeit der eingesetzten Methode mag überzogen sein, doch gilt die Therapeut-Klient-Beziehung, gekennzeichnet von Vertrauen, gegenseitigem Respekt und positiven emotionalen Gefühlen, inzwischen allgemein als der vermutlich wesentlichste Wirkfaktor in der Psychotherapie (STRUPP, 1978; GARFIELD, 1980). Auch Verhaltenstherapeuten, die in der Vergangenheit das, was zwischen Therapeut und Klient geschieht, übervereinfachten, haben diese Sichtweise weitgehend übernommen.

CRISP (1966): Positive "Übertragung" führte zu besseren Ergebnissen bei der verhaltenstherapeutischen Behandlung verschiedener Störungen.

EMMELKAMP und VAN DER HOUT (1983): Bei der Behandlung von Agoraphobikern durch "exposure in vivo" zeigte sich ein signifikanter Zusammenhang zwischen Therapieresultat und "guten" Therapeuteneigenschaften wie Empathie, positive Wertschätzung und Selbstkongruenz (gemessen mit dem durch LIETAER, 1976, modifizierten Fragebogen von BARRET-LENNARD).

RABAVILAS und BOULOUGOURIS (1979): Positiv mit dem Behandlungsausgang (Behandlungstechnik "exposure in vivo") bei phobischen und Zwangsklienten hingen zusammen: Achtung, Verständnis und Interesse des Therapeuten. Negativer Zusammenhang: Befriedigung von Abhängigkeitsbedürfnissen.

Im Vergleich zu dem, was bisher über Stottern geschrieben wurde, existiert nur wenig Literatur über die Therapeuten, die Stotterer behandeln (VAN RIPER, 1975). COOPER (1972) faßt nach eigenen langjährigen klinischen Erfahrungen die Qualitäten zusammen, die ein Therapeut besitzen sollte:

- Fähigkeit, Gefühle zu äußern
- Offenheit gegenüber eigenen Gefühlen
- vornehmlich positive Gefühlsinhalte verbalisieren
- affektiv reflexiv und nicht direktiv
- insgesamt undogmatisch, aber im Detail diszipliniert

- nicht interpretieren
- geduldig.

Es ist deutlich, daß diese Vorschläge auf dem Boden der klientenzentrierten Gesprächstherapie (ROGERS, 1959, 1962) stehen.[62] Ähnliche Ansichten vertritt VAN RIPER (1975). Er meint mit TRUAX und CARKHUFF (1967), daß die wesentlichen Eigenschaften des Therapeuten akkurate Empathie, nicht besitzergreifende Wärme und Echtheit sein sollten.

CONTURE (1982) setzt die Schwerpunkte anders:

- viel Wissen über Stottern und angrenzende relevante Gebiete
- in der Lage sein, diese Informationen klar, logisch und sequentiell zu organisieren und in ein Therapieprogramm umzusetzen
- die Informationen dem Stotterer so zu präsentieren, daß er sie versteht, daß er einen Bezug dazu herstellen kann und daß sie ihm helfen, das Problem zu bewältigen.

SHEEHAN (1970, S. 281) legt ähnlich wie CONTURE großen Wert auf das Wissen der Therapeuten:

"Jeder Therapeut, der mit Stotterern arbeitet, hat die Grundverpflichtung, sich über die vielen speziellen Facetten der Störung zu informieren."

Außerdem schlägt er vor (S. 282):

"Einige Ausbildungsleiter verweigern Stotterern die Aufnahme in ihr Programm, wenn sie nicht vorher fließend sprechen lernen. Wir würden dies gerade umkehren; normale Sprecher sollten nicht Therapeuten werden, bevor sie nicht Stotterer waren."

SHEEHAN bezieht sich damit zwar primär auf die Erfahrungen, die ein Therapeut intensiv mit der Rolle machen sollte, aber die Frage, ob Stotternde Therapeuten werden sollten, stellt sich tatsächlich gelegentlich in der Praxis. VAN RIPER, GREGORY und andere stottern (ab und zu), was ihre Effektivität als Kliniker nicht beeinträchtigt zu haben scheint.[63] Der Nutzen liegt vermutlich in der leichteren Identifikationsmöglichkeit des Klienten mit dem Therapeuten. Außerdem entfällt der Kritikpunkt, daß die therapeutischen Anforderungen zu hoch geschraubt würden, weil es dem Behandler an Empathie fehle. VAN RIPER (1975) meint, daß der Therapeut zumindest einigermaßen fließend sprechen und daß er - was die Dynamik des Problems angehe - ein geschärftes Bewußtsein haben sollte. MURPHY und FITZSIMONS (1960) reduzieren die Antwort auf diese Frage prononciert: Genausowenig, wie einige Stotterer nicht Stotterer behandeln sollen, sollten dies auch einige Nicht-Stotterer nicht tun.

Welche Wünsche haben Klienten an ihre Therapeuten?

HAYNES und ORATIO (1978) befragten Klienten nach den Faktoren, die ihrer Meinung nach therapeutische Effektivität begründen. Interessanterweise wurde die meiste Varianz durch den Faktor Geschlecht und Aussehen erklärt. Der zweite Faktor wurde als Direktheit,

---

[62] GARFIELD (1980), der einen eklektischen therapeutischen Ansatz vertritt, setzt diese Prioritäten:
- Interesse an Menschen, einschließlich des Wunsches zu helfen
- nicht zu unangepaßt, weil sonst mehr Schaden als Gutes getan wird
- Sensibilität für Gefühle und Botschaften des Klienten
- echtes Interesse
- Fähigkeiten zum guten, mitfühlenden Zuhören
- gut erklären, klar und effektiv kommunizieren können
- das sachliche und methodische Wissen haben, das die vertretene Therapieform verlangt.

[63] Es versteht sich von selbst, daß stotternde Therapeuten nur den "Fließend-Stottern-"Ansatz vertreten können.

Unmittelbarkeit bezeichnet: Er umfaßte die Fähigkeit, plötzliche Probleme zu lösen, Ziele zu erreichen, die Mitarbeit des Klienten zu erlangen, seine Gefühle zu verstehen. Der dritte Faktor bezog sich auf technische Fertigkeiten: Theoretisches Wissen, die Fähigkeit, Bekräftigungen zu geben, Flexibilität. Faktor vier: Empathie, Echtheit, die Fähigkeit, den Klienten zu akzeptieren und ihm aufmerksam zuzuhören. Die letzten beiden interpretierbaren Faktoren betrafen die Konkretheit des Therapieziels und die "Nähe" Therapeut - Klient. Obwohl der Faktor der äußeren Attribute am meisten Varianz auf sich vereinigte, gaben erwachsene Klienten an, daß nicht er für die therapeutische Effektivität von Bedeutung sei, sondern die technischen Fähigkeiten des Therapeuten.

SILVERMAN und ZIMMER (1982) befragten erfolgreich therapierte Stotterer, welche Charakteristika sie an Therapeuten besonders schätzten. Am häufigsten wurden Wärme, Empathie, guter Zuhörer und Geduld genannt.[64]

Zwei der wichtigsten Eigenschaften, die ein Stotter-Therapeut unserer Auffassung nach mitbringen muß, sind Geduld und Gelassenheit, vor allem beim Umgang mit Rückfällen, die fast unvermeidlich auftreten. Wenn der Therapeut sie als Angriff gegen sich selbst interpretiert, wird er scheitern. An der Gelassenheit scheint es häufig zu fehlen. Darauf machte WINGATE (1971) mit seinem Artikel "The fear of stuttering" ("Die Angst vor dem Stottern") aufmerksam. Der Titel des Aufsatzes bezog sich nicht, wie man zunächst denken würde, auf die Ängste des Stotterers, sondern auf die des Therapeuten vor dem Stottern. WINGATEs Vermutung wurde in der Folgezeit mehrfach empirisch bestätigt.

ST. LOUIS und LASS (1981) berichten, daß "speech therapy students" glauben, Kliniker seien für die Behandlung des Stotterns nicht sehr kompetent. Mit zunehmendem Alter der Befragten stieg die Häufigkeit und die Stärke der Zustimmung zu dieser Aussage. Ähnliches ergab die Umfrage von RYAN (1982) unter Therapeuten. Nur 7% meinten, daß Stottern gut behandelbar sei und nur 16% vertraten die Meinung, daß es angemessene Behandlungsmethoden gebe. RAGSDALE und ASHBY (1982) untersuchten mit Hilfe des semantischen Differentials die Assoziationen, die durch die Begriffe "Stottern" und "Stottertherapie" ausgelöst wurden. "Stottern" hatte einen positiven Bedeutungshintergrund, "Stottertherapie" stellte ein negatives Konzept dar. Daraus folgern die Autoren, daß die theoretischen Aspekte der Störung auf der intellektuellen Ebene gut verarbeitet seien, daß der Gedanke an Therapie aber Angst auslöse. Diese steige mit Alter und Erfahrung. Auch ein höherer Informationsstand führe nicht zu positiverer Einstellung.

Die wichtigste Ursache und die naheliegendste Lösung für diese Problematik liegt in der Ausbildung. Offensichtlich ist sie nicht gut genug. Wenn wir annehmen, daß Stottern multifaktoriell verursacht ist, muß auch das Training "multifaktoriell" sein. In der Untersuchung von RYAN (1982) glaubten 70% der befragten Therapeuten, daß Stotterer auch psychologische Probleme hätten, aber nur ca. ein Drittel fühlte sich in der Lage, damit kompetent umzugehen. Die oben zitierten Untersuchungen legen nahe, daß der theoretische wie der praktische Teil[65] der Ausbildung verbesserungsbedürftig sei. Unter dem Gesichtspunkt "Therapieindikation für den Therapeuten" sollten die Schüler/Studenten verschiedene Therapieformen kennenlernen und erproben, um festzustellen, welcher Ansatz ihrem persönlichen Stil am ehesten entspricht. Hat der angehende Therapeut "seine" Therapierichtung gefunden, sollte das weder heißen, daß er dabei für immer bleibt, noch daß er damit alle Klienten behandeln kann. Die Ausbildung sollte die Bereitschaft zur Weiterqualifikation und Offenheit für neue

---

64    Beim Durchsehen der relevanten Literatur stellte GARFIELD (1980) allerdings fest, daß Empathie, Wärme und Echtheit wohl doch nicht die Bedeutung haben, die ihnen allgemein zugeschrieben wird. Es zeigte sich, daß die Zusammenhänge mit Therapieerfolg schwach waren. Ihre hohe Realisierung in der Therapiesituation führt nicht notwendig zu positiven Veränderungen bei Klienten.

65    Besonders nützlich ist nach unserer Erfahrung die Beobachtung erfahrener Therapeuten bei der Arbeit.

Entwicklungen stärken.[66] Flexibilität läßt sich fordern, in der Therapie aber die richtige Mischung aus Engagement und Distanz zu finden, das ist nur durch relativ lange Erfahrungsbildung möglich. Eine Hilfe dabei ist Selbstkontrolle[67] und gegenseitige Supervision.

Der Stotter-Therapeut kann und muß nicht der Übermensch sein, den die Eigenschaftslisten aus dem Eingang dieses Abschnitts suggerieren. Was er braucht, ist ein Blick für das Mögliche und die realistische Erkenntnis, daß Klientenvariablen mehr Varianz der Therapieergebnisse erklären als Therapeuten- und Prozeßvariablen (MAHONEY, 1980).


### 3.1.6    Schlußbemerkungen

Im Regelfall ist das Hauptziel der Therapie, die Fähigkeit des Klienten, normal zu sprechen, soweit wie möglich zu entwickeln. Um dies zu erreichen,

-   informieren wir den Klienten über die Prozesse, die den normalen Ablauf des Sprechens ermöglichen bzw. behindern
-   motivieren wir ihn, sich der mühseligen Aufgabe des Trainierens neuer Sprechmuster zu unterziehen
-   unterstützen wir ihn bei der Veränderung der Einstellungen und Gefühle zu sich und seiner Umwelt, soweit es dem Ziel der Therapie dient.

Die einbezogenen Komponenten sind

-   verbal motorisch
-   kommunikativ (-interpersonell)
-   kognitiv (-intrapersonell)
-   emotional (physiologische Anteile, Erfahrungsanteile[68]

In Anlehnung an BURNS und BRADY (1980) bemühen wir uns, den "Stotterzirkel" durch einen "Flüssigkeitszirkel" zu ersetzen (s. Abb. 6a, 6b).

Die eigentliche therapeutische Arbeit beginnt mit Analyse und Veränderung des Symptoms. Das ist für den Klienten einsichtig, weil es (im Normalfall) seiner Problemdefiniton entspricht. Die starke Strukturierung dieses Teils gibt Therapeut wie Klient rasch eine Vorstellung von Veränderungsmotivation und den für die Therapie bedeutsamen Stärken und Schwächen.

---

[66] WENDLER (1981) berichtet, daß zwei Drittel der befragten Therapeuten angaben, während der Zehnjahresperiode (1965-1975) ihre Therapie nicht verändert zu haben.

[67] Mit Hilfe einer selbstkonstruierten bipolaren Eigenschaftsliste von "meßtechnisch ungeklärtem Wert" schätzte VAN RIPER Aufzeichnungen seiner Therapien ein. Er versuchte damit, sich seine Reaktionen auf bestimmte Verhaltensweisen von Klienten transparenter zu machen. Es schärfe die eigene Wahrnehmung und diene so vermutlich der Verbesserung (Effektivitätssteigerung) seines Therapeutenverhaltens. Die Liste ist im Anhang wiedergegeben.

[68] Die Verbindung zwischen den physiologischen Abläufen und dem Therapieansatz sei mit ZIMMERMANN (1980, S. 133-134) noch einmal bekräftigt: "Die Verminderung von Streß in Sprechsituationen mag der Verminderung von Unflüssigkeiten dienen, weil dadurch die Auslöseschwelle für unerwünschte gebahnte Reflexe sinkt und/oder die Bewegungsvariabilität vermindert wird."

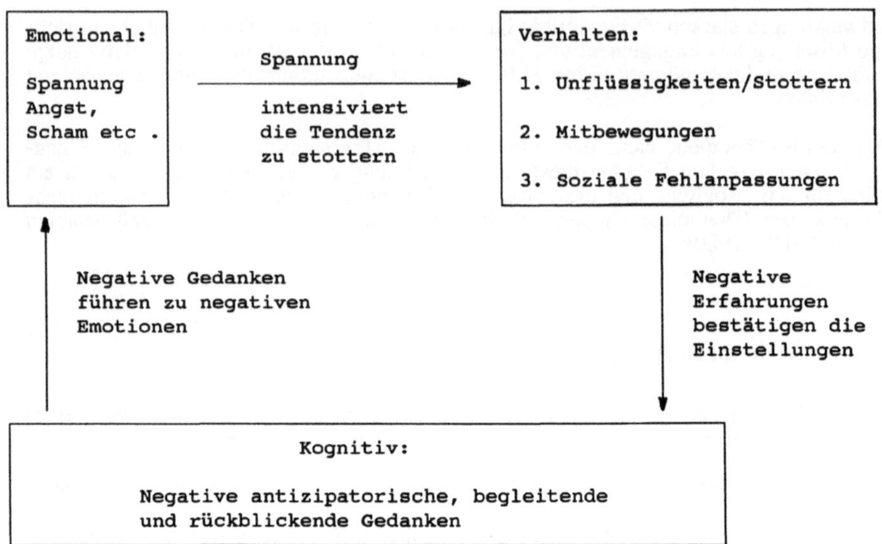



**Abb. 6a** Stotterzirkel: Der Stotterer befindet sich in einem sich selbst bekräftigenden Kreis, in dem kognitive, emotionale und Verhaltens-Komponenten beständig in einem geschlossenen System interagieren. (Nach BURNS und BRADY, 1980)

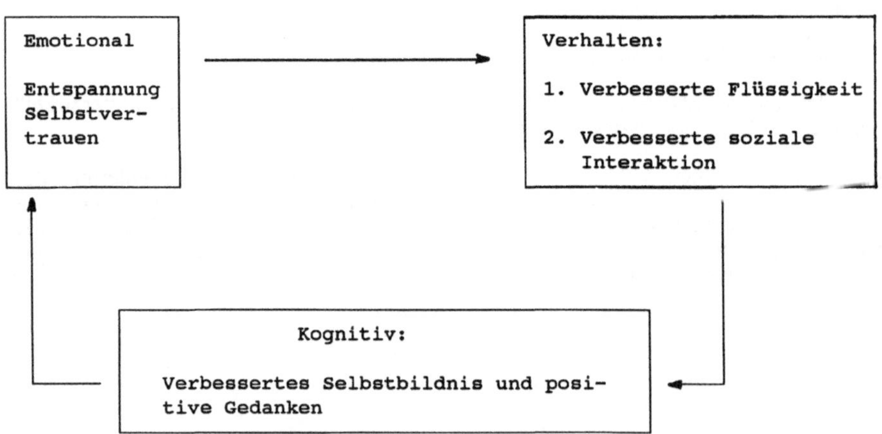



**Abb. 6b** Flüssigkeitszirkel: Das Ziel der Behandlung ist es, einen Kreis zu entwickeln, in dem verbesserte Flüssigkeit, positive Einstellungen und Entspannung in einem sich gegenseitig bekräftigenden System interagieren. (Nach BURNS und BRADY, 1980)

Unser therapeutischer Ansatz enthält ein "Paradox": Einerseits üben wir mit dem Klienten eine stottervermeidende Technik. Andererseits streben wir an, die mit dem Stottern verbundenen negativen Gefühle zu vermindern, eine das Stottern grundsätzlich akzeptierende Haltung zu fördern. Dies erscheint uns besonders als Rückfallprophylaxe wichtig. Stottermomente nach Ende der Therapie sollen von minimaler Angst und Peinlichkeit begleitet sein, um die Reaktivierung des "Stotterzirkels" zu vermeiden. Aus dem Gefühl, die notwendigen Kontrollfertigkeiten zu haben und minimaler Angst bei wiederauftretendem Stottern wachsen die besten Therapieerfolge. Entsprechend der individuellen Problemlage gilt es, die "sprechtechnische" Seite und die damit zusammenhängende emotionale Problematik in ausgewogener Weise zu bearbeiten. Um die Überschaubarkeit des Ablaufs zu gewährleisten, werden im Gespräch mit dem Klienten Prioritätsentscheidungen getroffen und Teilziele benannt, die in sinnvoller Abfolge erreicht werden können/sollen. Bei geschicktem Aufbau der Therapiestufen und einem Fortschreiten im Programm mit einer Geschwindigkeit, die den Möglichkeiten des Klienten angepaßt ist, werden sich die Erfolgserlebnisse einstellen, die das Selbstvertrauen stärken und zum späteren Bewältigen schwieriger Aufgaben ermutigen. Übergeordnetes Ziel der Therapie ist, die Selbststeuerungsfähigkeiten des Klienten so weit zu stärken, daß er "Meister seines Sprechens, nicht sein Sklave" ist (MURRAY, 1980).


## 3.2 Vorbereitung der Therapie

### 3.2.1 Einstellung des Klienten auf die Therapie

Die Vorbereitung des Klienten auf das, was ihn in der Therapie erwartet, ist zur Förderung der Motivation bzw. Mitarbeitsbereitschaft besonders wichtig. Angelehnt an ZIMMER (1983) sollen die Faktoren genannt werden, welche die Therapiemotivation beeinflussen.

Erwachsene Stotterer haben meist einen oder mehrere Therapieversuche hinter sich. Zu einem neuen Therapeuten kommen sie deshalb mit einer Mischung aus Hoffnung und Skepsis. Dessen erste Aufgabe ist es, die Hoffnung auf Änderung zu verstärken, die Angst vor Veränderung (die zu Beginn allerdings nur eine kleine Rolle spielt) zu schwächen. Besonders wichtig ist in diesem Stadium das Wecken einer positiven, aber realistischen Therapieerwartung. TRUAX und CARKHUFF (1967, S. 175):

"... die Hoffnung des Patienten zu Beginn auf Besserung (ist) ein wesentlicher Faktor für die Wahrscheinlichkeit, daß diese wirklich eintritt ..."

Der Klient muß den Therapeuten als vertrauenswürdigen Experten, der einen einleuchtenden Ansatz vertritt, akzeptieren. DAVISON (in GOLDFRIED, 1980) vergleicht ihn mit einem Verkäufer in einem Bekleidungsgeschäft: "Versuch das Kleid, es wird Dir gefallen..". Der Klient soll ermutigt werden, sich auf etwas Neues einzulassen, um die Vorteile und Risiken/Probleme einer anderen Rolle - "normaler Sprecher" - zu erproben. Zur Förderung dieser Entwicklung wird sich der Therapeut darum bemühen, den Therapieprozeß transparent zu machen. Die Vorgabe einer klaren Struktur vermindert Unsicherheit. Der Therapeut gibt Informationen zur Entstehung und Aufrechterhaltung des Stotterns[69] und skizziert die notwendigen Bedingungen zu seiner Veränderung. Damit wird angestrebt, das Problembewußtsein des Klienten so zu verändern, daß die Problemlösung möglich erscheint.

Eine zeitökonomische Art, den Klienten auf das Therapieangebot einzustellen, haben SHAMES und FLORANCE (1980) gefunden.

Die prospektiven Klienten sehen ein Videoband, das den Ablauf der Therapie zeigt. Eingestreut sind Kommentare von ehemaligen Klienten. Vor allem wird über die Art der Veränderungen bei den Teilnehmern gesprochen, ihre ursprünglichen Erwartungen und wie diese sich im Lauf des Programms verändert haben.

---

69  Zu diesem frühen Zeitpunkt werden nur allgemein gehaltene Informationen gegeben. Eine genaue Einführung in die Physiologie und Motorik der Sprechproduktion erhält der Klient zu Beginn der eigentlichen Therapie.

Im Prinzip geht es beim ersten Kontakt darum, die "Lernanforderungen" des Therapeuten mit den "Lernerwartungen" und "Lernmöglichkeiten" (den Stärken und
Schwächen) des Klienten zu vergleichen und so rasch und so weit wie möglich aneinander anzunähern. Dies gilt besonders für das unverzichtbare Kernstück der Therapie:
Hohe Eigenbeteiligung des Klienten.

FERNAU-HORN (1965) antwortete auf die Frage, wieviel Stotterer sie schon geheilt habe:
"Keinen einzigen. ... - ich kann nur immer besten Willens den Weg zeigen. Gehen muß ihn
der Patient selbst."

Der Therapeut gibt Beispiele, wie die Eigenarbeit aussieht. Der Klient soll Erfahrungen machen, die - mit Bestätigung, Ermutigung und Unterstützung des Therapeuten -
sein Selbstvertrauen, seine Fähigkeit, sich Problemen oder Schwierigkeiten zu stellen,
stärken. Eine Vielzahl mißglückter Lösungsversuche in der Vergangenheit mag das
Gefühl, selbst Probleme bewältigen zu können, untergraben haben. Diese "gelernte
Hilflosigkeit" (MILLER und SELIGMAN, 1982) gilt es abzubauen. Besonders wichtig ist vor allem am Anfang die Beeinflussung der Ursachenzuschreibung ("Ich bin
meinem Stottern nicht hilflos ausgeliefert, es ist nicht unbeeinflußbar, mit meinen Fähigkeiten kann ich es verändern"). Langfristig haltbarer therapeutischer Erfolg hängt
davon ab, daß der Klient das Gefühl entwickelt, die Veränderungen selbst geschafft
zu haben. Entsprechend muß der Therapeut die Stärken des Klienten entwickeln, ihm
Möglichkeiten zur Entfaltung seiner Eigeninitiative eröffnen.


### 3.2.2 Die Analyse des Problems


### 3.2.2.1 Allgemeine Vorüberlegungen

Die Verhaltensanalyse[70] zu Beginn der Therapie schafft die Voraussetzungen für die
Therapieplanung und die Wahl der Behandlungsmethodik. MEYER und CHESSER
(1970, S. 180) merken an, daß:

"... erfahrene Verhaltenstherapeuten ... fast einstimmig der Ansicht (sind), die schwierigste
Aufgabe sei die anfängliche Analyse der Symptome ihrer Patienten ..."

Unter Verweis auf die "experimentelle Wurzel" der Verhaltenstherapie wurde der
Therapeut angehalten, die Verhaltensanalyse so durchzuführen, daß an ihrem Ende
Hypothesen zur Entstehung und Aufrechterhaltung des unerwünschten Verhaltens
stünden, die in der Behandlung getestet werden könnten (SHAPIRO, 1951; YATES,
1970). Daß das theoretische Fundament solch einer Herangehensweise lückenhaft
war, erkannten KANFER und PHILIPS (1970, S. 628):

"Der Verhaltenstherapeut kann aus keiner umfassenden Theorie über das menschliche Lernen
schöpfen. Er besitzt im Bestfalle eine Methodologie, die in wissenschaftlichen Doktrinen
wurzelt, und einige wenige Grundprinzipien, die er durch Extrapolation oder Analogie anwendet."

Dadurch müsse sich der Therapeut aber nicht hemmen lassen (S. 50):

---

[70] Da Verhaltenstherapie über die Behandlung des "Verhaltens" allein hinausgeht, gibt es Autoren
(z.B. HAND, 1986), die den Begriff "Problemanalyse" benutzen. Dieser enthält die Unterkate-
gorien Verhaltensanalyse, Bedingungs- und Funktionsanalyse, Motivations- und Beziehungs-
analyse. Wir bleiben hier bei dem Begriff "Verhaltensanalyse" in seinem breiteren Bedeutungshintergrund.

"Das primäre therapeutische Ziel des Klinikers ist die Verwirklichung einer effektiven Veränderung, nicht jedoch das umfassende Verständnis für die Variablen, die seine Patienten beeinflussen."

Somit sind die theoretischen Ansprüche, die an die Verhaltensanalyse gestellt werden können, begrenzt. Sie kann als "funktionale Analyse"[71] verstanden werden, im Sinne einer pragmatischen Strategie zur Lösung von Problemen. Sie beschränkt sich auf die Aussage, daß zwei Variablen funktionell zusammenhängen und weicht damit dem Problem der Kausalität aus. Untersucht wird lediglich, welche Variablen ein Phänomen beeinflussen und in welcher Art und Weise sie dies tun. Die Interpretation der Daten basiert auf der theoretischen Perspektive des Untersuchers. Der wesentliche Vorteil der funktionalen Analyse liegt darin, daß die erhaltenen Informationen geordnet und damit überschaubar gemacht werden können.

Die Anzahl der Faktoren, die beim verhaltensanalytischen Interview einbezogen werden sollten, erhöhte sich (KANFER und SASLOW, 1969; LAZARUS, 1973; FIEDLER, 1979; BARTLING et al., 1980; CASPAR, 1987), ohne daß sich allgemein anerkannte Leitlinien dafür entwickelten, wie die zusätzlichen Informationen in die Behandlungsplanung eingehen sollten. Es besteht heute weitgehend Einigkeit darüber (GRAWE, 1986), daß Therapie nicht genau planbar ist, daß Entscheidungen nur ganz begrenzt aufgrund von Theorien oder gesichertem empirischen Wissen gefällt werden. Das muß nicht "Willkür" in der klinischen Praxis zur Folge haben. Die Methodik der Verhaltensanalyse hilft, klinische Erfahrungen kontrolliert zu gewinnen, diese für selektive und adaptive Indikationsentscheidungen zu nutzen und bei Behandlungsende Rechenschaft über den Erfolg der Therapie unter Analyse der Vorgehensweise abzulegen.

Das Erstinterview besteht aus vier Hauptteilen: Erschöpfende Sammlung der Probleme; Analyse der Problementwicklung; Suche nach prädisponierenden Faktoren; integrierende Zusammenfassung der Informationen, die ein Verständnis der Problematik erlaubt und es ermöglicht, die ersten praktischen Schritte der Behandlung festzulegen.

Das Gesamtproblem Stottern wird in Teilprobleme "zerlegt" (z.B. motorisches Verhalten beim Sprechakt, Atmung, soziales Vermeidungsverhalten, "irrationale Gedanken"). Den Teilproblemen werden bestimmte Therapiemethoden zugeordnet. In der konkreten Therapieplanung erfolgt die Gewichtung der einzelnen Probleme und die Festlegung, in welcher zeitlichen Reihenfolge (oder Kombination) die Interventionen erfolgen. Die Planung ist vorläufig, da sich während der Therapie neue Informationen, eventuell sogar neue Ziele ergeben können, die eine Umstellung der Vorgehensweise erfordern. Die Messung des Stotterns wird durch die Behandlungsphase hindurch fortgesetzt, um unmittelbare Hinweise auf die Effekte der eingesetzten Techniken zu bekommen. Für den Fall, daß die Behandlung nicht zur Verminderung des Stotterns führt, bzw. die Symptomatik in unerklärlicher Weise fluktuiert, erlaubt das fortwährende Messen ein rasches Erkennen dieser Erfolglosigkeit, eine Reanalyse würde dann im positiven Fall zum Erkennen bislang nicht berücksichtigter Variablen führen und eine veränderte Intervention zur Folge haben.[72] Im konkreten Fall mag sich dieser Ablauf mehrfach wiederholen, entsprechend der empirischen Orientierung der Verhaltenstherapie.

Der Klient sollte auf diese Vorgehensweise eingestimmt sein. Von Vorteil für die Strukturierung der Therapie und die Förderung der Kooperation ist, wenn der Kliniker sich und dem Klienten beständig Klarheit darüber verschafft, warum er in einer gegebenen Phase eine bestimmte Technik vorschlägt bzw. einsetzt.

---

[71] Der Begriff kommt aus der Mathematik (OWENS und ASHCROFT, 1982) und wurde psychologisch in der klassischen Analyse benutzt (JONES, 1983).

[72] Hier wird deutlich, daß die Verhaltensanalyse nicht nur am Anfang der Therapie steht, sondern ein fortdauernder Prozeß ist.

Auch bei der Behandlung des Stotterns gilt, daß sich aus gleichartiger Topographie des Problems nicht notwendig eine standardisierte Herangehensweise ableitet.

Ein 13jähriger Junge wurde von seinen Eltern zur Behandlung angemeldet. Er stotterte (erstmalig) seit ca. sechs Monaten. Die Verhaltensanalyse zeigte, daß mit dem Stotterbeginn steigende Schulschwierigkeiten und Konflikte mit Klassenkameraden einhergingen. Kurzzeitige, versuchsweise Arbeit an dem Symptom führte nicht zu dessen Verbesserung. Die Hilfe bei der Bewältigung der Schulprobleme und die Lösung der Konflikte in der Klasse erhöhte die Selbstsicherheit des Jungen. Das Stottern verschwand ohne weitere symptomatische Therapie.

Selbst wenn die funktionale Analyse vermuten läßt, welche grundlegende Probleme für das vorrangige Symptom bedeutsam sind, mag es nicht immer sinnvoll sein, diese sofort anzugehen. Es kommt vor, daß der Klient für die spezifische Formulierung des Problems durch den Therapeuten noch nicht bereit ist. Eine Aussage wie "Sie brauchen Ihr Stottern, um Ihren beruflichen Mißerfolg damit zu erklären" mag beim Klienten Abwehr auslösen und das Gefühl hervorrufen, nicht ernstgenommen zu werden. Selbst wenn der Therapeut das Gefühl hat, daß solch eine Hypothese höchstwahrscheinlich zutrifft, ist es im Regelfall besser, mit symptomatischer Arbeit zu beginnen, den Klienten "dort zu treffen, wo er ist". Ob der Therapeut mit seiner ursprünglichen Vermutung recht hatte, wird der Verlauf der Behandlung zeigen.


### 3.2.2.2      Die Durchführung der Verhaltensanalyse


### 3.2.2.2.1      Zielfindung und Motivationsklärung

Im Eingangsinterview bzw. der Verhaltensanalyse sammelt der Therapeut die Informationen, die er braucht, um zu entscheiden, ob er bereit ist, ein Therapieangebot zu machen, und wenn ja, welches.

Zu Beginn des Kontaktes werden dem Klienten die Prinzipien der Datensammlung erklärt, wie die erhobenen Informationen zu Hypothesen über Entstehung und Aufrechterhaltung der Störung verdichtet werden und schließlich zur Planung der Therapie führen. Schon zu diesem frühen Zeitpunkt soll der Klient zur Steigerung seiner Mitarbeitsmöglichkeit und -bereitschaft Verständnis für den Ablauf gewinnen. In diesem Zusammenhang weisen wir ihn auch darauf hin, daß sich im Lauf der Zeit wahrscheinlich die Notwendigkeit ergeben wird, den ursprünglichen Plan zu verändern, entweder wegen modifizierter Zielsetzung oder durch die noch unabsehbaren Folgen der Therapieerfahrungen. Vor allem aber wäre der therapeutische Ablauf zu verändern, wenn die angestrebten Fortschritte nicht einträten oder nicht stabil seien. Die Anzahl der erforderlichen Reanalysen sollte möglichst gering sein, um den Klienten nicht so unsicher zu machen, daß er das Vertrauen in den therapeutischen Ansatz verliert.

Der Therapeut kann nicht davon ausgehen, daß er schon zu Beginn alle relevanten Informationen bekommt. Dies ist nicht nur aus zeitlichen Gründen unmöglich, sondern auch deswegen, weil Klienten sich nicht von Anfang an öffnen werden.[73] Außerdem mögen sie sich über ihre eigenen Wünsche nicht völlig klar sein, was besonders für die Frage der Therapiemotivation gilt. Der Klient kann durchaus den ernsthaften Wunsch haben, fließendes Sprechen zu erlernen, trotzdem bleibt die Frage bestehen, ob dieser hinreichend stabil ist, den unter Umständen recht schweren Anforderungen

---

[73] Es wäre fruchtlos, wenn der Therapeut Druck ausübte. Es ist besser, sich zunächst mit weniger Informationen zu begnügen und später, wenn die therapeutische Beziehung tragfähiger ist, auf ungeklärte Fragen zurückzukommen.

der Therapie gewachsen zu sein. Der Therapeut weiß, daß er diese Eingangsmotivation nicht als etwas Gegebenes betrachten kann, sondern sich bemühen muß, sie so gut wie möglich zu stärken, indem er ein Klima erzeugt, das gegenseitiges Vertrauen fördert und somit eine therapeutische Allianz, eine kooperative Arbeitsbeziehung ermöglicht.

Wir hatten darauf hingewiesen, daß das Gesamtproblem (Stottern) mit Hilfe der Problemanalyse in Teilprobleme zerlegt wird, aus denen sich die Therapiemethoden ableiten. Diese Konzeptualisierung muß vom Klienten verstanden und akzeptiert werden, auch im Hinblick auf ihre therapeutischen Konsequenzen.[74] Klienten tendieren gelegentlich dazu (KLONOFF und COX, 1975), weniger Probleme bei sich zu identifizieren als ihre Therapeuten. So könnte der Klient darauf bestehen, nur das Stottern zu behandeln, obwohl der Therapeut den Eindruck gewinnt, daß andere Themen (z.B. die Beziehung zu anderen Menschen) gleichrangige Bedeutung haben und in die Therapie einbezogen werden sollten. Aber selbst wenn der Therapeut Zweifel daran hat, daß eine allein am Symptom orientierte Arbeit geringere Erfolgswahrscheinlichkeit hat, sollte er die Verantwortung für die Problemdefinition beim Klienten belassen und sich darauf beschränken, Informationen zu geben, Alternativen bzw. Möglichkeiten darzustellen. Es ist unnütz, "den Klienten zu zwingen, die Realität zu sehen". Bei fehlender Übereinstimmung muß der Therapeut gelassen und offen genug sein, mögliche Umwege zu akzeptieren.

Die Frage nach der Behandlungsmotivation läßt sich von verschiedenen Seiten angehen. Warum sucht der Klient jetzt Behandlung? Geschieht es auf Drängen von Bezugspersonen oder steht er an einem beruflichen Scheideweg? Offen bleibt zu diesem Zeitpunkt meist noch, ob Therapie lediglich als Alibi gesucht wird, z.B. um dem Partner oder den Arbeitskollegen zu demonstrieren, daß "etwas" getan wird. Wie steht es mit dem Krankheitsgewinn? Schreibt der Klient die Mißerfolge der Vergangenheit dem Stottern zu? Welche Vorteile hat Stottern für ihn? Woran lag es, daß bisherige Therapieversuche scheiterten? Wurde ineffektive Methodik gewählt oder lag es an mangelnder Mitarbeit des Klienten? Könnte es sein, daß die negativen Therapieerlebnisse beim Stotterer zur Resignation geführt haben?

ADAMS (1983) vermutete aufgrund seiner klinischen Erfahrung, daß es eine kleine Gruppe von Stotterern gibt, die hinsichtlich ihrer Möglichkeiten, das Sprechen zu verbessern, skeptisch seien, dennoch immer wieder neu Hilfe suchten. Sie seien in ihrer Haltung sehr stark von Selbstmitleid geprägt und wären so etwas wie "konditioniert hilflos" (MILLER und SELIGMAN, 1982). Neben dem Selbstmitleid tendierten diese Klienten dazu, alle Fehler in der Umwelt zu sehen. Deswegen täten sie sich schwer damit, an sich selbst zu arbeiten. Die Kooperationsbereitschaft in der Therapie und die Konzentration auf die Arbeit ließen zu wünschen übrig, Selbstbeobachtungsaufgaben würden nicht in der notwendigen Weise durchgeführt. Aus diesen Gründen bliebe der Effekt der Therapie gering, es komme zu "erratischem Driften", nicht zu einem geplanten, strukturierten Verbessern der Sprechfähigkeiten. Gewinne der Therapeut den Eindruck, daß er solch einen Klienten vor sich habe, solle er die Behandlungsplanung entsprechend ändern:

- kleinere Schritte
- wenig Selbstverantwortung des Klienten erwarten
- Unterziele setzen, die rasch erreichbar sind und der kurzen Zeitperspektive dieser Klienten entsprechen.

"Gelernte Hilflosigkeit" entsteht nach MILLER und SELIGMAN (1982), wenn ein Mensch das Gefühl entwickelt, daß er sein Leben nicht mehr unter Kontrolle hat. Die primäre Herausforderung der Therapie besteht darin, ihm dieses Gefühl von Kontrolle und Selbstbestimmung zurückzugeben. Da trotz aller therapeutischen Bemühungen bei solchen Klienten mit

---

[74] MEICHENBAUM (1977) unterstreicht die Bedeutung von Selbstaussagen des Klienten für den Therapieprozeß. Er hat eine bestimmte Vorstellung von der Natur seines Problems und muß das Gefühl entwickeln, daß die Therapie ihr entspricht.

einer relativ hohen Mißerfolgsquote zu rechnen ist, sollte dann, wenn das Ausmaß der Fehlwahrnehmungen bzw. die gefühlsmäßige Überlagerung der Störung groß ist, der Klient in psychotherapeutische Behandlung überwiesen werden.

Grundsätzlich gilt, daß richtige Schlußfolgerungen nur getroffen werden können, wenn die Informationen, auf denen sie beruhen, stimmen. GARFIELD (1980) ist hier mißtrauisch. Er geht davon aus, daß Klienten häufig nicht die Wahrheit sagen. Nicht nur, daß aufgrund verzerrter Eigenwahrnehmung oder Vergeßlichkeit falsche Informationen gegeben werden, sondern daß Klienten auch versuchen, ihre Therapeuten zu manipulieren, indem sie z.B. (scheinbar) deren (vermutete) Erwartungen erfüllen. Wir glauben, daß Klienten im Regelfall ihre Therapeuten nicht bewußt täuschen wollen. Zu Beginn der Therapie weisen wir sie aber darauf hin, daß (u.U. irrtümlich) gegebene falsche Informationen zu Umwegen in der Therapie führen können, d.h. daß Klient und Therapeut unnötig Zeit verlieren.

Für das verhaltensanalytische Erstinterview sollte sich der Therapeut relativ viel Zeit nehmen, um zu fundierten ersten Entscheidungen zu kommen. 90 Minuten werden für diesen Kontakt dann reichen, wenn das Gespräch strukturiert und ohne Abschweifungen geführt wird. Eine stringente Art der Informationssammlung wird dem Klienten das Gefühl geben, daß der Therapeut weiß, was er will, daß das Sammeln der Informationen nicht zufällig oder ziellos erfolgt.[75]

Ist sich der Therapeut am Ende der Verhaltensanalyse nicht darüber klar, ob sein Therapieangebot "paßt", kann er den Klienten weiterverweisen oder eine zwei- bis dreistündige Probetherapie vorschlagen. Damit läßt sich prüfen, ob dem Klienten der Ansatz zusagt und ob er Wirksamkeit verspricht.


### 3.2.2.2.2  Analyse des Stotterns

Um unsere Klienten miteinander vergleichen zu können, benutzen wir für die Sprechanalyse eine standardisierte Vorgehensweise.

Nach kurzer Skizzierung des Ablaufs bitten wir den Klienten, zwei Minuten zu lesen, zwei Minuten frei zu sprechen und schließlich mit dem Therapeuten vier Minuten über ein frei gewähltes Thema ein Gespräch zu führen. Diese Stichprobe, die auf Ton- oder Videoband aufgenommen wird, ist für den klinischen Bedarf im Regelfall[76] ausreichend, zeigte sich doch, daß schon eine Sprechprobe von 20 Sekunden mit weit größeren Stichproben hoch (ca. .80) korreliert (YOUNG und PRATHER, 1962).[77]

Wir begnügen uns meist mit einer Tonaufzeichnung, weil Untersuchungen (z.B. WILLIAMS et al., 1963; COYLE und MALLARD, 1979) gezeigt haben, daß die Bildaufzeichnung die Meßzuverlässigkeit so wenig erhöht, daß sich der Aufwand in der Praxis nicht lohnt. Unberührt davon bleibt die Erfahrung, daß es für Klienten unter Umständen recht eindrucksvoll und motivierend sein kann, sich in späteren Phasen der Therapie noch einmal mit ihrem alten Stotterverhalten zu sehen bzw. zu hören.

---

[75] Eine Untersuchung von ROWLAND und CANAVAN (1983) bestätigt die Vermutung, daß schon die Eingangsuntersuchung (in diesem Fall Messung von Angst) therapeutische Effekte hat. Dies unterstreicht die Bedeutung geschickten Therapeutenverhaltens von allem Anfang an.

[76] Eine Ausnahme: INGHAM (1981) beschreibt einen Klienten, der bei 5.000 Silben nur dreimal stotterte. Die Dauer der Blockierung betrug eine, zwei und dreieinviertel Minuten. Klinische Relevanz erhalten die Stotterereignisse durch ihren Schweregrad. In anderen Fällen mag der Zuhörer praktisch kein Stottern wahrnehmen, wenn der Klient sich jedoch selbst als Stotterer definiert, ist die Notwendigkeit therapeutischer Intervention gegeben.

[77] VAN RIPER (1971) wählt eine andere Möglichkeit: Er läßt den Klienten so lange sprechen, bis er zehnmal gestottert hat.

Die Analyse des Bandes erfolgt nach diesen Kriterien:

1. Bestimmung der Sprechgeschwindigkeit (der normale Wert liegt bei ca. 190-210 Silben pro Minute/SpM)
2. Anzahl der Unflüssigkeiten pro Minute, ausgezählt nach den Kriterien von WINGATE (1964, s. Anhang)
3. Berechnung des Prozentsatzes der Stotterereignisse aus 1. und 2.[78]

Ergänzend erheben wir einige zusätzliche Variablen:[79]

- Ort der Unterbrechung des Luftstroms
- Gefürchtete Buchstaben/Wörter
- Linguistische Variablen (insbesondere Wortlänge in ihrem Effekt auf Stottern, Position des gestotterten Wortes in einem Satz, vgl. Abschn. 1.5.5.5)

Wenngleich wir gesehen haben (s. Abschn. 1.2), wie schwierig die Definition des Stotterns ist, reicht die in der Klinik erzielbare Zuverlässigkeit für die Behandlung aus.[80] Wenn Klienten das Ergebnis der objektiven Messung hören, sind sie oft überrascht. Die emotionale Bedeutung des Stotterns ist für sie sehr hoch, dennoch unterschätzen sie meist die tatsächliche Frequenz der Unflüssigkeiten.

Die Messungen und Beobachtungen können noch durch globale Einschätzung des Schweregrades ergänzt werden.

Einer der älteren Versuche, den Schweregrad mit Hilfe von Skalen zuverlässig einzuschätzen, stammt von STARBUCK (zit. n. VAN RIPER, 1982), der Stotterer beim Stottern filmte, diese Filmausschnitte nach Schweregrad einstufte und sie als Ankerreiz einsetzte. STARBUCK konnte zeigen, daß die Beurteilung des Schweregrades durch fünf Faktoren beeinflußt war: Anzahl der Wörter (Sprechgeschwindigkeit), Anzahl der Blockierungen, Gesichtsverzerrungen, begleitende Körperbewegungen, Veränderungen der Blickrichtung und Augenzwinkern. Wegen der Schwierigkeiten in der praktischen Anwendung erlangte diese Skala jedoch keine große Bedeutung.

JANSSEN und KRAAIMAAT (1978) unterzogen Stotterverhalten einer Faktorenanalyse. Sie folgerten, daß jedes Maß des Schweregrades diese Faktoren einbeziehen müßte: Häufigkeit des Stotterns, Dauer der Stotterereignisse, Verkrampfungen/Mitbewegungen, Blickkontakt, Dehnungen und gespannte stille Blocks.

Das "Stuttering Severity Instrument" von RILEY (1972) berücksichtigt drei Faktoren: Häufigkeit von Wiederholungen, Dehnungen, Lauten und Silben; geschätzte Dauer der längsten

---

[78] Es hat sich weitgehend durchgesetzt, die Stotterindizes auf der Grundlage von Silben, nicht Wörtern, zu berechnen.

[79] Von Bedeutung für die klinische Praxis sind möglicherweise die sogenannten "physiologischen Blocks". Das sind Störungen der laryngealen motorischen Kontrolle, die im EMG, in akustischen, aerodynamischen und fiberoptischen Studien nachgewiesen wurden, jedoch manchmal so subtil sind, daß sie ohne Hilfsmittel nicht beobachtet werden können. Ausdrücken mag sich der physiologische Block in einer Veränderung der Fundamentalfrequenz, einer kurzen Unterbrechung der Stimmgebung oder abnorm langer Zeit bis zum Stimmeinsatz. Therapeuten sind im Moment daraufhin erzogen, Stottern durch die Zählung offensichtlicher Unflüssigkeiten zu messen. Sollte sich dieses Konzept des "physiologischen Blocks" aufrechterhalten lassen, könnten damit "interiorisierte Stotterer" empirisch definiert werden. Dies sind Menschen, die sich selbst als Stotterer definieren und gelegentlich professionelle Hilfe suchen, jedoch selten die üblichen Stotterunflüssigkeiten zeigen.

[80] Um die Zuverlässigkeit der Identifikation zu erhöhen, haben KROLL und O`KEEFE (1985) vorgeschlagen, ein Gerät einzusetzen, das die Sprache dehnt, bei Beibehaltung der ursprünglichen Tonhöhe. Sie konnten zeigen, daß die Teilnehmer nach ca. zweieinhalb Stunden Training in der Lage waren, Urteilsübereinstimmungen von 80% bis 90% zu erhalten, Werte, die klinisch völlig ausreichend sind.

Blocks; Intensität der Mitbewegungen. Aus diesen Unterskalen wird ein gewichteter Gesamt-
wert gebildet.

SACCO (1986) empfiehlt die Berücksichtigung zweier zusätzlicher Dimensionen: Sprechgeschwindigkeit (gemessen *mit* und *ohne* Stotterereignisse und Pausen) und prosodische Eigenarten.

Wir setzen die Skala von JOHNSON et al. (1963) in der leicht modifizierten Form
von BYRNE (1983) ein (s. Anhang). Von therapeutischem Interesse ist der Vergleich
von Therapeuten und Klienteneinschätzung. Klaffen sie deutlich auseinander, ist der
Klient möglicherweise ein "interiorisierter Stotterer".

Skalen zur Messung des Schweregrades haben in der Klinik kein großes Gewicht. Der
Hauptgrund dafür ist wahrscheinlich, daß sie trotz des Zeitaufwandes nur ein relativ
ungenaues Maß liefern. Ihr Wert für die Beurteilung eines Behandlungsverlaufs
scheint begrenzt. Trotz der theoretischen Probleme haben Häufigkeitsauszählungen
des Stotterns einen befriedigenden Zuverlässigkeitsgrad, sind leichter durchzuführen
und für die Behandlung von direkter Bedeutung.

Die bisherige Beschreibung mag den Eindruck erweckt haben, daß es allein um das
Stottern ginge. Dies ist nicht der Fall. Der Therapeut muß sich auch ein Bild von den
Eigenarten des normalen Sprechens machen. Sind Sprechgeschwindigkeit, Prosodie
und Atmung in den stotterarmen bzw. -freien Phasen normal?

Nachdem das Stotterereignis selbst genau erfaßt bzw. analysiert ist, geht der Therapeut einen Schritt weiter. Er versucht, die verhaltensmäßigen, physiologischen und
kognitiven Begleitfaktoren des Stotterns möglichst präzise zu erfassen. WEND-
LANDT (1980) nennt die Faktoren, die in aller Regel zur Variabilität des Stotterns
beitragen:

- Soziale Reize (Anwesenheit von Gesprächspartnern, insbesondere bestimmten
  (Autoritäts-)Personen, Anzahl der Kommunikationspartner, spezifische Reaktionen der
  Zuhörer)
- Situationale Reize (zu Hause, in der Schule, im Beruf, am Telefon etc.)
- Sprechmaterial (Lesen, Bildbeschreibung, freies Sprechen)
- Bestimmte körperliche Zustände (Erregung/Verspannung, Unruhe, Ermüdung)
- Eigene Sprechmuster und linguistische Variablen (verkrampfte Artikulation, hohes
  Sprechtempo, schwere Laute/Wörter/Sätze)
- Innere Reize (Kommunikationsabsicht und verantwortlichkeit, Wahrnehmung der Sym-
  ptome, der eigenen Person, der eigenen Verhaltensweisen).

Zur Vereinfachung des Interviews setzen wir Prüflisten für Sprechsituationen
(BRUTTEN, 1973) oder für Vermeidungsverhalten (KUHR, 1981) ein.

Relativ hohe Anforderungen an die Selbsteinsicht stellt die Frage nach den Techniken,
mit deren Hilfe der Stotterer versucht, seine Sprechstörung unter Kontrolle zu halten.
Folgende Strategien kommen in Frage (zit. n. KRAUSE, 1981):

- schwierige Wörter durch Synonyma ersetzen oder  aufschieben
- in schwierigen Situationen wenig sprechen
- Aufschieben schwieriger Wörter als Denkpause tarnen
- Füllworte oder -silben verwenden
- allgemein wenig sprechen
- Selbstsuggestion ("Ich kann reden, ich bin ganz ruhig")
- Rhythmisierungstechniken
- intensive inhaltliche Vorbereitung auf jedes Gespräch
- Selbstentspannungsinstruktion
- Antierwartungsstrategien ("Nicht daran denken")

Wie schlagen sich die "inneren Reize" ("Angst") physiologisch nieder? Verspannungen, Zittern, Schwächegefühle, Schwitzen? Gehen sie in bestimmten Situationen dem Stottern voraus? Begleiten sie es, folgen sie ihm? Zur Ergänzung der Selbstberichte nehmen wir in der Klinik ein Maß der physiologischen Reagibilität. Wir schließen den Klienten an ein Gerät zur Messung des psychogalvanischen Hautreflexes (PGR) an und bitten ihn zu lesen. Von therapeutischem Interesse sind nicht nur Stärke und Dauer der PGR-Reaktion, sondern auch die Geschwindigkeit der Adaptation bei mehrfachem Lesen. Dies gibt einen ersten Hinweis auf den möglichen Nutzen von Desensibilisierung als therapeutischer Strategie.[81] Abgerundet wird dieser Teil des Interviews durch die Bitte an den Klienten, sein Stottern im Spiegel zu beobachten und soweit möglich die erhobenen Informationen noch zu ergänzen: "Was tue ich, wenn ich stottere? Was tue ich, weil ich stottere?"

In der Entwicklungsanalyse wird der Verlauf des Stotterns von den Anfängen bis in die Gegenwart nachgezeichnet. Wann begann es? Gab es wichtige Faktoren, die bei der Entstehung eine Rolle gespielt haben können? Wie entwickelte es sich? Eine besonders wichtige Frage: Welche internen/externen Faktoren tragen und trugen zu seiner Aufrechterhaltung bei? Welchen Veränderungen war es unterworfen?[82] Welches waren die schlimmsten (traumatischsten) Erfahrungen damit? Wie ging der Klient selbst, wie seine Familie mit dem Stottern um? Wie beeinflußte das Stottern die berufliche und soziale Entwicklung? Welche Therapieversuche wurden gemacht, wann, wie lange? Welche Methoden wurden eingesetzt und wie waren die Effekte? Welche Aspekte der Vortherapien werden als positiv, welche als negativ bewertet? Woran lag es (vermutlich), daß kein überdauernder Effekt erzielt wurde? Welche Bedeutung hat die Symptomatik für den Klienten im Negativen wie im Positiven? Auch therapieerfahrene Klienten reagieren gelegentlich mit Überraschung auf die Frage nach den Vorteilen des Stotterns. Nach einigem Überlegen können dann aber meist positive Dinge genannt werden: Beachtung/Aufmerksamkeit/Zuwendung, Mitleid, Schonung. Besteht ein Klient darauf, daß Stottern für ihn lediglich eine Quelle der Angst sei und keinerlei Nutzen habe, geben wir ihm bis zum nächsten Kontakt die Hausaufgabe mit, über eventuelle Vorteile des Stotterns nachzudenken. Meist finden sich dann doch einige positive Aspekte.

Im nächsten Teil des Interviews geht es um die organische Seite der Sprechstörung. Abgefragt werden kritische Phasen, in denen es zu neurologischer Schädigung gekommen sein könnte: Geburt, fiebrige Krankheiten, die zu Beeinträchtigungen der Sinnesorgane geführt haben könnten, Unfälle etc. Gibt es einen Verdacht auf eine überdauernde motorische Funktionsstörung? Hyperaktivität? Für den Fall, daß Verdachtsmomente auf minimale neurologische Dysfunktion vorliegen, sollte der Klient (soweit noch nicht geschehen) vor Therapiebeginn zur genaueren Abklärung an einen Spezialisten überwiesen werden. Bestehen identifizierbare organisch begründete Defizite, müssen die Therapieziele entsprechend definiert werden.

Ergänzend zum Entwicklungsverlauf werden Fragen zur Familie und zum aktuellen sozialen Umfeld gestellt: Gab es Stotterer in der Familie (genetische Belastung)? Wie gestaltete sich die Beziehung zu den Eltern, welches waren deren Erziehungsziele?[83] Weitere soziale und berufliche Entwicklung des Klienten in ihren wesentlichen Statio-

---

[81] Im Vergleich zur Situationsvermeidung ist Wortvermeidung schwerer zu ermitteln. MARTENS und ENGEL (1985) haben einen Vorschlag zur objektivierten Messung gemacht, der für die klinische Praxis allerdings zu kompliziert ist. Interessant war bei ihrer Untersuchung, daß der Zusammenhang zwischen den Selbstberichten der Stotterer und dem objektivierten Wortvermeidungsmaß nicht hoch war. Falls man unterstellt, daß das von ihnen gefundene Maß gültig ist, ließe sich die Diskrepanz auf nicht bewußte Lautvermeidungsstrategien zurückführen.

[82] Stottern ist ein zyklisches Phänomen (QUARRINGTON, 1956), dessen langwellige Veränderungen nicht notwendig mit äußeren Lebensumständen in Verbindung gebracht werden können.

[83] Von Interesse - bei Erwachsenen jedoch nicht so bedeutsam wie bei Kindern - ist das elterliche Sprechverhalten: Sprechgeschwindigkeit, Länge und Komplexität der Äußerungen, Unterbrechungen bzw. Abwechseln beim Sprechen, Natur der Interaktion (z.B. Fragen oder Kommentare).

nen? Wie sieht die gegenwärtige Umwelt des Klienten aus? Kann er damit rechnen, daß er bei seinem Therapieversuch unterstützt wird? Lassen sich Schwierigkeiten voraussehen?

Zum Abschluß verlassen wir Stottern im engeren Sinne und berühren einige Fragenkomplexe, die für die Anlage der Therapie von Bedeutung sind. Vor allem geht es um die Therapieziele (vgl. Abschn. 3.2.2.2.1). Das Hauptanliegen - fließend sprechen können - bedarf meist keiner Diskussion. Gibt es aber darüber hinausgehende Vorstellungen, Hoffnungen, Erwartungen? Wie müssen die Interaktionen oder das Selbstkonzept verändert werden? Was würde sich ändern, wenn die Therapie zu einem erfolgreichen Abschluß käme? Erwartet der Klient berufliche Verbesserungen, Veränderungen in seinem sozialen Umfeld?

Welches Selbstbild hat der Klient? Die Therapie sollte so aufgebaut sein, daß die Stärken genutzt, die Schwächen so gut wie möglich ausgeglichen werden. Wie löst der Klient Probleme? Wie reagiert er auf Herausforderungen und Fehlschläge? Welche Situationen führen zu starken Emotionen? Was ärgert ihn, in welchen Situationen fühlt er sich unter Druck? Wann fühlt er sich hilflos? Zeigt sich, daß die Emotionalität des Klienten eine besonders große (negative) Rolle spielt, mag es sinnvoll sein, zunächst am Selbstbild bzw. der allgemeinen Kommunikationsängstlichkeit zu arbeiten, bevor dem Klienten die technischen Hilfsmittel zur Erlangung stotterfreien Sprechens vermittelt werden.

Die abschließende Frage ist, ob der Klient weitere Probleme hat, für die er sich therapeutische Hilfe wünscht. In den meisten Fällen wird diese Frage zunächst mit Nein beantwortet, es kommt aber vor, daß im Verlauf der Therapie Schwierigkeiten zur Sprache kommen, die eine Ausweitung erfordern.


### 3.2.3. Zur Differentialdiagnose von Stottern und Poltern

Es gibt eine Sprechstörung, welche bei der differentialdiagnostischen Abgrenzung zum Stottern gelegentlich Probleme bereiten kann: das Poltern. Die Beschreibung und wissenschaftliche Bearbeitung dieses Syndroms hat vor allem europäische Tradition. Schon Anfang des Jahrhunderts wurde es in der Literatur vom Stottern differenziert (KUSSMAUL, 1891; LIEBMANN, 1900). KUSSMAUL meinte, daß Polterer in der Regel kein Problembewußtsein hätten, ein Kriterium, das bis heute Gültigkeit behalten hat. Er glaubte, daß Polterer ihre Sprechstörung eher als Stotternde beeinflussen könnten. Wenn sie dem Sprechen aufgrund äußerer Umstände höhere Aufmerksamkeit schenken müßten, seien sie in der Lage, flüssiger zu sprechen.

Im Gegensatz zu Europa wurde Poltern in Nordamerika ("cluttering") eher selten als identifizierbares, eigenes Syndrom anerkannt (z.B. VAN RIPER, 1971), gelegentlich als Unterkategorie des Stotterns definiert (PERKINS, 1971), meistens jedoch in entsprechenden Texten lediglich als Marginalproblem behandelt (DALY, 1986). Ein Teil der Schwierigkeiten stammt wahrscheinlich daher, daß die präzise Definition des Stotterns wie des Polterns schwer ist und beide sich eher als Syndrome denn als distinkte einheitliche "Krankheiten" betrachten lassen (vgl. Tab. 3). Darüber hinaus scheinen Stottern und Poltern nicht gänzlich voneinander unabhängige Störungen zu sein. FREUND (1952) sah eine starke Bindung zwischen beiden Störungen, was

**Tabelle 3.** Die Unterschiede von Stottern und Poltern. (Nach Weiss, 1967)

| | Stottern | Poltern |
|---|---|---|
| Interpretation tiefliegende Störung | funktional; sekundär neurovegetativ dysfunktional | erblich; Unausgewogenheit der primären zentralen Sprachverarbeitung (unzureichende Reifung des ZNS) |
| Störungsbewußtsein | ausgeprägt | überwiegend nicht vorhanden |
| Sprechmerkmale | klonische und tonische Hemmung | Zögern, Wiederholung (ohne Hemmung) |
| Sprechgeschwindigkeit | ziemlich langsam | meist schnell |
| Satzbau | überwiegend richtig | oft falsch |
| Angst vor bestimmten Lauten | vorhanden | nicht vorhanden |
| Gesteigerte Aufmerksamkeit | schlechter | besser |
| entspannte Aufmerksamkeit | besser | schlechter |
| Fremdsprache | schlechter | besser |
| Gestik | steif, verhalten | groß, ungehemmt |
| Laut Lesen | | |
| bekannter Text | besser | schlechter |
| unbekannter Text | schlechter | besser |
| Schreibmerkmale | gedrängt, Linienführung mit starkem Druck | locker, unordentlich |
| Schulleistung | gut bis sehr gut | leistungsschwach |
| Einstellung | verlegen, verklemmt genau, zwanghaft nachtragend nachforschend | sorglos, gesellig ungeduldig, impulsiv nicht nachtragend oberflächlich |
| Reaktionen (aus Experimenten) | | |
| Alkohol | besser | schlechter |
| LEE-Effekt | besser | schlechter |
| EEG | Borderline normal | oft abweichend |
| Chlorpromazin | schlechter | besser |
| Verlauf | fluktuierend, spontan Verbesserungen und Rückfälle | beständig |
| Therapie | Details weniger beachten; Psychoterapie | Konzentration auf Details |
| Prognose | hängt von emotionaler Anpassung ab | hängt von verbesserter Konzentrationsfähigkeit ab |

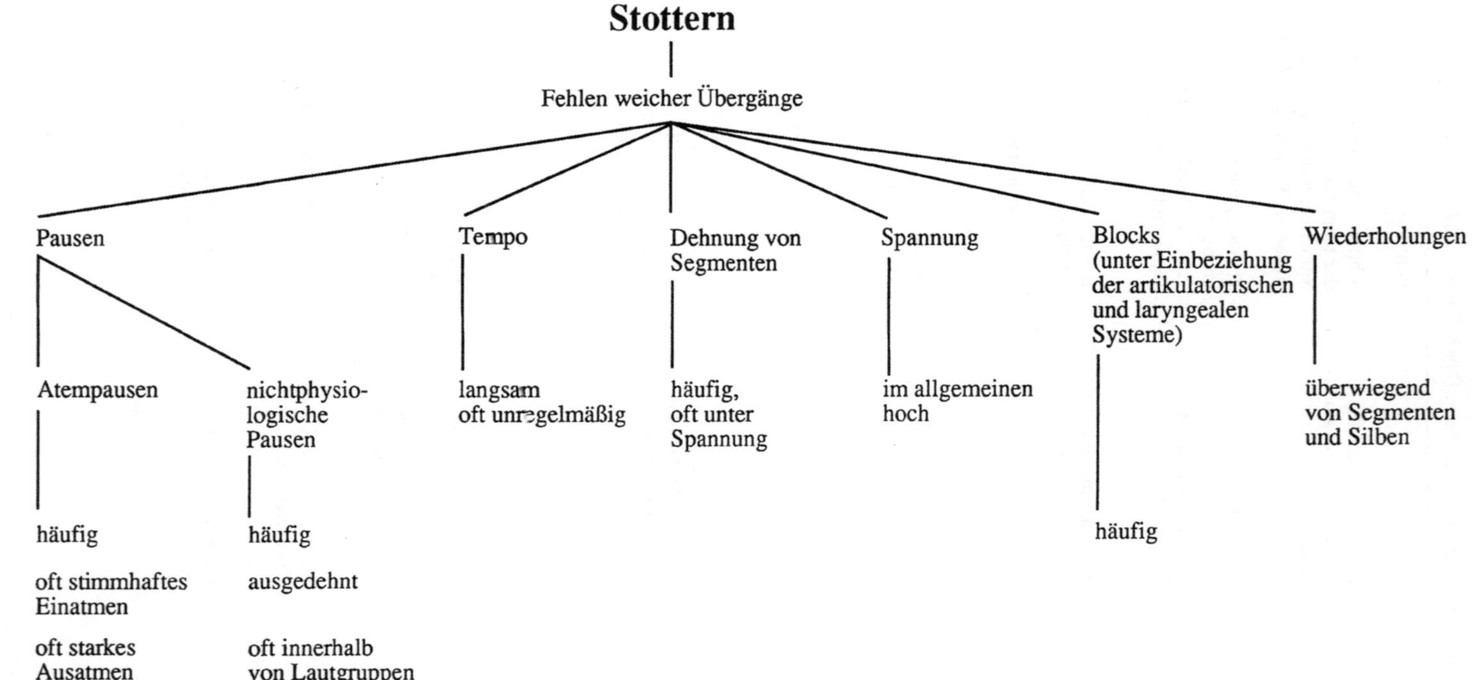



**Abb. 7a.** Zusammenfassung einiger typischer Stottersymptome. (Nach DALTON und HARDCASTLE, 1977)

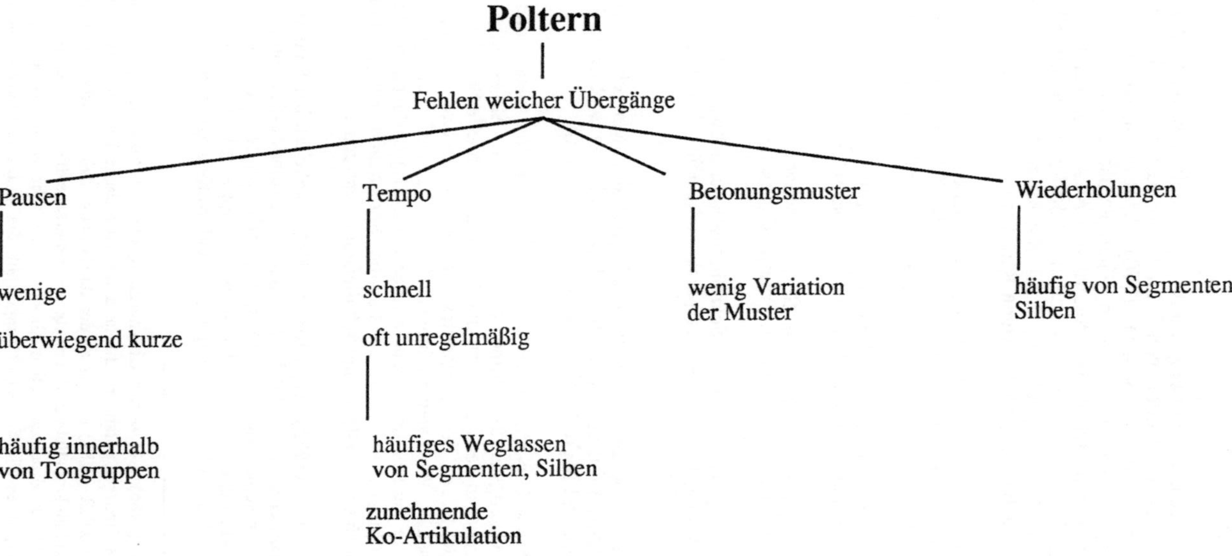


**Abb. 7b.** Diagramm einiger typischer Poltermerkmale. (Nach DALTON und HARDCASTLE, 1977)

durch Befunde von LANGOVA und MORAVEK (1964) unterstützt wird, die in ihrer Stichprobe 16% Polterer, 54% Stotterer und 30% Polterer-Stotterer diagnostizierten.

DALY (1986) kommt zu etwas anderen Zahlen. In seiner Stichprobe klassifizierte er ca. 55% als reine Stotterer, 40% als Polterer-Stotterer und nur 5% als reine Polterer.[84]

Diese Proportionen entsprechen in etwa denen von DALTON und HARDCASTLE (1977, vgl. Abb.7 a, b).

Ein weiterer Grund, weswegen Poltern erheblich weniger Aufmerksamkeit erfahren hat - gegenüber Tausenden von Literaturhinweisen zum Stottern gibt es zum Poltern bis 1970 nur ca. 100 (ARNOLD, 1970) - liegt darin, daß Polterer ihre Sprechstörung nur selten als krankhaft empfinden. Therapeutische Hilfe wird meist erst dann in Anspruch genommen, wenn das Poltern die Ausübung des Berufs behindert (WEISS, 1964). Daß Poltern keine ganz seltene Störung ist, haben BECKER und GRUNDMANN (1970, zit. n. Becker et al., 1983) festgestellt. Sie untersuchten das Sprechen von ca. 600 sieben- bis achtjährigen Kindern und fanden neun Polterer (ca. 1,5%).

Welches sind die Hauptkomponenten, aus denen sich Poltern zusammensetzt? LUCHSINGER (1986) beschrieb das Problem als "Wortfindungsstörung". WEISS (1968) teilte die Poltersymptomatik in obligatorische, fakultative und assoziierte auf.

Obligatorische Symptome: Wiederholungen, Fehlen von Krankheitseinsicht, schwache und kurze Aufmerksamkeitsspanne, Wahrnehmungsschwäche, schlecht organisiertes Denken.

Fakultative Symptome: Extreme Sprechgeschwindigkeit, Interjektionen, artikulatorische und motorische Schwächen, grammatikalische Schwierigkeiten.

Assoziierte Symptome: Lese und Schreibschwäche, Schwäche in rhythmischen und musikalischen Fähigkeiten, Rastlosigkeit, Hyperaktivität, hoher Anteil abnormer EEG-Befunde, Hinweise auf Erblichkeit.

Die Symptombeschreibung von WEISS hat sich weitgehend durchgesetzt, wobei die meisten Autoren die Sprechgeschwindigkeit als das wichtigste Symptom ansehen (z.B. LANGOVA und MORAVEK, 1970; WOHL, 1970).

ST. LOUIS und HINZMAN (1986) befragten Sprachtherapeuton und Lehrer danach, welches sie für die wichtigsten Symptome des Polterns hielten. Als essentielle Symptome wurden genannt (geordnet in der Häufigkeit der Nennung): Schnelle Sprechgeschwindigkeit, ineinander übergehende Sätze, desorganisiertes Denken, irreguläre Sprechgeschwindigkeit, fehlende Problemeinsicht, Wortwiederholungen, Laut/Silbenwiederholungen, Phrasenwiederholungen. Als mögliche Zusatzsymptomatik wurden am häufigsten genannt: Artikulationsfehler, neurologische Störungen, Poltern in der Familie, Sprachentwicklungsverzögerung, motorische Koordinationsschwäche, allgemeine Schulleistungsschwäche.

ST. LOUIS et al. (1985) verglichen die Unflüssigkeiten bei Stotterern und "möglichen" Polterern.[85] Die Gruppe der "Polterer" (oder "artikulationsdeviante, unflüssige, nichtstotternde Gruppe") unterschied sich tatsächlich qualitativ von den Stotterern und der normal sprechenden Kontrollgruppe. Wie in der Kontrollgruppe gab es bei den "Polterern" sehr wenig Laut/Silbenwiederholungen, Dehnungen und Mitbewegungen (Kerncharakteristika des Stot-

---

84   DALY (1986) gibt seiner Überraschung darüber Ausdruck, daß sich in seiner Stichprobe nur wenige Stotterer befanden, die keinerlei zusätzliche Probleme aufwiesen. Ähnlich wie BLOOD und SEIDER (1981) kam er zu der Auffassung, daß der Satz, daß stotternde sich von nicht-stotternden Kindern allein in ihrem Stottern unterscheiden, in dieser Weise nicht stimme.

85   Die Autoren drückten sich in dieser Studie sehr vorsichtig aus, da sie erst einmal feststellen wollten, ob es wirklich eine Gruppe gibt, die nach quantitativen und qualitativen Sprechkriterien von Stotterern abgrenzbar ist.

terns). Die Häufigkeit der Wort- und Phrasenwiederholungen waren in "Polter"- und Stottergruppe etwa gleich (und wesentlich häufiger als in der Kontrollgruppe). Begleitende Sprach-
probleme gab es bei "Polterern" häufiger als bei Stotterern.

Zur Ätiologie des Polterns gibt es bisher nur sehr allgemeine Vorstellungen. SEE-
MAN (1951) sah Poltern in abnormer Aktivität der extrapyramidalen Zentren des
Nervensystems begründet. DE HIRSCH (1961) beschrieb Poltern als "Störung der
motorischen Integration". WEISS (1967) vermutet eine "zentrale motorische Imbalance" als Ursache, wobei Poltern nur eine Manifestation einer generelleren Störung
sei, die Lesen, Schreiben und Aufmerksamkeitsprobleme einschließen könne. Er
glaubt, daß der gemeinsame ätiologische Nenner des Polterns nicht im eigentlichen
Sprechakt zu finden sei, sondern in Prozessen zur Vorbereitung bzw. Planung des
tatsächlichen Sprechens. Die Störung behindere den Polterer darin, alle zum Sprechen
notwendigen Elemente angemessen zu integrieren. Andere Wissenschaftler (WOHL,
1970; DALTON und HARDCASTLE, 1977) halten die Sprechgeschwindigkeit nicht
für eine Folge, sondern begreifen sie als Ursache. Die "Sprachimbalance" sei ein Ergebnis des schnellen Sprechens. Sie schließen dies aus der Tatsache, daß Polterer in
den meisten Fällen bei Verlangsamung normalen Sprechern in der Sprechqualität nicht
nachstehen.

Bei vielen Polterern finden sich Hinweise auf neurologische Schwächen; "harte" Daten, welche die Hypothese einer organischen Verursachung fundieren würden, fehlen
aber weitgehend. Allein elektroenzephalographische Messungen ergaben wiederholt
Auffälligkeiten. In einer frühen Studie fanden LUCHSINGER und LANDOLT (1951)
bei 90% der Polterer abnorme EEG-Muster. Eine niedrigere Zahl wurde von MO-
RAVEK und LANGOVA (1962) berichtet, die bei der Hälfte der Polterer (und bei
15,5% der Stotterer) abnorme EEGs fanden. Aufgrund dieser Befunde schlossen
MORAVEK und LANGOVA, daß Poltern durch eine Störung des zentralen Nervensystems verursacht sei.[86]

Eine Reihe von Autoren vermuten beim Poltern eine starke erbliche Komponente
(z.B. WEISS, 1964; LUCHSINGER und ARNOLD, 1965). Die Aussagen beruhen
im wesentlichen auf klinischen Beobachtungen und müssen noch empirisch überprüft
werden.

Im Folgenden werden einige Hinweise zur Untersuchungsmethodik gegeben (nach
DALY, 1986).

Falls die Verdachtsdiagnose Poltern gestellt ist, sollte der Sprechstil in der Familie näher erfragt werden, außerdem die motorische-, die Sprech und Sprachentwicklung. Entsprach sie
der Norm oder gab es Verzögerungen? Besteht Hyperaktivität, Unaufmerksamkeit? Schwächen in den Schulleistungen? Gab es perinatale Komplikationen? Allergien?[87] (Eventuell
Einsatz der Liste zur Vorhersage der Chronizität des Stotterns von COOPER (1973) als In-
terviewleitfaden für diesen Teil.) Da unregelmäßiges Atmen auch ein Hinweis auf Poltern sein
kann, werden die Atembewegungen während des Interviews sorgfältig beobachtet. Wichtig ist
weiterhin eine genaue Überprüfung der Artikulation. Diese mag mit wiederholten Analysen
aufgezeichneter Sprechproben/Standardlesetexten bestimmt werden. Benutzt der Klient längere
Wörter? Polterer haben so häufig negatives Feedback über die Unverständlichkeit ihres
Sprechens bekommen, daß sie versuchen, vielsilbige Wörter aus ihrem Sprachschatz zu
verbannen. Sprechproben lassen sich von Polterern leicht bekommen, da sie in aller Regel fast
"zwanghafte" Redner sind. Das Problem liegt eher darin, sie bei einem Thema zu halten. Da
Konzentrationsfähigkeit und Aufmerksamkeitsspanne Kernsymptome des Polterns sind, sollten
sie mit Hilfe geeigneter Tests sorgfältig überprüft werden. Dies gilt auch für auditive
Auffassung, Gedächtnis und Tests zum Sprachvermögen. Zur Überprüfung der Feinmotorik
kann der Therapeut neben dem Einsatz standardisierter Tests Zeichen und Schreibproben

---

[86] In einem späteren Aufsatz (LANGOVA und MORAVEK, 1970) änderten die Autoren ihre Ansicht. Die EEG-Abnormalitäten seien nicht pathogen, sondern nur als Begleitsymptome zu sehen.
[87] 40% der Polter-Stotterer litten nach DALY (1986) unter Allergien.

benutzen. Ist der Klient in der Lage, einen bestimmten Rhythmus zu halten? Probleme damit
gelten als wesentlicher Hinweis auf Poltern. Wo immer möglich, sollte eine neuropsychologische Testbatterie gegeben werden, um subtile Störungen aufzuspüren.

Wie sieht es mit der Einstellung des Klienten zu seinem Sprechen aus? Ist er sich der Probleme bewußt, welche Gefühle verbindet er damit?

ST. LOUIS und HINZMAN (1986) befragten Lehrer und Sprachtherapeuten zum
Poltern. 70% der Lehrer und 60% der Sprachtherapeuten sind mit ihrer Ausbildung
unzufrieden. Zum Teil seien sie in der Diagnostik, nicht aber in der Therapie unter-
richtet worden. Die Therapieergebnisse seien unbefriedigend. Die meisten Therapeuten sind sich einig darüber, daß Polterer anders als Stotterer behandelt werden sollten,
es gibt aber wenig Übereinstimmung, welche Therapietechnik die beste sei. Folgende
Therapietypen wurden am häufigsten genannt: Arbeit an der Sprache, Artikulationstraining, Sprechgeschwindigkeitsübungen.

Eine kontrollierte Untersuchung therapeutischer Effektivität scheint es bislang nicht zu
geben (DALY, 1986). Hinweise in der Literatur zur Behandlung zentrieren sich primär auf Artikulationstraining in verschiedenen Formen (FROESCHELS, 1946;
WEISS, 1960, 1964). TIGER et al. (1980) benützten ein Metronom, um das Sprechen
zu verlangsamen, es rhythmisch präziser und verständlicher zu machen. LUCHSIN-
GER und ARNOLD (1965) schlagen ebenfalls Rhythmusübungen vor, meinen auch,
daß der Einsatz von Musik und Tanz sinnvoll sein könne. Darüber hinaus empfehlen
sie grammatikalische und syntaktische Übungen zur Verbesserung der sprachlichen
Darstellung. BRADFORD (1963) meint, daß Polterer lernen sollten, daß Stille auch
ein Teil effektiver Kommunikation sei. Empirisch unterstützt wird das durch Befunde
von WOHLFAHRT (1985), die das Pausenmuster bei Polterern untersuchte und fest-
stellte, daß sie sich nicht genügend Zeit nahmen, um das angemessen zu planen, was
sie sagen wollten. Sie schlägt vor, den Polterer zu lehren, an den richtigen Stellen
hinreichende Pausen zu machen, um genügend Planungszeit zu gewinnen. BRAD-
FORD (1963) empfiehlt zusätzlich, die allgemein schwach ausgeprägte Selbstwahrnehmung von Polterern zu verbessern und ihre Fähigkeit zu besserer Beurteilung der
eigenen Sprechproduktion zu fördern.

DALY (1985) berichtet über den Einsatz einer Modifikation des Programms
"Stotterfreies Sprechen" von SHAMES und FLORANCE (1980). Der Klient wird
trainiert, mit langsamen, weichen Einsätzen und kontinuierlicher Phonation zu sprechen, zunächst mit verzögerter Sprechrückmeldung, später ohne diese. Dadurch
würde nach DALY ein hohes Bewußtsein für den Sprechakt erworben, das später für
Selbstbeobachtung, Selbstinstruktion und Selbstbewertung benutzt werden könne.

DE ZORZI (1985) ergänzt das Sprach- und Sprechtraining gelegentlich durch psychotherapeutische Gespräche, da Polterer trotz geringer Sprech-, Situations- und Sozi-
alängste sehr kritikempfindlich seien und darüber hinaus die Grenzen ihrer Belastbar-
keit nicht sähen und sich zuviel zumuteten.

Vom Einzelfall abhängig gemacht werden sollte die Entscheidung, ob zusätzlich vor-
handene Sprachstörungen, Artikulationsprobleme etc. parallel oder sukzessive behandelt werden. DALY (1986) hält es bei Kindern für sinnvoll, die verschiedenen Störungen parallel zu behandeln, um die Therapie abwechslungsreich zu gestalten, bei
älteren Klienten sei es besser, sich jeweils auf nur einen Aspekt zu konzentrieren.

Wegen der kurzen Aufmerksamkeitsspanne sollten Erklärungen oder Demonstrationen
kurz, klar und konkret sein. Therapiefortschritte bei Polterern scheinen in aller Regel
langsamer als bei Stotterern (DALY, 1986).

### 3.2.4    Prognostische Faktoren

Zur optimalen Nutzung therapeutischer Ressourcen und im Hinblick auf die Indikationsfragestellung war es schon immer von großem Interesse, Kriterien zu finden, die den Erfolg einer Behandlung vorhersagen würden.

Ein Forscher, der sich ausgiebig mit dieser Frage beschäftigte, war LANYON (1965). So überprüfte er, ob die Adaptationsfähigkeit ein Kriterium für die Prognose darstellt. Seine Überlegung war, daß schnellere Adaptation auf größere Flexibilität hinweise. Diese helfe dem Klienten, von Therapie zu profitieren. LANYON kam (ebenso wie QUARRINGTON, 1959), zu dem Schluß, daß Adaptation eine gewisse Bedeutung für die Vorhersage des Therapieerfolgs habe.

In einer weiteren Untersuchung von LANYON (1966) wurde überprüft, inwieweit Behandlungseffekte durch Skalen des MMPI vorhergesagt werden könnten. Stotterer mit hohen Werten in der Ichstärke-Skala und niedrigen Werten in der F-Skala (Psychopathologie/Neurotizismus) profitierten am meisten von der Therapie.

Die Suche von PERKINS et al. (1974) nach prognostischen Faktoren blieb erfolglos. 54 Persönlichkeitsmerkmale wurden erhoben und mit den Therapieergebnissen sechs Monate nach Ende der Behandlung korreliert. Nur drei Merkmale zeigten einen signifikanten Zusammenhang, was bei der Menge der überprüften Kriterien nur wenig über der zufällig zu erwartenden Anzahl signifikanter Ergebnisse liegt. Die wesentlichste Variable schien die Flüssigkeit des Sprechens zum Ende der Therapie zu sein, je besser die Sprechqualität, desto größer die Chance, auch sechs Monate später den Therapieerfolg aufrechtzuerhalten.

GREGORY (1969) fand, daß die schwersten Stotterer die besten Therapieaussichten hatten, und auch PERKINS (1981) meint, daß schwere Stotterer eher profitierten, da der Leidensdruck und damit die Motivation größer sei.

Eine wichtige Arbeit zur Frage der Behandlungsprognose ist die von STROMSTA (1965). Er verglich die Spektrogramme einer Gruppe von Kindern im Abstand von zehn Jahren. Die Kinder, deren Formantübergänge während der ersten Untersuchung normal waren, ohne Unterbrechung des Luftstroms während des Stotterns, waren zehn Jahre später stotterfrei. Die Kinder mit Blockierungen stotterten zehn Jahre später immer noch. Seither gilt dieses Kriterium als ein wichtiger Faktor im Hinblick auf Chronizität (z.B. COOPER, 1973; RILEY, 1981). Die Untersuchung wurde allerdings bisher nicht repliziert.

SHEEHAN und MARTYN (1966) berichten von einer Befragung ehemaliger Stotterer. Diejenigen, die angaben, daß Stottern bei ihnen nicht Teil des Selbstkonzepts geworden sei, hätten sich vom Stottern erholt - im Gegensatz zu denen, die sich als Stotterer gesehen hätten. Bei letzteren war die Chronizitätsquote viel höher. Diese Untersuchung klärt nicht die Frage nach Ursache und Wirkung. Es könnte sein, daß die Veränderung des Selbstkonzepts mit der Verbesserung des Sprechens einherging oder dieser folgte.

GUITAR (1976) sowie GUITAR und BASS (1978) benutzten die S24-Skala von ANDREWS und CUTLER (1974), um die "Kommunikationseinstellungen von Stotterern" zu untersuchen. Die Autoren gingen von der Vorstellung aus, daß die S24-Skala vom Sprechverhalten unabhängig sei und zur langfristigen Vorhersage von Therapieergebnissen genutzt werden könne. Sie überprüften die Beziehung der Skalenwerte zum Schluß der Behandlung (Klienten als stotterfrei eingestuft) und zwölf Monate später. Aufgrund der S24-Ergebnisse waren die Versuchspersonen in zwei Gruppen eingeteilt worden, mit bzw. ohne "normalisierte" Kommunikationseinstellungen. Die Stotterwerte bei der Nachuntersuchung indizierten, daß die Gruppe mit normalisierten Kommunikationseinstellungen. signifikant weniger stotterte als die andere

Gruppe. Dies interpretierten GUITAR und BASS als Bestätigung ihrer Hypothese. ULLIANA und INGHAM (1984) replizierten die Untersuchung in modifizierter Form. Sie kamen zu dem Schluß (S. 90):

"Die Ergebnisse dieser Studie zeigen an, daß der Schluß voreilig ist, daß Einstellungsfaktoren (zumindest so, wie sie im S24 gemessen werden) eine kritische Rolle für das Therapieergebnis spielen."

Sie fühlten sich in ihrer Vermutung bestätigt, daß die S24-Werte im wesentlichen durch die Veränderungen im Stottergrad, weniger durch die Einstellungen gegenüber der Kommunikation beeinflußt wurden. Dieses Ergebnis läßt den Zweifel daran wachsen, daß SHEEHAN und MARTYN (1966) ihre Ergebnisse richtig interpretiert haben. Es ist anzunehmen, daß sich erst das Sprechen änderte und dann das Selbstkonzept.

ADAMS (1984) glaubt, daß die Fähigkeit des Klienten, nonverbale feinmotorische Aufgaben durchzuführen, Behandlungseffekte vorhersagen kann. Dies wäre ein Indikator für die "neurophysiologische Ladung" des Stotterns. Bessere feinmotorische Fähigkeiten ließen darauf schließen, daß der Klient leichter vom Sprechtrainingsprogramm profitiere. Diese Annahme ist u.W. noch nicht empirisch untersucht.

BASLER et al. (1985) gingen der Frage nach, welche Bedingungen zum Abbruch einer psychologischen Gruppenbehandlung für adipöse Patienten mit essentieller Hypertonie führten. Die Behandlung des Übergewichts gilt ebenfalls als sehr schwierig, wir meinen, daß sich Parallelen zur Behandlung des Stotterns ziehen lassen.

Therapie-Abbrecher hatten bei Erklärungen des Arztes (sign.) häufiger das Gefühl: "Der hat gut reden." Sie empfanden ihren Gruppentherapeuten eher als unpersönlich, wenig anstrengungsbereit und unfähig, ihnen zu helfen. In der Gruppe fühlten sie sich weniger wohl, empfanden das Gruppenklima als nicht so gut, sahen die Beiträge anderer als wenig hilfreich an und glaubten, daß das Erlernte nicht praktisch umsetzbar sei.

CRAIG und ANDREWS (1985) glauben, daß sich die langfristige Beibehaltung von Therapieeffekten in über 80% der Fälle mit einem relativ kurzen (17 Items) "Locus of control"-Fragebogen (konstruiert nach dem Konzept von ROTTER, 1966) korrekt vorhersagen läßt. Die Veränderungen in dieser Skala von Prä- und Post-Treatment ließen Rückschlüsse auf die Langzeiteffektivität des Stotterprogramms zu. Bei solchen Klienten, deren Kontrolle sich in Richtung Internalisierung bewegte, erhielten sich die Therapieeffekte besser. Die Korrelation zwischen Internalisierung und der Verminderung der gestotterten Silben betrug .71.

In einer weiteren Studie, die ähnlich angelegt war, widmeten sich ANDREWS und CRAIG (1988) der Frage, welche Faktoren nach zunächst scheinbar erfolgreicher Behandlung zum Rückfall führen. Die Klienten, welche von der Behandlung am meisten profitierten, zeigten folgende Veränderungen: Stottern reduziert oder eliminiert, Normalisierung der Kommunikationseinstellungen (im S24) und Internalisierung des locus of control. 10-18 Monate später stotterten ca. 30% der Versuchspersonen mehr als 2% der Silben und die Stotterhäufigkeit, die 13,7% vor und 0,3% nach dem Behandlungsprogramm betrug, stieg auf 2,2% an. Die genauere Analyse der Daten zeigte, daß solche Versuchspersonen, die alle drei Ziele erreicht hatten - stotterfreies Sprechen, normale Kommunikationseinstellungen und internalisierter locus of control - in 97% der Fälle fließendes Sprechen beibehielten; die acht Versuchspersonen der Gruppe, die keines dieser Ziele erreichten, erlitten alle einen Rückfall. Die Autoren schließen aus ihren Daten, daß Veränderungen in *allen drei* Variablen nötig sind, wenn das Risiko des Rückfalls minimalisiert werden soll.

Die oben erwähnten Zweifel von ULLIANA und INGHAM (1984) an den Studien von GUITAR (1976) sowie GUITAR und BASS (1978) gelten hier analog. Verstärkt werden sie durch den Bericht von EMMELKAMP und KUIPERS (1979), die Agoraphobiker einige Jahre nach Behandlungsende erneut untersuchten. Von den zu Beginn gemessenen Variablen hatte keine, weder Dauer der Phobie noch soziale Angst, Depression oder "locus of control" eine klare Beziehung zu den Nachtestergebnissen.

Wenig Zweifel gibt es mittlerweile darüber, daß die Wahrscheinlichkeit erfolgreicher Therapie um so höher ist, je früher behandelt wird. Damit einhergehend wird vermutet, daß die Prognose sich sprunghaft verschlechtert, wenn das Kind in die Schule kommt (z.B. RILEY und RILEY, 1984; Näheres dazu im Abschn. 3.7).

VAN RIPER (o.J.) hat in einer Literaturübersicht die prognostischen Faktoren der Stottertherapie zusammengetragen. Sie sollen hier kurz zusammengefaßt werden:

Gute prognostische Zeichen sind: Wenig Spannung beim Stottern, guter Blickkontakt, relativ normale Atmung, insgesamt weniger komplexes Stotterverhalten, geringe Fluktuation in der Stärke des Stotterns, mehr tonisches, weniger klonisches Stottern, Ort der Blockierung im Lippen-Zungen-Bereich (schlechter, wenn er in der Larynx liegt), offenes Stottern (im Gegensatz zum versteckten Stottern mit einem hohen Anteil Vermeidungsverhalten). VAN RIPER schließt seinen Literaturüberblick mit der Bemerkung, daß die Suche nach guten Prognosekriterien bisher eher entmutigend verlaufen sei. Daher bliebe dem Therapeuten vorläufig nichts anderes übrig, als den einzelnen Stotterer und seine Geschichte genau zu studieren und mit Hilfe von "trial-therapy" (Versuchstherapie) die Therapiereaktivität zu überprüfen.

Zum Schluß seien noch die Faktoren zusammengefaßt, die nach unserer Erfahrung für den Therapieerfolg von Bedeutung sind.

Der Klient sollte die Fähigkeit haben oder in der Therapie erwerben, interne Reize adäquat wahrzunehmen. Das heißt, daß er seine eigene Befindlichkeit gut einschätzen kann und entsprechend reagiert. Ist er z.B. gespannt, muß er stärker auf sein Sprechen achten als es in anderen Situationen der Fall wäre. Indirekt hierzu gehört auch die wirklichkeitsnahe Beurteilung des eigenen Sprechverhaltens, wenngleich die empirischen Befunde widersprüchlich sind (zusammenfassend bei INGHAM, 1984). Selbstkorrektur entsprechend dem Therapieziel hängt von angemessener Wahrnehmung des eigenen Verhaltens ab.

Von großer Bedeutung im späteren Teil der Behandlung sind soziale Fertigkeiten, insbesondere die Fähigkeit, Beziehungen zu anderen Menschen aufzunehmen. Fehlt es dem Klienten an sozialer Sensibilität, muß der Therapeut sich darum bemühen, diese Schwäche auszugleichen.

Wünschenswert ist ein realistisches Selbstbild des Klienten. Das Wissen um die eigenen Grenzen erspart Enttäuschungen während und nach der Therapie, mit entsprechend geringerer Rückfallgefahr.

Von großer Bedeutung ist die Reaktion der Umwelt, falls sie negativ ist, bedeutet das eine große Erschwernis. Der Therapeut sollte schon zu einem frühen Zeitpunkt wesentliche Bezugspersonen zur Therapie einladen und sich darum bemühen, deren Unterstützung zu erlangen. Unabhängig davon sollte der Klient ein guter "Selbstbekräftiger" sein, um die Motivation für die Behandlung besser aufrechterhalten zu können[88].

Der letzte Faktor, den wir im Hinblick auf eine gute Prognose nennen können, ist die Bereitschaft des Therapeuten, über das Stottern hinaus Hilfe zu bieten, falls sie erwünscht ist bzw. sich als notwendig erweist. Fühlt sich der Therapeut hierzu nicht in der Lage, sollte er an einen qualifizierten Kollegen überweisen.

---

[88] Die Beziehung zwischen sozialer Unterstützung und kooperativem Patientenverhalten ist eine der am besten dokumentierten Beziehungen der medizinischen Soziologie (COBB, 1979).

### 3.2.5 Praxisbezogene Überlegungen zur Behandlungsindikation

Der erschwerendste Aspekt der Stottertherapie ist die Tatsache, daß eine Technik, die
in einem Fall hilft, für einen anderen Stotterer völlig erfolglos bleibt. Das vermutlich
berühmteste Beispiel (zit. nach MURRAY, 1980) ereignete sich in den frühen dreißiger Jahren, kurz nachdem CHARLES VAN RIPER an der Universität von Iowa Hilfe
für sein Stottern suchte. Für einige Monate wurde er von Dr. BRYNGELSON behandelt, der ihn willentliches Stottern lehrte, damit er dadurch Kontrolle über seine
Sprechblocks gewänne. VAN RIPER machte beträchtliche Fortschritte, und innerhalb
eines Jahres konnte er so gut sprechen, daß er in der Lage war, mit dem Lehren zu
beginnen. In dieser Zeit befand sich auch Dr. JOHNSON - für den Stottern ebenfalls
ein ernsthaftes Problem war - an der Universität. Da er VAN RIPERs Behandlungser-
folg sah, entschied er sich für ein ähnliches Programm. Sein Stottern wurde sofort so
viel schlechter, daß ihm gesagt wurde, er solle mit dem Sprechen völlig aufhören und
eine Woche lang fischen gehen, auch dort weiter schweigend.

Bis heute gibt es keine befriedigende Antwort auf die Frage, warum ein therapeutischer Ansatz für einen Stotterer wirksam ist und für einen anderen nicht, dennoch ist
zur Frage der Behandlungsindikation beträchtliches Wissen zusammengetragen worden, das im folgenden Überblick skizziert werden soll.

Vor Beginn jeder Therapie stellt sich die Frage, ob überhaupt behandelt werden soll.
Wünscht der Klient definitiv die Behandlung, hat der Therapeut aber Zweifel, kann es
zu einer Kontroverse kommen, bei der der Therapeut lediglich auf seine Erfahrung
(und möglicherweise die Therapieerfahrung des Klienten) verweisen kann. Keine Behandlung wäre indiziert, wenn angenommen werden muß, daß sie erfolglos oder gar
schädigend sein könnte. So erscheint es sinnvoll, eine Sequenz destruktiv verlaufender
Behandlungen zu unterbrechen, nicht nur um den Klienten zu schützen, sondern auch
um Klient und Therapeut Zeit, Mühe und finanziellen Aufwand zu ersparen. Darüber
hinaus wird dem Klienten u.U. die Erfahrung ermöglicht, daß er auch ohne Behandlung auskommen kann.

Bislang gibt es noch keine klaren Forschungsergebnisse zu der Frage, in welchen Fällen die
Behandlungsindikation "keine Behandlung" gestellt werden sollte[89]. Solch eine Entscheidung
erfordert ziemlich viel Mut vom Therapeuten, da Kritiker auf zwei Punkte hinweisen können:
Die Stellung einer Prognose hinsichtlich des Behandlungsergebnisses muß ungenau bleiben
und wird in aller Regel während einer Versuchsbehandlung klarer; der Konsensus in metaanalytischen Studien ist der, daß behandelte Patienten in aller Regel besser fahren als unbe-
handelte.

Grundsätzlich sollte Behandlung dann vermieden werden, wenn aufgrund eigener klinischer
Erfahrungen angenommen werden kann, daß die Behandlung erfolglos bleiben wird oder sogar negative Wirkungen zur Folge haben kann. Ein guter Hinweis darauf ist es, wenn sich
zeigt, daß der Patient auf frühere Behandlungen nicht oder mit negativen Reaktionen an-
sprach. Es sollte natürlich geprüft werden, ob die erfolglosen Behandlungen auf mangelnder
Erfahrung oder technischen Fähigkeiten des Therapeuten zurückgingen, ob es sich um die
falsche Form der Therapie handelte etc. Darüber hinaus muß berücksichtigt werden, daß sich
die Motivationslage, die Umstände und die Fähigkeiten, etwas mit der Behandlung anzufan-
gen, im Laufe der Jahre verändern können. Die Beurteilung dieser Frage ist deswegen nicht
ganz leicht, weil Klienten in aller Regel ihre therapeutischen Vorerfahrungen verzerren und
sie im Rückblick in ein sehr negatives Licht stellen.

Bestehen Unklarheiten, wird es sinnvoll sein, zu der Entscheidung "keine Behandlung" einen
zweiten Kollegen hinzuzuziehen.

---

[89] Diese Überlegungen lehnen sich an FRANCES et al. (1984) an.

Keine Behandlung bedeutet nicht notwendig, daß gar nichts getan wird. Unter Umständen könnte der Therapeut eine alternative Behandlungsform vorschlagen, er mag ein zweites Gespräch für später ansetzen (evtl. telefonisch), die Therapie auf einen günstigeren Zeitpunkt verschieben o.ä.

Wir begegnen gelegentlich Stotterern, bei denen Therapie nicht sinnvoll zu sein scheint, weil sie eine "abgerundete Persönlichkeit" sind. Sie sind sozial integriert, anerkannt und es gibt keine tiefergehende Motivation, am Stottern zu arbeiten. Im Gegenteil, es ist zu erwarten, daß das bestehende positive Gleichgewicht gestört wird. Der Klient würde vermutlich feststellen, daß er durch den Einsatz einer Kontrolltechnik in seiner Umwelt nichts gewänne, die Mühe nicht durch weitere soziale Anerkennung belohnt würde (die er ohnehin schon hat). In solchen Fällen beschränken wir uns auf ein bis zwei Beratungsgespräche.

Schlägt der Therapeut vor, keine Behandlung aufzunehmen, mag er Alternativen anbieten, z.B. Selbsthilfegruppen und/oder Wiedervorstellung zu einem späteren Termin.

Ist die Entscheidung zum Beginn der Behandlung gefallen, ist zu überlegen, wie das eigene Behandlungsprogramm am besten auf den Klienten zugeschnitten werden kann.

Befragungen von Therapeuten ergaben, daß die wichtigsten Kriterien für die Auswahl bzw. den Zuschnitt eines Behandlungsprogramms Schweregrad des Stotterns und Einstellungs- bzw. Persönlichkeitsvariablen waren. Weniger häufig genannt wurden frühere Therapieerfahrungen (!), Natur des Stotterns, Vermeidungsverhalten und Intelligenz (CHEASMAN, 1987).

Die Hinweise in der Literatur sind teils sehr allgemein, teils sehr spezifisch und setzen auf verschiedenen Abstraktionsebenen an. KLENCKE (1860, S. 26-27) gab sehr allgemeine Hinweise:

"... gibt es eine große Verschiedenheit des Stotterns, die jedesmal streng individuell nach ihren organischen und pädagogischen Ursachen, ihrem Charakter in den persönlichen Anlagen, Angewohnheiten und Weisen behandelt sein will; ebenso individuell muß auch die Form der Nachübung sein, die oft einen ganz besonderen Charakter trägt, den zu erkennen und begreiflich zu machen nicht jedermanns Sache ist."

In seinem weiteren Text geht er auf diese Bemerkung nicht weiter ein. Offensichtlich ist er ohnehin der Meinung, daß die Anlage einer maßgeschneiderten Stotter-Behandlung nicht jedem Therapeuten möglich ist.

SHEEHAN (1970, S. 262) hat unseres Wissens auch nie konkretere Indikationshinweise gegeben, er verweist lediglich auf die Verschiedenheit der Stotterer und die Gemeinsamkeit in der Verschiedenheit:

"Unterschiedliche Behandlungsansätze sind für verschiedene Stotterer indiziert, allerdings müssen einige Basisprinzipien bei allen angewandt werden."

Konkreter wird EISENSON (1975), der zwischen Stottern organischer und nicht-organischer Herkunft unterscheidet. Ziele und Methoden für diese beiden Gruppen müssen unterschiedlich sein. Der organische Stotterer müsse lernen, sein Stottern als Teil seines Selbst zu akzeptieren, wenn er auch eventuell in der Therapie besseres Kommunizieren lernen könne. An therapeutischen Techniken schlägt EISENSON (1975) vor: negative Praxis, willentliches Stottern, Dehnung, Ausblendung (Stop im Block), Pseudostottern, evtl. Adaptationstraining, weiche/leichte Artikulation und Geschwindigkeitskontrolle. EISENSON (1975, S. 447) faßt in dieser Form die wesentlichen therapeutischen Ziele für organische Stotterer zusammen:

1.   Dem Stotterer dabei helfen, sich selbst als funktionierenden Organismus zu sehen

2. Versuch, die nicht-organischen Elemente, die Stottern verschärfen, zu vermindern (Konflikte, Ambivalenzen, andere "schädliche" Einstellungen)
3. Stotterblocks modifizieren, kontrollieren und evtl. eliminieren, darüber hinaus an den sekundären Symptomen arbeiten
4. Dem Stotterer dabei helfen, in einer Art und Weise zu sprechen, die mit seiner konstitutionellen Prädisposition kongruent ist, so häufig wie nötig zu wiederholen, die Sprechgeschwindigkeit zu verändern und im übrigen so zu sprechen, wie es erforderlich ist, um Angst, Konflikt, Mitbewegung zu minimalisieren.

Dem nicht-organischen Stotterer widmet EISENSON wenig Aufmerksamkeit. Er benötige Psychotherapie und habe gute Hoffnung auf "Heilung".

Zu ähnlichen therapeutischen Konsequenzen kommen BECKER et al. (1977). Bei den "gehirngeschädigten" Stotterern müßten Sprechtraining mit kinästhetischen Übungen zur Rekonstruktion der Sprechmotorik im Vordergrund stehen. Beim "neurotischen" Stottern komme es primär darauf an, durch autogenes Training und Psychotherapie die Angst zu überwinden.

PREUS (1981) ordnet seinen empirisch gewonnenen Gruppen verschiedene Behandlungsformen zu.[90]

1. Stottertherapie des Nichtvermeidungstyps (nach VAN RIPER), gerichtet auf Veränderung der Einstellung und des offenen Stotterverhaltens. Zusätzlich mag psychiatrisch/klinisch-psychologische Hilfe sinnvoll sein. Training in sozialen Fertigkeiten.
2. Stottertherapie des Nichtvermeidungstyps, die sich auf Einstellungsveränderung und Veränderung des offenen Stotterverhaltens richtet.
3. Psychotherapie (psychiatrisch/klinisch-psychologisch), in einigen Fällen gefolgt von Stottertherapie.
4. Stottertherapie des Nichtsvermeidungstyps, im wesentlichen auf Einstellungsveränderung gerichtet, zusätzlich Sprechhilfen.
5. Stottertherapie, die sich primär auf die Veränderung des offenen Stotterverhaltens richtet. Entweder VAN RIPERs Modell des fließenden Stotterns, verhaltensmodifikatorische Techniken etc.
6. Verhaltensmodifikation oder andere Methoden, die sich direkt auf die Veränderung des Stotterns beim lauten Lesen richten.
7. Therapie des Polterns (z.B. auch WEISS) oder klassische Sprechübungen.
8. Keine Behandlung, eventuell in einigen Fällen spätere Nachkontrolle.

Die Therapie der Gruppen 1 und 3 erfordert neben Logopäden auch Psychiater/Psychologen. Zumindest für einige Stotterer der Gruppe 3 scheint nach Ansicht von PREUS symptomatische Stottertherapie kontraindiziert zu sein. Für Gruppe 2 hält er Gruppentherapie mit einem qualifizierten Leiter für die beste Lösung. Die Gruppen 1, 2, 4 und 5 sieht er als gute Kandidaten für Therapie vom "Nichtvermeidungstyp", allerdings glaubt er, daß jeweils verschiedene Teile dieses Behandlungsprogramms zum Einsatz kommen sollten. Während für die Gruppen 1 und 2 das volle Therapieprogramm und für die Gruppe 4 vorwiegend der erste (einstellungsverändernde) Teil geeignet sei, böte sich für Gruppe 5 vorwiegend der zweite (stottermodifizierende) Teil an. Für die Gruppe 6, in der Stottern primär beim lauten Lesen auftritt und die Stottern nicht zu vermeiden scheint, mögen verhaltenstherapeutische Techniken besonders indiziert sein. Verschiedene Ansätze der Poltertherapie wären für die Untergruppen 4 und 7 anzuwenden. Untergruppe 8 scheint keine Therapie zu benötigen. Uns sind bislang keine Untersuchungen bekannt, wonach PREUS' Kategorien repliziert worden wären. Eine grobe Orientierung daran scheint nach unserer Erfahrung nützlich.

---

90 Vgl. Abschn. 2.2.2; die Numerierung der Therapievorschläge korrespondiert mit der Gruppennumerierung.

RILEY und RILEY, die ursprünglich mit Hilfe faktorenanalytischer Methodik allein behandlungsrelevante Untergruppen finden wollten (1972), haben diesen Versuch als wenig fruchtbar aufgegeben und vertreten jetzt ein aus der Faktorenanalyse entwickeltes "Komponentenmodell" (1979, 1983), mit dessen Hilfe sie stotternde Kinder diagnostizieren und behandeln.

Abgeleitet aus den Faktorenanalysen wurden vier neurologische Komponenten postuliert:

- Sprachstörungen
- motorische Störungen
- auditive Verarbeitungsstörungen
- Aufmerksamkeitsstörungen

Aus klinischer Erfahrung, Elterninterviews und Literaturanalyse gewannen sie fünf Komponenten:

- ungünstige Kommunikationsmuster in der Umwelt des Kindes
- unrealistische Erwartungen des Kindes an sich selbst
- hohe Erwartungen der Eltern an das Kind
- manipulatives Stottern
- abnormes Bedürfnis der Eltern nach einem stotternden Kind

Für jedes Kind werden zu Beginn der Behandlung die verschiedenen neurologischen Komponenten in ihrer Stärke eingeschätzt und entsprechend das Behandlungsprogramm erstellt. In der Regel wird zunächst mit den neurologischen Komponenten begonnen, insbesondere den Aufmerksamkeitsstörungen, da sie die Grundlage für therapeutischen Erfolg oder Mißerfolg bilden. Im weiteren Verlauf der Behandlung werden die "traditionellen Elemente" eingeführt: Elternberatung, dem Kind helfen, Erfahrungen zur Förderung seines Selbstwertes zu machen, Arbeit an der Reduktion unrealistischer Erwartungen. In wenigen Fällen wird die Familie zu systemischer Psychotherapie weiterverwiesen.[91]

Nach den Berichten von RILEY und RILEY (1985) erzielen sie mit ihrer Vorgehensweise gute Erfolge. Unabhängige Studien liegen nicht vor, vor allem wäre es von Interesse, ob z.B. Kinder, die überhohe Erwartungen an sich haben, nicht, wie das Modell vorhersagt, von oral-motorischem Training (das für die entsprechende neurologische Komponente gedacht ist) profitieren würden. Solch eine Untersuchungsanlage würde es ermöglichen, die Größe der unspezifischen Therapieeffekte abzuschätzen.

SCHWARTZ und CONTURE (1988) machten den Versuch, junge Stotterer im Alter von ca. vier bis neun Jahren zu kategorisieren. Sie identifizierten und quantifizierten 14 sprachliche und nichtsprachliche Verhaltensweisen und berechneten daraus drei Indizes: Lautdehnung, nichtsprachliches Verhalten und Variabilität des mit dem Stottern assoziierten Verhaltens. Wenngleich die Autoren bei der Interpretation ihrer Ergebnisse sehr vorsichtig sind, sehen sie sich doch in der Annahme bestätigt, daß es signifikante Verhaltensdifferenzen unter jungen Stotterern gibt, die von - therapeutisch allerdings noch nicht ausgeloteter - Bedeutung sind.

Darüber hinaus kann aus neueren Befunden abgeleitet werden (z.B. PETERS und STARKWEATHER, 1988), daß Stottern sich primär aus einem motorischen oder einem linguistischen Defizit bzw. aus einer Kombination beider Faktoren heraus entwickelt. Die Anlage des therapeutischen Programms muß sich dann daran orientieren, welche Variable als die ätiologisch bedeutsamere eingeschätzt wird (vgl. Abschn. 1.5.5.5 und 3.7.3).

---

91 Weiteres zum Ansatz von RILEY und RILEY in Abschn. 3.7.3

Bei Kindern wie Erwachsenen (vgl. HOMZIE et al., 1988) muß mit zusätzlichen Problemen gerechnet werden, sei es Sprachverzögerungen, Artikulationsprobleme oder Lese-Rechtschreib-Schwierigkeiten, die bei der Therapiegestaltung entsprechend berücksichtigt werden müssen.

Es hat Versuche gegeben, die von VAN RIPER (1971, siehe Abschn. 1.3) definierten Entwicklungsverläufe mit Behandlungstechniken in Beziehung zu setzen. HEIDE-MANN und SCHÖNFELDER (1976) treffen diese Zuordnung: Spur 1 - nur Elternberatung; 2 - Elternberatung und Sprechtherapie; 3 und 4 - Elternberatung und Psychotherapie.

QUARRINGTON (1981) macht folgende Vorschläge: Spur 1 - Behandlung nur, wenn Chronifizierung droht (mindestens zwei Jahre Stottern); 2 - Förderung der Sprechentwicklung, ohne deutlichen Druck Korrektur des Sprechens in der Schule und zu Hause, Elternberatung; 3 - wo Stottern mit plötzlichen Blockierungen beginnt, sofortige Therapie, um sekundären Schaden zu vermeiden.

Der Vergleich der Vorschläge zeigt Ähnlichkeiten und Unterschiede; da befriedigende empirische Befunde fehlen, ist unklar, welchen Empfehlungen der Vorzug zu geben ist.

Bedeutung für Indikationsüberlegungen haben auch Alter, Geschlecht und kultureller Hintergrund. Nach unserer Erfahrung sind bei älteren Klienten (über 40 Jahre) verhaltenstherapeutische Programme, die auf vollständig flüssiges Sprechen abzielen, unangebracht. Solch ein Ziel ist zu hoch und kann in der Regel nur zu Unzufriedenheit und Therapieabbruch führen, eher indiziert ist der "Nicht-Vermeidungs-Ansatz" (VAN RIPER).

SILVERMAN (1986) sieht leichte Unterschiede bei den Bedürfnissen weiblicher und männlicher Stotterer. Frauen scheinen eher Therapien vorzuziehen, die auf Einstellungsnormalisierung hinarbeiten, während Männer vorwiegend an Sprechkontroll-Therapien interessiert sind. Therapierelevant ist auch SILVERMANs (1986) Schluß aus vorliegenden Untersuchungen, daß weibliche Stotterer Kommunikationssituationen seltener vermieden. Frauen schienen mehr Vertrauen in ihre Sprechfähigkeiten zu haben und mehr Vergnügen aus dem Kommunizieren zu ziehen. Die Forschung steht bisher jedoch erst am Anfang.

Ungeprüft ist bisher die Frage, inwieweit die soziale Schicht der Stotter-Klienten eine Rolle für die Wahl des Therapieverfahrens spielt. Eine Pilotstudie von LEITH und MIMS (1975) in den USA macht deutlich, daß kulturelle Faktoren in der Sozialisation verschiedener Gruppen bedeutsame therapeutische Implikationen haben können.

Die beiden Autoren stellten fest, daß bei schwarzen Stotterern die Sprechmuster als Ergebnis kultureller Unterschiede anders seien. Sie vermuten, daß im "schwarzen Kulturkreis" Wiederholungen und Dehnungen "bestraft" und Sprecheinschübe positiv sozial bekräftigt werden. Dies steht im Konflikt mit Zielen einiger Therapieprogramme (vor allem VAN RIPER). Eine Behandlung, die offenes Stottern ermutigt, so daß Wiederholungen und Dehnungen kontrolliert und Füllsel eliminiert werden können, wird mit schwarzen Klienten scheitern, da die Gegenströmungen innerhalb der spezifischen Subkultur zu groß sind und den therapeutischen Einfluß des Klinikers neutralisieren. Die theoretische Möglichkeit - dem Stotterer helfen, mit seiner Umwelt auf eine neue Art umzugehen und sich nichts aus der Kritik zu machen, also ein kognitiver Ansatz - ist wenig realistisch, da grundsätzliche kulturelle Muster zurückgewiesen werden müßten. Die zu erwägende Alternative scheint eine Methode zu sein, die zu stotterfreiem Sprechen führt (z.B. SHAMES und FLORANCE, 1980). Allerdings hat auch solch ein Ansatz seine Probleme. Schwarze Stotterer sind kulturell sehr flüssigkeitsorientiert und deswegen ist es wahrscheinlich, daß sie in ihrem hochsensibilisierten Zustand Schwierigkeiten selbst mit den kleinsten Unflüssigkeiten haben. Die therapeutische Erfahrung der Autoren bestätigte dies. Die Folge ist, daß auch nach einem erfolgreichen Behandlungsprogramm

hohe Rückfallgefahr besteht. Therapeutische Erfolge mit schwarzen Stotterern des beschriebenen kulturellen Hintergrunds sind selten.

Die Empfehlungen von STARKWEATHER (1982a) und ADAMS (1983), wonach
Stotterer in Abhängigkeit von dem primär gestörten strukturellen System (Atmung,
Larynx, Mund) unterschiedlichen Behandlungen zugewiesen werden sollten, haben
wenig Resonanz gefunden. Die einzelnen "Mechanismen" scheinen nicht voneinander
trennbar, insofern halten wir es für unwahrscheinlich, daß aus diesen Vorschlägen
therapeutischer Nutzen zu ziehen sein wird.[92]

GUITAR (1975) überprüfte die Wirkung elektromyographischen (EMG) Feedbacks
bei vier erwachsenen Stotterern. Die Ableitung erfolgte von vier verschiedenen
Punkten: Frontalismuskel, Lippe, Kinn, Larynx. Es zeigte sich, daß die Versuchspersonen von unterschiedlichen Elektrodenpositionen verschieden profitierten. Dies ist
ein (bislang u.W. nicht replizierter) Versuch, Biofeedback, das in der Stottertherapie
in den letzten Jahren an Bedeutung verloren hat, differentiell einzusetzen. Nach dieser
Untersuchung hätte eine gezieltere Vorgehensweise nützliches Potential.

MARTIN und HAROLDSON (1979) testeten die Wirkung verschiedener therapeutischer Ansätze (Schattensprechen, Masking, DAF, "falsch" auf jede Stotterreaktion,
Metronom) auf das Stotterverhalten. Die Stotterhäufigkeiten unter den verschiedenen
experimentellen Bedingungen veränderten sich mehr oder minder deutlich, die Zusammenhänge der Veränderungswerte zwischen Versuchspersonen und den verschiedenen Bedingungen blieben jedoch unklar und konnten nicht interpretiert werden.
Eindeutig ist jedoch, daß nicht alle Klienten von den gleichen flüssigkeitsfördernden
Methoden profitieren. Dies gilt nicht nur für die "Hauptansätze", sondern auch für
Varianten derselben Technik. Es zeigte sich z.B., daß manche Klienten die Phonationsdauer beim gedehnten Sprechen nur relativ wenig verändern müssen, um stotterfrei
und natürlich zu sprechen (INGHAM et al., 1983; INGHAM und ONSLOW, 1985).
Manche Klienten benötigen offensichtlich nur Teile (Komponenten) einer Technik,
um das Therapieziel zu erreichen.

Um der immer komplizierter werdenden Zuordnung zu entgehen, gibt es Therapeuten, die diese Frage vom Klienten entscheiden lassen. COOPER und COOPER (1985)
instruierten ihre Klienten aus den FIGs[93] auszuwählen (s. Abschn. 2.10.4), RYAN
(1974) gibt seinen Klienten im Standardprogramm (GILCU) gar keine Anweisung, sie
sind gehalten, selbst zu erproben, wie flüssig sie sprechen können.

Eine mögliche Variante regt STEWART (1982) an:

Vor Beginn der Therapie hörten die Versuchspersonen ein kurzes Band, auf dem ein Sprecher
"gedehntes Sprechen " einsetzte. Dann mußten sie das Maß ihrer Bereitschaft einschätzen, die
vorgegebene Technik wirklich zu praktizieren. Es zeigte sich eine positive Beziehung zwischen dem Therapieerfolg und der am Anfang gemessenen Bereitschaft zum Einsetzen der
Kontrolltechnik.

Es ist also vermutlich sinnvoll, in systematischerer Weise, als es bislang in der Praxis
geschieht, dem Klienten zu Beginn der Therapie die normalerweise eingesetzte Technik zu demonstrieren und ihn zu befragen, ob er glaubt, sie sich zu eigen machen zu
können. Hat er erhebliche Widerstände dagegen, sollte der Therapeut entweder eine
andere Technik vorschlagen oder den Klienten weiterverweisen.

---

[92] Mit Skepsis sehen wir unsere eigenen Bemühungen, mit Hilfe der Xeroradiographie (KUHR et
al., in Vorbereitung) Hinweise für die Anlage eines differentiellen Entspannungstrainings zu erhalten.

[93] COOPER (1982) hat einen "Disfluency Descriptor Digest" entwickelt, mit dem er Therapeuten
helfen will, die für ihren Klienten optimale Methode zu finden.

PREUS (1981) schloß aus seiner Literaturübersicht, daß sich die Annahme einer Gruppe "neurotischer Stotterer" nicht bestätigen ließ. Trotzdem gibt es empirische Hinweise auf unterschiedliche "psychologische Ladung" des Stotterns, die therapie-praktische Folgen haben.

LANYON et al. (1978) haben Fragebogendaten faktorenanalytisch ausgewertet. Sie konnten die Unabhängigkeit der Dimensionen "Schweregrad des Stotterns", "Vermeidungsverhalten" und "negative emotionale Einstellung" zeigen.

GUITAR (1976) stellte fest, daß Vermeidungsverhalten und emotionale Reaktivität zwar mit Neurotizismus, nicht aber mit dem Schweregrad des Stotterns korreliert waren. Die Skalen, welche die psychologischen Reaktionen maßen, hatten größere Vorhersagekraft für das Er-gebnis der Therapie als die anderen Skalen. Die psychologische Reaktion auf das Stottern und das Ausmaß des Neurotizismus scheinen in gewissem Umfang Prädiktoren für den Erfolg der Therapie zu sein. Die Stotterer, die hier fehlangepaßt sind, müssen in ihrem Therapiepro-gramm Hilfe für die psychologische Problematik bekommen. GUITAR (mündliche Mittei-lung, 1984) ist mittlerweile zwar von seinen Ergebnissen etwas abgerückt, da er glaubt, daß Papier-Bleistift-Tests nicht hinreichend valide sind, um die angesprochene Problematik wirk-lich aufzuklären, dennoch leuchtet sein Ergebnis ein und entspricht klinischer Erfahrung.

Die erwachsenen Stotterer der Spur 3 (VAN RIPER, 1971) zeigen besonders starke Sprech- und Situationsvermeidungsstrategien, sie sind sehr emotional und benötigen in der Regel einen relativ hohen Anteil an psychotherapeutischen Elementen in ihrer Be-handlung. Für solche Klienten gibt es Versuche mit Kombinationsbehandlung - z.B. logopädische Sprechbehandlung, parallel laufend mit psychologischer Therapie durch einen Psychoanalytiker (BUTANY und PERSAD, 1982) - die Erfahrungen reichen aber noch nicht für allgemeinere Empfehlungen aus.

Für Stottertherapie von Bedeutung ist der Befund von SAFRAN et al. (1980), wonach Klienten mit niedriger Angst von verhaltensorientiertem Fertigkeitstraining oder ko-gnitiver Umstrukturierung in gleicher Weise profitieren; Teilnehmer mit hoher Angst ziehen eher Nutzen aus verhaltensorientiertem Training

FOA et al. (1983) beschäftigen sich mit der Frage, inwieweit bei Zwangspatienten das Therapieergebnis durch das Ausmaß der Depression und Angst beeinflußt wird. Je stärker diese beiden Variablen vor Beginn der Behandlung ausgeprägt waren, desto schlechter das Therapieergebnis. Angst und Depression korrelierten hoch (.60), die Pfadanalyse ergab aber Hinweise darauf, daß das Ergebnis weniger durch Angst als durch Depression beeinträchtigt war. Bei solchen Stotterklienten, bei denen depressiv gefärbte Hilf- und Hoffnungslosigkeit vorliegt (vgl. ADAMS, 1983), muß der Thera-peut überprüfen, ob eine symptomorientierte Stotterbehandlung angezeigt ist. Es mag sein, daß erst das "depressive Lebensgefühl" behandelt werden muß.

In der Literatur finden sich gelegentlich Hinweise auf "hysterisches Stottern" (Freund, 1966; DEAL und DORO, 1987). Indikationskriterien sind hier eine Reihe anderer Symptome, die nichts mit dem Sprechen zu tun haben: Akzeptanz bzw. Passivität ge-genüber den Sprechschwierigkeiten, wenig Situationsvariabilität, fehlende Adaptation. Darüber hinaus keine Einschränkung des Blickkontakts und relativ später Beginn des Stotterns im Lebenslauf. Letztlich ist das Stottern in solchen Fällen von episodischer Natur, es kommt und geht, ohne daß notwendigerweise ein Bezug zu Lebensereignis-sen herzustellen ist. Diese Kriterien sind Hinweise darauf, daß eine sprechbezogene Behandlung im Regelfall nicht angezeigt ist, sondern daß die zugrundeliegende Per-sönlichkeitsstörung Fokus der Intervention sein sollte.

Die Persönlichkeitsdimension, die in verschiedenen Untersuchungen auftaucht und of-fensichtlich Behandlungsrelevanz hat, ist die der Exteriorisierung und Interiorisierung des Stotterers[94] (DOUGLASS und QUARRINGTON, 1952; KROLL, 1970, 1978). Aufgrund seiner Daten empfiehlt KROLL, bei internalen Stotterern mit einstellungsverändernden Maßnahmen zu beginnen, während bei externalen Stotterern gleich an der Symptomveränderung gearbeitet werden könne. Obwohl die eindeutige Zuordnung zu einer dieser beiden Gruppen nur in einem Teil der Fälle möglich sei, könne der Therapeut doch entsprechend der Gewichtung beim Klienten das Therapieprogramm modifizieren.

Es ist eine Binsenweisheit, daß die Bedürfnisse der Klienten nach Lenkung und Struktur erheblich variieren. Empirische Untersuchungen legen nahe, daß ROTTERs (1966) Skala zur internen bzw. externen Kontrolle ("locus of control") bei der Optimierung dieser Variable eine Hilfestellung geben könnte.

ABRAMOWITZ et al. (1974) klassifizierten Klienten mit der ROTTER-Skala als extern oder intern geleitet. Die Gruppentherapie, an der sie teilnahmen, wurde nach der Dimension "direktiv" und "eher nicht-direktiv" eingeschätzt. "Intern gesteuerte" Klienten zogen einen nicht-direktiven Ansatz vor, während "externe" Klienten eher auf direktivere Interventionen positiv reagierten. Ein ähnliches Ergebnis berichten FRIEDMAN und DIES (1974). Intern gesteuerte Klienten empfanden die gebotene systematische Desensibilisierung optimal, während externe Klienten sich mehr Lenkung gewünscht hätten.

Für die Stotterer-Therapie würde dies folgendes bedeuten: Ein Programm für "intern" orientierte Stotternde sollte mehr auf Wahlmöglichkeiten bezüglich der Behandlung abgestellt sein. Von Anfang an hohe Beteiligung des Klienten mit deutlichem Schwerpunkt auf individueller Verantwortlichkeit. Ein "externes" Programm sollte die Teilnehmer in der Überzeugung bestärken, daß nicht der Zufall das Stottern bestimmt, sondern daß Kontrolle möglich ist. Wichtig hierbei ist auch die Einbeziehung sozialer Unterstützungssysteme und kontinuierlicher Überprüfung, ob die Teilnehmer den Instruktionen folgen.

Wir haben gesehen, daß die gesichertste ätiologische Untergruppe die der "neurogenen" Stotterer darstellt. HELM-ESTABROOKS (1986) macht aber deutlich, daß sich Stottern aus vielfältigen organischen Ursachen heraus entwickeln kann. Sie nennt u. a.: Apoplexie, Morbus Parkinson, Morbus Alzheimer, Hirntumor, Contusio cerebri, Sichelzellenanämie, antidepressive (Amitryptilin), antiasthmatische (Theophyllin) und antipsychotische (Phenotiazin) Medikation. Aus eigener klinischer Erfahrung gibt sie therapeutische Empfehlungen: Bei Parkinson-Patienten seien rhythmische Übungen am wertvollsten. Als inner- wie außerklinisches Hilfsmittel empfiehlt sie ein "pacing board" (s. Abb. 8). Die Klienten strukturieren ihr Sprechen, indem sie mit dem Daumen über das Bord streichen und bei jeder Erhebung die nächste Silbe/das nächste Wort sagen. Der Einsatz von DAF bei neurogen sprechgestörten Patienten führte zwar während der Behandlung zu einer Reduktion des Stotterns, die Generalisierung blieb jedoch unbefriedigend (MARSHALL und NEUBURGER, 1987). Bei der Behandlung von zwei Erwachsenen, deren Stottern nach Gehirnschädigung begann, wurde Atemkontrolle, Entspannung, eben neurologisch indizierte Medikation, gegeben. Bedeutsam bei diesen Patienten war eine hohe Angstkomponente, die durch die Therapie reduziert wurde. Die Behandlung führte zur "Verbesserung der kommunikativen Fähigkeit" beider Patienten.

ROUSEY et al. (1986) berichten über eine ungewöhnliche Behandlungsmethode bei einem 41jährigen rechtshändigen Mann, der sich bei einem Autounfall am Kopf verletzte ("geschlossene Kopfverletzung"). Zunächst erhielt er eine logopädische Therapie - einzelne Wörter langsam sprechen, Gebrauch von Zeichensprache als Stütze beim Sprechen, ein Wort lesen, es dann spontan sprechen, Wörter und Phrasen wäh-

---

94  Exteriore Stotterer seien eher aggressiv und extrovertiert, interiorisierte eher submissiv und sensitiv (DOUGLASS und QUARRINGTON, 1952).

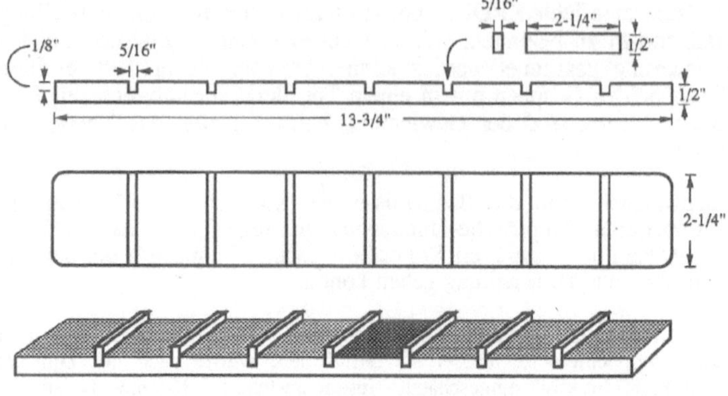



**Abb. 8.** Hilfe zur Regulierung des Sprechtempos. (Nach HELM-ESTABROOKS, 1986)

rend des Sprechens schreiben. Da der Fortschritt gut, aber sehr langsam war, setzten die Autoren ein fünftägiges "Sprechmarathon" an. Dies bedeutete, daß der Klient pro Tag durchgehend acht Stunden sprechen sollte. "Dieses Marathonsprechen führte zu einem unmittelbaren schnellen Anstieg der Flüssigkeit" (S. 259). Eine Beschreibung des Vorgehens wird in dem Bericht nicht gegeben, daher konnte man nur spekulieren, was die Wirkfaktoren gewesen sein könnten.

KALOTKIN (1978, zit. n. HELM-ESTABROOKS, 1986) setzte bei Stottern nach Schlaganfall Biofeedback-unterstütztes Entspannungstraining (Ableitung vom Masseter-Muskel) ein.

Über die symptomorientierte Behandlung dieser Patientengruppe mit Medikamenten gibt es bislang keine gesicherten Erfahrungen.[95] Zweifel bestehen auch am Wert verhaltenstherapeutischer Behandlung. CANTER (1971) berichtet, daß seine Erfahrungen damit positiv seien, während ROSENBEK (1984) die Erfolgsaussichten negativer beurteilt. Bislang gibt es keine Kriterien dafür, in welchen Fällen verhaltenstherapeutische Behandlung Erfolg verspricht.

Auf einer anderen Ebene bewegt sich die Frage, für welche Stotterer Einzeltherapie bzw. Gruppentherapie indiziert ist. Grundsätzlich gelten die Vorteile von Gruppen für alle Stotterer (s. Abschn. 3.3.4), dennoch gibt es Einzelfälle, in denen Gruppentherapie eher nicht angewandt werden sollte: Neben dem Stottern bestehende gravierende psychologische Probleme, deren Bearbeitung in einer Gruppe vom Hauptziel ablenken würde, oder das Stottern ist so eng mit anderen familiären Problemen verknüpft, daß die Familie eingebunden werden sollte.

Gruppenbehandlung wäre insbesondere dann zu erwägen, wenn der betreffende Klient Autoritätsprobleme mit individuellen Therapeuten hat, wenn er von der Initiative und Selbsteinsicht anderer Stotterer profitieren könnte und wenn übermäßig die Gefahr therapeutischer Abhängigkeit besteht. Auch Heranwachsende, bei denen die Beziehung zur eigenen Altersgruppe besonders wichtig ist, mögen von der Gruppe mehr profitieren, vor allem im Hinblick auf soziale Fertigkeiten (vgl. RUSTIN, 1988).

Zum Schluß dieses Abschnitts sollen die von uns genutzten, auf klinischer Erfahrung und Literaturanalyse beruhenden Grobkategorien kurz umrissen werden:

---

95   Auf die Indikation von Medikamenten bei idiopathischem Stottern haben wir im Abschn. 2.3 einige Hinweise gegeben.

1. Gewinnen wir im Erstinterview den Eindruck, daß das Stottern weitgehend ein "isoliertes" Symptom ist, das nicht sehr tief in das Leben des Klienten eingreift, empfehlen wir eine Therapie, die primär auf die motorische Seite des Sprechaktes gerichtet ist. In solch einem Fall ist ein strukturiertes verhaltenstherapeutisches Programm angezeigt.

2. Liegen erhebliche negativ gefärbte Einstellungen gegenüber dem Stottern vor (im Sinne der Untersuchungen von GUITAR, 1976; GUITAR und BASS, 1978), arbeiten wir mit einstellungsverändernden  kognitiven oder  paradoxen Methoden (z.B. nach ELLIS, 1977; MEICHENBAUM, 1977; WEEKS und L`ABATE, 1982; s. Abschn. 3.3.5.2).

3. Richtet sich bei einem Klienten offensichtlich das ganze Leben nach dem Stottern, und hat es große Bedeutung im Sinn von Krankheitsgewinn, scheint eine symptomorientierte Behandlung wenig vernünftig. Hier ist es wohl besser, therapeutisch an den " persönlichen Konstrukten" (nach KELLY, s. Abschn. 2.7) anzusetzen oder die individualpsychologische Therapie (nach ADLER, s. Abschn. 2.6) zu erwägen.

In unklaren Fällen ist es übliche klinische Praxis, mit der Methode zu beginnen, die am konservativsten und unaufwendigsten ist. Erweist sie sich als ineffektiv, können immer noch zusätzliche Elemente hinzugefügt werden.

Die Einfachheit der hier zusammengestellten Indikationskriterien steht im deutlichen Gegensatz zur Differenziertheit der Indikationsregeln, welche die Indikationsforschung erarbeiten will. Dabei muß natürlich offen bleiben, ob die genannten Ziele wirklich erreichbar sind. Für die Praxis geht es um die bescheidenere Frage: Wie läßt sich therapeutisches Handeln im Einzelfall begründen? Die Antwort hängt davon ab, welche Interpretation des Klientenproblems dem Therapeuten am angemessensten erscheint, also eine diagnostische Frage, die auf die Verhaltens- und Problemanalyse zurückweist.


## 3.3    Praxis der Behandlung

### 3.3.1    Der Ablauf der ambulanten Kerntherapie

Während des Erstgesprächs bilden wir uns einen ersten Eindruck. Wir stellen Fragen zur Stotterproblematik, zum persönlichen Hintergrund, zu Vortherapien und zu den Wünschen des Klienten an die Therapie. Falls wir glauben, daß unser Programm Erfolg verspricht, laden wir den Klienten erneut zur Durchführung der ausführlichen Verhaltensanalyse (s. Abschn. 3.2.2) ein, um die endgültige Indikation zu stellen. Bestätigt sich der erste Eindruck, erklären wir die Anforderungen des Behandlungsprogramms im Detail, vor allem den zeitlichen Rahmen. In der ersten Zeit ist tägliche Teilnahme erforderlich. Falls das nicht möglich ist, muß der intensive Teil der Therapie in die Urlaubszeit verlegt werden. Aus der Art und Weise, wie diese und andere organisatorische Probleme gelöst werden, lassen sich schon erste Schlüsse auf die Motivation ziehen. In der Regel werden die Klienten - soweit sie überhaupt Therapie aufsuchen - zu Beginn der Behandlung zumindest verbal auf alles eingehen, was der Therapeut vorschlägt. Ein Mangel an Mitarbeitsbereitschaft zeigt sich in dieser Phase höchstens bei der Festlegung des äußeren Therapierahmens, z.B. bci der Reaktion auf das Alkoholverbot während der Therapiezeit.

Halten wir das Standardprogramm für indiziert, beginnt die Therapie an einem Montag. Während der ersten zwei Wochen wird der Klient täglich (5 Tage) für eine Sitzung (ca. 45 Minuten) gesehen. Wir benutzen eine Weiterentwicklung[96] des Programms von AZRIN und NUNN (1974).

In der ersten Stunde[97] liegt der Schwerpunkt der Arbeit auf der genauen Identifikation und Beschreibung des Stotterns, ergänzt durch Basisinformationen zur Sprechmotorik und Lautbildung.

"Ich möchte, daß wir beide, Sie und ich, so genau wie möglich verstehen, was Sie tun, wenn Sie sprechen und wenn Sie stottern. Es ist wichtig, daß Sie ein gründliches Verständnis Ihres fließenden Sprechens und des Stotterns in all seinen Eigenheiten gewinnen." Der Klient soll erkennen, daß es keine mysteriöse Macht gibt, die in ihm steckt und ihn daran hindert zu sprechen. Er ist es selbst, der sich verkrampft und blockiert. Hilfsmittel zur verbesserten Beschreibung sind Spiegel (meist unbeliebt), Tonband- oder Videogerät und Nachahmen des eigenen Stotterns (angelehnt an "negative Praxis" nach DUNLAP, 1932). Eine andere Möglichkeit des Identifikationstrainings besteht darin, den Stotterer laut lesen zu lassen. Jedes Mal, wenn der Therapeut ein Stottereignis beobachtet, klopft er mit einem Bleistift auf den Tisch. Nach einer gewissen Zeit versucht der Stotterer selbst, bei allen Unflüssigkeiten auf den Tisch zu klopfen, der Therapeut tut dies nur, wenn der Stotterer ein Stottereignis übergeht. Die dadurch geförderte Sensibilisierung für das eigene Stottern sollte so lange fortgeführt werden, bis mindestens 90% der gestotterten Silben (durch Klopfen) registriert werden. Welche Bedeutung hat die Identifikationsphase? Viele Stotterer haben einen großen Teil ihres Lebens damit verbracht, ihr Stottern zu verstecken. Dies kostete viel Energie (Vermeidung spezifischer Wörter, Personen, Situationen). Im Versuch, Stottern zu vermeiden, verbergen sie es zumindest z.T. auch vor sich selbst. Viele Stotterer sind überraschend wenig über die Natur und das Ausmaß ihres Stotterns informiert. Es mag sein, daß diese verzerrte Selbstwahrnehmung und geringe Selbstbewußtheit mit dazu dient, im Sinne eines psychischen Schutzmechanismus, den Leidensdruck zu vermindern. Dies hat negative Konsequenzen. Je weniger genau und spezifisch die Information des Stotterers über das ist, was er tut, desto eher wird er dazu tendieren, für sein Stottern vage, mystische Erklärungen zu geben und es als eine unspezifische Störung sehen, die er weder versteht noch ändern kann.

Aufgaben zur Selbst- und Fremdbeobachtung ergänzen die Inhalte und Erfahrungen der Therapiestunde. Die Beobachtungsaufgaben sind konkret vorgegeben. Gelegentlich bitten wir die Klienten, mit einem tragbaren Tonbandgerät Sprechsituationen aufzuzeichnen. Bei welchem Worttyp stottert er? Welche Personen oder Situationen provozieren es?

Zur Vorbereitung der nach ca. drei Kontakten beginnenden Modifikationsphase bitten wir den Klienten, während der Selbstbeobachtung gezielt auf die Warnzeichen zu achten, welche Stottern "ankündigen".

Am häufigsten wird in etwa dieser Ablauf beschrieben: Der Stotterer nähert sich dem gefürchteten Wort. Kurz vor Beginn der Artikulation erreicht die Spannung/Verkrampfung ihr Maximum, kurz nach Beendigung des Wortes folgt Spannungsreduktion.

Zur Durchbrechung des Zyklus' kommt es darauf an, an der frühestmöglichen Stelle dieser Verhaltenssequenz zu intervenieren. Atemkontrolle und Entspannung sind die primär von uns genutzten Elemente, da sie bei dem am meisten gefürchteten Stottersymptom, der Blockierung, effektive Hilfe geben. Es sind, um mit AZRIN und NUNN zu sprechen, "stotterinkompatible" Aktivitäten. Die Entspannung (nach JACOBSON, 1938) trainiert der Klient zweimal täglich nach Tonbandkassette zu Hause (s. Abschn. 3.3.5.1). Die erwünschte Verhaltenskette sähe so aus:

---

96    Vgl. ANDREWS und TANNER, 1982; AZRIN et al., 1979; COTE und LADOUCEUR, 1982;
      LADOUCEUR et al., 1981; LADOUCEUR und MARTINEAU, 1982; ROJAHN und PESTA,
      1977; SAINT-LAURENT und LADOUCEUR, 1987; WILLIAMSON et al., 1981.
97    Die ausführliche Einführung in die Therapie befindet sich im Anhang.

Sobald der Klient ein Stotterereignis voraussieht - zum frühestmöglichen Zeitpunkt - hört er auf zu sprechen. Er atmet aus, dann langsam ein, entspannt dabei Brust- und Halsmuskulatur, formuliert das, was er sagen will, mental[98] vor, atmet wieder aus und sagt schließlich in und mit dem ausgehenden Atem das Wort. Dabei wird er die erste Silbe etwas dehnen, um den Laut in einer weichfließenden Bewegung zu bilden, die sich fast nicht wahrnehmbar in das Ausatmen einblendet. Mißlingt der Versuch wegen erneuter Verkrampfung, wird die Sequenz noch einmal von vorn begonnen.

In der Praxis erlernt der Klient diese Methode folgendermaßen: Begonnen wird mit Atemübungen. Der Therapeut achtet darauf, daß der Klient nicht zu schnell atmet (hyperventiliert). Um die Atmung ruhig und sanft ablaufen lassen zu können, nimmt der Klient eine entspannte Haltung ein. Er läßt die Schultern fallen und beugt den Oberkörper etwas nach vorn. Diese Haltung entspannt die beim Stottern sonst in der Regel verkrampfte Brust- und Bauchmuskulatur. Er achtet darauf, Hochatmung zu vermeiden und das Zwerchfell richtig einzusetzen.[99] Die Atmung erfolgt durch den Mund. Die Luft soll weder gepreßt noch herausgeblasen werden, sondern "passiv" herausfließen. Die Atembewegung ist langsam und regelmäßig, im Gegensatz zu dem schnellen, irregulären Atmen, das mit Stottern assoziiert ist. Ein- und Ausatmen beanspruchen in etwa die gleiche Zeit und gehen ohne Pause ineinander über.

Im nächsten Schritt weisen wir den Klienten an, einzuatmen, etwas Luft auszuatmen und - ohne den Luftstrom zu unterbrechen - ein vorgegebenes Wort zu sagen, dann ganz auszuatmen, neu einzuatmen, etwas auszuatmen und wieder ein Wort zu sprechen. Nehmen wir Anspannung oder Verkrampfung wahr, instruieren wir den Klienten, sich ganz bewußt zu entspannen. Das Ausatmen vor dem Sprechen hilft bei der Entspannung der Stimmbänder und Artikulatoren. Nach unserer Erfahrung ist es für die Klienten recht schwierig, den richtigen Zeitpunkt abzuwarten und nicht schon verfrüht einen Sprechversuch zu machen. Dies erfordert erhebliche Konzentration und Übung. Ist entspanntes und stotterfreies Sprechen für ein Wort erreicht, werden zwei und schließlich drei Wörter pro Atemzyklus gesagt. Dabei braucht nur noch die erste Silbe des ersten Wortes gedehnt zu werden, die anderen Wörter werden nur verlangsamt gesprochen. Diese formalen Übungen sind in der Regel nach zwei bis drei Kontakten abgeschlossen und der Klient beginnt, die Technik beim Lesen und freien Sprechen einzusetzen. Schrittweise werden die Wörter natürlicher gruppiert.

Ziel der ersten Woche ist es, innerhalb der Therapie stotterfreies, wenn auch verlangsamtes Sprechen zu erreichen. Dies ist kein Problem, wenn der Klient die Technik konsistent einsetzt, erfordert aber ein hohes Maß an Konzentration. Deshalb ist die Gefahr groß, daß der Klient in sein altes, etabliertes Stottermuster zurückfällt. Wir achten genau darauf, ob sich Stottern - z.B. durch Verspannung - ankündigt. Unterbricht sich der Klient nicht selbst - was er soll - stoppen wir ihn mit einem verabredeten Zeichen. Weitersprechen darf er erst, sobald er so gut wie sicher ist, daß dies stotterfrei gelingen wird. Nach ca. drei Kontakten verlangen wir vom Klienten, nach jedem "Stotteransatz" für mindestens zehn Sekunden zu pausieren ("time-out"). Er soll die Zeit zur Erholung und Entspannung nutzen. Die Unterbrechung kann von ihm selbst verlängert werden, wenn er noch nicht wieder sprechbereit ist. Die Auszeit ist für die Klienten zunächst relativ aversiv, zwingt sie aber, die Technik durchgehend einzusetzen und beschleunigt entsprechend den Therapiefortschritt.[100]

Mit zunehmender Fertigkeit erhöht der Klient seine Sprechgeschwindigkeit, aber nur soweit, wie stotterfreies Sprechen erhalten bleibt.

---

[98] Der Mund muß sich in einer "neutralen" Position befinden, es sollen keine Laute vorgeformt werden, da sonst die Gefahr der Blockierung steigt.

[99] Nur wenige Klienten haben eine gute Zwerchfellatmung. Als therapeutische Hilfe hat sich folgende Hausaufgabe erwiesen: Der Klient legt sich zu Hause flach hin, legt sich mehrere Bücher auf den Bauch und atmet so, daß sie sich regelmäßig und in weicher Bewegung heben und senken.

[100] Selbstverständlich erklären wir dem Klienten den Sinn der Technik ausführlich.

Jeden Tag geben wir dem Klienten Hausaufgaben, mit deren Hilfe die Behandlungsschritte vertieft und gefördert werden. Wir sparen Zeit und aktivieren den Klienten durch Stärken seiner Eigenverantwortlichkeit. Wiederholtes Üben ist Voraussetzung für den Erfolg. Die Hausaufgaben müssen gut vorbereitet sein. Der Klient muß genau wissen, was er machen soll, der Therapeut muß es nachprüfen können. In der Regel bitten wir die Klienten, ihre Übungen mit dem Tonbandgerät aufzuzeichnen, damit das Band in der Stunde in Ausschnitten abgehört und eventuelle Fehler korrigiert werden können. Die Zuverlässigkeit bei der Durchführung der Hausaufgaben ist ein guter Gradmesser der Therapiemotivation.

Nur in Ausnahmefällen werden in der ersten Woche Probleme besprochen, die nicht im engeren Sinn mit dem Sprechen zusammenhängen. Die Arbeit an der Technik erfordert so viel Zeit und Kraft, daß Gefahr bestünde, den Klienten zu überlasten. Hat er in der zweiten Woche ca. 80% bis 90% seines normalen/gewünschten Sprechtempos erreicht, beginnt das Generalisierungsprogramm. Die konkrete Hierarchie, mit welcher der Klient schrittweise an normale Sprechsituationen herangeführt wird, ist im Einzelfall unterschiedlich. Die Prinzipien sind jedoch immer gleich: Zunächst werden in vertrauter Umgebung (Reizkontrolle), d.h. im Therapiezimmer, Sprechsituationen steigender Schwierigkeit geprobt. Die Anzahl der Zuhörer wird vermehrt, die Sprechaufgaben werden schwieriger, zuletzt führt der Klient eine Reihe von Telefongesprächen (da die Bedienung des Telefons meist als sehr angstauslösend empfunden wird).

Früher empfahlen wir den Klienten von Anfang an, die neue Technik soweit wie möglich auch in beruflicher und häuslicher Umgebung einzusetzen. Wir haben lernen müssen, daß diese (theoretisch sinnvolle) Anforderung unrealistisch war. Wir raten jetzt, mit der neuen Technik von Anfang an zu experimentieren, dabei allerdings nicht allzu ehrgeizig zu sein. Es scheint sinnvoller, daß Klienten gelegentlich ihr altes Stottermuster "üben", als daß ihr Vertrauen in die Wirksamkeit der Technik durch allzu viele Mißerfolge in der Anfangszeit untergraben wird. Wir haben ohnehin die Erfahrung gemacht, daß Klienten mit wachsender Übung dazu tendieren, die neue Methode auch in klinikexternen Situationen einzusetzen. Der Einsatz von Helfern aus Familie oder Beruf ist nach unseren Erfahrungen nicht empfehlenswert. Der Klient muß die Verantwortung für den Einsatz der Technik letztlich selbst tragen. Außerdem ist zu befürchten, daß die Kontrolle bzw. Überwachung zwischen Partnern zum Problem wird. Auf das leistungsverbessernde Feedback muß aus diesen Gründen verzichtet werden.

Der Einsatz von "Verträgen", um den Druck auf den Klienten zur Durchführung bestimmter Übungen zu erhöhen, hat sich nach unserer Erfahrung als wenig sinnvoll erwiesen. Aufgaben mit richtigem Schweregrad werden von motivierten Klienten durchgeführt. Besteht kein Vertrauen in die Aufgabe oder die Therapie insgesamt, erbringt erhöhter Druck auch nichts[101]. Läßt die Kooperationsbereitschaft nach, muß rasch geklärt werden, woran dies liegt, um die notwendigen therapeutischen Schlußfolgerungen ziehen zu können.

In der dritten und vierten Woche sind drei Kontakte angesetzt. Die Technik ist so weit eingeschliffen, daß zusätzliche Aspekte gezielt in das Therapieprogramm aufgenommen werden können. Ist es nötig, die Einstellungen des Klienten zu sich selbst zu verändern? Hat er tiefergehende negative Gedanken und Ängste, die systematisch bearbeitet werden müssen? In dieser Phase setzen wir im allgemeinen kognitive Verfahren ein (s. Abschn. 3.3.5.2).

Lebt der Klient wegen des Stotterns sozial zurückgezogen, bedeutet dies nicht nur eine Einschränkung der Wahl von Übungsfeldern, sondern mag auch dazu geführt ha-

---

[101] Für den einen Satz von Verträgen in Sonderfällen siehe Anhang mit Kriterien zur Vertragsgestaltung.

ben, daß der Klient aus Mangel an Gelegenheit seine sozialen Fertigkeiten nicht in wünschenswerter Weise entwickeln konnte.

Die Führung eines Gesprächs gehört zu den Fähigkeiten, in denen Stotterer sich - nachdem sie fließendere Sprecher geworden sind - häufig noch üben müssen. Dazu gehören folgende Unterfertigkeiten:

- angemessene, interessante Themen anschneiden
- Interesse und Aufmerksamkeit für das zeigen, was der Gesprächspartner sagt
- in angemessener Weise eigene Interessen, Sichtweisen und Gefühle ansprechen
- emotional warmes Verhalten durch Gesichtsausdruck, Stimmlage, Blickkontakt und andere, nonverbale Verhaltensweisen zeigen.

Die nötigen verbalen und nonverbalen Fähigkeiten werden systematisch geübt. Zunächst im Rollenspiel (u.U. mit Video-Feedback), in der Klinik, dann mit kleinen Übungsaufgaben am Arbeitsplatz etc. Besondere Probleme - mit entsprechend großem Trainingsaufwand - können Blickkontakt und Affektausdrucksverhalten (STARKWEATHER, 1977; KRAUSE, 1981) bereiten.[102]

In dieser Phase werden die Generalisationsübungen von der Klinik in die normale Lebensumwelt des Klienten ausgedehnt. Wo möglich und sinnvoll, machen wir einen Besuch am Arbeitsplatz, um die Bedingungen des Klienten dort kennenzulernen.

In Einzelfällen erwarten wir die Kooperation der Kollegen bzw. Vorgesetzten. Zum Beispiel erreichten wir, daß ein Klient für eine gewisse Zeit von der Bedienung des Telefons freigestellt wurde, um ihn nicht zu früh in schwierige Situationen zu bringen. Konzessionen dieser Art zu erlangen ist meist einfach, da das Therapieziel Stotterfreiheit auch im Interesse des betreffenden Arbeitgebers liegt.

Das Übungsprogramm enthält zunehmend druckvolle Situationen:

"Wettbewerb" um Sprechzeit, kommunikativer Zeitdruck, länger werdende Äußerungen, sich selbst kritisieren, kritisiert werden, sich rechtfertigen.

Entscheidend ist, daß der Klient "die Ruhe bewahrt" und sich die Zeit nimmt, die er braucht.

Lebt der Klient in fester Partnerschaft, laden wir diese wichtigste Bezugsperson ein, gelegentlich an den Stunden teilzunehmen, nach Wunsch aktiv, an den Übungen beteiligt oder als stiller Zuhörer. Partner sollen nicht Co-Therapeuten werden, sondern die therapeutische Arbeit kennenlernen und an der Bestimmung von Unterzielen beteiligt sein. Besonders in Fällen, wo die Veränderungen beim Klienten als beziehungsbedrohend erlebt werden, dient die Beteiligung an der Therapie der Verminderung von Ängsten.[103]

---

102 JENSEN et al. (1986) untersuchten das Konversationsverhalten von Stotterern, um zu überprüfen, ob deren Verhalten beim Sprecherwechsel sich von dem normaler Sprecher unterscheide. So zeigte sich, daß schwere Stotterer wesentlich schneller antworten und weniger Blickkontakt vor und nach ihren Beiträgen realisieren. Die Autoren interpretieren diese Ergebnisse als Hinweis darauf, daß es beim Sprechen von Stotterern zu Dysrhythmien in der Konversation kommt, die deren Fähigkeit, Sprechen in geplanter und koordinierter Form durchzuführen, behindern. Daraus leitet sich die therapeutische Konsequenz ab, daß das Training sozialer Fertigkeiten ein integraler Bestandteil einer Stotterbehandlung sein sollte. Bekräftigt wird diese Annahme durch die Ergebnisse von zwei Untersuchungen (SCHLOSS et al., 1987a; SCHLOSS et al., 1987a), in denen Selbstsicherheitstraining bei einigen der Teilnehmer zu einer Verminderung der Stotterquote führte.

103 Gelegentlich ist es nötig, partnertherapeutische Gespräche zu führen, um die Beziehung auf eine neue Basis zu stellen.

Bei positivem Verlauf versuchen wir, den Klienten schrittweise auf seine neue Rolle -
als fließender Sprecher - vorzubereiten. Wie wird/würde ein Leben ohne Stottern aussehen? Welche Veränderungen wären vorzunehmen? Mit welchen Folgen? Die Klienten müssen sich darüber klar werden, daß fließenderes Sprechen das Leben leichter
und spannungsfreier macht, daß dadurch allein aber keine Probleme gelöst werden.

Der Transfer - die Übertragung der in der Klinik erlernten Fähigkeiten auf die natürliche Umwelt - ist die schwierigste und herausforderndste Phase der Stotterbehandlung. Wichtig sind dabei:

- richtige Wahl der Transferübungen; sie sollen alle Elemente enthalten, die für den Klienten potentiell ein Problem darstellen können
- Ausblendung der Therapeutenkontrolle, Steigerung der Selbstverantwortlichkeit des Klienten.

Falls keine besonderen Schwierigkeiten auftreten, sehen wir den Klienten in der 5.
und 6. Woche jeweils zweimal, dann für ein bis zwei Monate einmal pro Woche. Danach wird die Zeit zwischen den Kontakten zunehmend länger. Im Kern ist die Therapie nach ca. einem Jahr beendet, allerdings weiß der Klient, daß er sich im Falle von
Problemen rasch melden soll, damit kurzfristig ein Zusatztermin angesetzt werden
kann. Diese Flexibilität ist nach unserer Erfahrung erforderlich, um zu verhindern,
daß sich aus kleinen Unzuträglichkeiten heraus ein Rückfall entwickelt. Unser Angebot ist, entgegen unserer ursprünglichen Befürchtung, nicht mißbraucht worden. Im
Gegenteil, Klienten berichteten uns, daß diese Möglichkeit ihnen ein Gefühl der Sicherheit verliehe und sie in der Praxis deswegen seltener von ihr Gebrauch machen
mußten (KUHR und RUSTIN, 1985). Alle Klienten brauchen intensivierte Unterstützung, sobald sie in die erste Phase der Niedergeschlagenheit kommen. Nach der Eu-
phorie der erfolgreichen Anfangsphase mit scheinbar raschen Fortschritten ist sie besonders schwer zu verkraften. Sie begreifen, daß die erwarteten dramatischen positiven Veränderungen oder Erfahrungen (nachdem die "Flitterwochen" vorbei sind) ausbleiben.

Unsere Hauptkriterien für die Beendigung der Therapie sind (angelehnt an VAN RI-
PER, 1957) folgende:

- Der Klient fühlt sich mit seinen Sprechfähigkeiten wohl und vertraut ihnen, daher ist er
  in der Lage, in den meisten Situationen außerhalb der Klinik mit wenig oder keinen
  Wort- und Situationsängsten zu sprechen.
- Sprechvermeidungsverhalten ist praktisch eliminiert, die Sprechfähigkeit wird nicht mehr
  als Kommunikationsbarriere gesehen.
- Der Klient weiß, daß er über Jahre hinweg (vielleicht für immer) sein Sprechen gelegentlich kontrollieren muß, daß residuales Stottern fortbestehen wird und daß gelegentlich Rückfälle auftreten können, er aber zuversichtlich ist, Schwierigkeiten zu meistern.


### 3.3.2    Die Beibehaltung der Therapieeffekte

Seit Stottern behandelt wird, weiß man, daß ein wesentlicher Teil der Klienten flüssiges Sprechen nach Ablauf der Therapie nicht aufrechterhalten kann. Die Bedeutung
dieses Problems wurde jedoch in Abhängigkeit von den Grundüberzeugungen des
Therapeuten unterschiedlich eingeschätzt. Da die "IOWA-Schule" nicht das explizite
Ziel "flüssiges Sprechen" hatte, sondern sich auf die Verminderung von Angst, Vermeidungsverhalten und allmähliche Vereinfachung sowie Eliminierung abnormer
Sprechmuster konzentrierte, stellte sich das Problem des Rückfalls kaum. Verhaltenstherapeuten, für die es durchaus relevant war, verschlossen davor zunächst die
Augen. SILVERMAN (1981) stellte die Untersuchungen zu Stotterinterventionspro-
grammen der letzten 25 Jahre zusammen und richtete besonderes Augenmerk auf den

Zeitraum, für den die Absolventen der Programme nachuntersucht wurden. Seine Ergebnisse:

| Keine Nachuntersuchung | Nachuntersuchungs-<br>zeitraum, Monate | | |
| --- | --- | --- | --- |
| 38% | 1-12 | 13-24 | mehr als 25 |
| | 17% | 6% | 7% |

Wie zu erwarten, stieg der Anteil der Mißerfolge mit der Dauer der Nachuntersuchungsperiode an.

SILVERMAN interpretiert den Mangel an Langzeitstudien als Zeichen für die geringe Ichstärke der Untersucher. Sie seien sich im Grunde darüber klargewesen, daß die Resultate um so besser seien, je schneller die Therapieeffekte gemessen würden.[104]

KROLL et al. (1981) bestätigten unsere Erfahrung, daß die meisten Rückfälle 6-12 Monate nach Behandlungsende auftreten, wir mußten aber auch erleben, daß Rückfälle unter besonderem psychischen Druck auch nach noch längeren Perioden der Flüssigkeit möglich sind.

Daß die Techniken der Verhaltenstherapie bedeutungsvolle Änderungen im Verhalten der Klienten erreichen können, steht außer Frage. Dies bedeutet jedoch nicht, daß das neugelernte Verhalten über die Zeit und über verschiedene Situationen hinweg stabil bleibt. In den Anfängen der Verhaltenstherapie wurde dieser Sachverhalt wenig beachtet, Generalisierung schien eher ein "passives Phänomen" zu sein.[105] Nicht zuletzt seit dem Hinweis von STOKES und BAER (1977), daß man die Generalisation der Behandlungseffekte nicht still erhoffen, sondern aktiv fördern sollte, hat es eine große Anzahl von Überlegungen gegeben, was diesem Ziel dienlich sein könnte.

Folgende Prinzipien sind bei der Konstruktion eines Therapieprogramms zu berücksichtigen:

- größtmögliche Ähnlichkeit zwischen Therapie- und Lebenssituation (Maximierung der Anzahl identischer Elemente)[106]

- Förderung der Reiz- und Reaktionsgeneralisation (damit der Klient möglichst wenig "Reizen" begegnet, auf die er nicht vorbereitet ist, zusätzlich, daß ihm ein breites Reaktionsrepertoire zur Verfügung steht).

Das zweite Grundprinzip weist auf kognitive Variablen hin, die in den letzten 15 Jahren zunehmend Aufmerksamkeit erfahren haben.

BANDURA (1977, S. 200): "Individuen, die zu der Auffassung gelangen, daß sie nicht so verletztlich sind wie sie ursprünglich dachten, sind weniger in Gefahr, angsterregende Gedanken in bedrohlichen Situationen zu bekommen. Solche, deren Furcht relativ schwach ist, mögen in der Lage sein, ihre Selbstzweifel zu reduzieren und potentiell behindernde Erregung so weit zu mindern, daß sie in der Lage sind, erfolgreich zu handeln." MARLATT und GORDON (1979) haben den Rückfall von Alkohol- und Drogenabhängigen studiert, wobei

---

104 Inzwischen ist das Thema "Rückfall" nicht mehr tabu, der "Maintenance of Fluency" wurde 1979 in Banff, Kanada, eine ganze Konferenz gewidmet (BOBERG, 1981).

105 In den früheren Untersuchungen zur Effektivität der Verhaltenstherapie schien sie sogar unerwünscht. Der ABA-Versuchsplan ist ein Beispiel dafür: Als Hinweis auf die Wirkung einer Intervention galt, wenn nach Ende der B-Bedingung die Symptomatik zurückkehrte. Im Prinzip ist natürlich das Gegenteil erwünscht, die therapeutische Technik soll persistierende Effekte haben.

106 Reaktionskontingente Reizung führt zu einer Reduktion des Stotterns. Dieser Effekt ist im Labor signifikant größer als in der häuslichen Umgebung (CHRISTENSEN und LINGWALL, 1982).

sich ihre Überlegungen analog auf Stottern übertragen lassen: 50% aller Rückfälle gingen auf Situationen zurück, in denen die Klienten frustriert oder verärgert waren - meist zwischenmenschliche Konflikte, in denen sie sich unter Druck fühlten. Wurden die Klienten mit dem Problem ohne Rückfall fertig, stärkte dies ihr Selbstbewußtsein und das Gefühl persönlicher Kontrolle. Damit stieg die Wahrscheinlichkeit, mit der nächsten schwierigen Situation ebenfalls fertig zu werden (in enger Anlehnung an BANDURAs Modell der "self efficacy", 1977, s.o.). Eine neuere Forschungsarbeit zur "Selbsteffizienz" (HAAGA, 1988) gibt den Hinweis (der Autor untersuchte Rückfall bei Rauchern), daß die Beibehaltung eines Therapieerfolgs eher gesichert ist, wenn die Behandlung sich primär auf die Schwächen des Klienten zentriert. Die Förderung der Stärken mag kurzfristig die Moral fördern, sie stärkt jedoch nicht für das Überstehen kritischer Situationen. Die Schwächen des Klienten müssen herausgearbeitet und spezielle Überlegungen zu der Neutralisierung angestellt werden. Ein Mißerfolg wird meist persönlicher Schwäche zugeschrieben, die Schuldgefühle, Angst und Frustration zur Folge hat. Mehrere solcher Mißerfolge mögen zu Passivität führen. Der Klient gewinnt den Eindruck, daß seine Bemühungen zwecklos sind und er der Abhängigkeit bzw. dem Stottern hilflos ausgeliefert ist (vgl. MILLER und SELIGMAN, 1982).

Die grundsätzlichen Schlußfolgerungen hieraus sind evident: Der Therapieerfolg wird am wahrscheinlichsten, wenn der Klient während der Therapie ein realistisch fundiertes Selbstvertrauen erwirbt, wenn ihm ein breites Repertoire an Problemlösungstechniken zur Verfügung steht und er die erreichten Veränderungen primär sich selbst zuschreibt (siehe dazu KOPEL und ARKOWITZ, 1975)[107]. Um besser Folgerungen für die praktische Arbeit ableiten zu können, ist es sinnvoll, mögliche Rückfallbedingungen noch konkreter zu identifizieren. Die entsprechende Forschung steht noch am Anfang, deshalb hat SILVERMAN (1981) versucht, "am Schreibtisch" die Bedingungen zusammenzustellen, welche Einfluß auf die Rückfallwahrscheinlichkeit haben:

- Abweichen vom (Behandlungs-)Programm für die Beibehaltung fließenden Sprechens
- Scheinflüssigkeit, die nur von einer veränderten Art des Sprechens herrührt (und sich verliert, wenn der Stotterer zu seiner habituellen Sprechweise zurückkehrt)
- Die Angst vor dem Stottern wächst wieder an
- Das Vertrauen in die Fähigkeit des Therapieprogramms, Langzeiteffekte zu erreichen, schwindet
- Ende der Therapie zu früh oder zu abrupt
- Einsatz eines unangemessenen Nachsorgeprogramms
- Das fließende Sprechen hat nicht länger hohe Priorität (andere Dinge werden wichtiger, Stottern wird nicht mehr als so belastend empfunden)
- Trotz Stotterns erfolgreiches Kommunizieren
- Keine positive Bekräftigung für fließendes Sprechen durch Bezugspersonen
- Interner Standard gegenüber dem Stottern ist zu niedrig (zu liberal, zu wenig Kontrolle)
- Zu strenger Maßstab (Ärger auch über normale Unflüssigkeiten und damit Aufgabe der Bemühungen, fließend zu sprechen)
- Krankheitsgewinn
- Keine gelegentlichen Rückfälle während der Therapie, so daß es dem Stotterer an Erfahrung fehlt, wie er mit solchen umgehen kann
- Mangelndes Training für die Bewältigung von Rückfällen.

Hinweise darauf, welche der genannten Bedingungen größere Bedeutung haben, geben Befragungen "ehemaliger Stotterer."

BLIND et al. (1972) berichten, daß solche Stotterer, die nach Therapieende signifikante Änderungen in ihrem Leben verkraftet hatten (z.B. Tod in der Familie, Geburten, Berufswechsel), Erfolge besser beibehielten. Die Autoren interpretieren dies als Hinweis darauf, daß die profunden Veränderungen dem fließenden Sprechen neue Bedeutung gaben. Der Hauptfaktor ist vermutlich die erfolgreiche Problembewältigung.

---

[107] Es bleibt eine fortdauernde Aufgabe für den Therapeuten, seinen eigenen Anteil am Therapieerfolg in realistischem, "zurückhaltendem" Licht zu sehen und dies dem Klienten zu signalisieren.

QUARRINGTON (1981) sammelte über 20 Jahre hinweg Erfahrungen mit "spontan remittierten Stotterern". Der Prozeß der Remission war langsam (1-5 Jahre) und mit signifikanten Veränderungen der Lebenssituation gekoppelt, wobei diese positiv oder negativ sein konnten. Gemeinsam war ihnen, daß sie Herausforderungen repräsentierten, mit denen der Betreffende erfolgreich fertig wurde und die sein Selbstwertgefühl stärkten. Die meisten ehemaligen Stotterer berichteten, daß sie sich gezielt um Sprechveränderungen bemüht hätten, wobei die benutzten Techniken erstaunlich einfach waren: Langsamer, klarer, mit tiefer Stimme sprechen. Die Rolle kognitiver Faktoren im Erholungsprozeß scheint vorrangig.

Die eindeutige Konsequenz aus den zitierten Überlegungen und Befunden ist, das Behandlungsprogramm so zu gestalten, daß es möglichst vielen Modalitäten (im Sinne von LAZARUS, 1977) gerecht wird.

EVESHAM und FRANSELLA (1985) setzten verhaltensmodifikatorische Techniken zur Erlangung flüssigen Sprechens ein. Zusätzliche Arbeit an den "personalen Konstrukten" (KELLY) verminderte die Rückfallgefahr. PERKINS et al. (1974) verglichen die klinische Effektivität zweier Methoden: Gruppe 1 erhielt Sprechgeschwindigkeitstraining, Gruppe 2 zusätzlich Atmungs-, Phrasierungs- und Prosodie-Training. Beide Gruppen reduzierten Stottern signifikant, Gruppe 2 war aber in der Lage, die Therapieerfolge besser aufrechtzuerhalten.

Von besonders großer Bedeutung für die Erhaltung des Therapieerfolgs ist fortgesetztes Üben. Dies ist die Achillesferse der Gesamtbehandlung. BOBERG et al. (1979) beschreiben die Problematik so:

Fließendes Sprechen ist in der Regel nicht bekräftigend, weil der ehemalige Stotterer ihm keine bewußte Aufmerksamkeit schenkt. Übung dagegen wirkt wie eine Bestrafung. Sie erfordert sorgfältige Beobachtung des Sprechens, und mit dem Verlust der Spontaneität mag das Gefühl der Selbstakzeptierung leiden. Daraus könnte die Einstellung resultieren, daß "zufälliges" fließendes Sprechen besser ist, als das unspontane, "gekünstelte" Sprechen. Da der Klient ohnehin inzwischen fließend spricht, glaubt er, daß die Übung nicht mehr nötig sei und hört ganz damit auf. Die Konsequenzen des Nicht-Übens sind verzögert, Stottern beginnt sich erst nach einigen Tagen langsam zu entwickeln, wird es manifest, nimmt der Klient die Übungen erneut auf, aber es kann zu spät sein. Er verliert das Vertrauen in die Technik und gibt auf.

Für den Prozeß der "Stotterrückkehr" und das unmerkliche "Mikrostottern", das von BOBERG et al. (1979) postuliert wurde, gibt es inzwischen einen empirischen Hinweis:

SHENKER und FINN (1985) untersuchten die Stimmeinsatzzeiten von Stotterern spektrographisch. Sie verglichen eine Gruppe normaler Sprecher mit zwei Gruppen behandelter Stotterer (mit langsamerer Stimmeinsatzzeit). Eine Stotterergruppe erhielt spezifisches Training für die Variablen Sprechgeschwindigkeit, Pausen, Stimmeinsatz und -Intensität, die andere einfaches "Beibehaltungstraining" (Anwendung der Sprechtechnik in schwierigen Transfersituationen). Die Stimmeinsatzzeit wurde als Maß der Behandlungseffektivität genommen. Die Trainingsgruppe näherte sich in den Stimmeinsatzzeiten der normal sprechenden Gruppe an. Die "Beibehaltungsgruppe" dagegen entfernte sich in ihren Stimmeinsatzzeiten wieder von der Gruppe der normalen Sprecher. Es scheint naheliegend (empirisch noch nicht bestätigt), daß in der Gruppe mit "unechter" Flüssigkeit mehr Rückfälle auftreten.

Die "Kosten-Nutzen-Relation" (PERKINS, 1981) wird eine Rolle dabei spielen, welchen Übungsaufwand der Klient zu erbringen bereit ist. Bei hoher " genetisch-physiologischer Ladung" ist zu vermuten, daß das Bemühen um Aufrechterhaltung flüssigen Sprechens praktisch ein lebenslanger Prozeß ist. Solch ein Engagement zu erwarten

erscheint unrealistisch.[108] Intensives Training ist nur in den Fällen zu erwarten, wo
sich für Klienten Sprechen (INGHAM und ONSLOW, 1985; PERKINS, 1983) wie
Stotterbegleitphänomene (Blickkontakt - TATCHELL et al., 1983) beobachtbar normalisieren.

ONSLOW und INGHAM (1987) stellten einige Überlegungen zum Effekt von Stottertherapie
an. Sie bezweifeln, daß die üblichen Stottermaße (Sprechgeschwindigkeit, Anzahl der Stottersymptome) mit Veränderungen in Richtung Normalisierung des Sprechens hoch korrelieren.
Da dies eine Simplifizierung der Realität sei, müsse ein Maß für die *Sprechqualität* eingesetzt
werden, mit dessen Hilfe überprüft werden könne, inwieweit der Stotterer in der Lage sei,
normal klingendes Sprechen nach der Therapie zu realisieren. Diese Notwendigkeit bestehe
besonders deswegen, weil es eine ganze Reihe von therapeutischen Ansätzen gebe, die
während der eigentlichen Behandlungsphase unnatürlich klingende Sprechmuster einsetzten.
Auch für die Aufrechterhaltung des fließenden Sprechens habe die Qualität Bedeutung - je
unnatürlicher das Sprechen sei, desto weniger würden Stotternde bereit sein, es zu praktizieren. Erfolg sei nur bei fließendem *und* natürlichem Sprechen zu erwarten. SHENKER et al.
(1988) konnten erste Ergebnisse zur Nutzung dieser Überlegung vorlegen. Die Natürlichkeit
des Sprechens war ein Jahr nach Ende der "Beibehaltungstherapie" bei der entsprechend trainierten Gruppe besser als in der Kontrollgruppe.

Folgende Bedingungen erleichtern dem Klienten die Beibehaltung der Therapieeffekte:

1.  Er hat in der Therapie den gezielten Einsatz von Selbstkontrollmethoden erlernt und ist
    ein guter Selbstbekräftiger geworden. Die externe Bekräftigung (außer vom Therapeuten
    - aber auch der sollte sich graduell zurücknehmen) aus der Anfangsphase verliert sich
    bald.
2.  In den ersten Monaten nach Behandlungsende regelmäßige Nachsorgekontakte[109], da-
    nach Möglichkeit von Notfallterminen.

In Krisensituationen sollte der Therapeut bereit sein, rasch einen Termin einzuräumen. Dies
signalisiert Mitdenken und Mitfühlen und die Bereitschaft zu helfen. Das Gespräch zentriert
sich auf die gegenwärtige Krise, wobei der Therapeut sorgfältig auf das hört, was der Klient
sagt und sich darum bemüht, die Schwierigkeiten in bewältigbare Einzelteile zu zerlegen.
Alternativen und Konsequenzen werden abgewogen, ein begrenztes und erreichbares Ziel bestimmt. Welche Gefühle bzw. Ängste hemmen positives Handeln? Eigenaktivitäten des Klienten werden ermutigt, trotzdem ist der Therapeut grundsätzlich bereit, durch Sondertermine
die Bewältigung der Krise zu unterstützen.

Die Rollenveränderung, die mit der Veränderung vom Stottern zu normal klingendem
Sprechen verbunden ist, führt zu Veränderungen in der sozialen Interaktion. Zusätzliche Beratung (z.B. der Partnerin) mag angezeigt sein, da die größere Selbständigkeit
des Mannes angstauslösend sein kann.

Bei Rückfall (-gefahr) erneute Verhaltensanalyse und eventuell Nachbehandlung.
Manche Kliniken bieten feste Auffrischungsprogramme an. KAZDIN und WILSON
(1978, zit. n. KAROLY und STEFFEN, 1980) bezweifeln den Wert
therapeuteninitiierter "booster sessions". Sie meinen, der Impuls müsse vom Klienten
ausgehen.

---

[108] Wenn Stotterer dem fließenden Sprechen Aufmerksamkeit zuwenden müssen, sind sie bei einer
zweiten Aufgabe schlechter als normale Sprecher (KAMHI und McOSKER, 1982). Die Erfahrung, wegen der Konzentration auf das Sprechen weniger leistungsfähig zu sein, ist vermutlich
aversiv.

[109] BOBERG (1985, mündl. Mitteilung) schlägt vor, die Bedeutung regelmäßigen Kontaktes zur
Klinik dadurch zu unterstreichen, daß die Klienten Geld deponieren, das ihnen bei jedem Nach-
folgetermin in Anteilen zurückgezahlt wird - die Beträge werden um so größer, je länger die Behandlung zurückliegt.

3. Teilnahme an Selbsthilfegruppen (s. Abschn. 3.6.). Die Therapeuten initiieren bzw. fördern Selbsthilfegruppen, die speziell für Transfer und Beibehaltung fließenden Sprechens
   geeignet sind. Sie dienen nicht nur der gegenseitigen Kontrolle und Überprüfung, sondern bieten auch Gelegenheit für Kontakte, mit deren Hilfe die eigenen sozialen Fertigkeiten weiterentwickelt werden können. Unter Umständen mag der Therapeut anbieten,
   gelegentlich an der Gruppe teilzunehmen, um bei der Lösung anstehender Probleme be-
   hilflich zu sein.

### 3.3.3  Die stationäre Intensivbehandlung

Trotz des Einsatzes moderner "Behandlungstechnologien" in der Ambulanz ist stationäre Stotterbehandlung für manche Klienten die Methode der Wahl. Entsprechende
Programme wurden von verschiedenen Autoren berichtet (KUHR, 1979; HOWIE et
al., 1981; RUSTIN und KUHR, 1983; ANDREWS et al. 1987).

Eine intensive Klinikbehandlung sollte ins Auge gefaßt werden, wenn die ambulante
Behandlung fehlschlug, weil die Umwelteinflüsse für die Klienten so ungünstig waren, daß sie trotz erheblicher eigener Bemühungen nicht überwunden werden konnten.
Außerdem würde man erwarten, daß eine klinische Behandlung effektiver ist. Wegen
der intensiveren Kontrolle kann das beständige "Wiederüben des Stotterns", das in der
ambulanten Behandlung während der Sitzungen auftritt, weitgehend verhindert werden.

Über unser stationäres Behandlungsprogramm soll hier kurz berichtet werden
(RUSTIN und KUHR, 1983):

Für die effektive Durchführung einer stationären, verhaltenstherapeutischen Stotterbehandlung ist es nötig, die klinischen Mitarbeiter zu schulen. Sie sollen mit dem Problem des Stotterns allgemein und mit verhaltenstherapeutischer Technik im besonderen vertraut sein.

Die Behandlung erfolgt auf der verhaltenstherapeutischen Station der Psychiatrischen
Klinik.[110] Dies ist eine kleine Einheit mit 11 Betten. Für jedes Behandlungsprogramm
wird nur ein einzelner Stotterer aufgenommen, da der notwendige Zeitaufwand groß
ist und wir unkontrollierte Effekte durch Interaktionen zwischen Stotterern
ausschließen wollen.[111] Der hohe Zeitaufwand mag unökonomisch erscheinen, ist
aber vertretbar, vergleicht man ihn mit jahrelangen, ineffektiven Therapien, wie sie
nicht selten vorkommen. Alle Klienten, die aufgenommen wurden, hatten vorher bei
uns erfolglos eine ambulante Therapie durchlaufen. Sie beherrschten die
stotterreduzierende Technik in der Klinik perfekt, waren jedoch nicht in der Lage
gewesen, sie auf die außerklinische Umgebung zu generalisieren. Wir hofften, daß es
uns durch ein hohes Maß an Kontrolle gelingen würde, das stotterfreie Sprechen in
der Klinik so zu etablieren, daß Generalisierung möglich werden würde.

Die Grundzüge der Behandlung sehen folgendermaßen aus: Während des ersten Tages
hat der Klient Zeit, sich auf der Station einzugewöhnen. Er lernt die anderen Klienten
und die Mitarbeiter der Station kennen. Sein Sprechen wird zu diesem Zeitpunkt noch
nicht kontrolliert. Für die Dauer der Behandlung und die darauffolgenden Monate besteht Alkoholverbot. Dies wird erst nach Absprache zwischen Therapeut und Klient

---

110 Dies bezieht sich auf eine Universitätsklinik in London. In Hannover werden die Klienten auf
    einer psychiatrischen Allgemeinstation behandelt (soweit die Stationsauslastung mit psychiatri-
    schen Patienten dies zuläßt).

111 Dies gilt wegen der experimentellen Natur des Programms. Um die Wirkung der verschiedenen
    Behandlungsschritte abschätzen zu können, verändern wir die uns relevant erscheinenden Vari-
    ablen schrittweise, soweit es in einem "natürlichen" Setting möglich ist.

aufgehoben. Am zweiten Tage beginnt das eigentliche Programm. In keiner Situation ist der Klient allein. Er wird beständig von jemandem begleitet, der sein Sprechen kontrolliert. Zu Beginn ist dies eine Schwester oder ein Pfleger, später werden u.U. auch Mitpatienten (auf freiwilliger Basis) herangezogen. Der Klient kann so langsam sprechen wie er will, er muß es aber ohne Stottern tun. Er ist de facto gezwungen, seine erlernte Technik kontinuierlich anzuwenden. Tritt ein Block auf, muß er sich von der Person, zu der er gerade spricht, für eine gewisse Zeit - mindestens 15 Sekunden - abwenden ("time-out"). Sobald er wieder sprechbereit ist, wendet er sich dem Gesprächspartner zu und fährt fort. Es ist wünschenswert im Sinne möglichst schneller Selbstkontrolle, daß das "time-out" vom Klienten selbst initiiert wird. Falls er dies jedoch nicht tut, gibt die beobachtende Person diese Anweisung. Jeder Block wird notiert (Zeit, Ort, Situation). Am Abend bzw. am nächsten Morgen wird ihre Anzahl getrennt für Vormittag, Nachmittag und Abend addiert. Diesen Werten entsprechend wird die erlaubte Maximalzahl an Blocks für den folgenden Tag festgelegt. Diese liegt in der Regel leicht unter der Zahl des Vortages.

Ein Beispiel:

| | | | |
|---|---|---|---|
| 1.  Programmtag | V = 5 | N = 7 | A = 3 |
| Maximum für | | | |
| 2. Tag | V = 4 | N = 5 | A = 2 |

Würde das Maximum erreicht, zöge sich der Klient für 10 Minuten in sein Zimmer zurück und entspannte sich. Dies kommt in der Praxis selten vor.

Entspannung nutzen wir trotz der Erfahrung, daß sie - isoliert angewendet - wenig effektiv ist, als zusätzliche Methode (s. Abschn. 3.3.5.1). Der Klient hatte sie schon in der ambulanten Phase mit Hilfe einer Tonbandkassette intensiv geübt. Auch in der Klinik ist er gehalten, das (JACOBSON-)Programm zweimal am Tag durchzugehen. Stellt der Klient fest, daß seine Konzentrationsfähigkeit nachläßt, soll er (bevor er wieder zu stottern beginnt) eine Pause einlegen und sie für Entspannung oder eine andere nicht-sprachliche Aktivität nutzen. Die Klienten machen von dieser Möglichkeit relativ häufig Gebrauch, da es besonders in der Anfangsphase eine große Anstrengung ist, die erlernte Technik durchgehend einzusetzen.

Grundsätzlich besucht der Klient ab dem 2. Tag alle Aktivitäten der Station - Gruppengespräche, Beschäftigungstherapie etc. Er kann allerdings frei entscheiden, inwieweit er sich verbal beteiligen will.

In der Regel wird am Abend (spätestens am nächsten Morgen) der Verlauf des Tages besprochen und der Plan für den folgenden Tag festgelegt. Sieht diese Planung von Tag zu Tag für den einzelnen Klienten auch etwas anders aus - vor allem das Tempo, mit dem das Programm durchlaufen wird, ist unterschiedlich -, bleibt das Grundprinzip doch für alle gleich. Wie schon in der ambulanten Therapie wird eine hierarchisch geordnete Liste mit als schwierig empfundenen Sprechsituationen zusammengestellt und diese im Verlauf der Therapie in der üblichen Weise von leicht zu schwer durchgegangen.

Beispielhaft seien einige Items solch einer Hierarchie genannt:

1. Mit einer Schwester außerhalb des Klinikgeländes in einer ruhigen Gegend spazierengehen. Sprechen ist nur mit ihr erlaubt.
2. Mit der Schwester in ein nahegelegenes Einkaufszentrum gehen, auch hier ist Sprechen mit Fremden nicht erlaubt.
3. Mit Begleitung in ein Café gehen, allerdings wird die Bestellung nicht durch den Klienten aufgegeben.
4. Der Klient kauft eine Zeitung, begleitet von Schwester/Pfleger.
5. Der Klient empfängt unter Supervision Besuch von seiner Ehefrau/Bekannten.

6. Begleiteter Café-Besuch, diesmal bestellt der Klient selbst.
7. Einkauf mit Begleitung, z.T. wartet Schwester/Pfleger vor dem Geschäft.
8. Allein etwas einkaufen, auf der Straße jemanden nach dem Weg fragen etc.
9. Telefongespräche annehmen.
10. Selbst telefonieren.

Falls keine unerwarteten Schwierigkeiten auftauchen, beginnt in der zweiten Therapiewoche die allmähliche Rückführung in die normale Lebensumwelt. Sind drei Tage lang innerhalb und außerhalb der Klinik bei Übungen keine Blocks vorgekommen, beginnt die Übergangsphase, in welcher der Klient zunehmend mehr Zeit zu Hause bzw. am Arbeitsplatz verbringt. Mit allen Personen der Umgebung des Klienten wird besprochen, wie sie sich verhalten sollen, um beim Stabilisieren der neu erlernten Fähigkeiten zu helfen. Grundsätzlich bitten wir darum, die Anforderungen in der ersten Zeit zu vermindern.

Nach drei Wochen ist das stationäre Programm im Normalfall beendet. Die regelmäßige ambulante Nachbetreuung schließt sich für ca. zwei bis drei Monate an, dann wird die Therapie graduell über die nächsten fünf bis sechs Monate ausgeblendet. Bei der Nachbetreuung geht es meist nicht mehr um das Sprechen, sondern um Probleme, die sich aus der neuen Rolle ergeben. Gelegentlich mag es aber notwendig werden, kriseninterventorisch tätig zu werden. Es kam vor, daß Klienten aufgrund schwerer Belastungen (z.B. Verlust des Arbeitsplatzes, Geburt eines mißgebildeten Kindes) wieder mit dem Stottern begannen. In solch einem Fall versuchen wir, dem Klienten bei der Überwindung der schwierigen Situation zu helfen und danach (eventuell durch kurzen erneuten Klinikaufenthalt) das fließende Sprechen wieder zu etablieren.

In einer Untersuchung von acht Teilnehmern haben wir die Langzeitwirkungen dieses Programms ermittelt. Wir stellten fest, daß von den sieben Klienten, die das Programm erfolgreich absolvierten, einer einen völligen Rückfall erlitt (die Nachtestwerte entsprachen den Ergebnissen des Vortests), fünf hielten bei leichter Verschlechterung die Effekte. Ein Klient, Ausgangswert 9,2% gestotterte Silben, bei Therapieende 1,6%, fiel im Nachtest auf 2,7% zurück (KUHR und RUSTIN, 1985). Im Lichte der Tatsache, daß alle Klienten mehrfach erfolglos vorbehandelt worden waren, halten wir dies für ein befriedigendes Ergebnis.

### 3.3.4 Exkurs: Gruppentherapeutische Verfahren

Die Anfänge der Gruppenbehandlung gehen vermutlich auf die ersten Jahrzehnte dieses Jahrhunderts zurück. Da nur wenig Ärzte einer großen Anzahl von Patienten gegenüberstanden, führte z.B. PRATT Gruppen mit Tuberkulosepatienten durch, die er in persönlicher Hygiene unterrichtete (zit. n. HADDEN, 1955). Von unterrichtsartigen Vorträgen über Gruppendiskussionen entwickelten sich in den dreißiger Jahren quasi-therapeutische, dann therapeutische Grundformen. Die vermutlich einflußreichste Person in der Entwicklung der Gruppenbehandlung war MORENO, der die Begriffe Gruppentherapie und Gruppenpsychotherapie prägte (MORENO, 1966; CORSINI, 1957).

Gruppenbehandlung für Stotterer begann vermutlich mit der Psychoanalyse. Sie rückte Gruppenarbeit mit und für Stotterer so weit in das Bewußtsein, daß GREENE (1947) die Ansicht vertrat, daß Gruppenpsychotherapie der wichtigste Ansatz für die Behandlung des Stotterns sei. Er schlug ein System vor, das psychotherapeutische mit verhaltenstherapeutischer (ohne diesen Begriff zu kennen) Arbeit verband. In einem Stufensystem sollten die Stotterer zunächst an kleinen Gesprächsgruppen ohne große Anforderungen teilnehmen, dann fortschreitend Gruppen von zunehmendem Schwierigkeitsgrad mit einer größeren Anzahl von Mitgliedern besuchen. In einem späteren Stadium würde die Therapie mehr und mehr auf die Veränderung der Stottersymptomatik ausgerichtet. Dieses komplexe Modell hat sich in dieser Form nirgendwo etabliert, der Gedanke der hierarchischen Vorgehensweise und der Verbindung von "Psycho"- und "Sprech-Therapie" ist heute im Grundsatz akzeptiert.

Die meisten Logopäden und Psychologen, die mit Stotterern arbeiten, bieten neben Einzeltherapie auch Gruppen an, wobei sich im Vergleich vermutlich mehr Stotterer in Gruppenbehandlung befinden. Wir bieten keine reinen Stotter-Gruppen an, sondern empfehlen in den Fällen, wo es indiziert erscheint, an unseren Selbstsicherheitstrainings teilzunehmen. Diese "Kurse" sind keine eigene Therapie, sondern ein Baustein, der sich organisch in die eigentliche Stottertherapie einfügen läßt. Gelegentlich nehmen Klienten dieses (über 10 Abende gehende) Zusatzangebot auf eigenen Wunsch wahr.

Eine ältere Befragung von CHAPMAN et al. (1961) erbrachte, daß ca. drei Viertel aller innerhalb des amerikanischen Schulsystems arbeitenden Therapeuten Gruppenverfahren anwandten. In den letzten Jahren scheint allerdings die Bedeutung der Gruppenarbeit in den USA geringer geworden zu sein. Dies liegt vermutlich an der Verbreitung verhaltensmodifikatorischer Techniken, die zur Entwicklung auf individueller Basis angewandter stark strukturierter Programme geführt haben (z.B. RYAN, 1974).[112] Eine schriftliche Befragung deutscher Therapeuten durch VON GUDENBERG (1988) erbrachte, daß Gruppen von ca. 25% regelmäßig angeboten werden, 50% führen keine Gruppen durch. Dies ist ein erstaunlich hoher Prozentsatz, denn Gruppen haben eine Reihe von Vorteilen.

Stottern ist eine Störung, die sich in sozialer Interaktion manifestiert. Deshalb bietet sich die Behandlung in einem sozialen Setting an. Ein Großteil der Therapie kann als "Konversation" ablaufen, damit wird die Therapie natürlicher und erlaubt dem Klienten, seine Gesprächsfähigkeiten zu entwickeln. Da Ähnlichkeit mit Realsituationen besteht, wird der Transfer erleichtert. Die Gruppe bietet Sprechmöglichkeiten für solche, die sich wegen ihres Stotterns aus sozialen Aktivitäten weitgehend zurückgezogen haben. Die gegenseitige Mitteilung von Gefühlen und Einstellungen ermöglicht die Erfahrung, daß die eigenen Schwierigkeiten denen der anderen ähneln. Dies nimmt der Symptomatik und den damit verbundenen Ängsten einen Teil der Bedrohlichkeit. Effektive Stottertherapie ist im Normalfall handlungsorientiert. Es sollen neue Verhaltensweisen erprobt werden, wobei der Stotterer Mut braucht, sich Situationen zu stellen, vor denen er bisher ausgewichen ist. Die Gruppe bietet bei der gestuften Erprobung neuer Verhaltensweisen Schutz und Unterstützung. Nützlich ist sie besonders dann, wenn Teilnehmer in eine schwierige Phase hineingeraten. Gruppen haben ein eigenes schöpferisches Potential. Ihr können Initiativen entspringen, die einer Einzeltherapie fehlen würden und die sie lebendig und interessant machen. Die Gruppenmitglieder bieten sich gegenseitig eine gewisse Kontrolle und Ansporn. Sie können außerhalb der Klinik Übungen gemeinsam machen und einander Rückmeldung geben. Die Abhängigkeit vom Therapeuten wird vermindert. Tauchen für den einzelnen Probleme auf, mag die Vielfalt der Sichtweisen, mit denen die Schwierigkeit betrachtet werden kann, den Blick des einbringenden Teilnehmers weiten. Gruppen sind kostengünstig.

Die Nachteile oder Gefahren von Gruppen sind:

Die Sprechzeit pro Teilnehmer ist reduziert, daher darf die Gruppe nicht zu groß sein. Der Gruppenleiter muß darauf achten, daß

-   die Gruppe nicht ineffektiv wird, falls sie "Saboteure" und "Ausbeuter" (VAN RIPER, 1973) enthält,

---

[112] LEITH und UHLEMANN (1972) haben einen gruppentherapeutischen Ansatz zum Stottern entwickelt, den sie "Shaping-Gruppe" nennen. In einer solchen Gruppe sollen die Verhaltensweisen verändert werden, welche die interpersonellen Beziehungen der Gruppenmitglieder negativ beeinflussen. Jeder Teilnehmer ist über die Grundprinzipien der Verhaltenstherapie informiert und versucht, sie bei sich und den anderen zur Anwendung zu bringen. Stottern wird nur als eines von vielen Veränderungszielen gesehen.

-   sich nicht Normen durchsetzen, die der Erreichung des Therapieziels entgegengesetzt sind,
-   die Beteiligung nicht zu ungleich wird, Überaktivität bei einigen gegenüber Passivität bei anderen,
-   die Gruppe nicht als Flucht vor der Realität mißbraucht wird,
-   Teilnehmer durch die Gruppe nicht überfordert werden.

Die Auflistung der potentiellen Probleme macht deutlich, daß effektive Gruppenarbeit einen kompetenten Leiter erfordert. Wir arbeiten im Normalfall mit zwei Therapeuten, die sich in der "aktiven" und "passiven" (Beobachtung des Gruppenprozesses) Rolle abwechseln. Wie bei der Einzelbehandlung muß in Gruppen die Struktur zu Beginn klar vorgegeben werden.[113]

Es gibt unterschiedliche Auffassungen darüber, ob Gruppen hinsichtlich Alter, Geschlecht, Schulbildungsgrad etc. homogen oder heterogen sein sollten. Wir ziehen eine gemäßigt heterogene Zusammensetzung vor, da sie zur Lebendigkeit einer Gruppe beiträgt. Die Unterschiede in den sozialen Grundfertigkeiten sollten aber nicht zu groß sein, da sonst eine in etwa gleichmäßige Beteiligung am Gespräch nicht zu erreichen ist. Eine Gruppengröße von 7 - 9 Teilnehmern halten wir (bei zwei Gruppenleitern) für das Optimum.


### 3.3.5   Vertiefende Überlegungen zu wichtigen Bausteinen der Therapie


### 3.3.5.1 Entspannung

Entspannung ist eine Methode, die in der Geschichte psychologischer Heilverfahren immer wieder für die Verminderung von Verkrampfung und Angst genützt wurde. Vor fast 60 Jahren stellte JACOBSON (1929) das Programm der "progressiven Relaxation" vor, das lange praktisch vergessen war und erst mit der Entwicklung der Verhaltenstherapie (WOLPE, 1958) wiederbelebt wurde. Seither gehören Entspannungsmethoden zum festen Bestandteil verhaltenstherapeutischer Arbeit. Schon JACOBSON (1938) hatte auf eine Reihe möglicher Anwendungsgebiete seines Entspannungstrainings hingewiesen, unter anderem auch Stottern. Dies wurde z.B. von WALTON und MATHER (1963) aufgegriffen.

Wenngleich bislang noch wenig verstanden ist, wie Entspannung zur Reduktion von Angst führt, gibt es doch einige interessante neuere Forschungsarbeiten, die fundierte Hinweise geben. EGAN et al. (1988) untersuchten die biochemischen Korrelate systematischer Desensibilisierung in einer Doppelblindstudie. Phobische Patienten erhielten entweder intravenöse Infusionen physiologischer Kochsalzlösung oder Opiatantagonisten Naloxon. Für die Versuchspersonen, die vor der systematischen Desensibilisierung Naloxon injiziert bekamen, war die Therapie praktisch wirkungslos. Die Autoren verstehen dies als Hinweis darauf (nicht als Beleg), daß durch Entspannung das Endorphinsystem aktiviert und somit die Aktivität des autonomen Nervensystems reduziert wird.

In der Anfangszeit der Verhaltenstherapie war systematische Desensibilisierung, die tiefe Entspannung voraussetzte, die am meisten angewandte Methode. Ihre Bedeutung ließ jedoch in den letzten Jahren nach, weil zunehmend Zweifel an ihren theoretischen Grundlagen und an ihrer Wirksamkeit laut wurden. Bei studentischen Analogpopulationen mochte sie durchaus ihre Wirkung entfalten, bei klinisch relevanten Störungen

---

[113]  VAN RIPER (1973) beschreibt seinen Versuch mit nichtdirektivem Gruppenleiterverhalten. Er ließ der Gruppenentwicklung weitgehend freien Lauf und stellte sich für Information und Beratung zur Verfügung, wenn er dazu aufgefordert wurde. Dieser unstrukturierte Ansatz "war nicht sehr effektiv" (S. 167).

jedoch erwies sie sich häufig als zu schwach (vgl. FLIEGEL et al., 1981). Dies galt
auch für Stotterer. Nur wenige schienen in der Lage zu sein, ihre Muskeln auch bei
normalen Kommunikationsanforderungen so weit zu entspannen, daß entkrampftes
Sprechen möglich wurde. Darüber hinaus gab es gelegentlich Berichte über unerwünschte (paradoxe, angststeigernde) Wirkung bei ca. 5% der Entspannungsklienten
(JACOBSEN und EDINGER, 1982).

HEIDE und BORKOVEC (1983, S. 172) haben einige Überlegungen angestellt, woran dies
liegen könnte:

-   Bei der Entspannung wird ein Zustand aktiv durch den Klienten generiert (und er wird
    darauf hingewiesen, diesem große Aufmerksamkeit zu schenken), der für ihn neu ist und
    zu sensorischen oder kognitiv-affektiven Erfahrungen führt, die mit dem Abreagieren von
    "Streß" verbunden sind und zu Zusatzerregung führen können.
-   Zusatzerregung durch zuviel "Mühe, sich zu entspannen" oder Angst vor Kontrollverlust.
-   Erregung bei Angstphobikern, die während der Entspannung gehalten sind, ihre Auf-
    merksamkeit auf die alltägliche Spannung zu richten, etwas, das in sich angstgenerierend
    sein kann.
-   Die Beschäftigung mit der eigenen Person, Selbstkonfrontation, kann für einige Men-
    schen angsterregend sein, insbesondere solche, die mit sich selbst sehr unzufrieden sind.
-   Die Entspannung mag die Bedingungen fördern, bei denen Menschen besonders angeregt
    werden, über angsterregende Ereignisse nachzudenken, die mit der Entspannung selbst
    wenig oder nichts zu tun haben.

HEIDE und BORKOVEC (1983) vermuten, daß es gelegentlich Klienten gibt, bei
denen Entspannungstraining prinzipiell kontraindiziert ist, weil sie zur Angstabwehr
konstant unter mäßiger Spannung stehen. Dies sei als eine Vermeidungsreaktion zu
betrachten, mit der intensivere Angst, die kognitiv oder somatisch in entspanntem Zustand entstehe, vermieden werde.

Entspannungstraining in der Stotterbehandlung wurde auch aus grundsätzlichen Erwägungen heraus abgelehnt.

VAN RIPER (1973, S. 57): "Wir haben das Gefühl, daß allgemeines Entspannungstraining
häufig mehr Schaden als Nutzen gestiftet hat." SHEEHAN (1970, S. 278): "Wie flüssiges
Sprechen sollte Entspannung als Nebenprodukt offenen Stotterns eintreten. Wir können nicht
immer entspannt sein und uns nicht auf Rituale verlassen, um Spannung zu vermindern. Man
kann lernen, entspannter zu stottern... wenn man offener wird." KRAUSE (1981, S. 52) bezieht sich auch auf Entspannung, wenn er schreibt: "Ich bin also versucht zu behaupten, daß
diese Art von Kontrolltechniken, seien sie nun therapeutischer, erzieherischer oder selbstin-
duzierter Herkunft, in einer Langzeitbetrachtung die Störung verschlimmern."

Aus unserer klinischen Praxis stimmen wir den zitierten Autoren in dieser
allgemeinen Form nicht zu. Nach unserer Auffassung ist Entspannungstraining als
Ergänzung der Therapie sinnvoll, nicht als Standardverfahren, sondern ebenfalls (wie
bei allen anderen Methoden) nach reflektierter Indikationsstellung. Progressive
Relaxation (nach JACOBSON, 1938) ist für solche Klienten kontraindiziert, die über
allgemeine soziale Angst hinaus Kontrollverlust befürchten. Diese Methode leitet den
Klienten dazu an, sich auf seinen eigenen Körper zu konzentrieren, wenn er gerade
das Bedürfnis hat, sich ganz nach außen zu richten. Von der Angst ablenkende,
externalisierende Methoden (eventuell kognitiver Art, s. Abschn. 3.3.5.2) wären
angemessener.[114] Wir sehen eine ganze Reihe von Gründen, die für den Einsatz von
Entspannungstraining sprechen:

---

[114] OLLENDICK und MURPHY (1977) untersuchten die differentielle Wirksamkeit muskulärer und
kognitiver Entspannung. Sie stellten fest, daß muskuläre Entspannung bei extern orientierten,
mentale Entspannung bei intern geleiteten Klienten (nach ROTTER, 1966) wirksamer war.

1. Verkrampfung/Entspannung verbraucht Energie, die für andere Zwecke nützlicher eingesetzt werden könnte.
2. Physiologische Befunde sprechen für den Einsatz (s. Abschn. 1.6.2.2).
3. Entspannung enthält ein paradoxes Element, das positive Wirkung hat: Der Klient erlangt Kontrolle über sich, indem er sich gehen läßt ...[115].
4. Allgemeine Senkung des Angstniveaus und Vermeidung gesundheitsschädlicher Folgen durch übermäßigen Streß (vgl. BEECH et al., 1982).

Wir haben darauf hingewiesen, daß in der ursprünglichen Form der Behandlung Entspannung als Angsthemmer in der systematischen Desensibilisierung eingesetzt wurde. Die progressive Relaxation nach JACOBSON (1938) war die Methode der Wahl. Wir setzen sie heute noch regelmäßig ein, allerdings ergänzt durch ein kürzeres Entspannungsverfahren, das in der Alltagspraxis leichter anwendbar ist.[116] Sind die Grundlagen der Entspannung, im allgemeinen mit einer "Langform", erlernt, können wir die "reizkontrollierte Entspannung" (RUSSEL und SIPICH, 1973) schrittweise einführen. Entspannung wird auf einen bestimmten Begriff hin konditioniert (siehe Anhang). Dies verbessert ihre Anwendbarkeit in klinikexternen, gefürchteten Situationen, wo sie gleichermaßen Kontroll- wie Bewältigungstechnik sein kann. Dem Selbstregulationsaspekt der Entspannungsmethoden wurde mit der Entgegnung kognitiver Verfahren besondere Aufmerksamkeit zuteil. GOLDFRIED (1971) stellte die Hypothese auf, daß systematische Desensibilisierung deswegen funktioniert, weil sie den Klienten indirekt allgemeine (kognitiv wirksame) angstvermindernde Fähigkeiten lehrt. Mit Hilfe einer Akzentverlagerung versuchte er das Selbstkontrollelement der Entspannung zu stärken (z.B. den Klienten für interne Spannungsreize zu sensibilisieren und ihn anzuleiten, diese als Signal zur Entspannungseinleitung zu nutzen). Nach unserer Erfahrung kann Entspannung tatsächlich als Hilfe bei "Problembewältigung" in der Therapie und über die Therapie hinaus sinnvoll sein. Damit leistet sie einen wertvollen Beitrag nicht nur zur Beibehaltung der Therapieerfolge, sondern auch zu deren Vertiefung und Erweiterung.


### 3.3.5.2 Kognitive Methoden

Kognitive Ansätze sind in der Psychotherapie insgesamt und in der Stotterertherapie im besonderen nichts Neues. DARWIN (1796, zit. n. RIEBER und WOLLOCK, 1977, S. 11) empfiehlt Stotterern zunächst eine Übungstherapie und schlägt dann vor:

"Ergänzt werden sollte dies durch viel Umgang mit Menschen, um eine gewisse Sorglosigkeit hinsichtlich der Meinung anderer zu erwerben."

Auch die Vorschläge des Apothekers COUÉ (1959) sind einfach formulierte Vorläufer moderner kognitiver Therapie. In seinem Buch "Selbstbemeisterung durch bewußte Autosuggestion" empfiehlt er seinen Lesern, daß sie sich den Satz:

"Es geht mir mit jedem Tag in jeder Hinsicht immer besser und besser"

jeden Tag mindestens zwanzigmal vorsagen sollten.

---

[115] MARLATT und MARQUES (1977) haben die Wirkung von Entspannungstraining bei Alkoholikern untersucht. Wer über sechs Wochen hinweg zweimal pro Tag übte, trank bedeutsam weniger, und der "locus of control" (ROTTER, 1966) verschob sich nach "intern".

[116] Die Entspannungsmethoden lassen sich grob in zwei Kategorien einteilen: Solche, die "geistige Ruhe" fördern mit körperlicher Entspannung als quasi-automatischer Folge und solche, die den umgekehrten Weg über körperliche (Muskel-)Entspannung zu geistiger Entspannung gehen.

Auf die Notwendigkeit, die "psychische Sphäre" zu beeinflussen, wies MENDELS-SOHN (1783) in seinen "Psychologischen Betrachtungen" über einen Stotterer hin, ebenso wie MERKEL, der von SSIKORSKI (1891, S. 214) erwähnt wurde:

"... daß die Ursache des Übels einzig und allein in der psychischen Sphäre und zwar besonders in der Willenssphäre gründe, äußere Ursachen wirken nach ihm nur insofern, als sie die Seele beeinflussen ..."

Nach WYNEKEN (1868) ist der Stotterer ein "Sprachzweifler". Weil er Angst habe, daß er ein Wort nicht aussprechen könne, sei die Gefahr groß, daß es ihm tatsächlich nicht gelänge. Er fährt dann fort:

"Aus dem letzt Gesagten ergibt sich die Behandlung von selbst: Wir müssen dem Stotterer seine Zweifel nehmen und die Überzeugung, d.h. den Glauben an seine Fähigkeit, alles sagen zu können, dafür an die Stelle setzen" (S. 21).

Die verhaltenstherapeutische Therapie des Stotterns folgte der Entwicklung der Verhaltenstherapie insgesamt. In den ersten Jahren war die Behandlung "technologisch" (vgl. Abschn. 2.9), dann, nachdem sich die "kognitive Verhaltensmodifikation" als Zweig der Verhaltenstherapie fest etabliert hatte, wurden auch für Stottern breitere Herangehensweisen vorgeschlagen (z.B. KESSLER, 1981). Es konnte nicht ausbleiben, daß "orthodoxe Verhaltenstherapeuten" diese Entwicklung kritisierten (z.B. LEDWIDGE, 1978). Im wesentlichen wurde argumentiert, daß mit der kognitiven Verhaltensmodifikation einer der wichtigsten Pfeiler der Verhaltenstherapie aufgegeben werde, nämlich das alleinige Anerkennen offenen Verhaltens als legitimem Objekt wissenschaftlicher Untersuchung und daß damit die Möglichkeit zur Objektivierbarkeit der therapeutischen Prozeduren und der Therapieergebnisse verloren ginge. Damit fiele Verhaltenstherapie hinter ihre Anfangszeit zurück, schon EYSENCK (1952) hätte die "semantischen Therapien" wegen ihrer Ineffektivität angegriffen und einige Jahre später (1959) die "Therapie des Verhaltens" aus der Taufe gehoben. Die Befürworter kognitiver Methoden dagegen argumentierten, daß diese nur eine konsequente Weiterentwicklung der Verhaltenstherapie seien (z.B. LOCKE, 1979). Der Unterschied zwischen verhaltensorientiertem oder kognitivem Vorgehen liege lediglich in dem Ausmaß der Bedeutung, die man beiden Zweigen zumesse. Es gebe keine direkte Verhaltensänderung, sondern alle verhaltenstherapeutischen Techniken bewirkten implizit Einstellungsveränderungen.

Die Bedeutung der Einstellung für Stottern ist immer noch ungeklärt, zumal die Ergebnisse wissenschaftlicher Studien und die Eigenberichte von Stotternden kein kohärentes Bild ergeben. ROSE und McFARLANE (1981) ziehen aus einer fast fünf Monate lang andauernden Selbstbeobachtung eines Stotterers den Schluß, daß gesteigertes Selbstvertrauen nicht notwendig zu vermindertem Stottern führt. Jeden Abend wurde die Qualität des Sprechens eingeschätzt, wobei sich erwartungsgemäß ein phasenhafter Verlauf des Stotterns mit einer Periodizität von ca. drei Wochen zeigte. Von Interesse hier ist die Tatsache, daß vermehrtes Selbstvertrauen zu leicht verringerter Flüssigkeit führte. Trotz der methodischen Vorbehalte für Selbstbeobachtung ist doch die Hypothese einleuchtend, daß der Stotternde dann, wenn er sicherer war, seinem Sprechen bzw. der flüssigkeitsfördernden Technik weniger Aufmerksamkeit schenkte.

Andererseits haben informelle Befragungen fließender Sprecher immer wieder gezeigt, daß allgemeine Leistungsfähigkeit (wie z.B. Intelligenz) und verbales Geschick in engem Zusammenhang gesehen werden. Wer weniger gut sprechen kann, ist wahrscheinlich auch nicht besonders klug. Gegen dieses Vorurteil versuchen viele Stotternde anzukämpfen, indem sie sich in besonders hohem Maße anstrengen, fließend zu sprechen. Dies führt, wie wir wissen, häufig jedoch zum Gegenteil. Daß die Vermutung negativer Vorurteile bei den Gesprächspartnern eine empirische Basis hat, zeigte sich erst kürzlich wieder in einer Untersuchung von LASS et al. (1988). Die Großzahl befragter Sprachtherapeuten formulierte im Hinblick auf Stotternde negative Stereotype. Die Arbeit an den Kognitionen innerhalb der Therapie müßte also ebenfalls darauf gerichtet sein, dem Klienten hinreichend Selbstsicherheit zu geben, daß er sich nicht dauernd unter dem Druck fühlt, seine Fähigkeiten unter Beweis stellen zu müssen.

Es ist nicht leicht, die verschiedenen Formen kognitiver Verhaltenstherapie zu ordnen. Dennoch gibt es einige gemeinsame Grundprinzipien. So wird angenommen, daß Menschen adaptive und fehladaptive Verhaltensweisen und emotionale Muster auf dem Weg über kognitive Prozesse entwickeln. Ihr Ablauf entspreche dem, was aus dem menschlichen Lernlabor bekannt sei. Der Therapeut wirke als Diagnostiker und Erzieher. Er beurteile die fehlangepaßten kognitiven Abläufe und vermittele dem Klienten Lernerfahrungen, die zunächst die Kognitionen, schließlich aber das Verhalten, mit dem sie korrelierten, veränderten. Grob kategorisiert lassen sich drei Hauptformen kognitiver Therapieansätze unterscheiden: Rationale Psychotherapien (z.B. Rational-Emotive-Therapie, ELLIS, 1977), Therapien zur Ausbildung von Bewältigungsfertigkeiten (z.B. Selbstkontrollmethoden, KANFER und PHILIPS, 1970) und Problemlösungstherapien (z.B. D'ZURILLA und GOLDFRIED, 1971).

Wir halten den Einsatz kognitiver Methodik in unserem Therapieansatz für fruchtbar, da Stottern als ein Syndrom aus Verhalten, aus emotionalen und kognitiven Komponenten verstanden werden kann. Analog dem Vorschlag von RACHMAN (1981), daß die Therapie von Angst an dem System ansetzen solle[117], welches die größte Abweichung zeige, versuchen wir, die Therapieschwerpunkte so zu legen, daß sie in ihrer Zusammensetzung der spezifischen Problemlage gerecht werden. In der Praxis erklären wir den Patienten die Möglichkeiten des Vorgehens anhand des Modells von JAREMKO (1979, s. Abb. 9).

Der "Stressor" (eine schwierige Sprechsituation) führt zu psychologischer Erregung, die Körpergefühle werden als Angst interpretiert. Diese Definition mag negative Selbstaussagen zur Folge haben ("Ich bin zu dumm, um problemlos eine Fahrkarte zu kaufen"), die ihrerseits die physiologische Erregung steigern und damit den "Teufelskreis" schließen. Therapeutisch kann er an verschiedenen Stellen unterbrochen werden: An Punkt A mit Entspannung, an den Punkten B und C mit kognitiven Techniken.[118]

Kognitive Therapieansätze sind auch in Gruppen fruchtbar. Sie geben den Klienten die Möglichkeit, sich in der Auseinandersetzung mit den anderen Gruppenmitgliedern eigener negativer Kognitionen bewußt zu werden. Normen, die sich in einer Gruppe herausbilden, können ein wichtiges therapeutisches Beeinflussungsinstrument werden, nicht nur, um neue Reaktionen zu erproben, sondern um auch insgesamt die Mitarbeit zu intensivieren. Für Klienten, die keine guten Selbstbekräftiger sind, kann die Unterstützung aus der eigenen Bezugsgruppe wichtiger sein als das Lob des Therapeuten. Die Anpassung kognitiver Therapie an Gruppenbehandlung ist unkompliziert. Prinzipiell wird in den gleichen Schritten vorgegangen, der Unterschied besteht lediglich darin, daß die Gruppe bei der Identifikation der Kognitionen einzelner Mitglieder hilft. Bei kognitiven Gruppen sind etwas geringere Teilnehmerzahlen von Vorteil (fünf bis sieben), da sonst nicht genügend Zeit bleibt, jedem Mitglied hinreichend Gelegenheit zu geben, Problemsituationen zu beschreiben und zu analysieren. Außerdem hat es sich als vorteilhaft erwiesen, die Dauer der Gruppensitzung zu verlängern (bis zu zweieinhalb Stunden).

Die von uns genutzten kognitiven Methoden enthalten ein Konzept von Selbstkontrolle im Sinne der Bewältigung allgemeiner Probleme und damit sozialer Fertigkeiten, nicht jedoch in engerer Definition, bezogen auf Selbstbeobachtung und Selbstkontrolle des Sprechens (FRITSCHE und MADERTHANER, 1981). Dies, obwohl Selbststeue-

---

117 Entsprechend der Systematik von LANG (1969), der drei Qualitäten der Angstmanifestation postulierte: Verhalten, physiologische Reaktion, Kognition.

118 Die von uns eingesetzten Methoden sind im Anhang kurz skizziert.

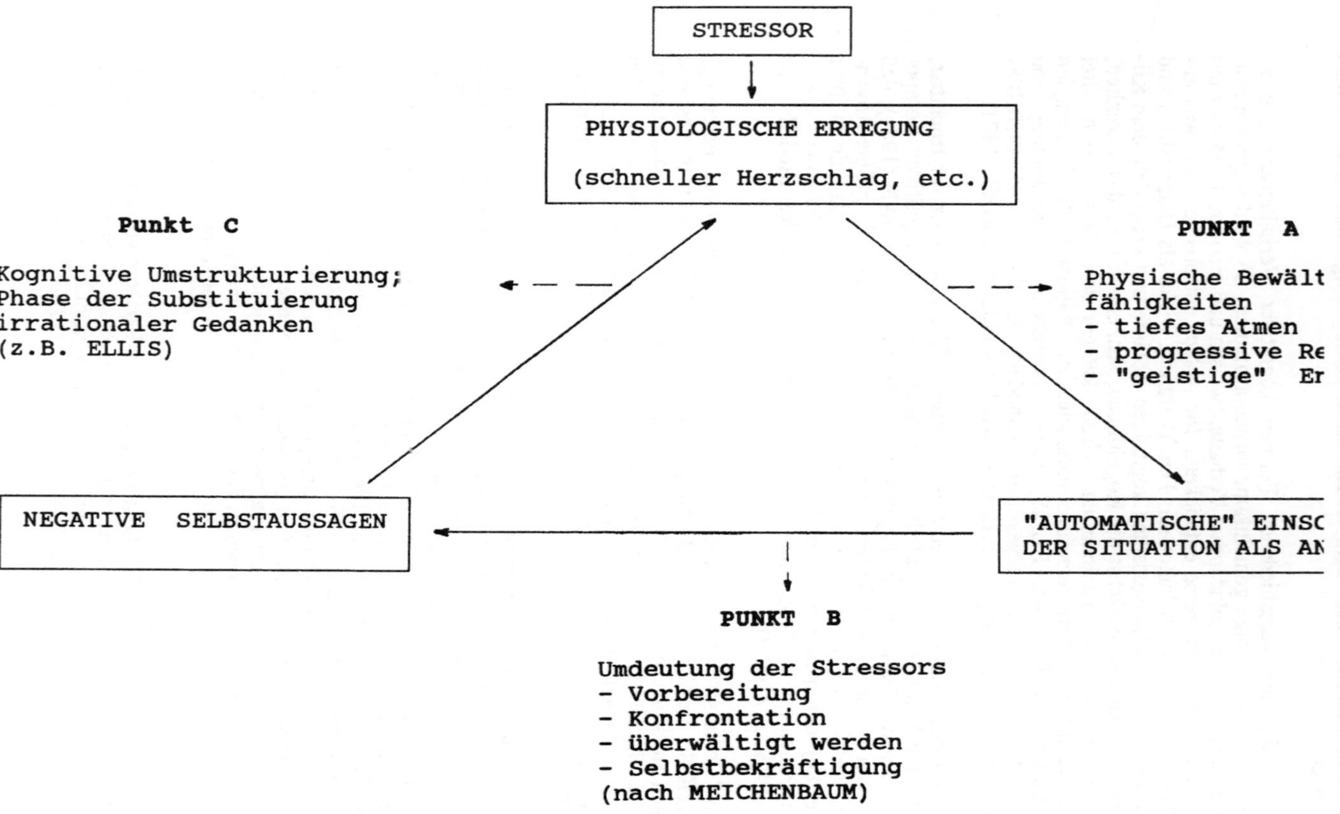


**Abb. 9.** Einsatz therapeutischer Techniken bei der Streßbewältigung. (Nach JAREMKO, 1979)

rungsmethoden im letzten Jahrzehnt innerhalb der Verhaltenstherapie zunehmende Bedeutung gewonnen haben. Ihr Wert ist aber in der Stotterbehandlung umstritten - was sich mit unserer klinischen Erfahrung und Bewertung deckt. Einige Stotterer sind mit wenig Hilfe in der Lage, Selbstregulationstechniken[119] erfolgreich einzusetzen. Für den größten Teil gilt das nicht, was bedauerlich ist, da Selbstkontrolle, die therapiegeschichtlich als Variante des Themas "Hilfe zur Selbsthilfe" gesehen werden kann, dem Bedürfnis nach Ökonomie entgegenkommt. Durch vermehrte Eigenarbeit des Klienten soll die notwendige Therapiezeit vermindert werden.

Gute Selbstbeobachtung gilt als Voraussetzung effektiver Selbstkontrolle. Dafür lassen sich einleuchtende Gründe anführen.

Aus der präzisen Beobachtung des eigenen Verhaltens und der emotionalen Reaktionen können Daten gewonnen werden, die zur präziseren Definition des Gesamtproblems (nicht nur des Symptoms) beitragen. Wird der Klient zur sorgfältigen Datensammlung angeleitet, führt das häufig dazu, daß er neue Einsichten gewinnt, die ihm ein differenzierteres Verstehen des Stotterns ermöglichen. So mag er in die Lage versetzt werden, die spezifischen Umweltbedingungen zu identifizieren, unter denen sich Stottern am stärksten manifestiert. Die Analyse der Beobachtungsdaten ermöglicht es, therapeutische Alternativen gezielt gegeneinander abzuwägen.

Es schien daher nur folgerichtig, zu überprüfen, ob Selbstbeobachtung bei Stotterern die Basis eines selbstkorrektiven Prozesses bilden könne.

GOLDIAMOND (1965) berichtete, daß sich bei einer Versuchsperson nach der Aufforderung, jedes Stotterereignis anzuzeigen, eine Reduktion um ca. 37% ergab. Diese Verminderung war nur vorübergehend und fand sich nicht bei den anderen Versuchspersonen. LA CROIX (1973) forderte nach Erhebung der Grundrate seine beiden Versuchspersonen auf, mit Hilfe eines Handzählers ihre eigenen "Unflüssigkeiten" zu registrieren. Deren Anzahl sank bei einer Versuchsperson im Verlauf von 19 Therapiesitzungen von 8% auf 1%, bei der zweiten Versuchsperson fiel das Stottern von ca. 10% auf 2%. Die Übereinstimmung zwischen Versuchsperson und Therapeut betrug in einem Fall ca. 69%, im anderen nur 36%. In einer Untersuchung von JAMES (1981a) war die Korrelation zwischen Versuchsperson - Experimentator - Übereinstimmung und den Effekten der Selbstbeobachtung negativ. Nur die Gruppe mit geringer Genauigkeit in der Selbstbeobachtung erreichte eine signifikante Verminderung der Stotterhäufigkeit (um etwa 41%). Bei einem Teil der Versuchspersonen erhöhte sich die Stotterquote sogar. Variable Ergebnisse erbrachte auch eine Studie von INGHAM et al. (1978). Sie maßen die Effekte zweier Zählaktivitäten auf Stottern bei drei Versuchspersonen: Zählen der Stotterereignisse oder des Wortes "the". Bei einer Versuchsperson ergaben sich unter keiner der Bedingungen Veränderungen; bei der zweiten sank die Stotterquote fast auf Null, allerdings nur dann, wenn Stottern gezählt wurde, und bei der dritten Versuchsperson stieg das Stottern an, ob sie nun die Artikel oder die Stotterereignisse zählte. Darüber hinaus zeigte sich ein unerwartetes Ergebnis: Die Versuchsperson, die am meisten von der Zählprozedur profitierte, hatte die schlechteste Übereinstimmung mit den Zählungen des Experimentators. BURLEY und MORLEY (1987) untersuchten erwachsene Stotterer und normale Sprecher mit einer Selbstbeobachtungsskala. Die Hypothese, daß Stotterer niedrigere Werte im Kriterium Selbstbeobachtung aufweisen würden, ließ sich bestätigen. Die Kontrollgruppe mit den höheren Selbstbeobachtungswerten beschäftigte sich mehr mit dem Verhalten der anderen, beobachtete das eigene Verhalten in Relation dazu und kontrollierte bzw. regulierte es entsprechend. Stotternde hatten nicht solch ein gut entwickeltes Repertoire von "Selbstpräsentationsfähigkeiten" einschließlich der expressiven Fähigkeiten im nonverbalen Affektivitätsausdruck. Eine Begrenzung der Ergebnisse stellt die Tatsache dar, daß es sich lediglich um einen Papier-Bleistift-Test handelte. Daher hat die Studie nur Hinweischarakter. Im Lichte anderer Forschung erscheinen die Ergebnisse aber durchaus aussagekräftig. (Zur Problematik von Lateralisation und der Fähigkeit, linguistische und paralinguistische Informationen angemessen zu verarbeiten vgl. Abschn. 1.6.2.4).

---

119 Selbstverstärkung, Selbstbestrafung, Reizkontrolle, verdecktes Konditionieren.

Die große Variabilität der Ergebnisse macht es im Moment unmöglich, die klinische Bedeutung der Selbstbeobachtung einzuschätzen. Offensichtlich gibt es bislang unbekannte Variablen, welche die Reaktivität des Stotterns beeinflussen. So mag es sein, daß die Versuchspersonen, die während der Selbstbeobachtung mehr stotterten, zu den "Verdrängern" gehörten: Die als unangenehm empfundene Konfrontation mit dem eigenen Stottern führte zu mehr Spannung und damit zu mehr Unflüssigkeit. Da es u.W. in den berichteten Untersuchungen nur einen Klienten gab, der substantiell und dauerhaft Stottern abbaute, ist Selbstbeobachtung vorläufig schwerpunktmäßig und systematisch vor allem zur Datensammlung in der Identifikationsphase der Therapie unter Therapeutenanleitung und für die Verhaltensanalyse sinnvoll.

JAMES (1981b) beschreibt die Behandlung eines 18jährigen Stotterers, der sich auf Stottern selbst "Auszeit" (time-out) geben sollte. Es zeigte sich, daß der Klient im ersten Teil des Experiments nur auf etwa die Hälfte der Stotterereignisse die Auszeit folgen ließ. Daher wurde vereinbart, daß er für jedes Stottern ohne Auszeit fünf Cents bezahlen müsse. Dies erhöhte die Quote auf etwas über 60%. Die therapeutischen Prozeduren verringerten die Stotterhäufigkeit von 8% bis 12% auf ca. 1%, ein Wert, der auch längerfristig aufrechterhalten wurde.

Die verhaltenstherapeutische Literatur zu den "eng" definierten Selbstkontrollmethoden ist nicht umfangreich. Außer der Arbeit von JAMES wurde nur die von BERECZ (1973, 1976) bekannter.

BERECZ (1973) beschrieb den Einsatz einer "kognitiven Konditionierungstherapie", in der die Versuchsperson sich selbst einen Schock verabreichte, während sie sich stotterauslösende Situationen oder Reize vorstellte. Danach sollte sie sich entspannen und über fließendes Sprechen nachdenken. Die Therapie konnte in dieser Form nicht zu Ende geführt werden, da der Klient nach vier Sitzungen die Fortsetzung verweigerte. In einer ähnlich angelegten Studie beschrieb BERECZ (1976) die Behandlung einer jungen Frau, die sich über 70 ca. halbstündige Sitzungen hinweg selbst Elektroschocks beim Stottern verabreichte. Die Klientin berichtete, daß sich durch diese Prozedur ihr Stottern um 75% vermindert habe. Angesichts der Anzahl der Behandlungsstunden und der Rigorosität der eingesetzten Methode ist dies kein überzeugendes Ergebnis.

Ein Beispiel für den Einsatz kognitiver Methoden unter Zugrundelegung eines weitergefaßten Selbstkontrollbegriffs gibt WEISSBERG (1975).

Er berichtet über die Behandlung von Sprechangst, wobei seine Vorgehensweise für Stottern analog nutzbar wäre. Er arbeitet mit einer Kombination aus rational-emotiver Therapie und Selbstinstruktionstraining. In der ersten Sitzung werden die Selbstaussagen des Klienten ermittelt, Muskelentspannung und Vorstellungskontrolle trainiert. In der Folgezeit soll der Klient jeden Tag Entspannung üben und zusätzliche angsterregende Selbstaussagen festhalten. In der zweiten Sitzung werden diese im Sinne der rational-emotiven Therapie angegangen, neue Selbstaussagen, welche die Angst hemmen sollen, werden eingeübt. Die Vertiefung erfolgt durch hierarchische, systematische Desensibilisierung in der Vorstellung.

Eine weitere kognitive Technik, die in den letzten Jahren gelegentlich eingesetzt wurde, ist die der "Visualisation". Der Klient wird aufgefordert, das, was er sagen will, mental vorzusprechen und sich vorzustellen, daß er das Wort oder den Satz flüssig ausspricht. DALY et al. (1985) setzten die Methode der bildhaften Vorstellung bei der erfolgreichen multimodalen Behandlung eines Polter-Stotterers ein.

Die wenigen Beispiele aus der Literatur zeigen die Probleme kognitiver Methoden in Theorie und Praxis mit großer Deutlichkeit. Sie sind heterogen und schwer kategorisierbar, vor allem wegen der Unschärfe der benutzten Begriffe.[120] Der begrifflichen Unklarheit korrespondiert die therapiepraktische. So besteht bislang keine Eindeutig-

---

120   "Selbstkontrolle" und "Willensstärke" stehen einander sehr nahe. "Willensstärke" ist konstant in Gefahr, zirkulär definiert zu werden: "Warum hörst Du nicht mit dem Rauchen auf?" "Keine Willensstärke." "Woher weißt Du das?" "Ich kann nicht mit dem Rauchen aufhören."

keit darüber, welche Komponenten die kognitiven Therapieverfahren enthalten und wie sie in ihrer Bedeutung einzuschätzen sind (MAHONEY, 1980). MARKS (1982) kommt in seiner Übersicht empirisch-klinischer Arbeiten der Verhaltenstherapie (vorwiegend Untersuchungen zur Angst- und Zwangsbehandlung) zu dem Urteil, daß kognitive Zusätze zu verhaltensändernden Verfahren nur geringen Wert haben. Er meint, daß die therapeutischen Erfolge primär mit direkten, das Verhalten ändernden Techniken zusammenhängen und daß affektive und kognitive Veränderungen eher sekundärer Natur sind. Eine ähnliche Position formuliert BANDURA (1977). Er geht von dem "therapeutischen Paradox" aus, daß die Erklärungen für Veränderungsprozesse immer kognitiver werden, während sich in der Praxis verhaltensorientierte Behandlungsformen zum Erreichen psychologischer Veränderungen am machtvollsten erwiesen. Unabhängig von der eingesetzten Methode erzielten die Techniken, die sich auf das Verhalten zentrierten, konsistent bessere Ergebnisse als solche, bei denen die kognitiven Repräsentationen der Bedrohung eliminiert wurden (S. 78). Er vermutet, daß es sich hier um einen scheinbaren Widerspruch handelt, da Veränderung zwar durch kognitive Prozesse mediiert sei, derartige Abläufe aber am ehesten durch die Erfahrung der faktischen Bewältigung von Problemen zu verändern seien.

ZAJONC (1980) hat eine der wichtigsten Prämissen kognitiver Therapie - Gefühle sind post-kognitiv - in Zweifel gezogen. Er sammelte Belege dafür, daß affektive Urteile relativ unabhängig von kognitiven Operationen oder Wahrnehmungsprozessen sind. Außerdem nimmt er an, daß Kognition und Gefühl nicht innerhalb des gleichen Systems operierten, so daß es sinnvoll sei, therapeutische Techniken zu finden, die das Gefühlssystem direkt ansprächen. Die Arbeit an den Kognitionen wäre dann weitgehend Zeitverschwendung. In jedem Fall müßten bessere Wege vom kognitiven zum affektiven System gefunden werden.[121]

Wie für Entspannung gilt auch für kognitive Techniken, daß sie normalerweise nur als Ergänzung eingesetzt werden sollten und auch dann nicht in allen Fällen. KESSLER (1981, S. 98) faßt seine Erfahrungen mit der Anwendung rational-emotiver Therapie bei Stotterern in folgender Weise zusammen:

"Die RET scheint mir, von der Erfahrung her gesehen, eher bei schüchternen, leidgeplagten, nicht-spitzfindigen und einsichtigen Klienten am wirkungsvollsten zu sein. Nur fürchte ich, daß diese nicht in der Mehrzahl sind."

15 Jahre Arbeit mit kognitiver Therapie haben deren Möglichkeiten und Grenzen aufgezeigt. Für psychisch schwerer gestörte Menschen entfaltet sie nur wenig Wirkkraft (FRANKS, 1985). Die verhaltenstherapeutische Behandlung des Stotterns aber wurde durch kognitive Therapie bereichert und (vermutlich) effektiver gemacht.[122]

Zum Schluß dieses Abschnitts sei die Bedeutung der Einstellung für Stottern an einem Beispiel illustriert. In einem Brief an "The Times" (GAMON, 1984) schrieb eine Leserin:

"Ihr kürzlich veröffentlichter Artikel zum Stottern hat mich sehr interessiert. Ich bin jetzt 92 und habe mein ganzes Leben lang gestottert ... Ich habe das Gefühl, daß es in meinem jetzigen Lebensabschnitt keine große Bedeutung mehr hat und mir deshalb praktisch nichts mehr ausmacht. In der Folge ist es so gut wie verschwunden. Dies, da bin ich sicher, ist die zuverlässigste Heilung (cure)."

---

[121] Zur Diskussion von ZAJONCs Thesen siehe RACHMAN (1981).

[122] MICHELSON et al. (1986) haben zeigen können, wie die Behandlung von Agoraphobie durch ein multimodales Behandlungsprogramm, welches schrittweise Exposition, Entspannungstraining und kognitive Bewältigungsfertigkeiten enthielt, nicht nur effektiver war, sondern die Klienten auch ermutigte, selbständig zu üben und somit zusätzliche Fortschritte zu erzielen.

### 3.3.5.3 Paradoxe Methoden[123]

Theoretische Analysen des Stotterns wie auch Empfehlungen zu seiner Behandlung enthalten gelegentlich Hinweise auf Paradoxien. Ein Beispiel dafür gibt RICHTER (1969, S. 143):

"Beginnen wir mit dem negativen, falsch gelenkten Willen. Zur allgemeinen Sachlage könnten wir folgenden Satz als Überschrift nehmen: "Weil der Stotterer nicht stottern will, muß er stottern!" Das klingt paradox, wird aber zur Tatsache. Der echte Stotterer, ob groß oder klein, spürt in einer kritischen Sprachsituation die kommende Störung voraus. Weil ihm in dieser Situation ein Stottern peinlich wäre, will er die vorgefühlte Störung vermeiden. Im Verhütenwollen wird als erste Reaktion verstärkte Muskelkraft für die Artikulationstätigkeit herangeholt. Er will also mit verstärkter Muskelleistung die Sprechleistung erzwingen. Damit ist sein Bemühen zum Scheitern verurteilt: Er muß jetzt erst recht stottern. Je mehr Willen er einsetzt, um den Redefluß zu erzwingen, desto mehr Kraft holt er herzu, desto fester wird die Absperrung in einem der Artikulationsgebiete und desto gesteigerter das Symptom."

Er folgert daraus (S. 144),

"... daß der Wille, das Stottern zu unterdrücken, fallengelassen werden muß."

Von *seinem* theoretischen Standpunkt drückte SHEEHAN (1970, S. 30) die dem Stottern inhärente Paradoxie so aus:

"Für Erwachsene besteht ein paradoxes Element darin, daß die Akzeptierung der eigenen Rolle als Stotterer dazu führt, die Rolle eines Normalsprechers ausfüllen zu können und daß der Versuch, ein völlig normaler Sprecher zu werden, zurück in die Rolle des Stotterers führt."

Das zweite "Suggestionsgesetz" von COUÉ (1959) besagt, wenn "Wille und Einbildungskraft im Gegensatz zueinander stehen", unterliegt immer der Wille. Daraus würde folgen, daß dann, wenn der Stotterer mit seinem Willen (fließend zu sprechen) gegen die Einbildung (ich kann nicht fließend sprechen) kämpft, die Einbildungskraft siegt und die Vorstellung des Nichtkönnens Wirklichkeit wird. Dies ist für jeden, der mit der Stotterproblematik vertraut ist, leicht nachvollziehbar. Auch für das dritte "Gesetz" von COUÉ, "Der Wille erreicht das Gegenteil seiner Anstrengung", lassen sich mühelos Beispiele finden.

FRANKL (1961, S. 108): "Es handelte sich um einen schweren Fall von Stottern, und der Patient hatte demütig erklärt: "Ein einziges Mal in meinem ganzen Leben habe ich nicht stottern müssen: Da bin ich einmal, als Schuljunge, in der Straßenbahn gefahren, und zwar "schwarz gefahren"; auf einmal steigt ein Kontrolleur zu und erwischt mich! Und in dem Moment denke ich mir, jetzt gibt es nur einen Ausweg, nämlich sein Mitleid zu erregen. Also heißt es, ihm zeigen, mit was für einem armen Kerl er es zu tun hat: Mit einem stotternden Buben! Und in dem Moment, in dem ich nun versucht hab möglichst zu stottern, hab ich auch schon nicht mehr stottern können ..." KUHR et al. (in Vorbereitung) untersuchten mit Hilfe der Xeroradiographie die Abläufe im vokalen Trakt während des Stotterns. Es erwies sich für die Versuchspersonen als außerordentlich schwierig, "auf Befehl" zu stottern. MURRAY (1980) sollte während des Koreakriegs zum Militär eingezogen werden. Bei der Musterung wollte er so stark wie möglich stottern, um nicht eingezogen zu werden. Das schlug fehl, er mußte Soldat werden.

Erfahrungen dieser Art legen es nahe, paradoxe Elemente in der Stotterbehandlung zu nutzen. Es gibt aber noch eine zweite Überlegung, die von WACHTEL (1982, Seite XIX) prägnant so formuliert wird:

---

123 Eine erweiterte Fassung dieses Abschnitts erschien als Buchbeitrag (KUHR, 1987).

"Die Probleme, deretwegen der Klient in die Therapie kommt, um sie zu lösen, machen es
schwierig für ihn, bei der Arbeit an deren Lösung zu kooperieren."

Jeder, der in praktischer psychotherapeutischer Arbeit steht, weiß, daß er im Normalfall stärker oder schwächer mit der paradoxen Botschaft konfrontiert ist: "Verändere
mich, ohne mich zu verändern". Gerade stotternde Therapeuten von Stotterern haben
darauf hingewiesen, wie tief der Veränderungswiderstand geht, wenn die Klienten
sich einem Teil ihrer Person (Stottern) zuwenden sollen, den sie für Jahre aus ihrem
Bewußtsein verbannt haben (MURRAY, 1980; VAN RIPER, 1973).

Der Therapeut hat verschiedene Möglichkeiten, mit dem Widerstand umzugehen. Er
kann versuchen, ihn zu vermeiden, ihn zu konfrontieren oder ihn als Motor für Veränderung einzusetzen. Um die letztgenannte Möglichkeit wahrnehmen zu können,
muß der Therapeut in der Lage sein, mit widersprüchlichen Mitteilungen flexibel umzugehen und selbst in Paradoxien zu denken.

Was ist die Essenz paradoxer Behandlungsmethodik? In seiner Grunddefinition ist ein
Paradoxon eine Aussage, die scheinbar widersprüchlich oder absurd und dennoch als
wahr explizierbar ist. Der Kern, der auch therapeutisch von Bedeutung ist, liegt darin,
daß die übliche ("common sense") Sichtweise eines Problems außer Kraft gesetzt
wird. Dies führt beim Klienten zu Konfusion oder Überraschung, vermutlich ein wesentliches, konstituierendes Element einer paradoxen Therapieintervention. HALEY
(1963) merkt an, daß es nicht ausreicht, eine Technik als paradox zu bezeichnen,
wenn es nur darum geht, den Klienten aufzufordern, etwas Gefürchtetes zu tun. Das
paradoxe Element leitet sich aus Brüchen in der therapeutischen Struktur ab: Der Therapeut bietet dem Klienten bei der Bewältigung des Problems Hilfe an, und innerhalb
dieses Rahmens fährt er fort, das Problem zu ermutigen. Dies ist ein formales Paradox auf der Ebene der Interaktion. Die Mitteilung auf einer Kommunikationsebene
konfligiert direkt mit einer qualifizierenden Botschaft auf einer anderen. SELTZER
(1986, S. 10) formuliert eine Definition, mit der er versucht, die verschiedenen
Aspekte des Konzeptes zu integrieren:

"Eine paradoxe Strategie realisiert sich durch eine Anweisung des Therapeuten oder in einer
Einstellung des Therapeuten, die vom Klienten zumindest zu Beginn als den therapeutischen
Zielen widersprechend gesehen wird, die dennoch rational nachvollziehbar der Erreichung
dieser Ziele dient und durch den Therapeuten spezifisch entwickelt wurde."

Paradoxien hatten eine erste, dokumentierte Blütezeit ca. 600 v. Chr., als der Kreter
EPIMENIDES sein berühmtes Paradox von den "lügenden Kretern" entwickelte. Danach schien es im Westen[124] für lange Zeit stiller um sie zu werden, bis in diesem
Jahrhundert erneut das Interesse von Naturwissenschaftlern[125], Philosophen und Psy-
chotherapeuten erwachte. Angelehnt an die ZEN-Philosophie entwickelte Shoma
MORITA im Japan der zwanziger Jahre die MORITA-Therapie, in Europa war es
vermutlich Alfred ADLER, der als erster Psychotherapeut paradoxe Strategien benutzte und beschrieb (MOZDZIERZ et al., 1976).[126] Besonders wichtig war AD-
LERs Hinweis, daß Machtkämpfe mit Klienten vermieden werden sollten. Neurotische Symptome sah er als prinzipiell "unkooperativ" (vgl. WACHTEL, 1982). Aufgabe des Therapeuten sei es, sie dennoch für die Therapie nutzbar zu machen. AD-
LERs Methoden entsprachen weitgehend dem heutigen "paradoxen Arsenal" (zit. n.
WEEKS und L'ABATE, 1982):

---

[124] In der jahrhundertealten Tradition der ZEN-Philosophie wird Veränderung paradox konzeptualisiert.

[125] Ein Beispiel: Licht ist Korpuskel und Welle, je nachdem, wie man es untersucht bzw. betrachtet.

[126] Ein Meilenstein in der Entwicklung war auch das berühmt gewordene Forschungsprojekt in Palo
Alto, USA, das sich unter Leitung von G. BATESON von 1952 bis 1962 mit menschlicher
Kommunikation beschäftigte. Dieses Projekt führte zu der wohlbekannten Doppelbindungstheorie
der Schizophrenie und weiter zum therapeutischen Gegenstück, der "therapeutischen Doppelbindung".

- Dem Klienten Erlaubnis geben, das Symptom zu haben.
- Uminterpretation der Symptomatik in positiver Weise.
- Symptomverschreibung mit Auftrag an den Klienten, sein symptomatisches Verhalten zu verfeinern und zu verbessern.
- Einen Rückfall vorhersagen.

Den explizitesten Gebrauch paradoxer Techniken machte FRANKL (1960), der mit seiner "paradoxen Intention," den Klienten anwies, das Problem zu verschärfen, anstatt es zu beseitigen. FRANKL sah dies als die beste Möglichkeit, die antizipatorische Angst, die zur Vermeidung und damit zur Stärkung der Phobie führt, zu durchbrechen.

FRANKL setzte die paradoxe Intention als *eine* Methode im Kontext der von ihm entwickelten "Logotherapie" ein. Dabei legte er Wert darauf, nicht nur das Symptom zu behandeln, sondern auch die Einstellung des Klienten gegenüber seiner Neurose zu verändern.

Gemeinsam haben beide Therapien, daß Symptome nicht als "Feinde", sondern als "Freunde" betrachtet werden. Der Klient soll sie "einladen", um die Möglichkeit zu bekommen, sie genau zu studieren, von ihnen zu lernen und sie erst dann möglicherweise zu verändern.

Als Beispiel für eine Stotterbehandlung, die ADLERs Ansatz (ergänzt durch Techniken der rational-emotiven Therapie, vgl. Anhang zu Abschn. 3.3.5.2), illustriert, sei eine Falldarstellung von NYSTUL und MUSZYNSKA (1976) wiedergegeben.

Zu Beginn der Therapie sollte das Verhalten des Klienten im Sinne ADLERs aus teleologischer Perspektive analysiert werden. Welchen Sinn hat das Stottern, auf welches Ziel ist es gerichtet? Da der Klient so stark stotterte, daß er kaum sprechen konnte, er also dauernd Mißerfolgserlebnisse hatte, wurde das Vorgehen modifiziert. In einem Beratungskontrakt legten die Therapeuten veränderte Kommunikationsregeln fest: Kein fließendes Sprechen, nur Stottern (und das mit Genuß); wichtige Mitteilungen werden schriftlich gegeben; um die Kommunikation auszuweiten, wird die Therapie durch ein "kunsttherapeutisches" Element ergänzt, der Klient kann allein oder mit dem Therapeuten zusammen etwas malen. Aus der Zeichnung war mühelos der Hauptwunsch des Klienten herauszulesen, Freundschaft mit einem Mädchen zu schließen. Im Lauf der weiteren Therapie (weitgehend schriftlich) wurde erarbeitet, woran es lag, daß er dieses Ziel bislang nicht erreicht hatte. Es stellte sich heraus, daß er während seiner Sozialisation zwei hinderliche Grundeinstellungen erworben hatte: Man kann niemandem trauen; ich muß ein "guter" Sprecher sein, um eine Freundin zu bekommen. In der nächsten Phase der Therapie begann die Umorientierung. Der Klient wurde mit der Irrationalität seiner Annahmen konfrontiert (u.a. nach ELLIS, 1962). Außerdem wurde ihm der "Stotter-Teufelskreis" erklärt - besonderes Bemühen um fließendes Sprechen führt zu Verkrampfung und damit zum Stottern. Daher sollte er sich nicht mehr darum bemühen, Stottern zu vermeiden, sondern im Gegenteil es so gut tun, wie er es nur konnte. Nähme er sich dies vor, wäre es unwahrscheinlich, daß er das nicht schaffen würde. Darüber hinaus solle er sich nicht auf seine Schwäche (Mangel an Sprechflüssigkeit) konzentrieren, sondern auf seine Stärken, um ein ausgewogeneres Bild von sich zu bekommen (positive Selbstaussagen im internen Dialog). Zusätzlich wurde der Klient aufgefordert, "offen" zu kommunizieren, d.h. Ausschöpfung aller Möglichkeiten, sich mitzuteilen. Fühlte er sich zu gespannt zum Sprechen, konnte er nonverbal kommunizieren, bei komplizierten Mitteilungen auch schriftlich. Der weitere Verlauf der Therapie zeigte, daß der Klient sich im Umgang mit Mädchen wesentlich entkrampfte und sein Stottern erheblich nachließ. Er wurde immer wieder darauf hingewiesen, daß er vermeiden solle, sich als Ziel "gutes Sprechen" vorzunehmen, da das in den alten Teufelskreis zurückführen könnte (was auch kurzzeitig der Fall war).

Paradoxe Techniken sind im Begriff, ein akzeptierter Teil verhaltenstherapeutischer Methodik zu werden (KUHR, 1986). Über den Nutzen ihres Einsatzes, insbesondere bei Ängsten, kann wohl kein Zweifel mehr bestehen (z.B. ASCHER et al., 1986).

Verhaltenstherapie wie paradoxe Therapie sind ihrer Natur nach direktiv und vertreten beide ein aktionsorientiertes Herangehen an Probleme. Der analytische Schwerpunkt liegt nicht darauf, wie ein Problem entstanden ist, sondern wie es beibehalten wird. Einsicht ist nur von geringer Bedeutung, wichtiger ist es, dem Klienten zu zeigen, welches Handlungspotential er hat. Auch auf einem theoretischen Niveau sind die Ansätze nicht inkompatibel (HUDSON, 1980).[127]

Techniken wie negative Praxis (ständige Wiederholung des unerwünschten Verhaltens, DUNLAP, 1972), Reizsättigung (wiederholte Präsentation eines positiven Reizes bis zur Sättigung, AYLLON, 1963) und Implosion bzw. Überflutung (STAMPFL und LEVIS, 1967) haben Ähnlichkeit mit paradoxen Therapieverfahren. Am bekanntesten wurde die "negative Praxis" von DUNLAP (1972). Er hat diese Technik nie angemessen theoretisch begründet, sie kann aber am ehesten als "reaktive Hemmung" im Sinne von HULL (1943, zit. n. FOPPA, 1968) verstanden werden, der in einem seiner Grundsätze zum Lernen formulierte, daß beim wiederholten Ausführen der gleichen Handlung die hemmenden Kräfte stärker würden. Diese Hemmung beruhe auf Ermüdung und negativer Bekräftigung.

DUNLAP (1972) glaubte, daß Stottern psychologisch verursacht sei. Im großen Teil der Fälle seien die Stottern auslösenden Ursachen verschwunden, deshalb komme es lediglich darauf an, in einer psychologischen Therapie das unangemessene motorische Verhalten zu löschen. Das Bemühen um korrektes Sprechen habe in der Vergangenheit das Stottern nicht beseitigt, daher solle der Klient das, was er bisher unwillentlich getan habe, willentlich tun, nämlich stottern.

DUNLAP (1972) empfiehlt zu Beginn dichte Therapiekontakte, mindestens zwei pro Woche. Die ersten fünf Sitzungen dauern etwa 30 Minuten, später bis zu einer Stunde. Alle 10 - 15 Minuten wird eine Pause gemacht, da diese Technik für den Klienten sehr anstrengend ist. Jedesmal, wenn ein Symptom auftritt, wird der Klient unterbrochen, und er versucht, das Stotterereignis so präzise wie möglich nachzuahmen. Die Genauigkeit ist wichtig, da er sonst seinem Repertoire möglicherweise neues Stotterverhalten hinzufügt. Deswegen warnt DUNLAP (1972, S. 270) vor dem Gebrauch der negativen Praxis außerhalb der Therapie:

"Der wichtigste Punkt ist, das unwillentliche Verhaltensmuster unter willentliche Kontrolle zu bringen. Es ist eine sehr schwierige Aufgabe, den Stotterer zu lehren, willentlich zu stottern. Wird dies aber nicht getan, bedeutet es, daß negative Praxis nicht eingesetzt wird."

Diese Übungen sollen drei bis vier Wochen fortgesetzt werden und sich dem üblichen Stottern immer mehr annähern. Nach und nach werden dann Perioden flüssigen Sprechens eingeführt, wobei DUNLAP den Therapeuten darauf hinweist, daß er auf jeden Fall die Situation vermeiden soll, in welcher der Klient erfolglos korrektes Sprechen versucht.

Da die Therapiebeschreibungen von DUNLAP nicht sehr genau waren, ist nicht zu überprüfen, ob negative Praxis in späteren Studien exakt reproduziert wurde.

Eine der ersten Untersuchungen dazu mit Stotterern führte FISHMAN (1937) durch. Stottern verminderte sich bei Klienten mit repetitiver Symptomatik, bei vorwiegend tonischem Stottermuster verschlechterte sich das Sprechen. Ein ähnliches Ergebnis berichtete FAHMY (1950), CASE (1960) fand keine positiven Effekte.

Trotz der wenig ermutigenden Ergebnisse wurden Modifikationen der negativen Praxis von IOWA-Schülern eingesetzt. BRYNGELSON (1943, 1950) arbeitete mit "willentlichem Stottern". Einmal, um es besser zu kontrollieren, zum anderen, um die Angst des Stotterers vor dem Stottern zu vermindern. Im ersten therapeutischen Schritt übt der Klient vor einem Spiegel, sein Stottern möglichst genau nachzuahmen.

---

[127] HUDSON (1980) glaubt, daß lerntheoretische Ansätze zum Verstehen zirkulärer Muster brauchbar seien, wenn man sich vor Augen halte, daß Verhalten gleichzeitig als Reaktion auf einen Reiz und als Reiz für eine weitere Reaktion betrachtet werden könne.

Sobald er dies kann, versucht er es außerhalb der Klinik in normalen Sprechsituationen. BRYNGELSON erkannte, daß dieser Ansatz seine Begrenzungen hatte. Vor allem war es in den meisten Fällen unmöglich, jegliche Angst vor dem Stottern abzubauen, und selbst wenn dies gelang, blieb erhebliches Stottern zurück. Daher abeitete er auch direkt an der Symptomatik.

JOHNSON (1948) benutzte willentliches Stottern ebenfalls, allerdings kam es ihm im wesentlichen darauf an, daß der Klient "offen" stottern und sein Vermeidungsverhalten aufgeben konnte. In der Therapie wurde nicht angestrebt, exakte Stottermuster nachzuahmen, sondern anstrengungslos zu wiederholen und zu dehnen, um "leicht" zu stottern.

VAN RIPER (1973), nutzte ebenfalls verschiedene Techniken, die paradox definiert werden können. Z.B. "Pseudostottern" - grundsätzlich nichts anderes als willentliches Stottern - zur allgemeinen Angstreduktion, zur Verminderung von Wort- und Situationsängsten und schließlich, um den Stotterer eine flüssige Form des Stotterns zu lehren (VAN RIPER, 1973, S. 284):

"Um die scheinbar unkontrollierbaren Reaktionen zu eliminieren, muß der Klient sich der Reize bewußt werden, die sie auslösen."

Pseudostottern unterscheidet sich von negativer Praxis insofern, als der Klient es auch mit unproblematischen Wörtern üben soll. Einen zusätzlichen Vorteil der Methode sieht VAN RIPER in der Erfahrung für den Klienten, daß die meisten Zuhörer sich dem Stottern gegenüber relativ indifferent verhalten. Sie lernen, daß sie nicht nur selber ihr Stottern ertragen können, sondern andere Menschen ebenfalls.

Eine andere "paradoxe" Technik VAN RIPERs ist die der Verhaltenstherapie entlehnte "response prevention". Der Klient wird aufgefordert, tonisch schwer zu blokkieren und dies so lange zu tun, bis der Therapeut signalisiert, daß er damit aufhören kann. Er soll den Block nicht unterbrechen, nichts von den Dingen tun, die er normalerweise tun würde. Die Dauer dieses "Kern-Stotterverhaltens" wird immer mehr verlängert, und der Stotterer lernt, daß er es viel länger tolerieren kann, als er dachte.

VAN RIPER (1973, S. 290) faßte die Effekte seiner "paradoxen" Techniken in dieser Form zusammen:

"Es ist schwer, etwas zu fürchten, das man sich so sehr wünscht."

"Negative Praxis" wurde in einer frühen Fassung des PRINCE-HENRY-Programms (s. Abschn. 2.10.3) versuchsweise während der ersten zwei Kliniktage eingesetzt (vgl. INGHAM, 1984). Die Teilnehmer waren aufgefordert, ihr Stottern gegenüber dem Normalwert zu verdoppeln. Stottern sollte so aversiv werden, daß die Klienten das (ebenfalls nicht sehr angenehme) rhythmische Sprechen bereitwilliger erlernen würden. Die Erfahrungen waren nicht ermutigend, so daß diese Vorgehensweise sich nicht als fester Programmteil etablierte.

Die Verwendung paradoxer Therapieelemente in unserer Praxis ist sehr vom einzelnen Fall abhängig und somit variabel. Deswegen wird in abstrakterer Form das prinzipielle Vorgehen beschrieben.[128]

Paradoxe Techniken in engerem Sinn erwägen wir,

- wenn der Klient nicht kooperiert, vor allem bei subtiler Sabotage der Behandlung
- wenn der Teufelskreis antizipatorischer Angst nicht mit linearen Methoden durchbrochen werden kann

---

[128] Die ausführliche Beschreibung der Behandlung eines stotternden Klienten mit paradoxen Methoden gibt KUHR (1986).

- als "Türöffner", um die normale Sicht des Problems aufzuheben und neue Einsichten zu ermöglichen (neue Erfahrungen mit altem Verhalten).

Wenn wir in Anlehnung an JOHNSON (1959) annehmen, daß Stottern zumindest zum Teil das ist, was der Stotterer tut, um es zu kontrollieren, ist zu vermuten, daß ein Ansatz fruchtbar ist, der den Klienten veranlaßt, die falschen Kontrollversuche aufzugeben. Die Kontrolle soll nicht mehr ausgeübt werden, um das Symptom zu vermeiden, sondern um es möglichst präzise zu wiederholen, es kennenzulernen und schließlich die erwünschte Kontrolle zu erlangen.

In einer Einführung geben wir dem Klienten folgendes Therapierationale:

- Vermeidung verstärkt Angst und damit Stottern
- die Erfahrung von Angst und Stottern ist nicht notwendig schlecht und sollte nicht unter allen Umständen vermieden werden
- der Versuch, Stottern zu kontrollieren, mag zu seiner Verschlimmerung führen
- statt des Versuchs, Stottern zu kontrollieren, sollte sich der Klient auf einen wichtigen Aspekt der Symptomatik konzentrieren und ihn verstärken, um die antizipatorische "Katastrophe" zu erfahren
- wenn es möglich ist, Angst und Stottern willentlich zu steigern, wird es schließlich auch möglich sein, wenn dann noch der Wunsch besteht, beides zu vermindern (zu kontrollieren).

Der Stotterzirkel nach BURNS und BRADY (1980, s. Abschn. 3.1.6) illustriert diese Basisaussagen.

Im nächsten Schritt wird Stottern in positiver Weise umdefiniert:

- Denken über das Stottern füllt die Zeit, vermeidet Leere, lenkt von anderen Sorgen ab
- etwas, das für Fehlschläge verantwortlich gemacht werden kann
- verursacht viel Angst, läßt aber Wörter gewichtiger werden
- Angst ist nützlich für Menschen; Stottern mag als Angstbarometer genutzt werden, es kann erst aufgegeben werden, wenn andere Wege gefunden sind, Angst zu messen
- gibt Zeit zum Nachdenken
- verschafft Aufmerksamkeit
- zeigt Entschlossenheit, Durchsetzungsfähigkeit gegenüber Widrigkeiten
- hilft bei der Abfuhr von Energie.

Die gewählte Umdefinition muß sorgfältig auf den Klienten abgestimmt sein, da er sich sonst nicht ernstgenommen fühlt.

Die Symptomverschreibung kann ebenfalls viele Formen annehmen. Ein Beispiel:

"Ich möchte, daß Sie Ihr Stottern nicht mehr bekämpfen. Lassen Sie es einfach kommen, so daß wir herausfinden können, wie oft und in welchen Situationen es in der kommenden Woche auftritt."

Eine Variante der Symptomverschreibung:

"Während der nächsten Tage bekämpfen Sie bitte Ihr Stottern nicht. Lassen Sie es aber auch nicht einfach geschehen, sondern verändern Sie es ein bißchen. Spalten Sie es in Teile auf, unterbrechen Sie es und setzen Sie es dann fort, verbinden Sie es mit einer ungewöhnlichen Tätigkeit."

Die Umdeutung und Verschreibung der Symptomatik darf nicht aus einer Position der Überlegenheit heraus geschehen, sondern muß auf eine sensible, partnerschaftliche Art und Weise erfolgen. Trifft der Therapeut den richtigen Ton, mag der Klient immer noch überrascht oder auch ärgerlich sein, da er aber schon so viele erfolglose Problemlösungsversuche hinter sich hat, mag er doch denken: "Warum nicht einmal etwas Dummes versuchen". Die Vorteile der Vorgehensweise sind, daß dem Klienten die Verantwortlichkeit für das Problem gegeben wird, daß er einen ersten Schritt zur Kontrolle des Unkontrollierbaren macht und daß die Therapie ein Element von Unvorhersagbarkeit und Kreativität bekommt. Tritt Veränderung ein, werden wir den Klienten bremsen. Wir erörtern mit ihm auch ausführlich die negativen Konsequenzen von Veränderungen, möglicherweise werden wir sie ihm, wegen der damit verbundenen Gefahren, ganz verbieten.

Die extremste Form, sich mit dem Widerstand des Klienten auseinanderzusetzen, ist es, Veränderung als unmöglich hinzustellen. Die Beschreibung der Situation als hoffnungslos sollte nur als allerletzte Möglichkeit eingesetzt werden, und zwar dann, wenn der Klient nicht nur alle anderen Strategien unterlaufen hat, sondern bei zunehmender Aktivität des Therapeuten die Eigenaktivität des Klienten nachläßt. Haben wir es mit einem "Ja, aber-"Klienten zu tun oder kämpft der Klient aktiv gegen den Therapeuten, ist es nur vernünftig, daß dieser seine Unfähigkeit eingesteht, im vorliegenden Fall helfen zu können. Wird der richtige Zeitpunkt gewählt und stimmt die Art der Präsentation, wird der Klient selbst aktiv werden. Soll die Therapie überhaupt weitergehen, ist er derjenige, der die Arbeit tun muß und der Therapeut derjenige, der überzeugt werden muß, daß Weiterarbeit Sinn hat.

Nimmt Stottern deutlich ab (daß es ganz verschwindet, haben wir bislang nicht erlebt), muß der Therapeut besonders vorsichtig sein. Es ist ihm nicht erlaubt, die Verantwortung für den Fortschritt zu übernehmen; im Gegenteil, er muß skeptisch sein, möglicherweise sogar einen Rückfall vorhersagen. Damit befindet sich der Klient in einer therapeutischen Doppelbindung (WEEKS und L'ABATE, 1982): Tritt Stottern wieder verstärkt auf, sagte der Therapeut es voraus, somit befindet er sich in gewissem Sinn unter dessen Kontrolle. Tritt es nicht auf, befindet es sich unter der Kontrolle des Klienten. Unabhängig davon was passiert, es kann nicht mehr als unkontrolliert oder spontan gesehen werden. Wenn es wieder auftritt, ist es nicht mehr so bedrohlich wie es war. Der Therapeut würde in der Regel mit einer neuen Verschreibung reagieren, wenngleich häufig Klienten die Rückfallvorhersage als eine Herausforderung nehmen, die sie veranlaßt, besonders hart zu arbeiten, um ihn zu vermeiden. ERICKSON (zit. n. HALEY, 1976) verschrieb Rückfall auf besonders elegante Art: Er beauftragte seine Klienten, in der Zeit zurückzugehen, das Symptom noch einmal zu erfahren und zu schauen, ob es irgendetwas enthielte, das wertvoll genug sei, um es aufbewahren zu wollen.

Um paradoxe Techniken optimal einzusetzen, muß der Therapeut sehr erfahren, flexibel und gut geübt sein. Auch wenn diese Voraussetzungen zutreffen, sollte im Team oder mit Supervision gearbeitet werden. Der Nutzen ist bei gezieltem Einsatz groß. Nach unserer Erfahrung sind sie ökonomisch. Sie erfordern weniger Therapiezeit, weil im Vergleich zu den "linearen" Methoden wichtige Prozesse (insbesondere der gedanklichen Bearbeitung bzw. Einstellungsveränderung der Klienten) mit größerer Intensität zwischen den Therapiekontakten ablaufen. Die Anwendung paradoxer Methoden ist nur möglich, wenn der Klient aktiv in den Therapieprozeß involviert ist. In Krisensituationen sind sie nicht indiziert.

Es erscheint zweifelhaft, daß es möglich oder sinnvoll ist, "paradoxe Psychotherapie" als eigenständige, in sich geschlossene Therapieform zu formulieren, sie wird nach unserer Auffassung *ein* mögliches Element für die Therapie des Stotterns (wie anderer Störungen auch) bleiben. Trotz der Notwendigkeit, paradoxe Interventionen in Theorie und Praxis weiterzuentwickeln, stellen sie doch schon heute eine wertvolle Erweiterung des methodischen Rüstzeugs dar.

## 3.4    Die Bewertung der Therapieergebnisse

SCHILLING (1965, zit. n. MÜLLER, 1965) berichtete in einem Vortrag über eigene katamnestische Erhebungen zu den Ergebnissen seiner Stotterbehandlung. Die Auswertung ergab etwa ein Drittel (33,5%) "unbeeinflußt", ein Drittel gebessert (32%), ein Drittel gut (21,5%) bzw. sehr gut (13%) gebessert. SCHILLING vergleicht seine Befunde mit denen anderer Therapeuten und konstatiert, daß sie ähnlich seien, eine Feststellung, die wenig überrascht, da Psychotherapieforschung insgesamt immer wieder gleichartige Erfolgs-Mißerfolgsquoten erbringt (KÄCHELE, 1981). Sind also die "unspezifischen" Anteile von Therapie letztlich entscheidender als die eingesetzte Technik? Wir glauben, daß aus den groß angelegten Studien zur Effektivität keine Schlüsse gezogen werden könnten, da jede Behandlung individualisiert ist, jedes Ergebnis viele Facetten hat und Verallgemeinerungen dazu tendieren, trivial zu sein. Dennoch besteht Bedarf für diese Forschung, da Psychotherapie sich durch Wirkungsnachweise legitimieren muß.

Um die Erfahrungsbildung im Alltag zu fördern, sollten die Forschungsergebnisse in einer "kontrollierten" Praxis umgesetzt werden. Dies ist für uns, wie für Kollegen, angesichts des Trends zu multimodalen Therapieverfahren schwieriger geworden. In der Frühzeit der Verhaltenstherapie beschränkte man sich weitgehend auf zweifache Messung einer Variable: Prozentsatz des Stotterns vor und unmittelbar nach der Therapie. Inzwischen sind die Ansprüche höher.

BLOODSTEIN (1987) hat eine Reihe von Kriterien entwickelt, die als Leitlinie genutzt werden können, wenn die Effektivität therapeutischer Ansätze beurteilt werden soll. Nach BLOODSTEIN kann eine Stotterbehandlung nur als erfolgreich gelten, wenn sie folgende Kriterien erfüllt (S. 399-406):

1.   Die Methode muß bei einer großen und repräsentativen Gruppe von Stotterern effektiv sein. Berichte über Einzelfälle geben meist ein verzerrtes Bild, weil sie unter dem Gesichtspunkt des Erfolges ausgewählt und veröffentlicht werden.

Diese Forderung, die auf den ersten Blick einleuchtend erscheint, gibt doch bei näherer Betrachtung zu Fragen Anlaß. Es gilt inzwischen als unbezweifelbar, daß Stotterer nicht als homogene Gruppe betrachtet werden können. Daher richtet sich heute das Bemühen darauf, sie nach behandlungsrelevanten Kriterien zu ordnen und effektiven Therapien zuzuweisen, Behandlungen, die nicht den Anspruch auf Allgemeingültigkeit erheben. Einzelfalluntersuchungen haben in dieser Forschung einen wertvollen Platz, weil mit ihnen die Vielgestaltigkeit des Stotterns am besten zu untersuchen ist. Es hat sich gezeigt, daß individuelle Unterschiede in Gruppenuntersuchungen weitgehend verlorengehen.

2.   Die Ergebnisse müssen sich durch relativ objektive Maße untermauern lassen (Häufigkeit der Stotterereignisse, Sprechgeschwindigkeit, Einschätzung des Schweregrades durch unabhängige Beurteiler). Diese Maße sollten vor, während und nach der  Behandlung erhoben werden.
3.   Die Berichte über therapeutischen Erfolg müssen sich auf wiederholte Messungen gründen. Wegen der großen Variabilität des Stotterns sollten diese unter verschiedenen Bedingungen erfolgen.
4.   Die Verbesserung muß sich auch außerhalb der Klinik zeigen.
5.   Die Stabilität des Therapieerfolges muß über einen langen Zeitraum (mehr als ein Jahr) nachgewiesen werden.

Jeder Therapeut muß versuchen, eine Vorstellung von der Kosten-Nutzen-Relation seiner Arbeit zu bekommen. Außerdem ist es im Sinne der kontrollierten Praxis vernünftig, zur Weiterentwicklung der eigenen Methodik die längerfristigen Effekte der Therapie zu kennen.[129]

Die relevantesten Variablen sind:

a) Sprechverhaltensmaße
Obwohl COOPER (1985) davor warnt, sie zu überschätzen, bleibt die Häufigkeit des Stotterns, gemessen im Prozentsatz gestotterter Silben (vgl. MINIFIE und COOK, 1964), für uns doch das wichtigste Maß zur raschen Orientierung. Außerdem berechnen wir die Sprechgeschwindigkeit in Silben pro Minute (SpM). Die "intrainstitutionelle" Zuverlässigkeit unserer Maße halten wir für befriedigend, hinsichtlich der "interinstitutionellen" Zuverlässigkeit sind wir skeptisch.[130] Erhoben werden Sprechproben vom Lesen (2 min.), Monolog (2 min.) und Konversation (4 min.).[131] Die Leseprobe soll einen Hinweis auf mögliche Wortvermeidung geben. Wir nutzen keinen Standardtext, sondern passen ihn individuell dem Bildungsgrad des Patienten an. Konversation hat inhaltlich die höchste Bedeutung, wir gewichten sie allerdings nicht in besonderer Weise.

b) Sprechsituationen
Die Sprechverhaltensmaße werden nur in der Klinik erhoben. Sie gelten als Hauptmaßstab. "Qualitativ" ergänzt werden sie nach Therapieende durch Berichte des Klienten und wichtiger Bezugspersonen. Nach unserer Erfahrung ist der Aufwand zusätzlicher, externer Messungen mit tragbarem Tonbandgerät in der Alltagsarbeit nicht gerechtfertigt. In Zweifelsfällen begleiten wir den Klienten bei 3 - 4 "Standardsituationen", um uns ein klareres Bild zu machen. "Verdeckte" Messung, ethisch ohnehin fragwürdig, erbringt keine verbesserte Validität (ANDREWS und CRAIG, 1982; ABKARIAN, 1982).

c) Zeit
Wir haben erfahren, daß es sinnvoll ist, langfristig nachzukontrollieren (KUHR und RUSTIN, 1985), da Rückfälle noch viele Monate nach Behandlungsende auftreten können. Im Normalfall beträgt die Zeit des Follow-ups mindestens ein Jahr, wobei ca. alle drei Monate ein 30 Minuten dauerndes Gespräch geführt wird. Sprechproben erheben wir nur dann, wenn sich deutliche Veränderungen ergeben haben oder die Behandlung im Rahmen eines Forschungsprojekts durchgeführt wurde.

6.   Um nachzuweisen, daß die Verminderung des Stotterns wirklich ein Ergebnis der Behandlung ist, sollten Kontrollgruppen bzw. Kontrollbedingungen eingeführt werden.

Kontrollgruppenforschung ist für die Klinik unrealistisch, bei der Interpretation der "Alltagsdaten" sollten jedoch Regressionseffekte mitbedacht werden. ANDREWS und HARVEY (1981) konnten zeigen, daß sich bei den 130 von ihnen beim Erstkontakt und zu Beginn der Behandlung untersuchten Stotterern (Intervall 1 - 23 Monate) die Stotterquote um 15 % verringerte. Außerdem ist bekannt, daß Stottern zyklischer Natur ist (QUARRINGTON, 1956). Die Regression ist deshalb klinisch von Bedeutung, weil Klienten in aller Regel Behandlung zu einem Zeitpunkt anstreben, zu dem ihr Stottern schlimmer ist.

7.   Am Ende der Behandlung soll das Sprechen des Klienten natürlich und spontan klingen. Seine bewußte Kontrolle soll unnötig sein.

---

[129] Die Datenerhebung hat für den Therapeuten auch einen "psychohygienischen Nutzen": Die erfolgreichen Klienten verschwinden aus dem Blickfeld, die "Mißerfolge" kommen wieder.

[130] KULLY und BOBERG (1988) ließen ein Tonband mit gestottertem Sprechen von verschiedenen Experten auszählen. Sie erhielten Werte zwischen 3,9 % und 26,5 % gestotterter Silben. Daraus folgt nicht nur, daß es nach wie vor schwer ist, einzelne Stotterereignisse zuverlässig zu definieren (s. Abschn. 1.2), sondern auch, daß es zwischen verschiedenen Ausbildungsinstitutionen unterschiedliche Maßstäbe gibt. KULLY und BOBERG schließen daraus, daß wir wegen mangelnder Vergleichbarkeit bislang nicht zuverlässig beurteilen können, wie erfolgreich Stotterprogramme tatsächlich sind.

[131] Bei einer Literaturdurchsicht haben wir Werte zwischen 3 und 15 Minuten gefunden.

In einer Reihe von Untersuchungen wurde überprüft, ob das fließende Sprechen erfolgreich therapierter (Ex-)Stotterer sich von dem normaler Sprecher unterscheidet (z.B. FRANKEN et al., 1988; INGHAM und PACKMAN, 1978; METZ et al., 1983; RUNYAN und ADAMS, 1978; 1979). Die am häufigsten genannten Kriterien zur Identifikation "ehemaliger" Stotterer war,

-    größere Häufigkeit kurzer Pausen
-    heterogenere Dauer der Vokale und Konsonanten
-    Sprechgeschwindigkeitsunterschiede
-    Reduktion der Stimmdynamik.

"Natürlichkeit" läßt sich mit ausreichender Zuverlässigkeit messen (FRANKEN et al., 1988; MARTIN et al., 1984), eigene Erfahrungen haben wir mit diesem Kriterium noch nicht gesammelt. Es scheint möglich zu sein, das Rating als Feedback therapeutisch zu nutzen (INGHAM, 1984). Klienten waren in der Lage, die "Natürlichkeit" des Sprechens zu verbessern. Es bleibt abzuwarten, ob der Grad an "Natürlichkeit" als Prädiktor für die Beibehaltung des Therapieerfolgs Bedeutung gewinnen wird[132], erste Hinweise darauf gibt es (SHENKER et al., 1988).

Es ist nach unserer Erfahrung die seltene Ausnahme - wenn es überhaupt vorkommt, daß bewußte Sprechkontrolle unnötig wird. Insofern erscheint uns dieses Kriterium praxisfern.

8.   Die Behandlung soll nicht nur Stottern eliminieren, sondern das Selbstbild des Klienten so verändern, daß er sich selbst als normalen Sprecher sieht.

Wir haben gesehen, daß die Beziehung zwischen Einstellung und Stottern für die Praxis große Bedeutung hat, obwohl die Zusammenhänge nach dem aktuellen Forschungsstand noch nicht aufgeklärt sind (INGHAM, 1984).[133] Bei unseren Messungen orientieren wir uns an dem, worunter der Klient leidet. Folgende Kategorien sind für ihn normalerweise wichtig (vgl. SILVERMAN, 1980):

-    Veränderung des Sprechverhaltens
-    verminderte Vermeidung von Wörtern und Sprechsituationen
-    Veränderung von Einstellungen und Gefühlen bezüglich des Stotterproblems
-    Veränderungen im interpersonell/sozialen Bereich.

Die letzten drei Kategorien messen wir nicht quantitativ, sondern nur "qualitativ" durch Befragung.

9.   Um die Erfolgsquote eines Programms realistisch wiederzugeben, ist es nötig, auch die Therapieabbrecher in der Statistik zu berücksichtigen.

10.  Die Therapiemethode darf nicht an eine bestimmte Person gebunden sein, sie muß für jeden qualifizierten Therapeuten (im Prinzip) erlernbar sein.

11.  Eine Methode muß den Test der Zeit bestehen, dies bedeutet, daß sie auch dann noch erfolgreich sein muß, wenn sie nicht mehr neu und der anfängliche Enthusiasmus abgeebbt ist.

Ein Klinikzimmer kann im Regelfall nicht gleichzeitig Behandlungsraum und Forschungslabor sein. Dafür gibt es viele Gründe, nicht zuletzt die Forderung, den Kli-

---

132 ADAMS (1983) schlägt vor, die subjektive Einschätzung des Sprechens durch physiologische und aerodynamische Maße zu ergänzen. Dies scheint bislang in der Forschung (FRANKEN et al., 1988), nicht aber in der Therapiepraxis umgesetzt worden zu sein.

133 In einer neuen Studie von COTE und SHENKER (1988) korrelierten die mit der modifizierten ERICKSON-Skala (S24) gemessenen "positiven" Einstellungswerte mit der langfristigen Beibehaltung fließenden Sprechens, nicht aber mit dem Erfolg während der Intensivbehandlung.

enten durch Datenerhebung nur so gering wie möglich zu belasten. Andererseits entspricht es guter verhaltenstherapeutischer Tradition, die Früchte der eigenen Arbeit mit einem möglichst hohen Maß an Operationalisierbarkeit zu erfassen.

## 3.5 Zum Problem der Mißerfolge

Die Beschreibung unserer Therapieprogramme mag den Eindruck erweckt haben, als würden sie im Normalfall geradlinig ablaufen. Dies ist selbstverständlich nicht der Fall, im Gegenteil, der Therapeut, der den Klienten zu einem guten "Problemlöser" erziehen will, muß diese Qualität selbst in hohem Maße besitzen. Trotzdem wird ihm und dem Klienten der erfolgreiche Abschluß der Therapie häufiger versagt bleiben.

Mißerfolge in der Stottertherapie könnten eine Quelle der Erkenntnis sein, ihr Potential wurde aber bislang konstruktiv kaum genutzt. Dafür gibt es eine Reihe von Gründen:

- die Beschäftigung mit Mißerfolgen mag für den Kliniker schmerzhaft sein
- Zeitschriftenherausgeber sind eher an Erfolgsberichten interessiert (zumindest waren sie es - es zeichnen sich Veränderungen ab)
- bei Gruppenvergleichen wurde Intragruppenvarianz eher als lästige Erscheinung denn als zu studierendes Phänomen betrachtet
- die Definition eines Mißerfolgs ist so komplex, daß sie kaum wissenschaftlich befriedigend geleistet werden kann[134]
- Therapeuten, die sich einer "Schule" verpflichtet fühlen, wollen den Gegner nicht mit "Munition" versehen.

Es gibt im wesentlichen drei Typen von Mißerfolgen: Verweigerung der Behandlung (GARFIELD, 1980, vermutet, daß dies bei ca. einem Drittel der Klienten der Fall ist), Abbruch der Therapie, bevor sie ernsthaft einsetzte oder weil sie innerhalb des üblichen Zeitraums keine Erfolge zeigte und schließlich Rückfälle.

Eine Publikation der Speech Foundation of America "Stuttering, successes and failures in therapy" (Nr. 6, 1968) enthält Fallschilderungen, in denen die behandelnden Therapeuten die Gründe für den jeweiligen Therapieausgang diskutieren. Die Ursachen für Fehlschläge werden grundsätzlich in fehlerhafter Interaktion gesehen. Als Möglichkeiten kommen in Frage: Therapeut - Klient, Therapeut - Umfeld des Klienten (Familie), Klient - Familie. Wenngleich nur allgemeine Mißerfolgsgründe genannt werden, ist doch deutlich, daß die "Schuldzuweisung" eher in Richtung des Klienten geht, insbesondere seiner Passivität, die sich in verschiedenen Spielarten zeigen könne:

- Der Klient sieht den Therapeuten als Alleinverantwortlichen für Erfolg oder Mißerfolg in der Therapie. Er sieht sich selbst nicht als aktiven Teil dieses Prozesses. Deshalb zeigt er auch keine Bereitschaft zu intensiver Mitarbeit.
- Der Klient stimmt in allen Punkten mit dem Therapeuten überein, führt aber die Hausaufgaben schlecht oder gar nicht durch.
- Der Klient stellt sich absolut hilflos und erwartet vom Therapeuten, ihn zu heilen.
- Der Klient sieht sein Stottern nicht als ein Problem, gegen das wirklich angegangen werden kann. Er glaubt, daß er dagegen hilflos ist.

SHAMES und FLORANCE (1980) machen einige Angaben zu den Gründen, weswegen Klienten das von ihnen angebotene Stottertherapieprogramm abbrachen. Neben

---

134 Ist es ein Mißerfolg, wenn die Stotterquote des Klienten bei Therapiebeginn 15 %, bei Therapieende 0 % und nach einem Jahr 5 % beträgt? Wie sind Teilerfolge in einigen Funktionsbereichen zu bewerten? Wie ist es, wenn der Klient zufrieden ist, nicht aber sein Lebenspartner? FOA et al. (1983) haben versucht, den Schwierigkeiten durch eine klare Definiton aus dem Wege zu gehen. Solche Klienten, die sich in den relevanten Variablen 70 % und mehr verbessern, betrachten sie als Erfolg, die übrigen höher oder geringgradiger gebessert.

einigen nicht näher beschriebenen Persönlichkeitscharakteristika sei es Mangel an
Motivation, gering ausgebildete Fähigkeit zur Selbstbekräftigung (vgl. RUSTIN und
KUHR, 1983), Mangel an Unterstützung durch "signifikante andere" und wenig ausgebildete Problemlösungsfähigkeit. HEALY et al. (1988) erhoben nichtsprachliche
Verhaltensweisen und psychologische Charakteristika an ca. 15 Stotterern, die nur
minimalen Fortschritt innerhalb verschiedener Therapieprogramme gezeigt hatten. Die
gemeinsamen Eigenschaften dieser erfolglosen Stotterer waren:

1.  Übermäßig selbstkritisches Verhalten
2.  perfektionistische Einstellung hinsichtlich der eigenen Leistungen
3.  extremer Widerstand gegenüber Veränderung
4.  geringe Selbsteinschätzung/geringes Selbstvertrauen
5.  Leugnung von Fortschritten in der Therapie.

Es fällt auf, daß Mißerfolge primär auf Unfähigkeiten der Klienten zurückgeführt
werden. Sozialpsychologisch ist dies verständlich, eine für Therapeuten
"berufsmotivationserhaltende" Kausalattribution, dem Erkenntnisprozeß hilft sie nur
begrenzt weiter.

Ein Trendwechsel ist in den letzten Jahren zu beobachten. Therapeuten werden zunehmend selbstkritischer und sind rascher bereit, auch selbst Verantwortung für das
Scheitern von Therapien zu tragen. Therapeutenfehler treten vor allem auf bei der
Diagnose (bei der Stotterbehandlung vor allem von Kindern wichtig), der Verhaltensanalyse (die Problematik wird unangemessen konzeptualisiert) und der Technikwahl
bzw. ihrer Umsetzung. WENDLANDT (1984) gibt eine realistische und ausgewogene
Darstellung der Faktoren, die zum Mißerfolg führen können.

Als behindernde Einstellung beim Klienten sieht er (S. 31-33):

-   Ich-Fremdheit der Symptome
-   Wunderglaube
-   Konsumentenhaltung
-   Unrealistische Erfolgserwartungen an die Therapie
-   Fremdmotivation
-   Widerstände gegen eine grundsätzliche Veränderung der eigenen Person
-   Überbetonung der Wichtigkeit des fließenden Sprechens.

Als Gefahren auf seiten des Therapeuten beschreibt er:

-   zu einseitige Ausrichtung am "Verhalten"
-   Anwendung therapeutischer Einheitsrezepte
-   Vernachlässigung der Modellfunktion
-   Unterforderung des Klienten
-   keine Einbeziehung wichtiger Bezugspersonen
-   Trägheit in der Weiterbildung
-   Mangel an Flexibilität zur Schaffung hinreichender Rahmenbedingungen.

Nach unseren Erfahrungen ist die Wahl des richtigen Zeitpunkts (s. Abschn. 3.2.1)
für den Therapiebeginn das Kriterium, das für den Verlauf der Therapie die größte
Bedeutung hat. Ist die Motivation des Klienten groß genug? Sie zu fördern ist eine der
wesentlichsten Aufgaben des Therapeuten. Unsere eigenen Möglichkeiten sehen wir
jedoch als weit unter dem Wünschenswerten liegend. Immer wieder kam und kommt
es vor, daß unsere Behandlung Erfolg zu versprechen scheint. Normales oder fast
normales Sprechen ist erreicht, die Klienten arbeiten eine Zeitlang hart an dessen Aufrechterhaltung, dann beginnt ein Abstieg. "Die Luft ist 'raus", es scheint, als würden
sie sich nicht mehr für stotterarmes oder freies Sprechen interessieren. Dies sind die
Momente, wo sich am intensivsten bei uns das Gefühl therapeutischer Hilf- und Rat-
losigkeit einstellt. Haben wir nicht die richtigen "Bekräftiger" eingesetzt? Ist Sättigung eingetreten? Hierfür fehlt bislang eine Antwort.

Um die Frustrationen für Therapeut wie Klient zu begrenzen, haben wir die von BA-STINE (1982) empfohlenen "Bilanzsitzungen" eingeführt. Wird uns klar, daß die Therapie keine Struktur oder Richtung mehr hat, wir von Intervention zu Intervention springen und eventuell überaktiv werden, ist es sinnvoll, eine Zäsur zu setzen und unter Beteiligung eines Dritten (in der Regel eines Kollegen) therapeutisch "Bilanz" zu ziehen.

Die Gründe für die Stagnation oder den Rückschritt finden sich meist in einem oder mehreren Bereichen:

1.  Haben sich die Vorstellungen zur Definition des Problems und zu den Zielen der Thera-
    pie bei Klient und Therapeut auseinanderentwickelt?
2.  Kam die Therapiemotivation von "außen"?
3.  Hat der Klient das Vertrauen in die Vorgehensweise bzw. in den Therapeuten verloren?
4.  Gibt es eine negative "Rückseite" der angestrebten Veränderungen, die erst im Verlauf
    der Therapie in ihrem ganzen Gewicht deutlich wurde?
5.  Hat der Therapeut nach wie vor das technische Wissen und die Fertigkeiten, mit dem
    Problem erfolgreich umzugehen?

Im besten Fall führt die Bilanzsitzung zu einer Kurskorrektur mit positiven Wirkun-gen. Das motivationsbehindernde Element wird durch geeignete Maßnahmen korri-giert bzw. neutralisiert. Bestehen Zweifel daran, ob die Therapie mit Erfolgsaussicht weitergeführt werden kann, schlagen wir meist eine Unterbrechung von mehreren Wochen vor. Erkennen wir, daß keine tragfähige Basis zur Fortsetzung der Kontakte besteht, hängt die Konsequenz von der erkannten oder vermuteten Fehlerquelle ab. Liegt es vorwiegend am Therapeuten, schlagen wir Weiterüberweisung vor, hat der Klient (zumindest "bis auf weiteres") das Interesse an einer Behandlung verloren, ist Abbruch angezeigt.

Bei diesen Überlegungen müssen wir im Auge behalten, daß es vermutlich "therapieresistentes" Stottern gibt. COOPER (1987) brach ein Tabu mit der Publika-tion seiner Überzeugung, daß Stottern unheilbar sein kann. Aufgrund seiner klini-schen Erfahrung glaubt er, daß etwa 60% der Jugendlichen, die mit 14 bzw. 15 Jah-ren trotz therapeutischer Hilfe noch stottern, unter dem "chronisch-fortdauernden Stottersyndrom" leiden. Als Identifikationskriterien nennt er unter anderen (S. 386):

-  Stottern entwickelte sich parallel zur Sprach- und Sprechentwicklung
-  das Stottern dauert seit mindestens zehn Jahren an
-  es hat Perioden normaler Flüssigkeit mit dem Gefühl der Kontrolle gegeben, aber immer
   wieder tauchen unerwartete und unerklärliche Stotterepisoden auf
-  die Selbstwahrnehmung ist die eines Stotterers.

COOPER meint, daß das Akzeptieren der Existenz solch eines Syndroms zu realisti-scheren Therapiezielen führte, die das Mißerfolgserlebnis für Therapeuten wie Klien-ten verminderten. Auch dort, wo Chronizität zu vermuten sei, solle behandelt werden, um das Gefühl von Kontrolle über das Sprechen zu verstärken.

Wie nicht anders zu erwarten, hat COOPERs Auffassung Widerspruch ausgelöst. ADAMS (1988c) hält sie für unethisch, da sie auf unvollständigem Wissen beruhe und insofern lediglich auf eine unbegründete Entmutigung des Stotterers hinausliefe. Es bestünde die Gefahr, daß der Klient, im Glauben an die Aussage des Therapeuten, nicht sein volles "rehabilitatives Potential" (S. 302) nutzte. Inwieweit ADAMS' Be-fürchtungen realistisch sind, läßt sich vorläufig nicht beurteilen. Die von COOPER explizit gemachte Anerkenntnis, daß wir gegenwärtig nicht allen Stotternden helfen können, wird hoffentlich zu einer selbstkritischeren Betrachtung therapeutischer Pro-zeduren führen.

## 3.6    Selbsthilfe und Selbsthilfegruppen

Als Beginn der Selbsthilfebewegung gelten die Gruppen der "Anonymen Alkoholiker", die schon in den dreißiger Jahren gegründet wurden (STIX und WISIAK, 1983). Ihre heutige Verbreitung und Bedeutung erlangten die Selbsthilfegruppen aber erst im Gefolge der politischen und soziologischen Veränderungen Ende der sechziger und Anfang der siebziger Jahre (MÖLLER, 1978). Sie entstehen aus unbefriedigten Bedürfnissen heraus, da professionelle Helfer nicht das bieten können, was gewünscht wird. Meist finden sich Menschen zusammen, die unter einem eher "chronischen" Problem leiden und welche durch die zunehmende Isolation innerhalb unserer Gesellschaft eine Stütze bei solchen Menschen zu finden hoffen, die unter gleichartigen Schwierigkeiten leiden. Dabei ist ein wichtiger Grundgedanke, daß unter den Gruppenmitgliedern wegen der Gleichartigkeit des Problems leichtere Identifikation und damit Empathie möglich ist.

Es gibt keine allgemein anerkannte Typologie von Selbsthilfegruppen, grob kann man jedoch folgende Klassifikation vornehmen: Gruppen mit körperlichen oder geistigen Erkrankungen, die den Patienten, ihren Eltern oder Familien bei der Bewältigung der Störung helfen; Verhaltensmodifikationsgruppen, die sich auf abhängiges Verhalten zentrieren; soziale Unterstützung für Menschen, die sich in schwierigen Übergangssituationen während ihres Lebens befinden (z.B. nach Scheidung oder Tod von Angehörigen) und schließlich Gruppen, die von gesellschaftlichen Minoritäten zur Durchsetzung eigener Rechte gebildet werden (z.B. ältere Menschen).

Die Geschichte der Stottererselbsthilfegruppen ist kurz. Noch 1970 schrieb LEMERT (zit. nach van RIPER, 1973, S. 169), daß Stotterer nicht in der Lage seien, eigene Gruppen zu formen bzw. eine Subkultur zu entwickeln. Sie verfügten über keine Techniken oder subkulturelle Ideologien, die ihnen hülfen, mit der Zurückweisung und sozialen Abwertung, welche sie erfuhren, fertigzuwerden (S. 181-182). Dies trifft nicht mehr zu. Inzwischen gibt es auch in Deutschland Stotterselbsthilfegruppen (SHgs). Wegen der starken Fluktuation ist ihre Zahl und die ihrer Mitglieder schwer abzuschätzen. Im Moment werden in der Bundesrepublik Deutschland ca. 400 bis 500 Stotterer in SHGs organisiert sein.

Eine Standarddefiniton für Selbsthilfegruppen geben KATZ und BENDER (1976, S. 9):

Sie sind "... freiwillige Kleingruppenstrukturen zur gegenseitigen Hilfe bei der Erreichung eines speziellen Ziels. Sie werden in der Regel durch Menschen (peers) gebildet, die sich zu gegenseitiger Hilfestellung und zur Befriedigung eines gemeinsamen Bedürfnisses zusammengeschlossen haben, um eine gemeinsame Behinderung oder ein das Leben negativ beeinflussendes Problem zu bewältigen und die erwünschten sozialen und/oder persönlichen Veränderungen zu erreichen. Die Initiatoren und Mitglieder solcher Gruppen sind der Meinung, daß ihre Bedürfnisse durch existierende soziale Institutionen nicht befriedigt werden (können). Selbsthilfegruppen legen Wert auf direkte soziale Kontakte und persönliche Verantwortungsübernahme der Teilnehmer."

Es gibt Selbsthilfegruppen, die, wie z.B. die Anonymen Alkoholiker, nach einem vorgegebenen Programm arbeiten. Bei den meisten, wenn nicht bei allen, Stotter-Gruppen entwickelt sich das Konzept jedoch erst im Verlauf. Trotz der individuell unterschiedlichen Gruppenentwicklung lassen sich gemeinsame Strukturelemente herausarbeiten.

Die Ziele der (deutschen) Selbsthilfegruppen wurden in der Verbandszeitschrift von OTTO (1985, S. 9) zusammengefaßt :

"Selbsthilfe ist (pro-Aspekte):
- sich selbst zum Experten in eigener Sache zu machen
- die Gruppe als Übungsfeld und Motivator benutzen

- die Zuständigkeit und Fähigkeit, die eigenen Probleme zu lösen bzw. in die eigene Hand zu nehmen
- ein gruppendynamischer Prozeß gegenseitiger Hilfe und Beispielhaftigkeit
- solidarisch die Ziele des anderen unterstützen
- gemeinsam an der Verbesserung der gesellschaftlichen und therapeutischen Situation mitwirken
- sich selbst und mit anderen zusammen der Therapie und ihren verschiedenen Aspekten gegenüber emanzipieren
- Erkennen, daß (man sich) letztendlich nur selbst helfen kann
- Erkennen, daß die Gruppe - bezogen auf das Symptom und unorthodoxes Verhalten - einen Schonraum darstellt."

STECKER (1987, S.63) ergänzt die Liste um einige Erfahrungen, die Stotterer normalerweise nur in einer (Selbsthilfe-)Gruppe machen können, u.a. führt er aus:

"Es ist für viele ganz neu, jemand anderen stottern zu hören und sich dabei als Zuhörer zu erleben. Diese Erfahrung macht die Kommunikationsprobleme am eigenen Leib erfahrbar (einerseits erschreckend, anderseits ein Grund mehr, aktiv zu werden) und führt zu mehr Verständnis für die eigenen Kommunikationspartner."

Außerdem mag sich zeigen (S. 64):

"... daß diese Arbeit am Stottern auch Spaß machen und daß man über das eigene Stottern sogar lachen kann ..."

Ein Gesichtspunkt, den KICKBUSCH und HATCH (1983) als bedeutende Komponente der Selbsthilfebewegung nennen und der in diesem Zusammenhang fehlt, ist das Interesse an "alternativen" Therapieformen, da die herkömmlichen Behandlungsmethoden nicht die erwünschten Erfolge zu erbringen schienen bzw. erbrachten. In der Anfangszeit der deutschen Selbsthilfegruppen war die Beziehung zu den "Stotter-Therapeuten" von Konfrontation geprägt, nicht zuletzt deshalb, weil die Gruppen sich zum großen Teil aus Mitgliedern mit negativen Therapieerfahrungen zusammensetzten. Das Interesse an neuen, anderen Therapieansätzen ist auch heute noch unverändert stark, die negative Bewertung der "etablierten" Methoden ist jedoch im allgemeinen nüchterner Betrachtung gewichen. Dies ermöglicht eine aus unserer Sicht nützliche Kooperation.

Eine Selbsthilfeorganisation in den USA (National Association of Councils of Stutterers) hält die Rolle der Therapeuten für die Bildung und Erhaltung von Selbsthilfegruppen für sehr wichtig. In einem Informationsblatt (NAoCoS, 1975), das bis heute vertrieben wird, formuliert die Gruppe: "Die Unterstützung des Therapeuten reicht von vergleichsweise einfachen Dienstleistungen wie Bereitstellung eines Gruppenraums oder Funktion als Kontaktadresse bis hin zu der delikateren Frage von Unterstützung geben, ohne zu bevormunden." Therapeuten sind eingeladen, als Gleichberechtigte ("peers") an den Gruppensitzungen teilzunehmen. HECK (1987) hat auch einige Vorschläge gemacht, wie SHgs unterstützen können: Beratung und Begleitung in der Anfangsphase, Hilfe bei der Suche nach weiteren Betroffenen, organisatorische Hilfe (Raumvermittlung), praktische Tips bei der Entwicklung von Gruppenregeln, Beratung in Gruppenkrisen (einschließlich Hilfestellung für solche Teilnehmer, welche die Gruppe verlassen).

Inzwischen sind sogar gemeinsame Informationstagungen von Stotternden und Fachleuten durchgeführt worden. HUNT (1987) berichtet aus England, daß die meisten Selbsthilfegruppen dort ihren Anfang als professionell geleitete Therapiegruppen nahmen und dann in selbstorganisierte Gruppen zur Beibehaltung des Therapieerfolgs übergingen. Nach HUNT sind in den erfolgreicheren SHgs die Mitglieder älter (über 35 Jahre), besitzen größere Selbsteinsicht, haben einen gewissen Grad an Sprechkontrolle und können somit effektiver kommunizieren. Für die Stabilität von Gruppen sind nach seiner Auffassung von Bedeutung:

-   geschickte Gruppenleitung (der Leiter brauche neben organisatorischen auch beraterische und therapeutische Fähigkeiten)
-   Unterstützung durch Logopäden/Sprachtherapeuten (u.a. "Mitgliederwerber", gelegentliche Berater)
-   Selbstdisziplin, Selbstkontrolle, Motivation der Teilnehmer
-   Gefahr drohe, wenn aus einer Therapiegruppe eine "Freundschaftsgruppe" werde[135]

Auf die Frage nach dem Nutzen von SHGs wurden am häufigsten genannt (HUNT, 1987): Üben sozialer Fertigkeiten; Ermutigung; soziale Kontakte; neue Einsichten in Stottern und die eigene Person; Erfahrungen als Helfer sammeln.

Ähnliche Wünsche wurden in einer anderen Umfrage formuliert (KUHR, 1984):

-   die Gelegenheit, Sprechtechniken zu erproben
-   Feedback über die eigenen Leistungen von den anderen Stotterern erhalten
-   hinsichtlich verschiedener Behandlungen Erfahrungen austauschen
-   eine Möglichkeit, sich zu entspannen; Freiheit vom Druck, der herrscht, wenn man mit normalen Sprechern zusammen ist
-   soziale Unterstützung, positive Gesellschaft
-   Möglichkeit, anderen zu helfen.

Wenig Interesse bestand daran, von anderen Mitgliedern Hilfen zur Erlangung flüssigen Sprechens zu bekommen. Als optimale Gruppengröße galten ca. 8 Teilnehmer, was die Möglichkeit gewisser Kontinuität und "Intimität" (zum genaueren Kennenlernen) gleichermaßen biete. Auch reiche die Zahl der Teilnehmer aus, um anfallende Arbeiten sinnvoll zu verteilen. Keine Einigkeit gab es über die Charakteristika einer erfolgreichen Selbsthilfegruppe. Die meisten befragten Teilnehmer wünschten sich ein permissives, nicht-direktives und "nicht-therapeutisches" Klima, räumten aber ein, daß neue Teilnehmer gelegentlich relativ rasch die Gruppe wieder verließen, weil sie sich mehr Struktur wünschten. Dies galt vor allem für relativ schwere Stotterer.

HENKENJOHANN (1984) hat in einer größer angelegten empirischen Studie Struktur und Funktionsweise deutscher Selbsthilfegruppen für erwachsene Stotterer untersucht. Sie stellte fest, daß sich die Gruppen in der Regel einmal pro Woche treffen, die Dauer der Sitzung ein-einhalb bis zwei Stunden beträgt, der Altersmittelwert der Teilnehmer bei 29 Jahren liegt ($s=8{,}6$), ihre Ausbildung überdurchschnittlich ist und die Geschlechtsverteilung in etwa dem Vorkommen des Stotterns entspricht (männliche Teilnehmer ca. 78%, weibliche Teilnehmer ca. 22%). Die Teilnahme in den Selbsthilfegruppen ist sehr unregelmäßig, außerdem besteht eine deutliche Fluktuation. Dies behindert die Effektivität der Arbeit. Leidensdruck ist kein wichtiges Kriterium zur Teilnahme an den Gruppen. Nur knapp 10% hatten noch nie an einer Therapie teilgenommen, im Mittel hatten die Mitglieder ca. zwei Therapien hinter sich.

HENKENJOHANN schließt aus den Daten ihrer Untersuchung und ihren Erfahrungen, daß die Selbsthilfegruppen der Stotterer denen für andere Störungen nicht vergleichbar seien. Sie könnten ihrer Aufgabe nicht gerecht werden, da Stottern eine "Kommunikationsbereitschaftsstörung" sei, welche die Teilnehmer an effektiver Arbeit hindere. Daher meint sie, daß intensivere Mitarbeit von Experten in größerem Umfang als bislang üblich nötig sei. Erwartungsgemäß wurde diese Schlußfolgerung stark kritisiert[136], zumal HENKENJOHANN selbst berichtet, daß die Mitglieder der Selbsthilfegruppen die Effekte ihrer Mitarbeit nicht negativ beurteilen. Ca. 30% geben an, daß sich ihre Sprachschwierigkeiten durch die Arbeit in der SHG vermindert hätten, 20% meinen, sie sprächen viel besser, 40%, sie sprächen etwas besser. Die Mitgliedschaft habe sich auch in anderen Bereichen positiv ausgewirkt (90%), wobei insbesondere weniger Angst vor dem Sprechen bestehe (ca. 50%) und weniger starke

---

[135] Nach HENKENJOHANN (1984) wollen ca. ein Drittel der Teilnehmer ihre SHG als "Arbeitsgruppe", 7% als Freundeskreis und ca. 56% als beides sehen.

[136] In Leserbriefen an den "Kieselstein", dem Organ der Deutschen Stotter-Selbsthilfegruppen.

Gefühlskontrolle (ca. 30%) ausgeübt werde. Die Zahl der Gesprächskontakte außerhalb der SHG sei größer geworden (ca. 55%).

Auch wir meinen, daß sich die Schlußfolgerungen von HENKENJOHANN nicht aus dem vorgelegten Datenmaterial ableiten lassen. Uns scheint, daß sie die Möglichkeiten von Selbsthilfegruppen überstrapazieren will. Auf die Frage, ob Stotterer nach dem Ende der Therapie einen Treffpunkt haben sollten, antworteten die Mitglieder der SHGs mit großer Mehrheit (KUHR, 1984): "Ja - aber man soll nicht zuviel erwarten." Stotterer-Selbsthilfegruppen haben viele der Vorteile, die professionell geleitete Therapiegruppen auch haben (s. Abschn. 3.3.4). Trotzdem können sie Stottertherapie im Kern nicht ersetzen, sondern nur ergänzen: Bei der Vorbereitung (zur Selbstprüfung) und bei der nachgehenden Beratung (Beibehaltung). Darüber hinaus mögen Selbsthilfegruppen ein Auffangbecken für die Stotterer sein, denen das existierende therapeutische Angebot keine Hilfe ist oder die keinen Therapieplatz finden. Geht man davon aus, daß die epidemiologischen Daten (vgl. Abschn. 1.4) richtig sind, gibt es in der Bundesrepublik Deutschland vorsichtig geschätzt ca. 500.000 stotternde Menschen. Setzt man dies in Relation zur Anzahl der Therapeuten bzw. Therapieplätze, kann kein Zweifel bestehen, daß ein wesentliches Mißverhältnis besteht. Insofern werden Selbsthilfegruppen von Stotternden auch in Zukunft eine wesentliche Rolle spielen.

## 3.7 Prävention des Stotterns

### 3.7.1 Einleitung

Im Jahre 1848 (zit. n. SARASON, 1979) brach in London Cholera aus. Besonders stark betroffen war der Golden-Square-District, der im wesentlichen durch eine Wasserpumpe in der Broad-Street versorgt wurde. Zwei Gruppen von Menschen waren von dieser Epidemie kaum betroffen: Arbeiter in einer Brauerei und die Insassen eines Gefängnisses. Aus der Erkenntnis, daß die Brauereiarbeiter bei der Arbeit Bier tranken und das Gefängnis einen eigenen Brunnen besaß, wurde geschlossen, daß die Broad-Street-Pumpe mit dem Cholera-Ausbruch etwas zu tun haben könnte. Tatsächlich wurde nach dem Abbau der Pumpe die Epidemie unter Kontrolle gebracht. Dieses Beispiel, wie auch schon die im 14. Jahrhundert in Venedig und Marseille praktizierte Quarantäne für Reisende aus Seuchengebieten (BRANDTSTÄDTER, 1982) zeigt, daß man die Ursachen einer Krankheit nicht genau erkennen muß, um präventive Maßnahmen zu ergreifen. Dies geschieht aber offensichtlich nur dann, wenn die Folgen eines Versäumnisses rasch und dramatisch offenbar werden. Auch in Fällen, wo der Sinn präventiver Maßnahmen eindeutig nachzuweisen ist, Schutzimpfung gegen Kinderlähmung, Geschwindigkeitsbeschränkung auf Schnellstraßen, sind diese schwer durchzusetzen, sei es wegen individueller Trägheit oder widerstrebender gesellschaftlicher Sonderinteressen.

Im Bereich der seelischen Gesundheit sind im allgemeinen weder unmittelbare, dramatische Folgen zu befürchten, noch ist der Nutzen von Vorbeugung eindeutig nachzuweisen. Darüber hinaus gibt es gelegentlich den Hinweis, daß bescheidenere, begrenzte Maßnahmen unsinnig seien, da allein die Gesamtveränderung der Gesellschaft das Übel an der Wurzel packe (BOWER, 1965; zit. n. BRANDTSTÄDTER, 1982).[137] Angesichts dieser Widerstände ist es nicht verwunderlich, daß die zur Prävention eingesetzten Mittel gering sind.

---

[137] Kritiker der psychosozialen Versorgung warnen vor der "Psychologisierung der Gesellschaft" durch Prävention, sie sei eine "Befriedungsstrategie" zur Absicherung der Herrschaftsstruktur (BASAGLIA et al., 1980, zit. n. STARK, 1985).

MICHELSON et al. (1981) sind optimistischer. Sie glauben, daß Gesellschaftssysteme wie Individuen Veränderung widerstünden, daß sich aber der Zeitgeist in Richtung Prävention bewege. Die Verhaltenstechnologie gebe die nötigen Mittel an die Hand, das in die Praxis umzusetzen, was theoretisch wünschenswert sei. Diese Schlußfolgerung wirkt etwas naiv. Dennoch gibt es tatsächlich erste Versuche, im Bereich der Gesundheitsvorsorge und -erziehung präventive Programme zu realisieren. Sie werden bislang im wesentlichen durch Krankenkassen getragen, wobei sich auch Sprachheilbehandlungen im Angebot befinden (KRAUSE, 1986). Welche Folgen solche Initiativen für die Senkung der Auftrittswahrscheinlichkeit des Stotterns haben, ist vermutlich noch lange nicht abzusehen.

### 3.7.2    Untersuchungen zur Interaktion in der Familie

Verstehen wir unter Prävention das Ergebnis einer Maßnahme, die nachweisbar das Auftreten des Stotterns verhindert, befinden wir uns wohl noch im Stadium vor der Entdeckung des Cholera-Erregers. Wo angesetzt werden muß, formuliert prägnant ein Bericht der WHO (1984, S. 7):

"Es gibt klare Hinweise darauf, daß die Erfahrungen des Kindes in der Familie seine Entwicklung bedeutsam bestimmen. Familienvariablen wirken ein auf die Entwicklung von Intelligenz, Bildungsniveau, Delinquenz, psychiatrische Störungen etc. Viel weniger empirische Unterstützung gibt es für den gezielten Einsatz der Familie als Medium zum Erreichen wünschbarer Veränderungen. Mit anderen Worten, obwohl die Familie Probleme verursachen kann, ist aus der Forschung noch nicht deutlich, in welchem Maße diese vermieden oder kompensiert werden können und zwar durch Handlungen innerhalb der Familie, nicht außerhalb."

Andererseits hat sich, nicht zuletzt durch Forschung in der Familie, soviel an Wissen über Ätiologie und Entwicklung des Stotterns angesammelt, daß begründeter Rat möglich ist. In einem kurzen Überblick sollen wesentliche Forschungsbefunde wiedergegeben werden.

POLLACK et al. (1986): Die pragmatische Analyse einer Mutter-Kind-Interaktion zeigte, daß die Unflüssigkeiten des Kindes besonders zunahmen, wenn das Kind längere Ausführungen machte und dadurch eng gefaßte Interaktionsregeln der Eltern brach. Dies könnte der Versuch des Kindes gewesen sein, Kontrolle über die Sprechsituation zu gewinnen.

LANGLOIS et al. (1986): Die Mütter von Stotterern stellten im Vergleich zur Kontrollgruppe signifikant mehr Forderungen, gaben mehr Befehle und äußerten Bitten häufiger.

CONRAD und GREGORY (1985): Mütter nicht-stotternder Kinder wiederholen die Äußerungen ihrer Kinder im Gespräch häufiger als die Mütter stotternder Kinder. Die Autoren glauben, daß letztere weniger häufig Signale der Aufmerksamkeit oder zum Sprecherwechsel geben.

MEYERS und FREEMAN (1985a): Mütter unterbrechen unflüssiges Sprechen ihrer Kinder häufiger als fließende Äußerungen. Dies weist ebenfalls auf nicht "ordnungsgemäßen" Sprecherwechsel hin.

MEYERS und FREEMAN (1985b): Mütter stotternder Kinder sprechen statistisch bedeutsam schneller als die Mütter nicht-stotternder Kinder. Die Interpretation dieses Befundes muß mit Vorsicht geschehen, da die Mütter normal sprechender Kinder im Gespräch mit stotternden Kindern ebenfalls schneller sprachen. Weiter kompliziert wird das Bild dadurch, daß die Länge der Äußerungen sowie die Sprechgeschwindigkeit zusammenhängen (bei längeren Äußerungen höhere Sprechgeschwindigkeit). Da stotternde Kinder in kürzeren Segmenten sprachen, müßten die Ergebnisse für diese Variable korrigiert (bzw. in Zukunft kontrolliert) werden.

MEYERS und FREEMAN (1985c): Der Inhalt der Äußerungen stotternder Kinder war im Vergleich zu normal sprechenden Kontrollkindern häufiger direktiv und positiv. Die positiven Äußerungen interpretieren die Autorinnen als größeres Bedürfnis stotternder Kinder nach Bestätigung. Ein (nicht systematisch untersuchtes) Nebenergebnis waren die nonverbalen Reaktionen auf Stottern: Die jeweiligen Gesprächspartner (eigene oder fremde Mütter) wandten den Blick ab, ihr Gesichtsausdruck veränderte sich und wurde starr.

CONTURE und KELLY (1988): Das nonverbale Verhalten junger Stotternder und Nicht-Stotternder wurde verglichen. Allgemein zeigten die Mütter deutlichere nonverbale Verhaltensweisen, wenn die Kinder stotterten. Sie blinzelten, zogen die Oberlippe hoch, bewegten die Augen nach rechts oder links. Ein Nebenergebnis war, daß die fließend sprechenden Kinder ihren Oberkörper mehr bewegten. Dies deckt sich mit den Befunden von LANGLOIS et al. (1986), die ebenfalls berichteten, daß die fließend sprechenden Kinder häufiger Gestik und andere nonverbale Ausdrucksformen bei der Kommunikation einsetzten. Möglicherweise haben diese Befunde therapeutische Relevanz.

MORDECAI (1979): Eltern stotternder Kinder (Mütter und Väter) zeigten negativere verbale Profile. Sie erlaubten den Kindern nicht, Fragen zu stellen und unterbrachen sie häufiger. Die Eltern von nicht-stotternden Kindern erweiterten die Äußerungen ihrer Kinder, insgesamt gab es häufiger positive verbale Interaktionen.

KASPRISIN-BURELLI et al. (1972): Die Eltern stotternder Kinder agierten konsistent negativer mit ihren Kindern. Durch therapeutische Intervention veränderten sich Interaktionsverhalten und Stotterverhalten parallel in positiver Weise. Ohne daraus kausale Schlüsse ableiten zu können, liegt doch der Gedanke nahe, daß der Umgang der Eltern mit ihrem stotternden Kind Bedeutung für die Reduktion des Stotterverhaltens bzw. die Beibehaltung fließenden Sprechens besitzt und insofern entsprechende Trainingsprogramme sinnvoll sind.

COX et al. (1984) verglichen in einer größeren Fragebogen- und Testuntersuchung Familien mit und ohne Stottern. Sie fanden keine Elternverhaltensweisen, die sich als "stotterförderlich" erwiesen. Dies deckt sich mit der Aussage von KIDD et al. (1981), die die Hypothese zurückweisen, Stottern werde in einem Kontext angstverstärkender allgemeiner familialer "Nervosität" weitergegeben.

LASOGGA und WEDEMEYER (1979, S. 279) folgerten dagegen aus ihrer Fragebogenuntersuchung: "... daß sich die Eltern von stotternden Kindern inkonsequenter in der Erziehung darstellen als andere Eltern, und zwar besonders inkonsequent gegenüber dem stotternden Kind ..." Offen muß bleiben, ob die inkonsequente Erziehungshaltung Ursache oder Folgeerscheinung des Stotterns ist. Solch eine Frage ließe sich nur in einer groß angelegten Längsschnittstudie klären, in der die Sprechentwicklung von Kindern kontinuierlich verfolgt wird.

Eine aufwendige Untersuchung dieser Art wird zur Zeit von der Arbeitsgruppe um RYAN (1984) durchgeführt. Die (vorläufigen) Ergebnisse dieser Untersuchung fassen RYAN und MARSH (1985, 1987) in dieser Weise zusammen:

-   Als Gruppe unterscheiden sich die Mütter stotternder Kinder nicht von den Müttern nicht-stotternder Kinder.
-   Einzelne Mütter stotternder Kinder unterscheiden sich jedoch in verschiedenen Maßen des Sprechens, der Sprache und des Verhaltens von den Müttern nicht-stotternder Kinder als Gruppe.
-   Die Bedeutung des Sprechmodells der Mütter für ihre Kinder ist noch unklar.

Aus tiefenpsychologischer Sicht meint REICH (1987, S. 16): "In Therapien mit stotternden Kindern wurde ein typisches mehrgenerationales Beziehungsmuster gefunden, das die intrapsychischen Konflikte des Symptomträgers als Introjektion eines realen familiären Konfliktes erscheinen läßt."

DENIAUD und COHENDET (1979) wählten einen anderen Zugangsweg zur Untersuchung
ätiologischer Fragestellungen. Mit Hilfe der Analyse von etwa 150 Krankenunterlagen von
Kindern, Jugendlichen und jungen Erwachsenen (Alter 3 bis 20 Jahre) erstellten sie eine faktorenanalytisch gewonnene Typologie des stotternden Kindes. 50 qualitative Variablen gingen
in die Analyse ein (Geschlecht, Lateralität, Position in der Geschwisterreihe, Affektstörungen
etc.). Die Analyse ergab fünf Gruppen, wobei sich jedoch inhaltlich nur drei verhältnismäßig
klar definieren ließen. Die Gruppen 1 und 2 wurden gemeinsam interpretiert. Da weder Af-
fekt- noch sonstige Sprach- oder Sprechstörungen vorlagen, meinen die Autoren, daß für diese
Kinder neue ätiologische Hypothesen entwickelt werden müssen, wobei Intelligenz oder
soziokulturelle Variablen (soziale Stellung der Eltern, Wohnbedingungen) in Frage kämen.
Gruppe 3 ließ sich nicht klar definieren, in Gruppe 4 befanden sich die affektiv gestörten
Kinder. Für diese Gruppe spielten auch familiäre Beziehungsprobleme eine Rolle. Die Autoren meinen (als Indikationshinweis), daß für solche Kinder Psychotherapie nützlich sein
könne. Bei den Kindern der Gruppe 5 bestand ein "dem Stottern förderliches, familiäres
Klima", nicht bezogen auf affektive Reaktionen, sondern auf Sprach- bzw. Sprechschwierigkeiten. Die Entwicklung des kindlichen Stotterns wird hier möglicherweise durch negative
Modelle gefördert. RYANs bisherige Daten bestätigen dies zwar nicht, decken sich aber mit
den Ergebnissen von KNEPFLAR (1964), der beim Vergleich des Sprechens von Eltern
stotternder und nicht-stotternder Kinder mehr Unflüssigkeiten bei den Eltern stotternder Kinder fand.

In der Zusammenschau bieten die Untersuchungen ein uneinheitliches Bild. Die methodisch zuverlässigeren, Beobachtungsverfahren einsetzenden Studien - Fragebogendaten sind in diesem Zusammenhang eher mit Vorsicht zu betrachten - weisen in ihrer
Mehrzahl auf Unterschiede im Interaktionsverhalten Mutter - Kind. Ob Stottern Ursache oder Folge ist, bleibt weiter offen, da die Befunde der Längsschnittstudie von
RYAN (1984; RYAN und MARSH, 1985) zu heterogen sind, als daß sie eine auch
nur tentative Antwort auf diese Frage ermöglichen. Über einen Punkt besteht jedoch
mittlerweile Einigkeit: Die direkte Behandlung von Kindern aus Angst vor Stigmatisierung wird nicht mehr a priori abgelehnt.[138] Mittlerweile gibt es Programme zur
Behandlung junger Kinder (z.B. GREGORY und HILL, 1980; RUSTIN, 1987;
SHINE, 1980), die Elternberatung mit direkter Intervention koppeln.

INGHAM (1983) diskutierte die Literatur zur Spontanremission des Stotterns. Er
vermutet, daß viele "Spontanheilungen" in Wirklichkeit auf Veränderung des Sprechverhaltens zurückgehen - Verlangsamung, sorgfältige Artikulation, Sprechübungen.
Daraus folgert er, daß Eltern durchaus Empfehlungen gegeben werden sollten, wie sie
auf das Sprechen ihres Kindes Einfluß nehmen können.

Daß Kinder mehr wissen, als ihnen in der Vergangenheit unterstellt wurde, berichtet
THOMPSON (1980). Die von ihr befragten Kinder wußten, daß sie stotterten, auch die, bei
denen kein Vermeidungsverhalten zu beobachten war. Einige der Kinder hatten schon mit
Selbsttherapie begonnen: Verlangsamen, Denken vor dem Sprechen, tief atmen. Kinder, die
mild stotterten, schätzten es, wenn über ihr Problem gesprochen wurde, negative Effekte waren nicht feststellbar. 75% der Kinder berichteten, daß sich andere über ihr Sprechen lustig
machten. Es ist zu vermuten, daß Tabuisierung durch die Erwachsenen das Problem für diese
Kinder verschlimmern würde.

Andererseits wissen wir aus der Studie von TUDOR (1939, zit. n. SILVERMAN,
1986, s. Abschn. 1.5.3), daß wohlmeinende, aber fehlgeleitete Erwachsene bei Kin-

---

138 Dieser Einstellungswandel hat sich noch nicht in der Populärliteratur niedergeschlagen. Eine
Analyse von RILEY und RILEY (mündl. Mitteilung, 1985) ergab, daß den Eltern nach wie vor
empfohlen wird, Stottern zu ignorieren, da sonst Gefahr bestünde, es zu verschlimmern.

dern Probleme mit dem Sprechen fördern können.[139] Insofern hat richtige Beratung große Bedeutung.

### 3.7.3 Differentialdiagnose - chronisches Stottern oder Entwicklungsstottern

Die Frage, ob, wann und wie interveniert wird, hängt von der Beurteilung der Chronifizierungsgefahr ab. Alle Kinder gehen durch eine Phase stärkerer Unflüssigkeit, eine Tatsache, die JOHNSON (1959) zu der Hypothese anregte, daß zwischen stotternden und nicht-stotternden Kindern kein qualitativer Unterschied bestehe. Wenngleich es auch heute keine Zweifel darüber gibt, daß die Häufigkeitsverteilungen der verschiedenen Unflüssigkeits/Stotter-Symptome sich überlappen, sind doch eine Reihe von Kriterien gefunden worden, die mit klinisch befriedigender Zuverlässigkeit die Trennung von gefährdeten und ungefährdeten Kindern ermöglichen.

PRINS (1983) hat die Untersuchungen zur Unflüssigkeit von normal-sprechenden Kindern zusammengefaßt. Im frühen Alter sind Ganzwortwiederholungen am häufigsten, sie treten meist bei den ersten Wörtern von Haupt- und wichtigen Nebensätzen auf. Später häufen sich Unflüssigkeiten bei den kurzen Funktionswörtern (Pronomina und Konjunktionen). Unflüssigkeiten bei längeren, inhaltstragenden Wörtern sind seltener. VAN RIPER (1982) schätzt die normale Unflüssigkeitsquote bei 3- 5jährigen Kindern auf ca. 4,5%. Neuere empirische Untersuchungen bestätigen die Vermutung, daß der Grad der Sprechunsauberkeit situations- und aufgabenabhängig ist (z.B. GORDON, 1985; STOURNARAS, 1983; WEXLER, 1982; LUTZ und MALLARD, 1985; vgl. Abschn. 1.3). Für die klinische Untersuchung werden zur Stellung der Differentialdiagnose vorläufig "eindimensionale" Tabellen verwandt, in denen "Normwerte" für normale und stotternde Kinder angegeben sind (z.B. CULP, 1984, s. Tabelle 4).[140]

Sie gibt fünf Sprechsituationen vor: Monolog, Dialog, eine Geschichte nacherzählen, Spielen, Spielen unter Druck (durch Unterbrechung etc.). Kriterien für die Aufnahme in das Behandlungsprogramm:

- mindestens 10% Unflüssigkeiten in einer oder mehr der fünf Sprechsituationen, mindestens 7% Unflüssigkeit in zwei oder mehr der Sprechsituationen, mindestens 5% Unflüssigkeit in allen Sprechsituationen
- Spannung beim Sprechen, verkrampfte Pausen und multiple Teil- oder Ganzwortwiederholungen
- das Sprechen macht allgemein einen diskoordinierten Eindruck, subtile Sprachdefizite liegen vor
- das Selbstbild als Sprecher ist schlecht
- andere Familienmitglieder litten in Vergangenheit oder Gegenwart unter Sprechstörungen
- Eltern und/oder Lehrer machen sich wegen des Sprechens Sorgen.

---

[139] Die Kinder entwickelten "Stotterprobleme", mehr Unflüssigkeiten, Vermeidungsverhalten und verschlechtertes Selbstkonzept, obwohl Lehrer und Betreuer instruiert worden waren, was sie tun sollten, um Stottern zu verhindern. Je mehr die Kinder stotterten, desto mehr Aufmerksamkeit erlangten sie, was für diese Kinder ein positiver Bekräftiger gewesen sein könnte. In den Kindern war das Gefühl erweckt worden, daß sie von Lehrern und Betreuern akzeptiert würden, wenn sie nicht mehr stotterten. So kämpften sie darum, nicht zu stottern. Für dieses Kämpfen erhielten sie noch mehr Aufmerksamkeit. Die Stotterverhaltensweisen nahmen zu, sie vermieden das Sprechen, sie fühlten sich inadäquat, das Problem wurde durch die scheinbare Problemlösung generiert.

[140] CONTURE (1982) hält weitere kontinuierliche Forschung für nötig, um das Sprechverhalten des Kindes mit regelmäßig aktualisierten Normen zu vergleichen. Solche Revisionen seien wichtig, weil die Medien - insbesondere das Fernsehen - vermutlich Einfluß auf die Sprechentwicklung der Kinder haben. Neben den Normen für Sprechcharakteristika sollten auch Kriterien für die Bestimmung regelhafter Abweichungen bei Körperbewegungen, Spannungsgefühlen etc. entwickelt werden.

WINGATE (1988) hat die Daten von JOHNSON et al. (1959) noch einmal analysiert. Er unterscheidet zwischen Stottern - Laut- und Silbenwiederholungen, gebrochenen Wörtern und gedehnten Lauten - (Typ S) und normalen Unflüssigkeiten - Revisionen, Phrasenwiederholungen und unvollständigen Phrasen - (Typ N).

Wiederholungen und Interjektionen ordnet er nicht zu, da er unser gegenwärtiges Wissen nicht für ausreichend hält, diese Kategorien eindeutig zuzuordnen (vgl. Tabelle 5).

Diese Liste ermöglicht ebenfalls eine differentialdiagnostische Einschätzung, zumal MEYERS (1986) in jüngerer Zeit erneut bestätigen konnte, daß die Häufigkeiten von Unflüssigkeiten bei stotternden und nicht-stotternden Kindern (hier vier- bis fünfjährige Jungen) hoch konsistent sind. Nur zwei Unflüssigkeitskategorien zeigten signifikante Variabilität zwischen verschiedenen Sitzungen (d. h. Anforderungen): gespannte Pausen und Ganzwortwiederholungen.

Die von ADAMS (1980) zusammengetragenen differential-diagnostischen Hinweise sind in Tabelle 6 wiedergegeben. Er vertritt die Meinung, daß Kinder, die mindestens vier oder alle fünf Charakteristika der mittleren Spalte zeigen, mit hoher Zuverlässigkeit als beginnende Stotterer diagnostiziert werden können. Weist dagegen ein Kind vier oder alle fünf Charakteristika der rechten Spalte auf, kann es mit Zuverlässigkeit als normal unflüssiges Kind gelten. Kinder mit Mischsymptomatik (zwei oder drei Charakteristika aus jeder Spalte) sind nicht zuverlässig zu beurteilen und sollten für einige Zeit periodisch nachuntersucht werden.

RILEY und RILEY (1985) nennen folgende empirisch gewonnene Variablen, die zwischen chronischen und nicht-chronischen Stotterern unterscheiden helfen (etwa in Reihenfolge der Wichtigkeit):

- physische Mitbewegungen
- Schweregrad (insbesondere Teilwortwiederholungen)
- Frustration des Kindes

Weniger wichtig sind:

- Elternreaktionen
- Hänseln durch andere Kinder
- Wort- und Situationsvermeidung
- Anzahl der Teilwortwiederholungen
- Lautdehnungen
- Blockierungen (!)
- unangemessene artikulatorische Haltung
- Häufigkeit

Auch die familiäre Belastung ist nach den Befunden von RILEY und RILEY nicht bedeutsam (s. Tabelle 7).

BLOODSTEIN (1974) vermutete, daß die Entwicklung des Stotterns um so weiter vorangeschritten sei, je mehr sich Spannung zeige und je kleiner und fragmentierter die gestotterten linguistischen Einheiten würden. STARKWEATHER (1987) unterstützt diese Auffassung. Er sieht als trennendes Kriterium zwischen Stottern und normaler Unflüssigkeit das Ausmaß an Anstrengung, das für die Sprechproduktion notwendig ist (siehe auch das wichtigste Kriterium "physische Mitbewegungen" bei RILEY und RILEY). Befunde aus der Langzeitstudie von RYAN (RYAN und MARSH,

**Tabelle 4.** Vergleich normaler und sprechgestörter Kinder, 3 - 5 J. (Nach CULP, 1984)

VERGLEICH NORMALER UND SPRECHGESTÖRTER KINDER

3 - 5 J

| | normale Kinder | Gesamtmittelwert<br>sprechge-<br>störte Kinder | t-Wert |
|---|---|---|---|
| Wortteilwiederholungen | 3,80 | 39,03 | 5,80 * |
| Ganzwortwiederholungen | 5,97 | 11,67 | 3,07 * |
| Satzwiederholungen | 5,20 | 6,97 | 1,39 |
| Revisionen | 4,40 | 3,53 | 0,80 |
| Disrhythmische Phonation | 0,23 | 7,00 | 3,59 * |
| Interjektionen | 6,23 | 11,73 | 2,50 |
| Verkrampfte Pausen | 0,03 | 3,90 | 2,63 * |
| Sonstiges | 0,10 | 0,57 | 1,95 |

*p < 0,01

**Tabelle 5.** Unflüssigkeitstypen in Prozent bei spontaner Sprache von 89 stotternden und 89 normal sprechenden Kindern im Alter von 2,5 - 8,5 Jahren. (WINGATE, 1988, S. 41)

| Unflüssig-keitstyp | Dezile | | | | | | | | |
|---|---|---|---|---|---|---|---|---|---|
| | 1 | 2 | 3 | 4 | 5 | 6 | 7 | 8 | 9 |
| **Typ N** | | | | | | | | | |
| Stotterer | 0,3 | 1,4 | 2,2 | 2,7 | 3,7 | 4,7 | 6,6 | 8,4 | 10,9 |
| Normalsprecher | 0,7 | 1,2 | 1,9 | 2,9 | 3,3 | 4,3 | 5,6 | 7,2 | 9,7 |
| **Typ S** | | | | | | | | | |
| Stotterer | 0,9 | 1,6 | 3,2 | 5,2 | 6,6 | 9,5 | 13,1 | 17,4 | 29,4 |
| Normalsprecher | 0,2 | 0,3 | 0,5 | 0,7 | 1,1 | 1,2 | 1,9 | 2,8 | 4,5 |
| **Nicht katego-risierbar Wortwieder holungen** | | | | | | | | | |
| Stotterer | 1,2 | 2,5 | 4,5 | 5,4 | 6,3 | 7,6 | 10,4 | 12,1 | 15,7 |
| Normalsprecher | 0,5 | 0,6 | 1,0 | 1,2 | 1,7 | 2,4 | 2,8 | 3,4 | 4,6 |
| **Interjektionen** | | | | | | | | | |
| Stotterer | 1,4 | 2,9 | 4,2 | 5,4 | 6,3 | 7,6 | 10,4 | 11,9 | 15,7 |
| Normalsprecher | 0,6 | 1,2 | 2,2 | 3,2 | 3,7 | 6,0 | 8,0 | 10,8 | 16,9 |

Tabelle 6. Differentialdiagnose des Stotterns. (Nach ADAMS, 1980)

| Flüssigkeitscharakteristika | Reaktion des beginnenden Stotterers | Reaktion des normalen unflüssigen Kindes |
| --- | --- | --- |
| Gesamtzahl der Unflüssigkeiten, unabhängig vom Typ pro 100 gesprochener Wörter. | Zeigt mindestens zehn Unflüssigkeiten pro 100 gesprochener Wörter. | Zeigt neun oder weniger Unflüssigkeiten pro 100 gesprochener Wörter. |
| Hauptunflüssigkeitsformen. | Teilwortwiederholungen, hörbare und /oder stille Dehnungen, gebrochene Wörter sind am häufigsten. | Ganzwortwiederholungen, Phrasenwiederholungen und Interjektionen dominieren. |
| Anzahl der Wiederholungen pro Einheit (pro Teilwortwiederholung). | Wiederholungen pro Einheit sind im Mittel mindestens dreimal pro Teilwortwiederholung. | Die Häufigkeit der Wiederholungen pro Einheit wird sich pro Teilwortwiederholungen unter drei bewegen. |
| Wahrnehmung des neutralen Lautes anstatt des Vokales, der in dem betreffenden Wort normalerweise artikuliert werden sollte (dies innerhalb von Teilwortwiederholungen). | Der neutrale Laut wird anstatt des Vokals bei Teilwortwiederholungen eingesetzt. | Der neutrale Laut wird bei dem normal unflüssig sprechenden Kind in Teilwortwiederholungen nicht eingesetzt. |
| Schwierigkeiten beim Beginnen und/oder der Beibehaltung der Stimmgebung oder des Luftflusses für das Sprechen, oft in Zusammenhang mit Teilwortwiederholungen, Dehnungen und unterbrochenen Wörtern. | Häufige Schwierigkeiten beim Beginnen und/oder Aufrechterhalten der Stimmgebung oder des Luftflusses beim Sprechen. Typisch im Zusammenhang mit Teilwortwiederholungen, Dehnungen oder gebrochenen Wörtern. Daraus folgt, daß die Unflüssigkeiten länger andauern, mit größerer Anstrengung verbunden sind und beim Übergang von stimmlosen zu stimmhaften Lauten auftreten können. | Wenig, falls überhaupt Schwierigkeiten sichtbar. Daraus folgt, daß die Unflüssigkeiten des normal unflüssigen Kindes kurz und mühelos sind und daß in der Regel kontinuierliche Stimmgebung oder durchgehender Luftfluß zwischen den Wiederholungseinheiten besteht. |

**Tabelle 7.** Kurzdiagnosesystem für Stottern. (Nach RILEY und RILEY, 1989)

| | normal | borderline | anormal | sehr anormal |
|---|---|---|---|---|
| Bereich A<br>Art der Unflüssigkeit | (1) Wiederholt Teilsätze oder ganze Wörter<br>(2) sagt oft "ah" beim Überlegen | (3) Wiederholt einen Wortanfang 2-3mal, ohne gespannt zu sein. | (4) Wiederholt einen Laut 4- oder mehrmals, bevor das Wort ausgesprochen wird. | (5) Bei Wiederholungen ist die Stimme des Kindes gespannt.<br>(6) Das Kind hat "harte" Blockierungen, bleibt bei Wörtern hängen. |
| Bereich B<br>Weitere Verhaltensweisen bei anomalen Unflüssigkeiten | | | | (1) Aus Angst vor dem Stottern versucht es Wörter auszutauschen.<br>(2) Mimik und Gestik verdeutlicht, wie das Kind beim Artikulieren kämpft. |
| Bereich C<br>Häufigkeit anormaler Unflüssigkeiten (Art 4, 5 und 6) | | (1) nicht häufig, weniger als 2% | (2) häufig (in jedem 2.-3. Satz) | (3) sehr häufig (ein- oder mehrmals pro Satz |
| Bereich D<br>Reaktion des Kindes auf anormale Unflüssigkeiten | (1) keine. Scheint sie nicht zu bemerken. | | (2) Bemüht sich immer weiter | (3) Das Kind gibt es auf, den Satz auszusprechen, oder fragt: "Warum kann ich nicht richtig sprechen?" |
| Bereich E<br>Reaktionen anderer auf anormale Unflüssigkeiten | (1) Niemand fühlt sich durch die Unflüssigkeiten gestört. | | (2) Die Eltern befürchten, daß das Kind nicht aus dem Stottern herauswächst. | (3) Neckereien oder andere Reaktionen verstören das Kind sehr. |
| Bereich F<br>Wie lange ist es her, daß anormale Unflüssigkeiten zuerst festgestellt wurden? | | (1) vor weniger als 4 Monaten | (2) vor 4-12 Monaten | (3) vor mehr als 12 Monaten |

1985, 1987) relativieren die Bedeutung dieses bislang weitgehend akzeptierten Hauptkriteriums. Mitbewegungen ("struggle") seien kein zuverlässiger Maßstab zur Chronizitätsvorhersage. Dies gelte auch für den Stotter-Schweregrad (eingeschätzt nach der Topographie des einzelnen Stotterereignisses). Nur die Häufigkeit gestotterter Wörter habe eine begrenzte Gültigkeit als Prädiktor.[141]

Einen ähnlichen Zugang zur Differentialdiagnose sucht GREGORY (1985). In einer Literaturübersicht (1985, S. 131-132) faßt er die Erkenntnisse zur Entwicklung flüssigen Sprechens zusammen:[142]

1.  Pausen, Revisionen und Interjektionen (nichtrepetitive Unflüssigkeiten) treten am häufigsten bei Vorschulkindern auf.
2.  Wiederholungen einsilbiger Wörter treten bei den meisten Kindern relativ häufig auf.
3.  Flüssigkeitsunterbrechungen auf Wortebene (Laut- und Silbenwiederholungen, Lautdehnungen) treten seltener auf. Steigt dieser Unflüssigkeitstyp an, ist dies bedenklich.
4.  Problematischer sind auch häufige Wiederholungen pro Stotteraugenblick- vier oder mehr bei gleichmäßigem, zwei oder mehr bei ungleichmäßigem Rhythmus und Betonung.
5.  Anlaß zur Sorge ist gegeben, wenn Phonation oder Luftfluß zwischen Wiederholungen unterbrochen ist oder der richtige Laut bei Wiederholungen durch den neutralen substituiert wird.
6.  Ein weiteres Zeichen für die Entwicklung eines Sprechproblems ist vermehrte Spannung in Lippen, Kiefer, Larynx und Brustkorb.

Aus diesen Fakten destilliert er eine kontinuierliche Skala (s. Tabelle 8) unflüssigen Sprechens, die von "eher gewöhnlich" zu "eher ungewöhnlich" reicht und in der klinischen Diagnostik eingesetzt werden kann. GREGORY glaubt, daß diese Art der Darstellung einer Beschreibung des Verlaufs in Phasen überlegen ist und klinisch relevanter sei, da die Flüssigkeitsentwicklung sehr individuell sei und auch nicht gradlinig verlaufe (dazu auch YAIRI, 1982).

CONTURE und CARUSO (1987) haben die Ergebnisse der neueren Untersuchungen zur Differentialdiagnose zusammengefaßt. Der wichtigste Indikator für beginnendes, potentiell chronisches Stottern scheinen Lautdehnungen zu sein. Je häufiger sie aufträten, desto wahrscheinlicher sei die Chronifizierung. Direkte Interventionen werden nötig, wenn der Anteil der Lautdehnungen an den Unflüssigkeiten insgesamt über 25% liege.

Einen anderen Zugang wählten HUBBARD und YAIRI (1988). Die von ihnen geprüfte Variable war die Ballung von Stotter-Unflüssigkeitsereignissen bei stotternden Vorschülern und nicht-stotternden Kontrollkindern. Bei 57% der stotternden Kinder traten die Stotterereignisse in Clustern auf, bei den normal sprechenden Kindern nur in 33% der Fälle. Außerdem unterschied sich die Cluster-Größe, mehr als zwei Stotterereignisse hintereinander gab es bei 40% der stotternden Kinder und nur bei 20% der Kontrollkinder. Chronifizierung des Stotterns ist dann zu befürchten, wenn es zu mehr als 50% in Clustern auftritt und/oder wenn innerhalb eines Clusters drei und mehr Unflüssigkeiten auftreten.

Ein weiterer und wichtiger negativer prognostischer Faktor sind Artikulationsfehler. RILEY und RILEY (1985, 1986) berichten, daß ein großer Teil der stotternden Kinder oral-motorische Diskoordination[143] aufweist (83% gegen 13% der normal-sprechenden Kinder). Da die Sprechgeschwindigkeit als Maß für oral-motorische Fertigkeiten gelten kann, werden Normtabellen für verschiedene Altersgruppen erarbeitet, die ebenfalls als differentialdiagnostisches Instrument genutzt werden können (MILLER und PINDZOLA, 1985; STARKWEATHER, 1987).

---

[141]  Ein interessantes Nebenergebnis war, daß sich bei normal sprechenden Kinder zwar ebenfalls Interjektionen finden, diese aber im Gegensatz zu stotternden Kindern nie wiederholt werden.

[142]  Weitere Kriterientabellen im Anhang.

[143]  Die Sprechgeschwindigkeit und die Sprechgenauigkeit sind gestört.

Es gibt Vorschläge, die diagnostische Genauigkeit mit Hilfe der Messung physiologisch-motorischer Variablen zu verbessern, bislang hat sich aber noch keine dieser Methoden in der klinischen Praxis durchgesetzt.

WINKLER und RAMIG (1986) verglichen temporale Charakteristika des fließenden Sprechens stotternder und nicht-stotternder Kinder. Bei einfachen Sprechaufgaben gab es keine Unterschiede, bei komplexen Anforderungen waren die Pausen der Stotternden zwischen den Wörtern häufiger und länger. Im Moment existieren noch keine Standardwerte, es könnte aber sein, daß dieses Kriterium in der Zukunft differentialdiagnostischen Wert bekommt.

STROMSTA hatte mit Hilfe der spektrographischen Analyse des Stottervorgangs (Wortwiederholungen) die Übergänge von einem Laut zum anderen (Koartikulation) überprüft. Als er ca. 10 Jahre später (STROMSTA, 1965) die Kinder der ursprünglichen Stichprobe nachuntersuchte, stellte er fest, daß die meisten Kinder, bei denen die Formantübergänge normal gewesen waren und bei denen der Luftstrom während des Stotterns nicht unterbrochen war, nicht mehr stotterten - im Unterschied zu den Kindern mit Luftstromunterbrechung, bei denen Stottern in der größeren Zahl der Fälle chronifiziert war. Dieser wichtige Befund wurde allerdings bislang nicht repliziert.

ADAMS et al. (1984) vermuten, daß der Elektroglottograph für die Diagnose und möglicherweise für die Prävention des Stotterns eine wertvolle Hilfe sein kann. Bei einem Vergleich zweier Kinder beobachteten sie das Verhältnis von Öffnung und Schließung der Glottis. Beim stotternden Kind war es ca. 30:70, beim normalsprechenden ca. 50:50. Die unangemessene Adduktion wird beim Übergang von einem Laut zum anderen deutlich sichtbar (vgl. STROMSTA, 1986). Allerdings gibt es auch eine Gruppe stotternder Kinder, die ihre Larynx für kurze Zeitperioden übermäßig öffnen (z.B. beim Sprechen normaler stimmhafter Laute). Diese Unterbrechungen können so kurz sein, daß sie nur mit dem EGG identifizierbar sind. Eine verfeinerte Meßmethodologie, die zuverlässigere Rückmeldung über abnorme Bewegungen des Larynx möglich macht, könnte zu unterschiedlichem Vorgehen in der Behandlung führen, und zwar in Abhängigkeit davon, ob die Kinder ihre Stimmlippen beim Sprechen übermäßig anspannen, was zum Eindruck eines restringierten Larynxgebrauchs führt, oder ob sie minimale Schwierigkeiten bei der Kontrolle bzw. Stabilisierung der laryngealen Bewegungen haben.

BLOOD und BLOOD (1985) maßen mit einem dichotischen Hörtest die Präferenz von Kindern verschiedener Altersgruppen. Jüngere, stotternde Kinder "bevorzugten" das linke Ohr. BLOOD und BLOOD interpretieren das als Hinweis auf uneindeutige Dominanz. Diese mag sich später herausbilden und von einer Remission des Stotterns begleitet sein. Falls eine solche Beziehung existierte, wäre der Gebrauch des dichotischen Hörtests von diagnostischem Wert.

Zur Abrundung der Diagnostik muß die allgemeine Sprachentwicklung beurteilt werden. Stotternde liegen im Mittel um sechs Monate hinter der normalen Entwicklung zurück (ANDREWS et al., 1983). Das Verhältnis von verbalen und nicht-verbalen kognitiven Fähigkeiten mag zumindest bei einer Untergruppe der Stotterpopulation nicht balanciert sein. COX und THARP (1985) fanden bei Stotternden häufig signifikante Diskrepanzen zwischen den Leistungen im Verbal- und Handlungsteil des WECHSLER-Tests. Außerdem liegt ihr Risiko für Artikulationsstörungen dreimal höher (WILLIAMS und SILVERMAN, 1968).

Neben den physiologischen und linguistischen Faktoren sind die psychosozialen Einflüsse, denen ein Kind ausgesetzt ist, für die Behandlungsentscheidung von Bedeutung.

**Tabelle 8.** Kontinuum der Symptome unflüssigen Sprechverhaltens. (Nach GREGORY, 1985)

**EHER NORMAL**

Stille Pausen
↓
Interjektionen von Lauten, Silben oder Wörtern
↓
Revisionen von Phrasen oder Sätzen
↓
Monosyllabische[1] Wortwiederholungen; relativ gleichartiger Rhythmus bzw. Betonung, drei oder weniger Wiederholungen pro Zeiteinheit
↓
Phrasenwiederholungen
↓
Silbenwiederholungen; relativ gleichartiger Rhythmus und Betonung (maximal drei Wiederholungen pro Zeiteinheit)

Monosyllabische Wortwiederholungen; relativ gleichartiger Rhythmus und Betonung (aber vier oder mehr Wiederholungen pro Zeiteinheit)
↓
Silbenwiederholungen; relativ gleichartiger Rhythmus und Betonung (vier oder mehr)
↓
[2]Wiederholungen pro Zeiteinheit
↓
Monosyllabische Wortwiederholungen; relativ ungleicher Rhythmus und Betonung (zwei oder mehr Wiederholungen pro Zeiteinheit)
↓
Silbenwiederholungen; relativ ungleicher Rhythmus und Betonung (zwei oder mehr Wiederholungen pro Zeiteinheit)

Silbenwiederholungen, die in Dehnungen enden
↓
Dehnungen
↓
Dehnungen, die in fixen Stellungen des Sprechmechanismus[3] enden.
↓
Vermehrte Spannung wahrend des Sprechaktes war erkennbar, z. B. Zittern der Lippen oder des Kinns.

**EHER ANORMAL**

(1) Typische Unflüssigkeiten, die beim Sprechen von Vorschulkindern auftreten. Aufgeführt auf dem Kontinuum in allgemeiner Reihenfolge bezüglich der erwarteten Häufigkeit (stille Pausen als das Häufigste).

(2) Grenzfall atypischer Unflüssigkeiten, die beim Sprechen von Kindern weniger häufig vorkommen. Als Bezug: In einer Stichprobe von 500 oder mehr Wörtern, falls von diesen Verhaltensweisen zwei oder mehr pro 100 Wörter auftreten, sollte dies als problematisch betrachtet werden, insbesondere dann, wenn Luftfluß oder Phonation zwischen den Wiederholungen unterbrochen sind oder falls der neutrale Laut durch einen normalen substituiert wird. Dies mag als Grenzbereich zwischen eher normalen und eher anormalen Sprechunflüssigkeiten betrachtet werden.

(3) Atypische Unflüssigkeiten, die beim Sprechen von Kindern sehr selten vorkommen. Entspricht eher dem, was Zuhörer als Stottern wahrnehmen. Wenn eine oder mehr Dehnungen pro 100 Wörter in einer Stichprobe von 500 Wörtern oder mehr vorkommen, sollte dies als Problem angesehen werden. Fixe Sprechpositionen oder andere Zeichen gesteigerter Spannung und Fragmentierung des Sprechflusses verlangt unmittelbare Aufmerksamkeit.

---

RILEY und RILEY (1984) haben in ihrem Diagnosesystem diese Aspekte berücksichtigt. Sie bezeichnen sie, in Abgrenzung von den neurologischen Komponenten, als "traditionell" (s. Abb. 10). Die Prozentwerte geben die Häufigkeit wieder, mit der die einzelnen Komponenten in der ursprünglichen Untersuchungsstichprobe (RILEY und RILEY, 1979) auftraten. Um die Persönlichkeit des Kindes beurteilen zu können, verwenden sie neben Elternberichten die BURKS-Verhaltensschätzskalen. Eine Intervention wird als notwendig erachtet, wenn

- Leidensdruck, Angst, Selbstbeschuldigung, Abhängigkeit, Perfektionismus hoch und
- Ich-Stärke, Frustrationstoleranz gering sind.

Weiter ist von Interesse, ob das Kind mit seinem Stottern die Umwelt manipuliert. Bekommt es wegen des Stotterns spezielle Privilegien (Grenzen werden nicht angemessen gesetzt, das Kind darf die Familienkonversation dominieren)? Sind die Eltern übermäßig ängstlich oder mitleidig? Ist das Kind besonderen Belastungen ausgesetzt? Hat es Probleme, die Aufmerksamkeit der Eltern zu erlangen? Wird das Kind beim Sprechen durch Familienmitglieder gedrängt oder unterbrochen? Wird es geneckt, kritisiert, hört es negative oder sarkastische Kommentare? Haben die Eltern unrealistische Erwartungen an das Kind? Soll es ein "kleiner Erwachsener" sein, dessen Leistungen nie gut genug sind? Sind die Eltern selbst ein perfektionistisches Modell? Haben sie "magische" Erwartungen an die Behandlung?

Klinisch schwerer zu erfassen, aber bedeutsam, sind nonverbale Signale. CONTURE (1980) und AINSWORTH (1977) merken an, daß schlechter Blickkontakt des Kindes als zuverlässiger Indikator für emotionale Schwierigkeiten des betreffenden Kindes gelten können.

Welche diagnostische und möglicherweise therapeutische Bedeutung das elterliche Sprechverhalten haben kann, zeigte sich bei der kurzen Darstellung der Forschungsergebnisse. Daher sollten Sprechgeschwindigkeit, Länge und Komplexität der Äußerungen und Natur der Interaktionen (z.B. Häufigkeit von Fragen oder allgemeinen Kom-

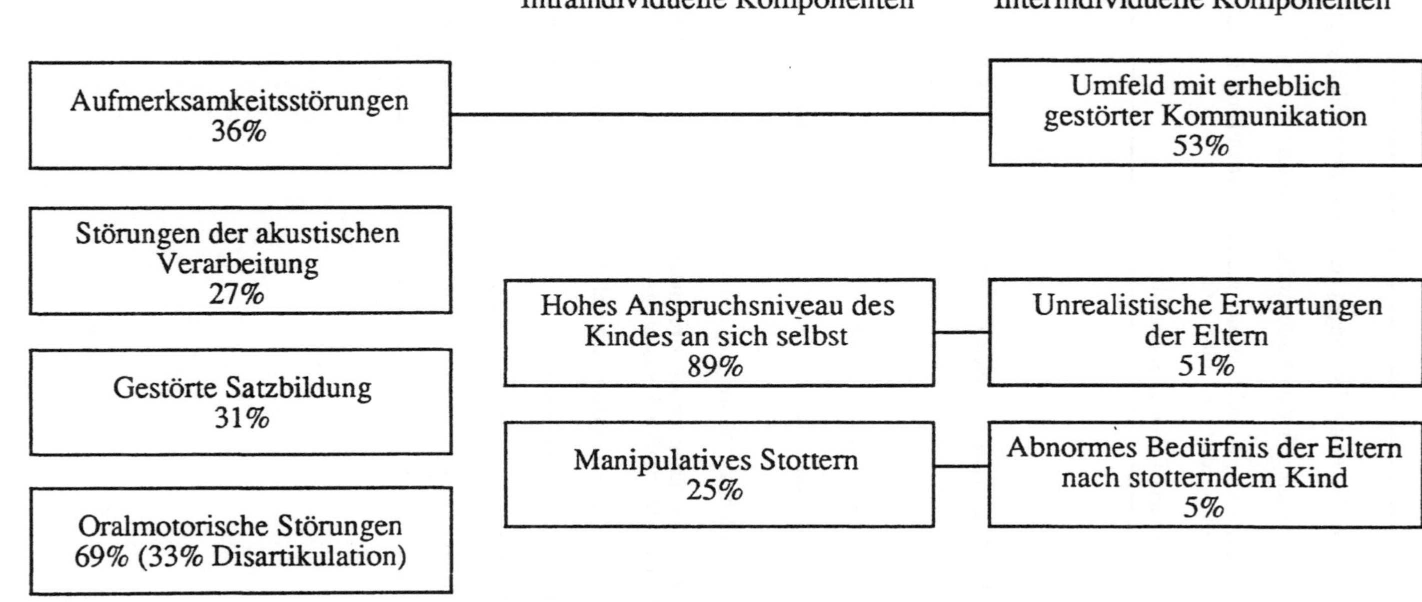


Abb. 10. 9-Komponentenmodell zur Entwicklung des Stotterns bei Kindern. (Nach RILEY und RILEY, 1979)

**Tabelle 9a.** Kernverhalten, das auf einsetzendes Stottern hinweist

---

Teilwortwiederholungen und Dehnungen bei mindestens 5% aller gesprochenden Wörter.

Teilwortwiederholungen mit 2 - 4 Silbenwiederholungen

Teilwortwiederholungen, bei denen der neutrale Laut zu hören ist statt des Vokals, der normalerweise in der wiederholten Silbe vorkommt.

Sprechen, besonders Teilwortwiederholungen.

---

**Tabelle 9b.** Zusätzliches Verhalten, das auf den Beginn chronischen Stotterns hinweist

---

Dehnungen von mindestens einer Sekunde.

Teilwortwiederholungen und Wortfragmente machen mindestens 51% aller Unflüssigkeiten des Kindes aus.

Anzeichen von Zittern, Anstrengung und Verkrampfung.

Sichtbare Zeichen negativer Affektreaktionen auf Sprache (z.B. "Mama, ich kann nicht gut reden") mit anschließendem Vermeidungsverhalten.

Starke Schwankungen der Häufigkeit und Stärke der Unflüssigkeiten.

Wortwiederholungen, bei denen Rhythmus und Betonung ungleichmäßig sind.

Neutraler Laut wird als Sprechstarter benutzt.

Es gibt lange Ruhepausen, bevor das Kind anfängt, etwas auszusprechen.

---

**Tabelle 9c.** Behandlungsmöglichkeiten bei jungen Stotterern. Wahrscheinliche Hauptindikation chronischen Stotterns

| Variable | Indikation für Intervention |
| --- | --- |
| Stärke, Häufigkeit | Wenn das Kind mindesten sechs Monate lang bei 5% oder mehr aller Wörter in den meisten Sprechsituationen durchgehend unflüssig war, könnte die Häufigkeit dieser Unflüssigkeiten auf ein potentiell chronisches Problem hinweisen, das professioneller Betreuung bedarf |
| Dauer | Wenn ein Kind im Durchschnitt zwei Sekunden oder mehr unflüssig ist. |
| Artikulationsmuster | Wenn Unflüssigkeit von unterschiedlicher Artikulationsgestik begleitet wird, die aussieht, als ob sich das Kind von dem Unflüssigkeitsmoment freikämpfen möchte (im Gegensatz zu einfachen wiederholenden Bewegungen). |
| Zusätzliche Artikulationsverhalten | Wenn das Kind seine Unflüssigkeiten mit eigenartigen Gesichts- und Körperbewegungen begleitet, wie z.B Augenzwinkern und Armwedeln bei deutlich sichtbarer Körperanspannung. |
| Aktiv-kognitive Reaktion des Kindes | Wenn sich das Kind negativ über sein unflüssiges Verhalten sowie über die Reaktion anderer darauf äußert. |
| Affektiv-kognitive Reaktionen der Eltern | Wenn die Eltern auf die Unflüssigkeiten ihres Kindes mit negativen Gefühlen reagieren und sich in einer Art und Weise verhalten, die dem Kind aus ärztlicher Sicht schaden kann. |

mentaren, Unterbrechen bzw. Abwechseln beim Sprechen) erhoben werden. Von geringerer Bedeutung scheint das Vorkommen von Sprach- oder Sprechstörungen innerhalb einer Familie zu sein (RILEY, G., 1985, mündl. Mitt.).

Um die Behandlungsentscheidung treffen zu können, ist auch wichtig, welche Einstellungen Kind und Eltern haben. Wie sehr leiden das Kind bzw. die Eltern unter dem Stottern? Wird Behandlung gewünscht? Es gibt gelegentlich Eltern, die das Stottern ignorieren wollen und entgegen der Therapeutenansicht bei der Meinung bleiben, daß ihre Kinder keine Stotterer seien.[144] RILEY und RILEY (1984) meinen, daß Eltern gelegentlich definitiv ein "Problemkind" brauchten, somit also an einer

Besserung oder Veränderung nicht interessiert seien. Ob in solchen Fällen die Behandlung aufgeschoben wird, der Therapeut die Eltern deutlicher konfrontiert oder sie in Psychotherapie bzw. Familientherapie überweist, kann nur im Einzelfall entschieden werden.

Zum Schluß einige Hinweise zur Behandlungsprognose bei Kindern (vgl. Abschn. 3.2.4). RILEY und RILEY (1985) berichten, daß bei Vorliegen eines oder mehrerer dieser Faktoren Stottern besonders veränderungsresistent sei: ungünstige Einstellungen (z.B. Perfektionismus); linguistische Defizite (Störung der Satzformulierungsfähigkeit); kurze Aufmerksamkeitsspanne. Für die langfristige Beibehaltung von Therapieerfolgen sind auch der Schweregrad des Stotterns und der Umweltdruck bedeutsam.

GOTTWALD und STARKWEATHER (1985) entnehmen ihren Daten (16 Kinder wurden untersucht), daß frühe Identifikation und Intervention der Schlüssel zum Erfolg seien. Der notwendige Therapieaufwand werde um so größer, je länger der Zeitraum zwischen Beginn des Stotterns und der Behandlung werde und je älter das Kind bei Therapiebeginn sei. Stärke des Stotterns und Therapielänge korrelierten positiv, mehr Unflüssigkeiten blieben zurück, wenn das Kind zu Beginn der Therapie schwerer stottere. STARKWEATHER (1987) geht so weit zu sagen, daß in den Fällen, wo das Kind früh mit dem Stottern beginnt und es im Alter von 5 1/2 - 6 1/2 Jahren immer noch besteht, Chronizität als gesichert angenommen werden kann. Therapeutisch besonders interessant ist der Befund, daß die Eltern ihre Sprechmuster um so weniger verändern können, je schwerer das Stottern ihres Kindes ist (inbesondere bei Fragen und Unterbrechungen). Sprechen die Eltern sehr schnell, ist es ebenfalls sehr schwer für sie, ihre Geschwindigkeit zu reduzieren (vgl. MEYERS und FREEMAN, 1985b).

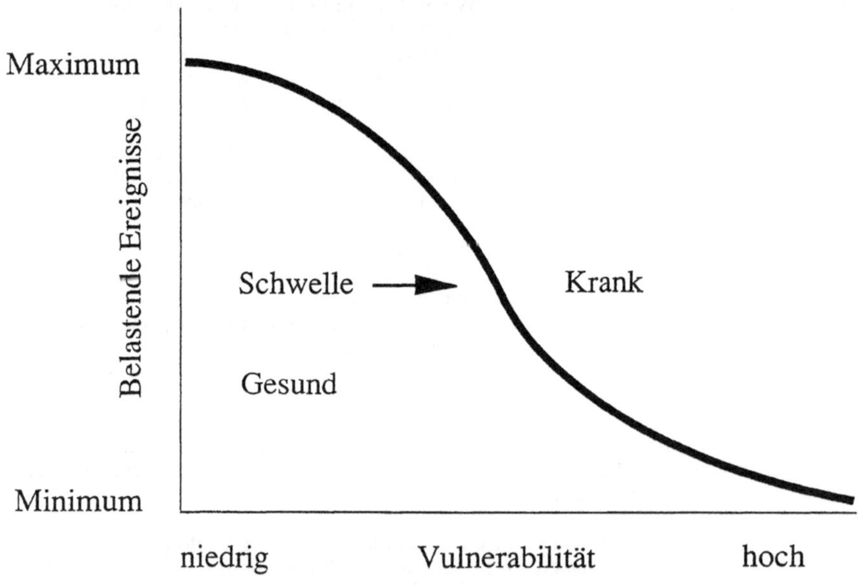


**Abb. 11.** Zusammenhang von Vulnerabilität, Belastung und Erkrankungsrisiko. (Nach ZUBIN und SPRING, 1977; zit.n. BRANDSTÄDTER und VON EYE, 1982)

---

[144] McLELLAND und COOPER (1978) berichten, daß 25 % der Eltern in ihrer Stichprobe im Gegensatz zum Therapeuten die Meinung vertraten, daß ihre Kinder keine Stotterer seien.

Theoretisch mag es nützlich sein, möglichst vielen Kindern möglichst früh Behandlung anzubieten. In der Praxis besteht die Gefahr, daß Behandlungsressourcen unökonomisch eingesetzt werden. RYAN und MARSH (1987) hatten bei einem Großteil ihrer Stichprobe "spontane Regression" festgestellt. ANDREWS (1984) schließt aus der "Newcastle-upon-Tyne-Studie", daß die Mehrzahl der Kinder, die im Vorschulalter stottern, innerhalb eines Jahres wieder fließend sprechen. Daher sei die Behandlung sehr junger Stotterer nicht kosteneffektiv.

Die Priorität der Behandlung sollte wohl tatsächlich solchen Kindern eingeräumt werden, deren Stottern mindestens ein Jahr angehalten hat und die chronizitätsindizierende Stottersymptome aufweisen (vgl. Tabelle 9a-9c). In solchen Fällen, wo schon feststellbare negative psychologische Reaktionen bestehen, muß sofort eingegriffen werden.

RILEY und RILEY (1984) benutzen das Stufenmodell von KIDD et al. (1981), um mit Hilfe des Komponentenmodells den "Zusammenbruch" der Flüssigkeit zu erklären. Übersteigen die Belastungsfaktoren eine gewisse Schwelle, tritt Stottern auf (vgl. hierzu das Kapazitäts-Anforderungsmodell, STARKWEATHER, 1987).

In Analogie zum Modell von ZUBIN und SPRING (1977, s. Abb. 11) muß die Behandlung im Optimalfall alle relevanten Faktoren einbeziehen, um "unter die Stotterschwelle" zu kommen.

Zusammenfassend sollen noch einmal die Faktoren genannt werden, die von Bedeutung sind: Vulnerabilität (angeborene Disposition zur Entwicklung des Stotterns - vor allem in ihrer Auswirkung auf motorische, kognitive und linguistische Fähigkeiten), Risikofaktoren (belastende Umweltbedingungen, kritische Lebensereignisse, allgemein erhöhte psychologische oder körperliche Belastungen), Schutzfaktoren (insbesondere die Fähigkeit, mit störenden Ereignissen, Konflikten, angemessen umzugehen).

Die Interpretation und Gewichtung einzelner diagnostischer Kriterien ist z. Zt. noch umstritten. Angesichts der gegenwärtigen Forschungsaktivität kann aber angenommen werden, daß bald hinreichend reliable und valide Kriterien dafür vorliegen, ob ein Kind von chronischem Stottern bedroht ist.


### 3.7.4  Eltern- und Erzieherberatung als präventive Maßnahme

DENHARDT (1913, S. 19) empfahl den Eltern folgendes:

"Falls sich schon Spuren des Übels gezeigt haben, mache man das Kind ja nicht auf seinen Fehler aufmerksam, sondern stelle sich, als bemerke man denselben nicht."

Ermahnungen fruchteten nichts, das Sprechen fiele dem Kind um so schwerer, je stärker sich bei ihm das Bewußtsein ausbilde, daß es stottere. DENHARDT kann damit als Vorläufer zu JOHNSON gelten, der die gleiche Auffassung vertrat. Auch VAN RIPER (1947, S. 321) steht in dieser Tradition:

"Die Behandlung des jungen, primären Stotterers besteht in erster Linie aus Vorbeugung ... Diese Prävention wird in der Hauptsache durch Erziehung und Mitarbeit von Eltern und Lehrern erreicht."

Es wurde schon darauf hingewiesen, daß frühe Interventionen bei Kindern kein Tabu mehr sind. Häufig reicht aber tatsächlich Elternberatung aus.[145] Bei dem Großteil der

---

[145] Bei mangelnder Mitarbeitsbereitschaft des Kindes bleibt meist ohnehin nur sie.

3- bis 4jährigen Kinder ist direkte Stotterintervention nicht erforderlich (COSTELLO, 1983; PRINS, 1984). RILEY und RILEY (1984) schätzen:

- 3-4 Jahre - Elternberatung in 75% der Fälle ausreichend
- 5-8 Jahre - bei 90% der Kinder auch direkte Behandlung erforderlich
- über 8 Jahren - alle Kinder benötigen Therapie.

Eine bedeutende Schwelle ist der Schuleintritt, da sich danach zusätzliche soziale Probleme entwickeln können, zumal es negative Einstellungen zum Stottern nicht nur bei Schülern, sondern auch bei Lehrern gibt (WOODS, 1978; HORSLEY und FITZGIBBON, 1987).

Wenn Eltern sich wegen des Sprechens oder der Sprache ihres Kindes Sorgen machen, gehen sie zunächst zum Haus- oder Kinderarzt. Der wird ihnen auch heute noch in den meisten Fällen sagen, daß das Stottern des Kindes normal sei und sich auswachsen würde. Die Basis für diese Annahme beruht in den meisten Fällen auf vorurteilsbehafteten groben Eindrücken und ist daher fragwürdig (vgl. Abschn. 3.8). Die Eltern glauben dem Arzt zunächst und verlieren u.U. wertvolle Zeit, da die Prognose (vgl. GOTTWALD und STARKWEATHER, 1985) kontinuierlich schlechter wird. Wenn das Kind dann endlich zum Logopäden überwiesen wird, ist das Stottern häufig schon fest etabliert.

Im günstigsten Fall wurde schon frühzeitig eine intensive Diagnostik durchgeführt, die Aussagen zur Chronifizierungsgefahr macht (vgl. Abschn. 3.7.3). Eltern sind hierbei eine gute Informationsquelle.

RYAN et al. (1988) berichten, daß Mütter in 60 - 70% der Fälle sehr gut in der Lage waren, den Schweregrad des Stotterns bei ihrem Kind einzuschätzen. Ihre Werte lagen maximal einen Skalenwert über dem der Fachleute (möglicherweise aufgrund ihrer höheren Emotionalität und geringerem Informationsgrad bzgl. des Stotterns). Nur in 30% waren die Einschätzungen der Mütter fragwürdig.

Nach der Erstuntersuchung wollen Eltern in aller Regel drei Dinge wissen: Stottert mein Kind? Wenn es stottert, wird es sich verlieren? Wenn nicht, sollte Therapie beginnen? Wenn das Kind vom Stottern noch unberührt scheint, wenig Unflüssigkeiten mit begleitender Spannung auftreten und Ganzwortwiederholungen im Vordergrund stehen, kann Elternberatung allein ausreichen.

Am schwersten fällt die Entscheidung bei den Kindern, die sich irgendwo zwischen normaler Unflüssigkeit und Stottern befinden. Diese Kinder weisen normalerweise drei bis zehn Prozent Unflüssigkeiten innerhalb eines Wortes und wenige oder keine assoziierten Mitbewegungen auf. Sie machen sich wegen ihres Sprechens keine offensichtlichen Sorgen. Was soll mit diesen Risikokindern geschehen? In aller Regel wird eine weitere Untersuchung angesetzt, ca. drei bis sechs Monate nach der ersten. Falls immer noch Unklarheiten bestehen, muß das Kind für eine Zweijahresperiode in regelmäßigen Abständen einbestellt werden. Diese Untersuchungen mögen durch kurze Elternberatung ergänzt werden. PRINS (1983) meint, daß in Zweifelsfällen mit Eltern und Kind gemeinsam gearbeitet werden sollte.

Welche Interventionsstufen sind denkbar (nach GREGORY, 1985; s. Abb. 12):

1. Präventive Elternberatung. Die Eltern nehmen an ca. 4 Beratungssitzungen teil, dies auch dann, wenn die Unflüssigkeiten des Kindes innerhalb des Normenbereichs liegen und die Eltern sich lediglich Sorgen machen.
2. Die Kinder zeigen atypische Unflüssigkeiten im Grenzbereich, diese bestehen seit weniger als einem Jahr, und zusätzliche bedeutende komplizierende Faktoren im Sprechen der Sprache oder im Verhalten existieren nicht. In solchen Fällen nehmen Eltern und Kinder an 4 bis 8 Therapiesitzungen teil, wobei die Beteiligung von Eltern und/oder Kindern nach Lage des Einzelfalls entschieden wird.

3. Das Sprechen liegt an der Grenze zwischen Normalität und Stottern, zusätzlich erschwerende Faktoren (Sprechen, Sprache, Verhalten) kommen dazu. Das Kind erhält pro Woche 2 bis 4 Therapiesitzungen, die Eltern 21 Beratungskontakte. Die Therapie beginnt als Versuch, um festzustellen, ob wirklich eine Notwendigkeit besteht und ob der Zeitpunkt gut gewählt ist (Motivation des Kindes). Wichtigster Aspekt ist hierbei, der Entwicklung sekundärer Probleme vorzubeugen.

Nach der Diagnostik werden die Ergebnisse diskutiert. Zum besseren Verständnis erhalten die Eltern Zusatzinformationen zur Sprach- und Sprechentwicklung. Besonderer Wert sollte schon jetzt darauf gelegt werden, mögliche Schuldgefühle bei den Eltern abzubauen (RILEY und RILEY, 1984; VAN RIPER, 1973). Sie hemmen die Eltern dabei, mit dem Stottern des Kindes offen und entspannt umzugehen, was zur Folge hat, daß sie ihm wesentliche Hilfestellungen nicht geben können.

Bei der Elternberatung geht man von dem Grundgedanken aus, daß Veränderungen der kommunikativen Interaktion zwischen Eltern und Kindern das Stotterverhalten beeinflussen. Basis der Empfehlungen sind empirische Studien (vgl. Abschn. 3.7.2), die z.B. zeigen, daß Eltern und andere Erwachsene dazu tendieren, stotternden Kindern gegenüber schneller zu sprechen (z.B. MEYERS und FREEMAN, 1986) und sie während des Stotterns zu unterbrechen (MEYERS und FREEMAN, 1985a). Deshalb wird den Eltern geraten, ihre Sprach- und Sprechmuster in Geschwindigkeit, Komplexität und emotionaler Intensität zu verändern und das Kind so selten wie möglich zu bedrängen. Sie sollen gute Zuhörer sein, die Entwicklung von Sprache und Sprechen verstehen und die linguistischen Fähigkeiten ihres Kindes nicht übermäßig in Anspruch nehmen (zusammenfassend bei CONTURE und KELLY, 1988).

Praktische Hinweise für die Eltern schließen ein: Bewußtes Verlangsamen des Sprechens für fünf Minuten pro Tag durch Verlängern der Pausen zwischen Wörtern, Phrasen und Sätzen; bewußtes Vermindern der Tendenz, das Kind zu unterbrechen oder für es zu sprechen; häufigerer Sprecherwechsel; Vorgabe eines allgemeinen Modells, das dem Sprechniveau des Kindes entspricht.

Klinische Studien (z.B. STARKWEATHER und GOTTWALD, 1984) deuten an, daß Reduktion in der Sprechgeschwindigkeit von Eltern und Kindern die Remission des Stotterns fördern. Eine Studie von STEPHENSONOPSAL und BERNSTEIN RATNER (1988) zeigt aber, daß die Zusammenhänge komplizierter zu sein scheinen.

Die Messung der mütterlichen "Artikulationsgeschwindigkeit" (Sprechgeschwindigkeit ohne Berücksichtigung der Pausen) und der Flüssigkeit des Kindes zeigte, daß die Mütter auf Anweisung ihre Sprechgeschwindigkeit verminderten und auf diesem niedrigen Niveau halten konnten und daß die Stotterhäufigkeit der Kinder in dieser Zeit auch abnahm. Nach Ende der Trainingsphase stieg die Artikulationsgeschwindigkeit der Kinder aber wieder an. Dieses Ergebnis widerspricht der naheliegenden Vermutung einer Synchronität mütterlicher und kindlicher Sprechgeschwindigkeit. Eine mögliche Erklärung wäre, daß die verlangsamte Sprechgeschwindigkeit der Erwachsenen zu langsamerem Sprecherwechsel führt und das Kind damit mehr Zeit hat, seine Äußerung vor Sprechbeginn vorzubereiten oder daß die Anforderungen der an das Kind gerichteten Komplexität der kindlichen Äußerung vermindert wird.

Es finden sich Hinweise, daß Mütter im allgemeinen größere Schwierigkeiten mit dem Sprecherwechsel haben als mit anderen pragmatischen Fähigkeiten (BEDROSIAN et al., 1988). Daher sollte im Elterngespräch stotternder Kinder auf diesen Punkt besonderer Wert gelegt werden.

Da die Befunde zum Zusammenhang von Elternverhalten und Stottern nur beschränkt spezifische Ratschläge erlauben, muß sich der Therapeut vorwiegend an den Erkenntnissen der allgemeinen Erziehungspsychologie orientieren (z.B. TAUSCH und TAUSCH, 1977). Danach würde es zusammenfassend in der Regel um drei Aspekte gehen: Training von Verhaltenskompetenzen, Verringerung unspezifischer Belastungen und schließlich Herbeiführung schützender Umweltbedingungen.

# Diagnostische Entscheidungen

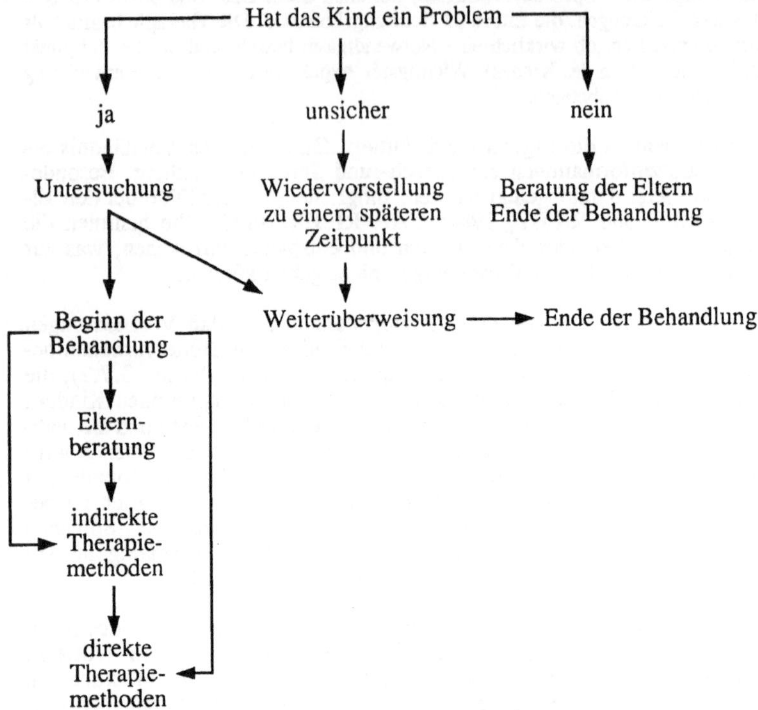


**Abb. 12.** Flußdiagramm für diagnostische Entscheidungen. (Nach GREGORY, 1985)

1. Veränderung der Kommunikationsmuster in der Familie. Die zitierten Untersuchungen haben nahegelegt, daß die verbale Interaktion in manchen "Stotterfamilien" verbesserungsfähig ist. Daran würde die Beratung und eventuell das Training (entsprechend der Untersuchungsbefunde) anknüpfen.

INGHAM (1983) folgert aus seinem Literaturüberblick für Spontanremission, daß es sinnvoll sein könnte, den Eltern dabei zu helfen, ihre "Interventionen" systematischer und effektiver zu gestalten. ROSENFIELD (1985) gibt einen Hinweis, der das in Ungnade gefallene "Denk, bevor Du sprichst" rehabilitiert. Er glaubt, daß neurophysiologische Befunde die Bedeutung inhaltlicher Planung vor dem Sprechen unterstreichen. Die Organisation des Inhalts sei wichtiger als eine Technik, um fließend zu sprechen.

2. Förderung seelischer Gesundheit. Das Ziel ist, das Selbstbild des Kindes als "guter, effektiver Sprecher" zu stärken. Die Eltern sollten sich bemühen, ein positives emotionales Klima zu schaffen, Zeitdruck, Angst und Aufregung soweit wie möglich zu vermeiden (VAN RIPER, 1973). PRINS (1983) ergänzt dies mit der Empfehlung an die Eltern, den Tag sinnvoll zu planen und einzuteilen, dem Kind genügend Zeit und Aufmerksamkeit zu widmen und in den Verhaltensanforderungen realistisch zu bleiben.

COOPERSMITH (1967, zit. n. BRANDTSTÄDTER und VON EYE, 1982) nennt die Faktoren, die seelische Gesundheit (besonders Selbstbewußtsein und Selbstsicherheit) stärken. Nach seiner Untersuchung wurde hohe Selbstachtung bei 10- bis 12jährigen Jungen durch folgendes Elternverhalten gefördert: Grundsätzliche Akzeptanz der kindlichen Individualität, allerdings im Rahmen vorgegebener klarer Grenzen. Kein Ausweichen vor Konflikten, sondern Bereitschaft, innerhalb eines allgemein warmen, empathischen Beziehungsmusters das Kind mit den eigenen Wertvorstellungen zu konfrontieren. Wichtig war auch die Vorgabe eines relativ hohen schulischen Leistungsstandards. Bei selbstbewußten Jungen dieses Alters gab es keine konfliktfreie, scheinharmonische Familienatmosphäre, sondern offene Kommunikation und ein Vertreten persönlicher Interessen.


## 3.7.5    Zusammenfassung

Echte Prävention des Stotterns ist in der Praxis nur in den seltensten Fällen möglich (siehe Hinweis von ANDREWS, 1984, zur Beratung "vulnerabler" Familien). In der Regel muß beim Stottern Prävention als Eingreifen zu einem frühen Entwicklungsstadium verstanden werden. Es gibt Hinweise darauf, daß die Chance besteht, dadurch Chronifizierung zu verhindern (vgl. Tab. 10a und 10b).

Da Stottern eine relativ seltene Störung ist, wird es nie ein "von oben" initiiertes und breit angelegtes Präventionsprogramm geben. Dies ist weder realistisch noch nötig. Sinnvoll anwendbar dagegen ist das Konzept des "empowerment" (FRANZKOWIAK und WENZEL, 1985). Hierbei wird davon ausgegangen, daß Menschen im Grundsatz die notwendigen Fähigkeiten zur Lebensbewältigung haben und daß durch individuell gegebene Beratung diese Handlungsmöglichkeiten entwickelt und für Problemlösung praktisch wirksam gemacht werden.

Über die Umsetzung dieses Gedankens berichten PAETZOLD und DILLIG (1985). Sie führten mit Eltern von Kindergartenkindern Kurse zu allgemeinen Erziehungsfragen und zu speziellen Verhaltensauffälligkeiten durch. Die Effekte wurden empirisch nicht genau überprüft. Die Autoren schließen aber aus den Rückmeldungen, daß die Eltern sich eher in der Lage fühlten, mit Problemverhalten umzugehen, ohne einen "Fachmann" einzuschalten.

Wir hatten zu Beginn darauf hingewiesen, daß die Mängel in der theoretischen Grundlegung hinsichtlich der Ursachen des Stotterns die Erfolgschancen für präventives Handeln mindern. Der bestehende Wissensmangel zur Prävention hängt wesentlich damit zusammen, daß in der Vergangenheit wenig Forschung mit Kindern betrieben wurde. Daß bestehende Lücken gefüllt werden, zeigt die Forschung der letzten Jahre. Bei allem Präventionsenthusiasmus darf aber nicht der Befund von SILVERMAN und ZIMMER (1982) aus dem Auge verloren werden: Praktisch alle befragten Stotterer gaben an, daß erst dann, als sie sich selbst um Therapie bemühen mußten, eine ernsthafte Mitarbeit zustande kam. Therapie, die von den Eltern initiiert und während der Schulzeit durchgeführt wurde, habe wenig Bedeutung gehabt.


## 3.7.6    Die Behandlung von Kindern und jugendlichen Stotterern

Lange Zeit wurde empfohlen, bei stotternden Kindern und Jugendlichen nicht zu intervenieren. Dies hatte nicht allein mit JOHNSONs diagnosogener Theorie zu tun (vgl. Abschn. 1.5.3), sondern auch mit Unsicherheiten bei den Therapeuten. Sie waren unsicher, wie sie den Kindern helfen könnten und befürchteten deshalb, Falsches zu tun. Mögliche Interventionsversuche wurden auf einen späteren Zeitpunkt verschoben. Inzwischen gibt es keinen Zweifel mehr daran, daß die Behandlung bei jungen Kindern sinnvoll ist und daß sie möglichst früh einsetzen sollte (vgl. Abschn. 3.7.3).

Die Geschichte und damit die Forschungstätigkeit im Bereich Kinder und Jugendliche ist noch relativ jung, so daß erst in Ansätzen erarbeitet ist, welche spezifischen Gesichtspunkte bei der Behandlung der verschiedenen Altersgruppen zu beachten sind. Neben der Berücksichtigung des Lebensalters muß aber auch in analoger Weise wie

**Tabelle 10a.** Hilfe der Eltern für ihr stotterndes Kind

---

Wann immer möglich, volle Aufmerksamkeit beim Zuhören.

Hören auf das, *was* das Kind sagt, nicht (oder weniger) *wie* es spricht.

Das Kind aussprechen lassen, bevor geantwortet wird.

Weniger Fragen stellen.

Blickkontakt kalten.

*Mit* dem Kind sprechen, nicht auf es "einreden".

Verminderung des kommunikativen Drucks durch Verlangsamung des eigenen Sprechens.

Keine langen Monologe, Sprechwechsel fördern.

Es ist nicht hilfreich, dem Kind zu sagen, daß es mit dem Stottern aufhören soll, es zu beschimpfen, auszulachen, zu bedrängen oder bei der Beendigung von Sätzen zu helfen.

---

bei Erwachsenen die Behandlung für das Kind und den Jugendlichen individualisiert werden (vgl. Abschn. 3.2.5). Darüber hinaus führte in den letzten Jahren der Trend vom simplen Einsatz stotterreduzierender Techniken weg, hin zu einem breitbandigeren Vorgehen, insbesondere unter Einschluß der Familie. Behandlungsergebnisse bei jungen Kindern ohne Einbeziehung der Eltern waren nicht zufriedenstellend gewesen (RUSTIN und MALLARD, 1985).

Welche Aspekte sind nach dem gegenwärtigen Forschungsstand besonders zu beachten?

1.   Subtile oral-motorische Koordinationsstörungen: Sie gelten als eine der bestuntersuchten und etabliertesten Defizite bei Stotterern (RILEY und RILEY, 1986). Dennoch gibt es stotternde Kinder, deren Sprechproduktion sich in den molaren zeitlichen Charakteristika der koordinativen Abläufe nicht merklich von denen ihrer normal flüssigen Altersgenossen unterscheidet. Die Implikation für die Diagnostik ist, die motorischen Fähigkeiten spezifisch zu testen, wobei möglicherweise über die üblichen diadochokinetischen Prüfverfahren (STARKWEATHER, 1987) hinausgegangen werden muß (s. unten).

Für den Fall, daß tatsächlich oral-motorische Defizite bestehen, ist ein spezifisches Trainingsprogramm indiziert, das nach Angaben von RILEY und RILEY (1986) bei einer Gruppe von neun Kindern nach vierzehn Therapiestunden das Stottern um 62% reduzierte, obwohl die Intervention nicht direkt darauf gerichtet war. Hier scheint also eine gegenseitige Beeinflussung der Variablen vorzuliegen, etwas, was man nicht notwendigerweise erwarten kann, denn PETERS (1987) vermutet aufgrund seiner Erfahrungen, daß die Hoffnung, Artikulationstraining generalisiere sich auf die Phonationsfähigkeiten und umgekehrt, wahrscheinlich enttäuscht werde. Therapie müsse an dem primär gestörten Bereich ansetzen und je nach Fortschritten und Notwendigkeiten andere Sprechvariablen simultan oder konsekutiv bearbeiten.

Einen Schritt auf dem Weg der Untergruppenbildung durch Erhebung physiologischer Maße taten SCHWARTZ und CONTURE (1988), welche ihre Versuchsgruppe (junge Stotternde im Alter von vier bis neun Jahren) nach drei Indizes zu Gruppen zusammenfaßten: Lautdehnungsindex (Gesamtzahl von Lautdehnungen in Relation zur Gesamtzahl der Stotterereig-

---

Beim Fragestellen das Kind nicht speziell herausgreifen - das könnte Angst und somit die Stotterwahrscheinlichkeit erhöhen.

Stotternde Kinder benötigen mehr Zeit zum Antworten, daher wäre es günstig, wenn der Lehrer hinreichend Zeit geben würde. Außerdem sollte er versuchen, seine eigene Sprechgeschwindigkeit etwas zu reduzieren. Sprechen Lehrer gespannter und schneller, sind Stotternde eher veranlaßt, zum Stottermuster zurückzukehren.

Das Kind sollte freimütig einräumen können, wenn es eine Frage nicht beantworten kann. Damit wird vermieden, daß Stottern eingesetzt wird, um Wissensmangel zu verdecken.

Im Einzelgespräch sollte der Lehrer das stotternde Kind fragen, was er tun kann, um ihm Hilfestellung zu geben, besonders während des Unterrichts.

Der Lehrer sollte gelegentlich flüssiges Sprechen loben und das Kind ermutigen.

Lehrer sollten Verständnis dafür haben, daß Stotternde beim Sprechen oft Blickkontakt verlieren, was dazu führen kann, daß sie das nonverbale Verhalten des Lehrers nicht wahrnehmen und daher unangemessen reagieren. Der Lehrer sollte seinerseits nicht wegschauen, wenn das Kind stottert, sondern ihm das gleiche Maß an Blickkontakt geben wie beim Sprechen mit einem nicht-stotternden Kind.

Es ist für Lehrer nicht immer möglich, dem stotternden Kind die notwendige Aufmerksamkeit zu geben, in solchen Fällen sollte er Gelegenheit nehmen, nach der Stunde mit dem Kind zu sprechen.

Lesen ist normalerweise schwierig. Stotternde Kinder sollten ermutigt werden, das Stottern nicht zu verbergen, außerdem sollte die Länge und Komplexität der Leseaufgabe nach Möglichkeit vermindert werden.

Es ist für das stotternde Kind keine Hilfe, wenn der Lehrer Sätze beendet, nicht nur, weil es den Aufbau des Selbstvertrauens beschränkt, sondern der Lehrer sich auch in seinen Ergänzungen irren kann.

---

nisse); mit dem Stottern assoziiertes nichtsprachliches Verhalten (z.B. Kopfdrehungen); Verhaltensvariationsindex (die mittlere Anzahl unterschiedlicher Verhaltensweisen pro zehn gemessener Stotterereignisse - hier geht es nur um den Typus, nicht die Häufigkeit eines bestimmten Verhaltens). Die Forschungsergebnisse sind noch zu allgemein, als daß spezifische therapeutische Hinweise ableitbar wären. Eine erste vorsichtige Folgerung ist aber die, daß direktere therapeutische Intervention besonders bei solchen Kindern angezeigt wäre, welche die größte Stotterhäufigkeit und Variablität des Verhaltens aufweisen, da dies einen höheren "Stotterbewußtheitsgrad" und häufigere und verschiedenartigere Versuche signalisiert, auf das Problem zu reagieren.

2. Linguistische Fähigkeiten: Wenngleich es auch in diesem Bereich große Variationen gibt (BERNSTEIN RATNER und COSTA SIH, 1987), besteht doch kein Zweifel daran, daß es bei jungen Stotternden eine große Gruppe gibt, die unter Sprachproblemen leidet (NICKISCH, 1988; WINGATE, 1988). Es kann begründet vermutet werden, daß linguistische Defizite für das Stottern Bedeutung haben (vgl. Abschn. 1.5.5.5). Nach entsprechender Diagnostik muß spezifisch trainiert werden. Die erwähnten diadochokinetischen Aufgaben reichen nicht aus,

da sie keine Sprachfunktionen repräsentieren und somit kein gutes Maß für den Sprechakt sind. STARKWEATHER (1987) schlägt vor, Tests zu entwickeln, die sich an der Reaktionszeit oder am Nachahmen vorgegebener Lautsequenzen orientieren. Darüber hinaus sollte versucht werden, diagnostische Instrumente zur Messung der Sprachfähigkeiten zu konstruieren, die von motorischen Fähigkeiten weitgehend unabhängig sind.

Wird linguistisches Training initiiert, kann sich daraus ein therapeutisches Problem entwickeln, da motorische und Sprachfertigkeiten miteinander interferieren. Würde die Behandlung zunächst auf Reduktion der Sprachentwicklungsverzögerung konzentriert, wäre zu befürchten, daß Stottern stärker würde, weil die motorischen Fähigkeiten hinter den sich entwickelnden linguistischen Fähigkeiten zurückbleiben. Sprachliche und motorische Prozesse sollten simultan bearbeitet werden, um zu verhindern, daß die respektiven Fähigkeiten durch die Therapie weiter auseinanderklaffen und das Kind entmutigt wird.

Die Einbeziehung der Sprache in die Therapie setzt voraus, daß mit den Kindern hierüber gesprochen werden kann, was wiederum metalinguistische Fähigkeiten erfordert. Auf diesen Sachverhalt haben BLODGETT und COOPER (1988) hingewiesen. Sie untersuchten mit Hilfe eines metalinguistischen Tests das Entwicklungsmuster bei Kindern im Alter von drei bis sieben Jahren. In fünf Untertests werden grammatikalische Fähigkeiten, Wortkonzepte, Silbenwahrnehmung, metaphorischer Gebrauch von Adjektiven und Phonemwahrnehmung abgeprüft. Damit sind die wesentlichen linguistischen Komponenten, Aufmerksamkeit (Ablenkung, Perseverationsfähigkeit, Hyperaktivität), auditive Verarbeitung (primär auditives sequentielles Gedächtnis für linguistische Einheiten) und allgemeine Sprachfaktoren (Semantik, Syntax etc.) im wesentlichen abgedeckt. Junge Kinder, die in Stottertherapieprogramme aufgenommen werden, müssen nach ihrer Auffassung die "Sprache der Flüssigkeit" lernen.

CHANEY (1988) hat inzwischen über das Training metalinguistischer Konzepte berichtet. Die Kinder werden dabei in ihrer Fähigkeit gestärkt, über Sprache nachzudenken, sie zu manipulieren und explizit über ihre Struktur und ihre Teile zu sprechen.

3.   Kultureller Hintergrund: Eine weitere wichtige Variable für die Auswahl des Therapieprogramms ist der kulturelle Hintergrund der Kinder. Dies ist in Deutschland nur von begrenzter Bedeutung, zur Sensibilisierung für diesen Sachverhalt soll aber auf eine Arbeit von MALLARD und WESTBROOK (1988) hingewiesen werden. Sie berichten von ihren Therapieerfahrungen mit amerikanischen Kindern mexikanischer Herkunft. Der Einsatz operanter Techniken habe sich (z.B. MONTEREY-Fluency-Programm - RYN, 1964) als unklug erwiesen. Stottern gelte in dieser Kultur als "nonmacho" und würde daher besonders negativ bewertet. Die Kinder würden somit ohnehin sehr stark für ihr Stottern bestraft, in der Therapie sollte das nicht noch durch "Stop, sprich fließend" fortgesetzt werden. Die Konsequenz war, daß die Kinder Therapie fürchten lernten. Sinnvoller war es, in Kooperation mit der Familie an der Interaktionssituation zu arbeiten und die Eltern zu lehren, den Kindern bei Transferaktivitäten zu helfen.

Die wichtigste Variable für die Grobstruktur des therapeutischen Programms und - soweit praktiziert - für die Zusammenstellung der Behandlungsgruppen, ist das Alter. In aller Regel werden die Vorschulkinder, junge (sieben bis elf Jahre) und ältere (elf bis vierzehn Jahre) Schulkinder zusammengefaßt. Schließlich bilden die Jugendlichen (vierzehn bis achtzehn) eine eigene Kategorie. Die Beteiligung der Eltern reicht von integriert und intensiv bei den Vorschulkindern bis hin zu eher peripher bei den Jugendlichen.

Bislang gibt es lediglich grobe Hinweise, worauf der Fokus der Behandlung gerichtet sein sollte. Grundsätzlich gilt, daß beim jungen Kind die Therapie vorwiegend auf Veränderung der Umwelt (z.B. entsprechende Elternberatung) gerichtet sein sollte, während mit zunehmendem Alter die "interne Welt" des Kindes therapeutisch in den Mittelpunkt rückt.

Die Struktur der Therapie selbst könnte sich am "Anforderungs- und Kapazitätsmodell" orientieren (STARKWEATHER, 1987). Die Kapazitäten des Kindes für fließendes Sprechen mögen durch langsamere Sprechgeschwindigkeit, langsameren Sprecherwechsel und durch den Gebrauch einer "entspannteren" Stimme weniger gefordert und möglicherweise durch funktionales motorisches Training der koordinativen Strukturen systematisch gesteigert werden. Darüber hinaus wird an der Reduktion der Umweltanforderungen gearbeitet. Die Eltern identifizieren und modifizieren jene Faktoren, welche die Fähigkeiten des Kindes zum fließenden Sprechen übersteigen. Wie nicht anders zu erwarten, ist die Effektivität der Behandlung auch bei Vorschülern größer, wenn beide Vorgehensweisen simultan realisiert werden (RAMIG und WALLACE, 1987).

Wenngleich in der Klinik effektiv, hat sich das rhythmische Sprechtraining für Vorschüler mit Hilfe eines Metronoms nicht durchgesetzt (COPPOLA und YAIRI, 1982; YAIRI, mündl. Mitt., 1989). LAULUND (1988) orientiert seine Spielgruppen mit stotternden Vorschülern an folgenden Grundsätzen:

1. Nicht-Vermeidung: Das Kind soll den Mut haben, in allen Situationen, unabhängig davon, wie es klingt, zu sprechen. Die natürliche Einstellung des Kindes zur Kommunikation soll unterstützt werden, der Inhalt bedeutet alles, die Form ist variabel, sie verändert und entwickelt sich laufend.
2. Unterstützende, akzeptierende Umgebung: Situationen werden geschaffen, in denen das Kind mit seiner Sprache und mit seiner "Identität" (verbal und nonverbal) experimentieren kann.
3. Ziele: Das Potential des Kindes entwickeln und bekräftigen. Energie, die zur Vermeidung des Stotterns oder zum Erhalt fließenden Sprechens eingesetzt wurde, oder die Energie der Eltern, die in Sorge und Kritik aufgewandt wird, soll umgelenkt werden, um die Möglichkeiten des Kindes optimal zu entwickeln. Das Kind wird angeleitet, "entspannt" zu stottern und Kommunikation nicht zu unterdrücken.

Über ein anderes Modell für Vorschüler berichten CONTURE und KELLY (1988). Sie bieten Eltern-Kind-Gruppen in zehnwöchigen Therapieblöcken an. Für manche Teilnehmer reicht ein Block aus, andere benötigen mehrere.

Jeder Kontakt dauert ca. 45 - 60 Minuten. Einen Teil der Zeit verbringen Eltern und Kinder separat, außerdem beobachten die Eltern die Kinder bei der Therapie gelegentlich durch einen Einwegspiegel.

Allgemeine Ziele der Elterngruppen: Beratung und Information durch die Therapeuten und Austausch zwischen den Eltern, geleitete Beobachtung der Kinder mit den Therapeuten, geleitete Teilnahme an der Therapie selbst (Interaktionstraining).

Zur geleiteten Beobachtung: Die Eltern schauen den Kindern bei der Therapie zu, dabei werden sie von den Co-Therapeuten auf die wesentlichen Aspekte des Verhaltens hingewiesen.

Geleitete Teilnahme: Die Eltern interagieren mit ihren Kindern während der Therapie, in aller Regel wird die Durchführung einer Aktivität/eines Spiels vorgegeben. Hierbei sollen sie ihre Sprechproduktion verändern und die gelernten Interaktionsregeln realisieren.

Die Eltern werden aufgefordert, direkte Korrekturen (sprich langsamer etc.) ihres Kindes zu vermeiden und statt dessen ein gutes Modell zu geben. Dies gilt nicht nur für die Qualität und die Geschwindigkeit des Sprechens, sondern auch für die Pausen zwischen Sprecherwechseln, die ein bis zwei Sekunden betragen sollten.

Relativ schwer zu verändern ist meist die Sprechgeschwindigkeit, deswegen werden die Eltern besonders darauf hingewiesen, daran zu arbeiten. Die Instruktion lautet, die Pausen zwischen den Wörtern zu verlängern. Dehnen innerhalb der Wörter wird nicht empfohlen.

Therapeutische Prinzipien für die Kinder: Die Regeln für das Kommunikationsverhalten sind: "Höre zu, wenn jemand anderes spricht, warte, bis Du an die Reihe kommst, und sprich nicht, wenn jemand anderes spricht".

Für die direkte Änderung des Sprechens lernen die Kinder zunächst etwas über die Beziehung zwischen Zeit und Spannung beim Sprechen und dann die Identifikation von langsamem und schnellem Sprechen, um es schließlich zu praktizieren. Ergänzt wird dies durch körperliche Entspannung.

Von besonderer Wichtigkeit in der Therapie ist die Vorgabe eines Modells. Die Therapeuten demonstrieren die erwünschte Sprechgeschwindigkeit und das reduzierte Spannungsniveau. Anzahl und Art der Therapieaktivitäten werden von der Sprechqualität des Kindes abhängig gemacht und entsprechend angepaßt.

Kinder, die in der Gruppe nicht erfolgreich sind, benötigen möglicherweise individuelle Therapie. Dies gilt meist für solche Kinder, die zusätzliche Sprach- und Sprechschwierigkeiten haben (verzögerte Sprach- oder phonologische Entwicklung, unterdurchschnittliche neuromotorische Fähigkeiten, Aufmerksamkeitsstörungen etc.).

Der Einsatz kognitiver Verfahren ist erst bei älteren Kindern sinnvoll. Über ihren Einsatz berichten z.B. MADISON et al. (1985), die 17 Kinder im Alter von 6 - 16 Jahren mit einem DAF-Stotterprogramm behandelten. Die Messung des "locus of control" mit einem Fragebogen zeigte, daß eher intern orientierte Kinder von der Teilnahme an der Behandlung profitierten. Förderlich schien für diese Kinder das Gefühl zu sein, daß sie innerhalb der verhaltenstherapeutisch orientierten Behandlung mehr Kontrolle über bekräftigende Ereignisse erhielten. Von besonderer Bedeutung ist das Ergebnis, daß der locus of control sich auch nach der Behandlung trotz allmählichen Ansteigens der Unflüssigkeiten weiter in Richtung Internalität veränderte. Die Autoren vermuten, daß weniger die Verbesserung des Sprechens, sondern Elemente der Stottererbehandlung selbst das Gefühl höherer Kontrolle über die Umwelt gestärkt haben könnte (vgl. Abschn. 3.3.5.2).

STES und BOEY (1988) stellten ebenfalls ein verhaltenstherapeutisch orientiertes kognitives Training für Kinder und Eltern vor, bei dem einer der Kernpunkte die Einstellungsveränderung der Eltern und damit Veränderung der Eltern-Kind-Interaktion war. Auf der Basis des Modells zum sozialen Lernen (BANDURA, 1969) entwickelten sie angemessene Problemlösungsstrategien mit dem Ziel kognitiver, emotionaler und verhaltensorientierter Umstrukturierung. Die Hauptstufen des Programms sind: Wahrnehmungstraining (verbales und nonverbales Verhalten); Training des kognitiven Konzepts; Identifikation, Analyse und Veränderung elterlicher Gedanken und emotionaler Ereignisse als Teil elterlichen Verhaltens; Erwerb von Problemlösungsstrategien und Bewältigungsfertigkeiten, um die eigenen Probleme mit dem Stottern zu vermindern; Erlernen und Umsetzen eines Modells, welches dem Kind hilft, seine kognitiven, emotionalen und sprechorientierten Verhaltensweisen in der erwünschten Richtung zu verändern.

Die Behandlung des Stotterns von 11- bis 14jährigen erfordert Fingerspitzengefühl, da sie noch auf elterliche Hilfe und Unterstützung angewiesen sind, sich aber andererseits in einer Lebensphase befinden, in der sie zunehmende Selbständigkeit anstreben und Dinge in eigener Verantwortung versuchen wollen. Die Basistherapie entspricht der anderer Altersgruppen, allerdings kommt hier der Schwerpunkt "innerfamiliäres Verhandlungsgeschick" dazu. Sollen die Eltern den Forderungen der Kinder nachgeben oder sich ihnen entgegenstellen? Wie können die Eltern ihr Kind schrittweise "loslassen"? Wie kann das Kind zunehmende Verantwortung übertragen bekommen, nicht zuletzt auch für das eigene fließende Sprechen?[146]

---

[146] Vgl. RUSTIN (1987) Assessment and Therapy Programme for Disfluent children.

Wünschenswert ist auch, die Schule in die Therapie einzubinden. Der Therapeut nimmt zu den wichtigsten Lehrern Kontakt auf und bespricht die spezifischen Probleme des stotternden Kindes. Danach findet ein Gruppengespräch statt, in dem die Lehrer und das Kind "verhandeln". Es geht dabei im wesentlichen um die Frage, wie die Lehrer das Kind unterstützen können, innerhalb und außerhalb des Klassenzimmers. Zum Abschluß wird die Klasse besucht. Der Therapeut erarbeitet mit den Klassenkameraden, was Stottern ist und klärt, ob sie bereit sind, dem Kind beim flüssigen Sprechen Hilfestellung zu geben. Der Versuch von RUSTIN (1988), die Trias "Kind-Eltern-Schule" gleichgewichtig in die Therapie einzubeziehen, ist nur eingeschränkt gelungen, da die Schulen (aus welchen Gründen auch immer) eher zurückhaltend darin waren, sich mit dieser Problematik intensiver auseinanderzusetzen.

Die Auffassungen darüber, in welchem Grad Eltern in die Behandlung integriert werden sollten, differieren. BUDD et al. (1986) behandelten Kinder in einem intensiven Kurs mit dem Programm "Stotterfreies Sprechen" von SHAMES und FLORANCE (1980). Die Eltern nahmen nur an einer separaten Gruppe teil, in der sie in den Prinzipien "Bekräftigung" und "mit dem Kind konstruktiv verhandeln" geschult wurden.

Bei RUSTIN (1987, 1988) dagegen sind die Eltern viel direkter und intensiver in die Behandlung ihres Kindes eingebunden. Ihr Modell lehnt sich z.T. an die Methoden der Familientherapie an. Es ist leicht einsehbar, daß ein Programm dieser Art erheblich höhere Anforderungen an die Therapeuten (psychotherapeutische Fähigkeiten) stellt. Um die intensive Kooperation der Eltern zu erhalten, muß ihnen ein Verständnis des Problems vermittelt werden, das einerseits ihre Schuldgefühle nicht verstärkt, ihnen aber andererseits deutlich macht, daß sie als "Teil" des Problems zur Lösung desselben wesentlich beitragen können, indem sie ihr eigenes Verhalten überprüfen und notfalls verändern. Es ist nicht verwunderlich, daß viele Therapeuten versuchen, diesem Dilemma in der Alltagspraxis auszuweichen. Die Haltung der Eltern gegenüber der Behandlung ist gelegentlich ambivalent. Es kommt vor, daß sie die Behandlung subtil oder offen torpedieren. RILEY und RILEY (1985) schätzen, daß etwa 5 % der Eltern ein "abnormes" Bedürfnis nach dem Stottern ihrer Kinder haben.

Aus dem Bericht eines Klienten: "Während meiner ganzen Jugendzeit beharkte mich mein Vater mit dem Stottern, und ich hatte oft den Eindruck, daß er aus meiner Unzulänglichkeit der Sprache wegen Kraft bezog zum Kampf gegen sein eigenes Stottern. Je stärker das Stottern bei mir wurde, desto besser sprach er. Das führte er mir auch immer wieder, manchmal auch genüßlich, vor."

Nach einer Studie von BERLIN (1960) sind Eltern stotternder Kinder den Unflüssigkeiten gegenüber genauso tolerant wie die Eltern nicht-stotternder Kinder. KINSTLER (1961) dagegen berichtet von Hinweisen, daß Mütter von Stotternden scheinbar Stottern akzeptieren, unterschwellig aber eine negativere, zurückweisendere Einstellung haben. Dies deckt sich mit klinischer Erfahrung, denn häufig haben Eltern Schwierigkeiten, während des Stotterns den Blickkontakt aufrechtzuerhalten, andere wenden sich ganz ab. In den meisten Fällen erstarren die Eltern während der Blockierungen, einige hören für den Moment auf zu atmen. Wenn das Kind dann das Wort aussprechen kann, entspannt sich die Haltung, der Atem normalisiert sich. Es ist hochgradig unwahrscheinlich, daß Kinder solche Verhaltensweisen nicht wahrnehmen, zumal in der Klinik häufig beobachtbar ist, daß sie Verhaltensmuster ihrer Eltern imitieren (z.B. Unterbrechen des Blickkontaktes oder Einnehmen einer gespannten Haltung). Wenn die Eltern so tun, als würde Stottern nicht existieren, tendieren die Kinder auch dazu, das Problem zu verdrängen.[147]

Hauptursache für Sabotage ist meist das Bedürfnis, den Status quo beizubehalten, evtl. das stotternde Kind als Ablenker von ehelichen Schwierigkeiten zu nutzen. Ein anderer Grund könnte die Befürchtung sein, daß das Kind selbstsicherer wird und damit schwerer zu lenken ist.

---

[147] Da dies offensichtlich dysfunktional ist, sollten Eltern angeleitet werden, über die Unflüssigkeiten ihres Kindes offen und entspannt zu sprechen, so daß das Kind diese Haltung übernehmen kann.

Das Unterlaufen der Therapie in der Praxis zeigt sich meist in einem oder mehreren dieser Verhaltensweisen und Einstellungen:

- keine aktive Beteiligung an der Therapie
- Hausaufgaben werden nicht oder schleppend gemacht
- Hilfewünsche des Kindes werden mit Ausreden abgewehrt
- Erwartungen an das Kind schwanken zwischen überzogenen Standards und laissez faire
- Ablenkung vom Problem des Stotterns auf andere Verhaltensprobleme.

Falls die Eltern nur mangelhaft kooperieren, wird dies direkt angesprochen. Die Rollen und Aufgaben werden erneut diskutiert und u.U. modifiziert. Zeigt sich, daß die Eltern auch reduzierten Anforderungen nicht nachkommen, sollte die Behandlung insgesamt in Frage gestellt werden, da ihre Erfolgswahrscheinlichkeit dadurch zu stark absinkt. Die klinische Praxis hat gezeigt, daß dann, wenn innerhalb der Familie zusätzliche Probleme bestehen und die Eltern unwillig oder unfähig sind, die notwendigen Veränderungen zu verstehen bzw. umzusetzen, die höchste Fehlschlagsquote auftritt (z.B. CONTURE und KELLY, 1988).

Effektive Familienberatung ist relativ schwierig, da viele verschiedene Faktoren berücksichtigt werden müssen. Nicht nur die Persönlichkeitsprofile aller beteiligten Personen, sondern die Familienstruktur in ihren Rollenzuschreibungen, die Interaktion und Kommunikation innerhalb der Familie und schließlich die sozioökonomischen Faktoren wie Erziehung, Lebens- und Arbeitsbedingungen und Struktur des sozialen Netzwerkes.

Für den Fall, daß sich in mehreren Bereichen Probleme ergeben, ist symptomorientierte Stottertherapie wahrscheinlich nicht sinnvoll. Daher muß entschieden werden, auf welcher Ebene die Interventionen ansetzen sollen - evtl. parallel und in Kooperation durch verschiedene Berufsgruppen.

In der Vergangenheit wurde für ältere Jugendliche (14 - 18 Jahre) kein besonderes Behandlungsprogramm eingesetzt, sondern adaptierte Versionen von Erwachsenenprogrammen. Inzwischen ist jedoch deutlich geworden, daß dies nicht ganz hinreicht, daher haben RUSTIN (1984) sowie RUSTIN und BOTTERILL (1988) ein Behandlungsprogramm speziell für diese Altersgruppe konstruiert. Dabei wurden folgende Überlegungen berücksichtigt: Die Behandlung von Kindern sollte dann unterbleiben, wenn sie nicht die Unterstützung ihrer Familie haben. Kinder sind zu abhängig von ihrer unmittelbaren Umgebung, als daß sie von einer Behandlung dann profitieren könnten. Jugendliche dagegen könnten schon selbständig an einem Therapieprogramm teilnehmen. Allerdings muß dabei berücksichtigt werden, daß sie sich noch nicht stabilisiert haben, daß eine große Anzahl von Anpassungsproblemen existiert, daß sie in zwei "Welten" mit unterschiedlichen Interaktionsformen leben, unter Gleichaltrigen und unter Erwachsenen. Je näher sie dem Erwachsenenleben kommen, desto höher ist der Veränderungsdruck, dem sie ausgesetzt sind.

In dieser speziellen Situation sind Techniken der Flüssigkeitskontrolle nicht ausreichend, sondern es müssen auch soziale Fertigkeiten zum besseren Umgang mit Gleichaltrigen und Erwachsenen einbezogen werden. Zur speziellen Zuschneidung des Programms auf den einzelnen werden in Form einer Diagnostik die persönlichen Konstrukte im Umgang des Jugendlichen mit sich selbst und der Welt eingeschätzt (KELLY, 1955, vgl. Abschn. 2.7).

**Kernbestandteile**

1. Flüssigkeitskontrolle: Die Teilnehmer erarbeiten die Elemente normaler Sprechproduktion, überprüfen bei sich selbst, wie dieser Prozeß gestört werden kann und welche Möglichkeiten der "Entstörung" gegeben sind. Einige Techniken werden erarbeitet, wie z.B. die Verlangsamung, weiches Sprechen, weiche Einsätze etc. Die praktische Umsetzung erfolgt beim Lesen, im Monolog und in Unterhaltungen. Sind diese Aufgaben bewältigt, beginnen die üblichen Transferaktivitäten.
2. Soziale Fertigkeiten und Entspannung: Für jeden Teilnehmer wird ermittelt, wo er Schwierigkeiten hat, seien es einfache Fähigkeiten wie "Blickkontakt halten" oder komplexere wie z.B. "Umgang mit Autoritätsfiguren" oder "Freunde finden". In der Gruppe wird trainiert, evtl. unter Einsatz von Video. Die Komponenten sozialer Fertigkeiten werden zunächst separat gelehrt, beginnend mit Beobachtungstraining in der Wahrnehmung subtiler nonverbaler Signale (Gestik, Mimik). Weitere Übungen richten sich auf die Fähigkeit zum Zuhören (d. h. nicht nur Beschäftigung mit der eigenen Person und den eigenen Ängsten) und Konversationstechniken - ein Gespräch beginnen, fortführen (Sprecherwechsel) und beenden. Als komplexeste Fähigkeit werden Problemlösungstechniken erarbeitet, die von den Teilnehmern für die Bewältigung normaler Schwierigkeiten im Alltag genutzt werden sollen. Darüber hinaus soll Entspannung das eigene Angstniveau in schwierigen Situationen auf einem niedrigeren Niveau halten.
   Ist in der Gruppe ein bestimmter Stand erreicht, beginnt auch hierfür (in Kombination mit den Flüssigkeitsfertigkeiten) der Transfer in die Alltagsumwelt.
3. Arbeit an den persönlichen Konstrukten: Aus der Erarbeitung des Selbstbildes werden die emotional-gedanklichen Problembereiche eines jeden Jugendlichen identifiziert, sei es seine Angst um Unfähigkeit im Sport oder bezüglich anderer Menschen. Aus den praktischen Erfahrungen mit dieser Technik hat sich gezeigt, daß es milde Stotterer gibt, deren Konstrukte "unproblematisch" sind. Deshalb muß höchstens an dem Konstrukt "Motivation, das Stottern zu überwinden" gearbeitet werden.
   Bei anderen finden sich Konstrukte, welche die Arbeit am fließenden Sprechen definitiv behindern. Es mag sich zeigen, daß die Rollenvorstellung "fließender Sprecher" in einigen Dimensionen nicht mit dem Wunschbild in Übereinstimmung zu bringen ist. In solchen Fällen ist gezielte therapeutische Arbeit nötig.
   Bei einer dritten Gruppe bewegen sich alle Konstrukte auf der Dimension "flüssig versus stotternd". Hier muß das Wahrnehmungsfeld ausgeweitet werden, damit die Jugendlichen verstehen lernen, daß die Beziehung zur Welt sich nicht allein durch Stottern oder fließendes Sprechen konstituiert.

GREGORY und GREGORY (1988) setzen ein Programm für adoleszente Stotterer ein, das wesentlich an ihrem Behandlungsprogramm für jüngere Kinder bzw. Jugendliche orientiert ist: Identifikation der Charakteristika gestotterten Sprechens; negative Praxis (Selbstbeobachtung der Kern-Stotterverhaltensweisen und der Mitbewegungen); Erwerb einer Sprechtechnik, die als "leichter, entspannter Ansatz, weiche Bewegung" beschrieben wird; Verzögerung der Reaktion auf Umweltanforderungen (dadurch Reduktion des Zeitdrucks); willentliche Unflüssigkeiten (Desensibilisierung); Flexibilitätstraining (Variationen der Sprechgeschwindigkeit, Lautstärke, Pausenzeit, Inflektion etc.). Darüber hinaus enthält das Programm noch einige weitere Aspekte, die aus anderen Programmen bekannt sind: Hierarchisierung von Sprechsituationen, Einsatz eines Selbstbewertungssystems durch den Klienten, Techniken zum Erhalt der Motivation und Bewältigungsstrategien bei Flüssigkeitsfluktuationen. Aus der Beschreibung der Behandlung geht nicht hervor, inwieweit der speziellen Situation Adoleszenter Rechnung getragen wird. Sie befinden sich in einer Übergangsphase, weg von der Familie, hin zum Beruf. Die Therapie sollte sie deshalb beim Aufbau eines neuen Unterstützungssystems fördern, das über die Familie hinausreicht.

## 3.8 Die psychosoziale und therapeutische Versorgung Stotternder

Nach DIRNBERGER (1973) waren Stotterheilkurse die erste belegte Maßnahme einer organisierten Fürsorge für sprach- und sprechgeschädigte Kinder in Deutschland. Der erste wurde 1882 in Braunschweig eingerichtet. Besonders durch die Arbeit des Taubstummenlehrers Albert GUTZMANN und später auch seines Sohnes, des Arztes Hermann GUTZMANN, weiteten sich in den 80iger und 90iger Jahren die Behandlungsmöglichkeiten aus. GUTZMANN, A. (1891, S. 40) schrieb damals:

"Die Pflege der mündlichen Rede ist eine nationale Bildungsaufgabe von ganz eminenter Bedeutung!"

Historisch liegt diese Zeit in den späten Gründerjahren, einer Phase großen wirtschaftlichen Aufschwungs, in der großes Interesse am Ausschöpfen der Bevölkerungskapazität bestand. Die wirtschaftliche Blüte ermöglichte den Einsatz staatlicher Finanzmittel bei dieser therapeutischen Arbeit. Vermutlich spielte auch ein militärischer Aspekt, die Erhöhung der Tauglichkeitsziffer, eine Rolle. Darauf ging GUTZMANN gezielt ein. Er schrieb in seinem Text beschwörend, daß das "Wohl und Wehe einer ganzen Armee" von dem "mündlichen Bericht eines Soldaten abhängen könne" (S. 42).

Bedarfsermittlungen von A. GUTZMANN in den Jahren 1886 - 1887 erbrachten die bekannte Prävalenzrate von ca. 1% (erhoben im Bezirk Potsdam).

Wie sich an der Geschichte der Stotterbehandlung in Deutschland zeigen läßt, ist nicht nur die Theorie einer Störung, sondern auch der sozioökonomische Rahmen für Inhalt und Organisationsform der Behandlung von Bedeutung. Die Übungstherapie von A. GUTZMANN und seinem Sohn H. GUTZMANN bestand im wesentlichen aus Atem-, Stimmgebungs- und Artikulationsübungen. Sie war gut für ein pädagogisches System geeignet, bei dem eine größere Anzahl von Kindern zu bestimmten Übungszeiten gemeinsam trainiert werden sollte. Das Modell der GUTZMANNschen Kurse, die fünf bis sechs Wochenstunden, verteilt über drei bis sechs Monate mit insgesamt etwa 80 - 120 Behandlungsstunden umfaßten, wurde zur bestimmenden Methode im öffentlichen Sprachheilwesen für die nächsten 20 bis 30 Jahre. In allen größeren Städten wurden Bedarfsermittlungen angestellt, wobei es aber dann den Kommunen bzw. interessierten Einzelpesonen überlassen blieb, Stotterheilkurse zu initiieren.

Während der Weltwirtschaftskrise Ende der 20iger Jahre erfolgte ein relativ schneller und drastischer Abbau der Kurse, wobei jedoch die schulischen Einrichtungen des Sprachheilwesens erhalten bzw. zum Teil ausgebaut wurden, d. h. auch andere Sprach- und Sprechstörungen wurden in den Behandlungskatalog aufgenommen. Es entstanden Sprachheilheime, Sprachheilklassen und Sonderschulen.[148]

Für diese Entwicklung gibt es natürlich auch einen "theoretischen" Hintergrund. Schon SSIKORSKI (1891, S. 10) diskutierte die Ansicht von Autoren, die meinten, daß Stottern eine "übertragbare Krankheit", also "psychisch ansteckend" sei. Diese Meinung werde zwar von vielen Eltern "erkrankter" Kinder bestätigt, er hält ihr aber entgegen:

"... daß das Stottern auf ganz unerwartete Weise bei Kindern solcher Eltern auftritt, welche in der Jugend gestottert haben, später aber davon geheilt wurden und mithin nicht ansteckend auf ihre Nachkommenschaft einwirken konnten."

---

[148] Diese verschiedenen Organisationsformen existieren (wenn auch z. T. mit neuem Namen) bis heute nebeneinander her. Die historisch gewachsenen verschiedenen Formen haben zu einer Unübersichtlichkeit geführt, die von den Betroffenen immer wieder kritisiert wird (vgl. STECKER, 1985).

Auch das plötzliche Auftreten, das gelegentlich beobachtet werde, spreche mehr für eine Veranlagung. Dennoch hielt sich die Meinung, daß es sich bei Stottern um eine ansteckende Krankheit handele, GUTZMANN (1898, S.30) spricht in diesem Zusammenhang von Nachahmung. Deswegen war es nur konsequent, die Entfernung der Stotterer aus der Schule und die Einrichtung besonderer Institutionen zu fordern.

Ob die dann ja erfolgte Einrichtung eines "Sonderschulwesens" sinnvoll war und ist, blieb bis heute Gegenstand von Kontroversen. Besonders in der amerikanischen Literatur ist häufig die Rede vom "mainstreaming". Damit ist gemeint, daß Kinder mit spezifischen Problemen soweit wie möglich innerhalb des normalen Erziehungssystems verbleiben sollten.

Um den gesellschaftlichen Bedarf an Stottertherapie bestimmen zu können, ist es einmal nötig, mit Hilfe epidemiologischer Untersuchungen die Häufigkeit des Stotterns in der Population zu erfassen, zum zweiten muß der gegenwärtige Stand der Versorgung dazu in Beziehung gesetzt werden. Zur Epidemiologie gibt es eine große Anzahl von Studien (vgl. Abschn. 1.4), während es über die tatsächliche Versorgungssituation nur wenige, methodisch nicht sehr ausgefeilte Berichte gibt.

FRANKE (1985) analysierte die Daten von Patienten, die innerhalb von zehn Jahren in einer logopädischen Praxis untersucht bzw. behandelt worden waren. Am häufigsten wurde Sigmatismus (ca. 50%) diagnostiziert, Stottern war die zweithäufigste diagnostische Kategorie (ca. 24%).

WENDLER (1981) führte eine Umfrage durch, in der es um die Behandlung von Stotternden in der phoniatrischen Praxis ging. Er berichtet, daß Stotternde ca. 15% der phoniatrischen Klientel ausmachen.

WEISS (1980) weist auf eine andere Facette hin, welche für die Versorgung von Stotterern von Bedeutung ist. In der Analyse der Akten aller in einem Sprachheilzentrum behandelten Kinder stellte er fest, daß 80% "mehrfach behindert" waren. Neben der allgemeinen Ängstlichkeit (40%) gab es Kontaktscheu (45%), Konzentrationsstörungen (38%), motorische Unruhe (36%), erhöhte Erregbarkeit (38%), Verdacht auf hirnorganische Schädigungen (ca. 15 - 17%), neurologische Auffälligkeiten (11%). Darüber hinaus war das häusliche Milieu in ca. 40% der Fälle als ungünstig einzustufen.

Betrachtet man diese Zahlen, vor allem die Tatsache, daß Stottern in der logopädischen Praxis einen breiten Raum einnimmt, sollte man annehmen, daß die Ausbildung dem Rechnung trüge. Dies scheint aber nach aller Erfahrung nicht der Fall zu sein. Insbesondere erwachsene Stotterer sind häufig recht unbeliebt, vermutlich vor allem deshalb, weil sie als schwierig gelten (WINGATE, 1971, "Die Angst des Therapeuten vor dem Stotterer"). Auch die "Mehrfachbehinderung", vor allem bei Kindern, ist gut dokumentiert (s. Abschn. 3.2.5), sie wirft zusätzliche Probleme auf.

MALLARD et al. (1988) untersuchten, inwieweit die in Schulen arbeitenden Sprachtherapeuten für die Behandlung des Stotterns qualifiziert seien. Es zeigte sich, daß ein hoher Anteil der Therapeuten weder während ihrer Ausbildung substantiell über Stottern informiert worden waren, noch genügend klinische Erfahrung erworben hatten, die sie für fundierte Behandlung der Störung qualifiziert hätte. Nur 6% der befragten Therapeuten berichteten, daß sie an Kursen zur Stottertherapie teilgenommen hatten.

MALLARD und WESTBROOK (1988) überprüften die Variablen, die Stottertherapie im Rahmen der Schule beeinflussen. Es zeigte sich, daß eine Therapeutin, die ca. 20 Kinder betreute und diesen pro Jahr ca. 40 Kontakte anbot, wenig Erfolge erzielte. Therapie dieser Art, möglichst vielen Kindern ein wenig zu geben, scheint wenig effektiv. Zumal dann, wenn weder Elternhaus noch Schule integraler Bestandteil des Therapieprogramms sind.

In der Umfrage von WENDLER (1981) und in einer größeren, älteren Erhebung in England (QUIRK-Report, 1969) wurde nicht nur die Zahl der behandelten Stotterer und ihr Anteil an der therapeutischen Praxis erhoben (diese liegt übrigens im QUIRK-Report niedriger, ca. zwei Prozent der insgesamt behandelten Fälle seien Stotternde), sondern auch die Behandlungsmethodik. In der englischen Untersuchung wird berichtet, daß der größte Teil der Klienten einmal pro Woche individuell behandelt wird. Ein Drittel der Therapeuten meinte, daß die Verminderung der Ängste das Wichtigste sei, nur 18 % nannten die Stottersymptome als Kernaufgabe für die Therapie. Gruppenintensivkurse für Erwachsene wurden seinerzeit nur für ca. ein Drittel der Patienten angeboten - obwohl die meisten Therapeuten die Meinung äußerten, daß Intensivkurse in Gruppen die bessere Vorgehensweise seien. In der Untersuchung von WENDLER berichteten 85 % der Therapeuten von kombinierten Verfahren, ausschließlich Psychotherapie oder Verhaltenstherapie sei selten. Bei Kindern werde vorwiegend Spieltherapie eingesetzt. Nur knapp die Hälfte der Befragten benutzte publizierte Behandlungssysteme, zwei Drittel der Stichprobe änderten ihre Therapie in der Zeit von 1965 - 1975 nicht.

HENKENJOHANN (1984) befragte Stotternde nach ihren Therapieerfahrungen. Die inhaltlichen Angaben sahen folgendermaßen aus:

"Gespräche über Stottern" ca. 21 %
"Üben von Sprechtechniken" ca. 17 %
"Entspannungsübungen, autogenes Training" ca. 16,5 %
"Atemübungen" ca. 12 %
"Rollenspiel" ca. 12 %
"Selbstsicherheitstraining" ca. 12 %
"Hypnose" ca. 2 %
"Sonstiges" ca. 7 %.

Festzuhalten ist hier folgendes: Es besteht eine Diskrepanz zwischen dem, was Therapeuten in der Therapie für sinnvoll halten und was sie tatsächlich machen. Bei WENDLER wird deutlich, daß Therapeuten in der Praxis mit den Entwicklungen innerhalb der Stottertherapie wenig vertraut sind und daß sie ihre einmal (häufig individuell) entwickelte Methode beibehalten.

Ein weiterer Gesichtspunkt im Hinblick auf die psychosoziale Versorgung: Wie steht es um den Bezug der vielfältigen Organisationsformen der Behandlung zu den Bedürfnissen Stotternder? Engagiert in der Stottertherapie sind öffentliche Beratungsstellen, Sprachheilklassen bzw. -schulen, Sprachheilheime und Internatsschulen, Schulkindergärten bzw. Sonderkindergärten für Sprachgeschädigte und weiterführende Schulen für Sprachgeschädigte - diese Institutionen werden durch die Schulbehörde, die freie Wohlfahrtspflege, die Sozialhilfe, die Gesundheitsbehörden, Universitätskliniken, die freie logopädische oder psychologische Praxis angeboten und durch Berufsgruppen wie Logopäden, Stimm- und Sprachheillehrer, Psychologen und Phoniater getragen. Aus den Überlegungen zur Indikation wissen wir, daß eine differentielle Zuordnung der stotternden Kinder, Jugendlichen und Erwachsenen zu verschiedenen Behandlungsmodi und damit zu verschiedenen Institutionen bzw. Organisationsformen bislang nur sehr eingeschränkt möglich ist. Die Zuweisung erscheint eher (relativ) zufällig.

HEESE (1964) diskutierte die verschiedenen institutionellen Möglichkeiten in ihren Vor- und Nachteilen. Dabei nennt er die bekannten Argumente für Heimbehandlung: Der gesamte Tagesablauf ist unter therapeutischem Aspekt geregelt, die praktische Behandlung liegt in den Händen verschiedener Fachleute, die kooperieren. Die Behandlungsmöglichkeiten sind breiter als in einer privaten Praxis, das Problem ist jedoch, daß ein allmählicher, gut vorbereiteter Übergang in das alte Milieu häufig nicht möglich ist. Sprachheilklassen dagegen unterbrechen den Kontakt des Kindes zu seiner Familie nicht, hier liegen Unterricht, Erziehung und Behandlung in einer Hand, dennoch scheinen nach HEESE die Erfolge nicht sehr überzeugend. Einige Kritiker meinen, daß Stottern in Sprachheilklassen geradezu chronifiziert werde, weil das tägliche Beisammensein mit anderen Stotterern die Tendenz fördere, sich mit der Störung abzufinden.

Eine andere Herangehensweise zur Klärung des Beratungs- bzw. therapeutischen Bedarfs ist die Befragung der Betroffenen selbst. HOHMEIER (1985) erhob Daten zur beruflichen Situation Stotternder. Er folgert (S. 29), daß "eigentliche Rehabilitationsmaßnahmen, etwa im Sinn einer Berufsausbildung in Berufsbildungswerken" nicht notwendig seien, glaubt aber, daß eine "nachgehende und berufsbegleitende Stottererbetreuung" sinnvoll sei. Dieses Angebot will er weniger als Therapiemaßnahme im engeren Sinn verstanden wissen, sondern eher der Arbeit von Selbsthilfegruppen oder pädagogisch orientierter Beratung zuordnen.

Welche Konsequenzen wären aus der gegenwärtigen Lage zu ziehen? STECKER (1985) hat eine "Wunschliste" zur Behandlung und Betreuung von Stotternden zusammengestellt. Die Probleme, die er anspricht, sind sicher für die Lage in der Bundesrepublik repräsentativ. Der wichtigste Punkt ist, wie findet der Stotternde die richtige Therapie und wie kann sie finanziert werden. Zwar gibt es in einigen Bundesländern Sprachheilbeauftragte, diese sind aber nicht immer über alle Facetten moderner Stottertherapie informiert. Auch wissen sie nicht notwendigerweise differenziert über die aktuelle Versorgungssituation in ihrem Bereich Bescheid. Bekanntlich gibt es niedergelassene Therapeuten, die sich in bestimmten Sprech- oder Sprachstörungen spezialisieren, weshalb eine Direktüberweisung zu ihnen vernünftig wäre. Um den Sprachheilbeauftragten die Arbeit zu erleichtern, wäre es sinnvoll, für die verschiedenen Störungsformen, auch für das Stottern, eine Therapeutenliste anzulegen, die Hinweise auf die durchgeführte Therapie, grobe Indikationsregeln und Möglichkeiten der Finanzierung gibt. Solch ein qualifiziertes Therapeutenverzeichnis würde den "Hürdenlauf" vom Hausarzt zum Neurologen, zum HNO-Arzt, zum Gesundheitsamt etc. wesentlich abkürzen.

Darüber hinaus wäre es sinnvoll, die Kooperation mit den Selbsthilfegruppen zu stärken, ihre Arbeit bekannter zu machen und solchen Stotternden, die nicht in der Lage waren, von Therapie zu profitieren, eine Möglichkeit zum Austausch und zur Weiterentwicklung zu geben.

Nach STECKER (1985) sei auch die Situation an Sprachheilschulen verbesserungswürdig. Nicht wenige Sprachheillehrer sagten selbst, daß sie ihr stotterndes Kind nicht auf eine Sprachheilschule schicken würden, da es von den Unterrichtsanforderungen in der Regel unterfordert sei, bei dem Stotterproblem jedoch "mehr verwahrt als gefördert werde" (S. 12). Die therapeutische Betreuung sei ungenügend.

Schließlich sei der psychologische Dienst der Arbeitsämter bei der Beratung von Stotterern überfordert. Es werde bestenfalls eine diagnostische "Bestandsaufnahme" gemacht, gezielte Therapie könne nicht angeboten werden, der Verweis auf diese sei ebenfalls aus Mangel an einem Therapeutenverzeichnis (s. o.) nicht möglich.

DIRNBERGER (1973) schlug vor, die Organisationsformen der Sprachheilbehandlung zu vereinfachen und analog dem Vorgehen der früheren DDR "Logopädische Zentren" zu entwickeln. Er schreibt (S. 95):

"Die Reorganisation von Sprachheilschulen zu Logopädischen Zentren konnte in der DDR zum größten Teil verwirklicht werden und hat sich bisher gut bewährt."

Auch im QUIRK-Report (1969) wurde die Ansicht vertreten, daß die Stotterbehandlung am besten in regionalen Zentren durchgeführt werden sollte. Dies böte die Möglichkeit, sie in enger Zusammenarbeit mit anderen Berufsgruppen zu gestalten. In England ist auch ca. 20 Jahre später diese Empfehlung noch nicht realisiert worden, und die Hoffnung, daß in der Bundesrepublik solche Zentren eingerichtet werden könnten, erscheint unbegründet. Die Strukturen und die damit verknüpften jeweiligen Interessen sind zu stark verankert, als daß solche Veränderungen politisch durchzusetzen wären, zumal sich sofort die Frage stellen würde, ob sie denn auch mindestens "kostenneutral", wenn nicht kostensenkend, seien.

Zusammenfassend sei zum Schluß aufgelistet, welche Ziele für eine gute psychosoziale Versorgung erreicht werden müssen:

Bereitstellung eines umfassenden, spezialisierten diagnostischen Angebots, welches die Bedürfnisse des Stotternden und seiner/ihrer Familie identifiziert, ein Behandlungsprogramm vorschlägt, Logopäden/Therapeuten bereitstellt, die dieses Programm in die Praxis umsetzen können.

Für die umfassende Dienstleistung werden folgende Programme benötigt: Vorschulkinder und ihre Eltern, Schulkinder und ihre Eltern (7 - 11 Jahre), Jugendliche bis Schulabschluß, Erwachsene.

Im Angebot sollten sich Beratungsdienste für Eltern befinden, Individualtherapie für Eltern und Klienten, intensive Gruppentherapie für Eltern und Kinder, Gruppen für Jugendliche und je nach Bedarf Gruppen- oder Einzeltherapie für Erwachsene.

Bildung eines klinischen Schwerpunktes, der niedergelassenen Therapeuten die Möglichkeit zur Fortbildung eröffnet. Dies nicht nur durch Trainingskurse, sondern auch durch Anbieten regelmäßiger Supervision und Angebot von Hospitationsmöglichkeiten.

Öffentlichkeitsarbeit, welche das Bewußtsein der Bevölkerung für die Probleme der Stotternden schärft. Spezielles Ansprechen von Berufsgruppen (z.B. Lehrern), die mit Stotternden zu tun haben, evtl. Publikation von Informationsblättern.


## Schlußbemerkungen

Im Jahre 1828 schrieb H. McCORMACK[149]:

"Im Verlauf von ein bis zwei Jahren können wir, in Europa und Amerika, rationalerweise erwarten, daß konfirmiertes Stottern nur noch eine Krankheit ist, von der in der Vergangenheitsform gesprochen wird oder die man bei Irren findet."

BLÜMEL (1957) schließt sein Buch "The Riddle of Stuttering" mit dem Bemerken, daß noch viel im Bereich gestörten Sprechens getan werden müsse, daß nunmehr aber "die Antwort auf das Rätsel der Störung" nahe sei.[150]

Der vorliegende Text wird gezeigt haben, daß der Optimismus voreilig war. Stottern ist nicht nur eine Störung der Vergangenheit, sondern auch der Gegenwart. Nach den verfügbaren neueren epidemiologischen Daten (s. Abschn. 1.4.2) kann vermutet werden, daß in der Bundesrepublik Deutschland ca. eine halbe Million Menschen leben, die jeden Tag mit Sprechschwierigkeiten zu kämpfen haben. Grund genug für jemanden, der an dieser Störung Interesse hat, daran zu arbeiten, das Wissen über sie und ihre Behandlung zu vertiefen.

Es gibt pessimistische und negative Äußerungen zum Stand der Stotterforschung (z.B. KRAUSE, 1981) wie dem der Theorie. WINGATE (1977, S. 38):

"Die sogenannten Stottertheorien verdienen diese Bezeichnung weder im formalen noch im quasi-formalen Sinn. Wenn man sie genau überprüft, sind sie eher Mythen als Theorien."

---

149 Mündliche Mitteilung BLOODSTEIN, Quelle nicht nachweisbar.
150 VAN RIPER (1982) wehrte sich gegen diese Formulierung, weil er glaubte, daß ein Rätsel ja auch eine Lösung haben müßte. Daß es die für Stottern gäbe, wäre eine unrealistische Auffassung.

Er fährt dann fort (S. 43):

"... ich denke, daß die Vermutung einleuchtend ist, daß die Theorien des Stotterns mehr Schaden als Gutes getan haben; ... sie haben effektive Therapieansätze eher behindert als gefördert."

Daß wir nicht weiterkämen, liegt nach PERKINS (1984) daran, daß die Forscher nicht die richtigen Fragen stellten. Aber welche sind das?

Die häufig wiederholten Klagen lassen sich leicht begründen, da es viele offene Probleme und viel fehlerbehaftete Forschung gibt. Aber dies ist in der Wissenschaft eher der Normalfall. ANDREWS et al. (1983) schließen ihren ambitionierten Überblick zum Stand des Wissens über Stottern mit dem trivial-einleuchtenden Hinweis (S. 240):

"Wissenschaft gibt nur Zwischenberichte."

Ambitionierte Versuche, einen übergreifenden theoretischen und therapeutischen Rahmen zu finden, haben sich bislang als steril erwiesen, sie stifteten eher Konfusion als Klarheit. Ihr Nutzen war gelegentlich eher wirtschaftlicher als wissenschaftlicher Natur - für den "Stifter" der Theorie und Therapie (z.B. SCHWARTZ, 1976). Deshalb erscheint für die kommenden Jahre eher eine pragmatische Vorgehensweise angezeigt, in der versucht wird, weitere Wissensbausteine zu finden, die auf einem breiten Fundament zuverlässiger Daten stehen.

Welche empirisch-pragmatisch angehbaren Forschungsfragestellungen versprechen nach dem gegenwärtigen Stand die besten Fortschritte?

Der Schwerpunkt wissenschaftlicher Untersuchungen liegt gegenwärtig auf der motorischen Seite der Sprechproduktion, auf linguistischen und neurophysiologischen Variablen. Emotionale und interaktionale Themen sind wenig beliebt. Der Grund dafür ist wahrscheinlich, daß es hinsichtlich der psychologischen Aspekte des Stotterns zu einer gewissen Sättigung kam, das Thema schien ausgelaugt. Physiologisch orientierte Laborstudien sind "einfacher" durchzuführen und zu interpretieren. Das soll nicht heißen, daß dieser Forschungsbereich gering zu achten wäre. Apparative Ausstattung wie Untersuchungsmethodik sind wesentlich besser geworden, und die Hoffnung erscheint realistisch, daß sich Erkenntnisse gewinnen lassen, die fortführend sind.

Von großem Interesse sind Fragestellungen zu den Asymmetrien der hemisphärischen Verarbeitung, wobei es besonders nützlich erscheint, Einzelfallstudien mit Stotternden durchzuführen, die in den relevanten Variablen Extremwerte aufweisen.

Ein weiteres Forschungsgebiet, das in den letzten fünf Jahren vermehrt Aufmerksamkeit auf sich gezogen hat und das besonders für die Prävention bedeutsam ist, beschäftigt sich mit der Entwicklung des Stotterns. Gleichermaßen mühselig wie fruchtbar ist die Begleitung der Sprach- und Sprechentwicklung von Kindern/Jugendlichen (z.B. RYAN und MARSH, 1987). Welches sind die Charakteristika früher Äußerungen, die sich später zum Stottern entwickeln (können)? Welches sind die Prinzipien, die den Erwerb gestotterten und nicht-gestotterten Sprechens zu leiten scheinen? Worin liegen die Ähnlichkeiten und Unterschiede zwischen gestotterten Äußerungen und anderen Fehlern, die bei der Produktion von Sprache/Sprechen auftreten (falsche Artikulation, Sprechirrtümer)?

Daß es im klinischen Bereich weiter um die Verbesserung der Therapieeffektivität geht, ist selbstverständlich. Die benutzten Methoden müssen verfeinert werden, *neue* Techniken sind zumindest vorläufig nicht zu erwarten. Die Entwicklung lerntheoretisch orientierter Behandlungsprogramme ist zum Stillstand gekommen, es gab in den letzten Jahren keine interessanten Entwicklungen mehr. Ihre Anwendbarkeit begrenzt sich durch ihre Tendenz, die Bedeutung technischer Prozedur (insbesondere RYAN und WEBSTER) zu ungunsten der Individualität des Klienten zu überhöhen. Wo es darauf ankommt, das Gefühl des Klienten für Beteiligung und Verantwortlichkeit zu stärken, sind vermutlich andere Ansätze angezeigter (VAN RIPER oder COOPER). Verhaltenstherapeutische Programme sind jedoch dabei, ihre "rigide" Struktur so zu verändern, daß mehr Raum für Individualisierung bleibt. Damit sind wir bei der Frage der Indikation. Niemand, der ernst genommen werden möchte, kann behaupten, daß er ein jedem Stotterer gleichermaßen hilfreiches Verfahren besäße. Das Symptom Stottern ist der allgemeinste Nenner, daran kann sich die Therapie allein nicht orientieren. In Abhängigkeit von der individuellen Problemanalyse muß ein speziell zugeschnittenes Therapiepaket angeboten werden. Die Zuordnung von Person zu Behandlung ist eine der wesentlichsten Herausforderungen des ganzen Gebietes (vgl. Abschn. 2.2 und 3.2.5). Für diese Fragestellung erscheint das in der Analyse von Mißerfolgen liegende Wissenspotential nicht ausgeschöpft (vgl. Abschn. 3.5).

SMITH et al. (1980) kommen in ihrer Metaanalyse von Therapiestudien zu dem Schluß, daß die Effekte verschiedener Therapieformen weder qualitativ[151] noch quantitativ unterschiedlich seien. Sie meinen aber, daß diese Schlußfolgerung nicht zu Eklektizismus, sondern eher zu seiner "intelligenten" Alternative, dem therapeutischen Pluralismus führen solle. Für den einzelnen Therapeuten hieße das Beschränkung auf einen Ansatz. Er könnte sich dann nicht mehr für alle Klienten zuständig fühlen, wäre aber besser in der Lage, im Sinne eines Forscher-Praktikers, gezielter zu unserem Wissen beizutragen.

---

[151] Eine Aussage, die von GRAWE et al. (1989) fundiert angezweifelt wird.

# Anhang

Prüfliste für Stotterverhalten

Schweregradmessung des Stotterns

Allgemeine Indikationskriterien

Einschätzung des Therapeutenverhaltens

Gesichtspunkte für den Einsatz schriftlicher Verträge

Grundformen kognitiver Therapie


Vorbemerkung
Rational-emotive Therapie
Kognitive Umstrukturierung
Selbstinstruktionstraining
Problemlösung


Einführung in das Therapie-Programm

Praxis der Entspannung

# Prüfliste für Stotterverhalten

Die folgende Liste basiert auf dem Klassifikationssystem von WINGATE (1964).

1.  Wiederholungen: Einfache Wiederholung des Lautes, einer Silbe oder eines einsilbigen Wortes. Mehrfache Wiederholung multisyllabischer Wörter oder Phrasen.

2.  Unwillentliches Zögern oder stille Dehnungen: Schließt solche Verzögerungen aus, die willentlich zur Erreichung eines bestimmten Effekts eingesetzt werden, außerdem Zögern, das durch Umweltablenkungen oder Überlegung zustande kommt.

3.  Hörbare Dehnung: Ein Laut, der über seine angemessene Dauer hinaus intoniert wird.

4.  Interjektionen: Äußerungen, die mit dem normalen Sprechfluß nichts direkt zu tun haben. Ausgeschlossen sind hierbei solche Interaktionen, die willentlich sind, aufgrund bestimmter Umstände eingestreut werden, oder Überlegung indizieren.

5.  Unterbrochene Worte: Unangemessene Pausen innerhalb eines Wortes. Diese könnten auch als stille Dehnung klassifiziert werden.

6.  Sprechbezogene Bewegungen: Dies würde unangemessene Bewegungen des peripheren Sprechmechanismus einschließen, wie unangemessene Lippenverformung, Zähne zusammenpressen oder Zunge vorstoßen.

7.  Zusätzliche Körperbewegungen: Alle anderen Arten von Körperbewegungen, die im Zusammenhang mit Sprechschwierigkeiten auftreten, wie z.B. Augen schließen, Wackeln mit dem Kopf, Ballen der Faust etc.

8.  Zusätzliche Eigenheiten: Dies würde bestimmte Verhaltensweisen einschließen, wie Anzeichen von Aufregung, Spannung oder negativen Einstellungen.

Skala zur Messung des Stotterschweregrads. (Nach JOHNSON, DARLEY und SPRIESTERSBACH, 1963)

| | sehr wenig | wenig | wenig bis mäßig | mäßig | mäßig bis stark | stark | sehr stark |
|---|---|---|---|---|---|---|---|
| Grad des Stotterns | weniger als 1% der Wörter | 1-2% der Wörter | 2-5% der Wörter | 5-8% der Wörter | 8-12% der Wörter | 12-15% der Wörter | mehr als 25% der Wörter |
| Zeitdauer des Stotterns | weniger als 1 Sekunde | ungefähr 1 Sekunde | meist 1 Sekunde | ungefähr 1 Sekunde | ungefähr 2 Sekunden | durchschnittl. 3-4 Sekunden | durchschnittl. mehr als 4 Sekunden |
| Art des Stotterns | Wiederholungen | Wiederholungen | hauptsächl. Wiederhol.; einige Blocks/ Dehnungen | hauptsächl. Wiederhol. aber auch Blocks/Dehnungen | Blocks, evtl. Wiederholung. /Dehnungen | Blocks, evtl. Wiederholung. /Dehnungen | Blocks mit oder ohne Wiederholung. /Dehnungen |
| Spannung | sehr gering | sehr gering | geringfügig aber nicht störend | geringfügig, gelegentlich störend | häufig | auffallend | stark |

## Allgemeine Indikationskriterien

"Flüssiges Stottern". (Nach VAN RIPER)

- Stottern weniger schwer, mehr verdeckte Probleme d.h. gefühlsmäßige Belastung durch das Stottern
- Gefühl des Kontrollverlustes
- Probleme bei der Umsetzung flüssigkeitsfördernder Techniken
- Sprechblocks stehen im Vordergrund
- viele Mitbewegungen
- hohe Motivation des Klienten

Verhaltenstherapeutisch orientierte "Flüssigkeitstechniken":

- Stottern schwerer
- weniger verdeckte Probleme
- keine oder wenig Therapieerfahrungen
- Klient wünscht sich Höchstgrad an fließendem Sprechen
- Klient sieht Stottern als Verhaltensproblem
- niedrige Intelligenz
- für ältere Menschen (ohne perfektionistische Ziele)

Relative Gegenindikation: Klient fühlt, daß die Ziele zu beschränkt, die Techniken "zu konkret" bzw. zu simpel sind.

Arbeit an der Einstellung:

- Stottern weniger schwer
- mehr verdeckte Probleme (individuelle und persönliche Probleme stehen im Vordergrund
- Erfolglosigkeit verhaltenstherapeutisch orientierter Methoden
- Klient wünscht sich eine psychotherapeutische Herangehensweise (er ist hinsichtlich eigener Motivation offen, er kann eigene Erfahrungen ausdrücken, schmerzliche Affekte tolerieren und diskutieren)
- Ziel der Therapie ist eher charakterliche Veränderung, nicht nur einfach Symptomreduktion
- Einsatz evtl. nachdem fließendes Sprechen etabliert ist (zur Verbesserung der Beibehaltung)
- der Lebensstil ist durch Stottern ganz wesentlich beeinflußt

**Liste von bipolaren Eigenschaftswörtern zur Einschätzung des Therapeutenverhaltens. (Nach VAN RIPER, 1975)**

Bewertend

1. enthusiastisch - phlegmatisch
2. sympathisch - unsympathisch
3. kalt - warm
4. organisiert - desorganisiert
5. unbeschwert - besorgt
6. tolerant - intolerant
7. langweilig - interessant
8. negativ - positiv
9. aufgeschlossen - verschlossen/ablehnend
10. echt - falsch
11. autoritär - nicht autoritär
12. offen - defensiv
13. unsensibel - sensibel
14. kritisch - unkritisch
15. klar - verwirrt
16. antagonistisch/feindselig - freundlich
17. selbstbezogen - klientenbezogen/orientiert
18. scharf - nett
19. angenehm - unangenehm
20. traurig - fröhlich
21. nah - weit weg
22. humorvoll/witzig - stur
23. attraktiv - unattraktiv
24. hochgradig emphatisch - wenig emphatisch
25. deprimiert - heiter
26. einfühlsam - nicht einfühlsam
27. mitteilsam - reserviert; schweigsam
28. streitsüchtig - friedfertig
29. pessimistisch - optimistisch/hoffnungsvoll
30. taktvoll - taktlos
31. grausam - liebenswürdig/gütig
32. vertrauenswürdig - unsicher
33. zielorientiert - technikorientiert
34. schwer von Begriff - einsichtsvoll


Aktivitätsorientiert

35. kontrollierend - permissiv/tolerant
36. aktiv - passiv
37. rigide/starr - flexibel
38. ruhig - nervös
39. ermutigend - entmutigend
40. nicht hilfsbereit - hilfsbereit
41. enthusiastisch - apathisch
42. geduldig - ungeduldig
43. unberechenbar - berechenbar
44. geschickt - ungeschickt/unbeholfen
45. verklemmt - spontan
46. gelassen - hastig
47. ungehemmt - gehemmt
48. effektiv - ineffektiv
49. ausdauernd - gibt leicht auf

50. nicht anerkennend - anerkennend
51. sehr beweglich - motorisch behindert
52. schnell - langsam
53. herausfordernd - annehmend
54. energisch - verhalten
55. extravertiert - introvertiert
56. schwach - stark


Kraft

57. sicher - unsicher
58. würdevoll - unwürdig
59. bedrohlich - unterstützend
60. tauglich - untauglich
61. sich selbst bestrafend - sich selbst annehmend
62. überzeugend - nicht überzeugend
63. bedächtig - sicher
64. einnehmend - nicht einnehmend
65. engagiert - nicht engagiert

## Gesichtspunkte für den Einsatz schriftlicher Verträge

Verträge sind eine der Möglichkeiten, den Charakter der Therapeut-Klient-Beziehung zu verändern. Hierbei wird explizit gemacht, daß der Klient größere Verantwortung für die Erreichung der Therapieziele trägt. Außerdem sollen Verträge bei der Umstrukturierung der Behandlung helfen, z.B. Doppeldeutigkeiten minimalisieren oder den Klienten anhalten, seine "Konsumhaltung" aufzugeben.

Ein Kontrakt sollte folgende Elemente enthalten:

A)  Auswahl der Behandlungsziele
Klare und detaillierte Beschreibung des erwünschten Verhaltens, wobei sich die Ziele aus den spezifischen Aktivitäten des Therapeuten und des Klienten ableiten lassen müssen.

B)  Zeitbegrenzung
In der Praxis sollte die Laufzeit eines Kontraktes auf einen Monat beschränkt sein. Am Ende dieser Zeit soll er entweder beendet/abgeschlossen sein oder neu vereinbart werden. In Sonderfällen kann auch die festgelegte Häufigkeit eines Zielverhaltens das Vertragsende signalisieren.

C)  Definition der Randbedingungen
Beschreibung der positiven Konsequenzen bei Erfüllung der Kriterien bzw. der aversiven Folgen, wenn der Vertrag nicht innerhalb des definierten Zeitraums in der formulierten Weise erfüllt wird. Außerdem Bestimmung eines Bonus in Form zusätzlicher positiver Bekräftigung, falls das Vertragsminimum überschritten wird.
Der Kontrakt erhält Hinweise darauf, wie die erwünschten Reaktionen beobachtet, gemessen und aufgezeichnet werden (als Rückmeldung für Klienten wie für Therapeuten). Die bekräftigenden Kontingenzen sollten dem erwünschten Verhalten so rasch wie möglich folgen.

D)  Vertragsunterzeichnung
Der Klient sollte den Vertrag nur dann unterzeichnen, wenn er mit dem Inhalt voll einverstanden ist. Hat er Zweifel, sollte ihm eine Bedenkzeit eingeräumt werden.

## Grundformen kognitiver Therapie

### Vorbemerkungen

MAHONEY und ARNKOFF (1978) unterteilen kognitive Therapien in drei Kategorien: Rationale Psychotherapien (z.B. ELLIS), Therapien zur Ausbildung von Bewältigungsfertigkeiten (z.B. MEICHENBAUM) und schließlich Problemlösungstherapien
(D'ZURILLA und GOLDFRIED).

In diesen Ansätzen sehen sie folgende Gemeinsamkeiten:

1. Vermittelt durch kognitive Prozesse entwickeln Menschen angepaßtes oder fehlangepaß-
   tes Verhalten und affektive Muster.
2. Diese kognitiven Prozesse sind den im Lernlaboratorium zu beobachtenden analog
   (isomorph).
3. Die Aufgabe des Therapeuten entspricht der eines Diagnostikers und Erziehers. Er identifiziert und analysiert die fehlangepaßten Kognitionen und arrangiert in der Folge
   Lernerfahrungen, mit denen diese und schließlich die Verhaltens- und Emotionsmuster
   verändert werden.

Die kognitiven Methoden gehen also von dem Postulat aus, daß ein enger Zusammenhang zwischen Kognitionen, Gefühlen und Verhalten besteht. Alle Menschen verfügen
über funktionale und dysfunktionale Kognitionen, wobei Verhaltensstörungen auf besonders schwere dysfunktionale Kognitionen schließen lassen.

### Rational-emotive Therapie

Nach ELLIS (1962) ist der Weg zur Hölle nicht mit guten Absichten, sondern mit irrationalen Annahmen gepflastert. Das Fundament emotionaler Störungen bestehe in
der irrationalen Interpretation von Ereignissen. ELLIS (1977) hat die zwölf irrationalen Ideen, die nach seiner therapeutischen Erfahrung am häufigsten sind, formuliert.
So sei z.B. die Annahme unsinnig, daß es für jeden Erwachsenen eine "absolute Notwendigkeit" sei, von jeder Person in seinem Umfeld geliebt zu werden.

Verknüpft sind diese Annahmen durch einige Grundfehler im Denken: "Muß Annah-
men" (die absolute Forderung, daß ein Sachverhalt so sein *muß* oder *sollte*),
"Katastrophendenken" (unangenehme oder schmerzhafte Ereignisse werden als ent-
setzlich oder fürchterlich bewertet), "Herabsetzer" (globale Abwertung der eigenen
Person und anderer Menschen), "Automatentheorie" (Gefühle und Handlungen wer-
den als automatische, unbeeinflußbare Folgen äußerer Ereignisse betrachtet) und
"Übergeneralisierung" (Fehleinschätzung der Realität durch Verwendung extremer
Kategorien).

Das Ziel der rational-emotiven Therapie ist es, die selbst-destruktiven Gedanken
durch konstruktive, rationale zu ersetzen. Die praktische Arbeit erfolgt in diesen
Schritten:

a) Der Therapeut versucht, den Klienten von den Grundannahmen der RET zu überzeugen.
b) Der Klient wird angewiesen, sich selbst in schwierigen Situationen genau zu beobachten
   und sich darum zu bemühen, seine irrationalen Gedanken zu identifizieren.
c) Training in logischer und empirischer Bewertung der Selbstaussagen.
d) Der Therapeut modelliert die rationale Uminterpretation beunruhigender Ereignisse.

e) Wiederholte Übung im Substituieren irrationaler Interpretationen durch rationale Selbst-aussagen, dabei unmittelbares und häufiges Feedback, selektive Bekräftigung veränderter Selbstaussagen in der angestrebten Richtung.

f) Vielfältige Verhaltensübungen, die an den "Schwachpunkten" des Klienten ansetzen (z.B. "Schamaufgaben", die darauf hinzielen, rationale Reaktionen auf unangenehme, reale Alltagssituationen zu entwickeln). Darüber hinaus werden zusätzliche Techniken eingesetzt, z.B. das Disputieren ("Sokratischer Dialog") und Vorstellungsverfahren (Veränderung intensiver Emotionen, z.B. Angst oder Depression, in weniger starke, wie z.B. Enttäuschung oder Bedauern, das Ganze u.U. in einer vom Therapeuten gelenkten Phantasie).

Die RET ist ein sehr direktives Therapieverfahren. Sie unterstellt einen "logischen Organismus", und ELLIS behauptet, daß die Entdeckung der "Irrationalität" der eige-nen Selbstaussagen automatisch dazu motivierte, diese zu verändern. MAHONEY (1974) meint jedoch, die Ergebnisse der Sozialpsychologie ließen daran zweifeln, daß Menschen wirklich "inhärent logische Organismen" seien. Damit seien der Modifika-tion unangepaßter Denkstrukturen enge Grenzen gesetzt.


## Kognitive Umstrukturierung

ELLIS begreift dysfunktionale Kognitionen als irrationale Bewertungen, die sich aus biologischen und kulturellen Einflüssen entwickeln. BECK und EMERY (1985) dage-gen verstehen darunter bestimmte Muster, die ihre Aufgabe der Reizinterpretation nur unzulänglich erfüllen. Einlaufende Informationen werden so verzerrt, daß sie zu ei-nem vorgegebenen Schema passen. Alle Menschen entwickeln diese Schemata von der frühen Kindheit an. Eine Berührung mit ELLIS gibt es insofern, als diese verzerrten Schemata durch Denkfehler wie Katastrophisieren oder Übergeneralisieren gekenn-zeichnet sind. Auch der Ansatz von BECK enthält ein starkes didaktisches Element, da dem Klienten neue Denkstile und Lebenseinstellungen vermittelt werden sollen. Die Therapie (BECK, 1976) durchläuft folgende Phasen:

a) Der Klient wird angeleitet, sich seiner eigenen Gedanken bewußt zu werden.
b) Er lernt ungenaue oder verzerrte Gedanken zu identifizieren.
c) Diese unangemessenen, verzerrten Gedanken werden durch genauere, objektivere Kognitionen ersetzt.
d) Der Therapeut gibt Rückmeldung bzw. Verstärkung.

BECK et al. (1979) haben einige Techniken zur Unterstützung des Therapieprozesses entwickelt, z.B. die Sammlung "automatischer" Gedanken, Testen von Kognitionen (Unterscheidung von Vorstellungen und Fakten) und sorgfältig gestuften Aufgaben, die dem Klienten zu Erfolgserlebnissen verhelfen sollen. Darüber hinaus lernt der Kli-ent "Distanzierung" (objektivere Bewertung von Gedanken) und "Dezentrierung", die Fähigkeit, sich selbst von einem Ereignis zu lösen.


## Selbstinstruktionstraining (Streßimpfungstraining nach

## MEICHENBAUM)

Nach MEICHENBAUM (1977) reagieren Menschen auf psychosozialen Streß nur dann angemessen, wenn Ursache und Bedeutung der Bedrohung bekannt sind, wenn sie wissen, wie sie darauf zu reagieren haben und ihnen die entsprechenden Mittel zur Verfügung stehen. Das Training richtet sich auf drei Bereiche: Das Verhalten des Kli-enten, soweit es verbesserungsfähig ist; die selbstregulatorische Aktivität, soweit sie sich auf Selbstaussagen, Bilder und Gefühle bezieht, welche adaptivem Funktionieren entgegenstehen (verzerrte Interpretation, unangemessene Katastrophengedanken, überzogene Selbstkritik); kognitive Strukturen, womit implizite Einstellungen und Gedanken gemeint sind, die die Sicht der eigenen Person und der Welt beeinflussen.

Aus dieser Aufzählung werden die Ähnlichkeiten zu ELLIS und BECK deutlich. Eine Besonderheit bei MEICHENBAUM ist, daß er dem selbststeuernden und regulativen Aspekt der Sprache besondere Bedeutung beimißt. Bei seiner Selbstinstruktionsmethode werden Konzepte wie Selbsteinschätzung und Selbstbewertung, Aufmerksamkeit und Wahrnehmung in spezielle Selbstverbalisationen übersetzt und die sprachlichen Mechanismen direkt beeinflußt.

Die Therapieschritte erfolgen in dieser Reihenfolge:

a) Datensammlung, d. h. Bestimmung der Determinanten des Problemverhaltens ("Verhaltensanalyse"), an deren Ende die Konzeptualisierung des Problems steht. Dies bedeutet, daß dem Klienten das Problem erklärt wird, daß seine unklare Situation genauer strukturiert und damit bewältigbarer gemacht wird.

b) Durch Übung Erwerb der Fähigkeiten, die zur Problembewältigung nötig sind. Die wichtigste Trainingsmethode ist das Rollenspiel, in welches das eigentliche Selbstinstruktionstraining eingebettet ist. Der Klient wird angeleitet, alternative Selbstaussagen zu entwickeln, die konstruktiver sind.

c) Übertragung der gelernten Fähigkeiten in die Realität, Erprobung, Ermittlung von Schwachstellen und weiteres gezieltes therapeutisches Üben.

MEICHENBAUM setzt beim Selbstinstruktionstraining ergänzend Problemlösungstechniken ein.


**Problemlösung**

Zu den von BECK (1976) genutzten Methoden gehört die "Alternativen-Therapie". Hierbei wird der Klient angeleitet, scheinbar unlösbare Probleme in einer Art und Weise zu rekonzeptualisieren, daß er zu Handlung und Bewältigung ermutigt wird. Problemlösungstraining hat innerhalb der kognitiven Therapien Bedeutung erlangt, weil deutlich wurde, daß emotional belastete Menschen schlechte Problemlöser sind (zusammenfassend bei FIEDLER, 1981). Unter emotionalem Druck werden eher impulsive oder aggressive Problemlösungen gewählt, folgerichtiges Denken zum Einsatz optimaler Mittel zur Erreichung eines Zieles ist eingeschrankt.

Der Begriff der Problemlösung wird innerhalb der Therapie für einen systematischen Prozeß benutzt, bei dem der Therapeut den Klienten in der Bewältigung schwieriger Situationen unterstützt. Dazu wurden eine Reihe von Modellen entwickelt (z.B. D'ZURILLA und GOLDFRIED, 1971; FIEDLER, 1981), deren wichtigste Elemente hier wiedergegeben werden sollen:

a) Definition des Problems: Dieser Schritt ist deswegen besonders wichtig, weil die Art, wie ein Problem definiert wird, wesentlich die Lösung mitbestimmt. Die Definition sollte operationalisierbar sein.

b) Bestimmung realistischer und konkreter Ziele und Überlegungen zu den Schritten, die zu deren Erreichung notwendig sind.

c) Generierung einer großen Anzahl möglicher Lösungen (z.B. durch "brainstorming").

d) Die Vor- und Nachteile jeder vorgeschlagenen Lösung bewerten und sie hinsichtlich ihrer Praktikabilität und Wünschbarkeit einordnen.

e) Die am besten erscheinenden Lösungen genauer untersuchen, sie durch Rollenspiele erproben.

f) Die akzeptabelste und beste Lösung in der Realität erproben. Sich dabei auf Mißerfolge einstellen, jedoch schon den Versuch als etwas Positives bewerten.

g)   Das ursprüngliche Problem im Lichte der gefundenen Problemlösung neu überdenken.
     Unter Umständen diesen Prozeß wieder von vorn durchlaufen.


**Einführung in das Therapieprogramm. (In Anlehnung an**
**BOBERG und KULLY, 1985)**

Das Ziel unseres Therapieprogramms ist es, Ihnen dabei zu helfen, ein Sprecher zu
werden, der effektiver kommunizieren kann. Das bedeutet, daß Sie Ihr Sprechen verändern und alle Aspekte wie Rhythmus, Spannung, Geschwindigkeit und Intonation
variieren können. Sie sollen Ihre Angst vor dem Stottern verlieren, Menschen ansprechen können und Sprechsituationen nicht ausweichen. Wie schnell Sie diese Ziele erreichen können, läßt sich nicht voraussagen. Allerdings wird es nur kurze Zeit dauern, bis Sie das nötige Wissen und die Grundfertigkeiten haben, mit deren Hilfe Sie
sich, auch in Eigenarbeit, weiterentwickeln können.

Wir wollen Ihnen die Möglichkeit geben, uns wichtig erscheinende Grunderfahrungen
zu machen:

-   Eigenverantwortlichkeit für das Verhalten einschließlich des Stotterns
-   daß das bewußte Ertragen und Studieren des Stotterns möglich ist und daß die genaue
    Beobachtung des Stotterns wie des normalen Sprechens zur Erreichung des Therapieziels
    hilfreich ist
-   daß Vermeidung von Sprechversuchen die Angst und damit das Stottern vergrößert
-   daß Mitbewegungen, hektische Fluchtreaktionen Stottern verschlechtern und daß sie zu
    seiner Beibehaltung beitragen
-   daß negative Vorerwartungen Stottern verschlechtern
-   daß ungünstige Barrieren gegen Zuhörerreaktionen abgebaut werden sollten
-   daß es möglich ist, die gefürchteten Wörter zunehmend normaler auszusprechen
-   daß Gefühle wie Ambivalenz, Schuld oder Feindseligkeit mit positiven Folgen reduziert
    und Ich-Stärke, Selbstvertrauen und Selbstrespekt vergrößert werden können
-   daß sich die Mühe lohnt, weil fließendes Sprechen viele Vorteile hat.

Die Veränderung des Sprechens und des Gesamtverhaltens erfordert intensive und
harte Arbeit auf längere Sicht. Im Gespräch, durch Hilfe bei der Selbstexploration
und durch Informationen werden wir Ihre Einstellung zum Sprechen erarbeiten und
Ihnen helfen, das Sprechverhalten zu analysieren und zu modifizieren.

Therapeuten können nur "Katalysatoren der Veränderung" sein. Sie können planen,
die Programmschritte festlegen und Sie leiten, die wirkliche Verantwortung für die
Veränderung liegt aber bei Ihnen. Wenn die Veränderungen auch nicht schnell und
leicht sind, so werden sie doch ein großes Maß an Befriedigung bringen. Sie werden
nicht nur lernen, anders zu sprechen, sondern Sie werden sich auch als Person anders
fühlen. Die Folge wird sein, daß Sie Ihr gesamtes Verhalten verändern werden.

Ein wichtiges Grundkonzept des Therapieprogramms ist die hierarchische Vorgehensweise. Jede Fähigkeit, die Sie lernen, baut auf Vorhandenem auf bzw. ist Voraussetzung für den nächsten Schritt.

Die Therapie konzentriert sich auf vier miteinander in Verbindung stehende Hauptbe-
reiche:

1.   Verminderung übermäßiger körperlicher Spannung durch Entspannungstraining. Diese
     Fähigkeit soll soweit wie möglich generalisiert werden, so daß Sie auf einen kurzen Reiz
     hin auch außerhalb der Klinik relevante Teile Ihres Körpers entspannen können.
2.   Aufbau eines neuen psychomotorischen Sprechmusters.

3. Analyse und Verminderung der Angst vor dem Stottern und Sprechen wie auch des allgemeinen Vermeidungsverhaltens. Analyse der Menschen, Situationen und Wörter, die Sie fürchten.
4. Entwicklung realistischerer Wahrnehmungen, Gefühle und Einstellungen gegenüber Ihrer eigenen Person, gegenüber dem Sprechen und dem Stottern. Welches sind Ihre Schwächen, Ihre Stärken, was ist Ihr Veränderungspotential? In schwierigen Situationen werden Sie Ihr Verhalten studieren und neue Reaktionen erproben.

Die Erfolgswahrscheinlichkeit dieser Behandlung läßt sich für den Einzelfall nicht vorhersagen. Wir wissen aus langjähriger Erfahrung, daß etwa zwei Drittel der Teilnehmer in diesem Programm praktisch normales Sprechen erreichen können. Die langfristige Aufrechterhaltung gelingt etwa der Hälfte der Teilnehmer. Der notwendige Zeitaufwand wird ca. 70 Stunden betragen. Ein großer Teil dieser Zeit wird nach Ende des Intensivprogramms für Beibehaltung bzw. Generalisierung aufgewandt.


## Praxis der Entspannung


Das Erlernen der Entspannung ist ein relativ langwieriger Prozeß, und der Therapeut sollte nicht ungeduldig werden. Um Zeit zu gewinnen, verwenden wir in der Regel eine vorgefertigte Entspannungskassette, die der Klient mitnimmt. Er übt zu Hause und berichtet in der Therapiestunde über Fortschritte und Probleme.

Nach unserer Erfahrung gibt es große interindividuelle Unterschiede hinsichtlich der bevorzugten Technik. Normalerweise setzen wir das Training von JACOBSON (1938) ein, gelegentlich ziehen Klienten das autogene Training nach SCHULTZ (1932) vor. Da beide Verfahren in der Literatur ausführlich dargestellt sind, soll unser Kurzentspannungsverfahren beschrieben werden.[152]

Auch hierbei gibt es einige Grundregeln zu beachten, wie sie allen Entspannungsverfahren gemeinsam sind:

1. Festlegung einer spezifischen Übungszeit, die jeden Tag gleich ist.
2. Durchführung der Entspannung an einem ruhigen und gemütlichen Ort. Ablenkung durch Telefon, Fernsehen oder ähnliches sollte vermieden werden. Die Raumtemperatur weder zu warm noch zu kalt. Unter dem Gesichtspunkt der "Reizkontrolle" sollte immer der gleiche Platz gewählt werden. Wechsel wird erst empfohlen, wenn die Technik beherrscht wird.
3. Wahl einer Standardkörperposition; Übung zunächst im Liegen, später im Sitzen.

Atmung bildet die Basis dieser Entspannungstechnik. Die Wahl der Methode erfolgte nicht nur, weil sie besonders gut die von uns eingesetzte stotterreduzierende Atemkontrolltechnik ergänzt, sondern weil es günstig ist, die Entspannungsschritte mit dem Ausatmen zu koordinieren. Jedesmal, wenn wir ausatmen, gibt es einen leichten, unkonditionierten, reflexiven Spannungsabfall, beim Einatmen dagegen ein leichtes Ansteigen der Muskelspannung. Paaren wir Entspannung mit dem Ausatmen, können wir diese natürliche Kontingenz nutzen. Uneinheitliche Auffassungen gibt es darüber, wie rasch die Spannung reduziert werden sollte. RIMM und MASTERS (1979) empfehlen ihren Klienten, möglichst alle Spannung auf einmal abzulassen. Dies sei nicht nur befriedigender, sondern chronisch gespannte Menschen hätten auch in der Regel wenig Gefühl für das Niveau ihrer Verkrampfung und entsprechend Schwierigkeiten, kleine Veränderungen zu erkennen. Daher solle das Diskriminationslernen mit relativ großen Schritten beginnen und erst später subtilere Unterscheidungsfähigkeiten anstreben (TERRACE, 1966). MALMO (1975), der ebenfalls Vor- und Nachteile einer

---

152 Es stellt eine Mischung verschiedener Ansätze dar, die nicht mehr im einzelnen nach ihrer Herkunft rekonstruierbar sind.

gestuften oder abrupten Vorgehensweise diskutierte, kam in einer El
dem Schluß, daß ein prompter, großer Abfall im EMG für die Versuch
friedigender und erfolgreicher war.

Dem Klienten wird in etwa folgende Instruktion gegeben:

Beim Atmen sind verschiedene Muskelgruppen des Oberkörpers beteiligt. Neb
Brust- und Flankenbereich auch solche Muskeln, die sich in die Schultern bz\
strecken. Ein großer Muskel, der primär dem Atmen dient, ist das Zwerchfel
der Brusthöhle und dem Abdomen liegt. Entspanntes Atmen erfolgt vor al
Zwerchfell. (Für den nächsten Teil verwenden wir eine Abbildung der Lunge.)

Wie Sie sehen können, ist das Lungenvolumen im unteren Teil, nahe dem Z
Atmen eingesetzt, dadurch wird eine relativ große Luftmenge bewegt, was lar
misches Atmen ermöglicht. In Ruhestellung sind 6 bis 10 Atemzyklen pro Min

Die meisten von uns atmen jedoch nicht in erster Linie mit dem Zwerchfell, s
Brust. Der Bauch bleibt eingezogen und unbeweglich. Dies ist falsch, da mit s
der "Hochatmung" nur geringere Luftmengen ein- und ausgeatmet werden. D
Ruhe ca. 10 bis 16 Atemzüge gebraucht.

Zwerchfellatmung, die leicht und langsam abläuft, hilft bei der Induktion vo
Es hat sich gezeigt, daß der Herzschlag bei entspannter Zwerchfellatmung lang

Um entspanntes Atmen zu üben, ist es sinnvoll, zunächst so zu atmen, als '
Bauchraum ausfüllen. Dann immer weiter einatmen, um auch den Brustraum z
Maximalmenge an Luft beinahe eingeatmet, entspannen und die Luft langsa
und passiv herausfließen lassen. Beim Einatmen wölbt sich die Bauchde
Schwierigkeiten bei dieser Form des Atmens auftauchen, legen Sie Ihre Hand
decke. Sie sollte sich beim Atmen bewegen. Ist eine gute Bewegung der Baucl
versuchen Sie, Bauchdecke und Brust gleichzeitig zu bewegen.

Auf Stotterklienten mit habitueller Hochatmung haben wir schon hinge'
schn. 3.3.1). Sie benötigen

intensive Übung, bis sie in der gewünschten Weise atmen können.

Die eigentliche Entspannungsinstruktion ist sehr einfach und kurz. Dei
der oben beschriebenen Weise einatmen und beim Ausatmen zu sich sell
bin ruhig und entspannt". Dies soll er wiederholt und in verschieden
üben, bis es ihm spontan gelingt. Wir weisen den Klienten mehrfach d
es eine Weile dauern wird, bis sich Entspannungseffekte einstellen.

# Literatur


Abkarian, G. G. Covert measures of clinical success in stuttering therapy. Vortrag ASHA, Toronto, 1982.

Abramowitz, C. V., Abramowitz, S. I., Roback, H. B., & Jackson, C. Differential client internal-external control. Journal of Consulting and Clinical Psychology, 1974, 42, 849-853.

Adams, M. R. The young stutterer: Diagnosis, treatment and assessment of progress. In W. Perkins, (Hrsg.) Strategies of stuttering therapy. New York: Thieme & Stratton, 1980.

Adams, M. R. The speech production abilities of stutterers: Recent, ongoing, and future research, Journal of Fluency Disorders, 1981, 6, 311-326.

Adams, M. R. A case report on the use of flooding in stuttering therapy. Journal of Fluency Disorders, 1982, 7, 343-353.

Adams, M. R. Learning from negative outcomes in stuttering therapy: I. Getting off on the wrong foot. Journal of Fluency Disorders, 1983, 8, 147-153.

Adams, M. R. Stuttering theory, research and therapy. A five year retrospective and look ahead. Journal of Fluency Disorders, 1984, 9, 103-113.

Adams, M. R. The speech physiology of stutterers: Present status. Vortrag Banff Conference on Stuttering. 1984.

Adams, M. R. Five-year retrospective on stuttering theory, research and therapy: 1982-1987. Journal of Fluency Disorders, 1988, 13, 399-405.

Adams, M. R. Letter to the editor (A response to E.B. Cooper). Journal of Fluency Disorders, 1988, 13, 301-303.

Adams, M. R. The "demands and capacities model". A theoretical elaboration. Vortrag ASHA, Boston, 1988.

Adams, M. R., Freeman, F. J., & Conture, E. G. Laryngeal dynamics of stutterers. In R.F. Curlee & W.H. Perkins, (Hrsg.) Nature and treatment of stuttering: New directions. San Diego: College Hill Press, 1984.

Adams, M. R., Freeman, F. J., & Conture, E.G. Laryngeal dynamics. In R.F. Curlee & W.H. Perkins, (Hrsg.) Nature and treatment of stuttering: New directions. San Diego: College Hill Press, 1984.

Adams, M. R., & Hayden, P. The ability of stutterers and nonstutters to initiate and terminate phonation during production of an isolated vowel. Journal of Speech and Hearing Research, 1976, 19, 290-296.

Adams, M. R., & Runyan, C. M. Stuttering and fluency: Exclusive events or points on a continuum? Journal of Fluency Disorders, 1981, 6, 197-204.

Adler, A. Verdrängung und männlicher Protest; ihre Rolle und Bedeutung für die neurotische Dynamik. Heilen und Bilden, 1914.

Ainsworth, S. E. Integrating theories of stuttering. Journal of Speech and Hearing Disorders, 1945, 10, 205-210.

Ainsworth, S. E. Methods for integrating theories of stuttering. In L.E. Travis, (Hrsg.) Handbook of speech pathology and audiology. New York: Appleton Century Crofts, 1971.

Ainsworth, S. E. (Hrsg.) If your child stutters: A guide for parents. Memphis: Speech Foundation of America, 1977.

Andrasik, F., Coleman, D., & Epstein, L. H. Biofeedback: Clinical and research considerations. In D.M. Meredith & A.R. Cimero, (Hrsg.) Behavioral medicine: Assessment and treatment strategies. New York: Plenum, 1982.

Andrews, G. The etiology of stuttering. Australian Journal of Human Communication Disorders, 1974, 2, 8-12.

Andrews, G. Evaluation of the benefits of treatment. Vortrag ASHA, Los Angeles, 1981.

Andrews, G. Evaluation of the benefits of treatment. In W. Perkins, (Hrsg.) Current therapy of communication disorders: Stuttering disorders. New York: Thieme & Stratton, 1984.

Andrews, G. Epidemiology of stuttering. In R.F. Curlee & W.H. Perkins, (Hrsg.) Nature and treatment of stuttering: New directions. San Diego: College Hill Press, 1984.

Andrews, G., & Craig, A. Stuttering: Overt and covert measurement of the speech of treated subjects. Journal of Speech and Hearing Disorders, 1982, 47, 96-99.

Andrews, G., & Craig, A. Prediction of outcome after treatment for stuttering. British Journal of Psychiatry, 1988, 153, 236-240.

Andrews, G., Craig, A., Feyer, A. M., Hoddinott, S., Howie, P., & Neilson, M. Stuttering: A review of research, findings and theories. Journal of Speech and Hearing Disorders, 1983, 48, 226-246.

Andrews, G., & Cutler, J. Stuttering therapy: The relation between changes in symptom level and attitudes. Journal of Speech and Hearing Disorders, 1974, 39, 312-319.

Andrews, G., & Feyer, A. M. Does behavior therapy still work when the experimentors depart. An analysis of a behavioral treatment program for stuttering. Unveröffentlichtes Manuskript, 1985.

Andrews, G., Guitar, B., & Howie, P. Meta-analysis of the effects of stuttering treatment. Journal of Speech and Hearing Disorders, 1980, 45, 287-307.

Andrews, G., & Harris, H. The syndrome of stuttering. Clinics in Developmental Medicine, No. 17. London: Heinemann, 1964.

Andrews, G., & Harvey, R. Regression of the mean in pretreatment measures of stuttering. Journal of Speech and Hearing Disorders, 1981, 46, 204-207.

Andrews, G., Neilson, M., & Cassar, M. Informing stutterers about treatment. In L. Rustin, H. P. &. D. R., (Hrsg.) Progress in the treatment of fluency disorders. London: Taylor & Francis, 1987.

Andrews, G., Quinn, P. T., & Sorby, W. A. An investigation into cerebral dominance for speech. Journal of Neurology, Neurosurgery and Psychiatry, 1972, 35, 414-418.

Andrews, G., & Tanner, S. Stuttering treatment: An attempt to replicate the regulated-breathing method. Journal of Speech and Hearing Disorders, 1982, 47, 138-140.

Annett, M. Genetic and non-genetic influence on handedness. Behavioral Genetics, 1978, 8, 227-249.

Arnold, G. E. Das Poltern: Tachyphemie. In R. Luchsinger & G.E. Arnold, (Hrsg.) Handbuch der Stimm- und Sprachheilkunde. Band II. Wien: Springer, 1970.

Ascher, L. M., Schotte, D. E., & Grayson, J. B. Enhancing effectiveness of paradoxical intention in treating travel restriction in agoraphobia. Behavior Therapy, 1986, 17, 124-130.

Attanasio, J. S. A case of late-onset or acquired stuttering in adult life. Journal of Fluency Disorders, 1987, 12, 287-290.

Ayllon, T. Intensive treatment of psychotic behavior by stimulus satiation and food reinforcement. Behaviour Research and Therapy, 1963, 1, 53-62.

Azrin, N. H., & Nunn, R. G. A rapid method of eliminating stuttering by a regulated breathing approach. Behaviour Research and Therapy, 1974, 12, 279-286.

Azrin, N. H., Nunn, R. G., & Frantz, S. E. Comparison of regulated breathing versus abbreviated desensitization on reported stuttering episodes. Journal of Speech and Hearing disorders, 1979, 44, 331-339.

Backus, O. Incidence of stuttering among the deaf. Annales of Otology, Rhinology and Laryngology, 1938, 47, 632-635.

Baken, R. J., McManus, D. A., & Cavallo, S. A. Prephonatory chest wall posturing in stutterers. Journal of Speech and Hearing Research, 1983, 26, 444-450.

Bandura, A. Principles of behavior modification. New York: Holt, Rinehart & Winston, 1969.

Bandura, A. Toward a unifying theory of behavioral change. Psychological Review, 1977, 84, 191-215.

Bandura, A. Social learning theory. Englewood Cliffs: Prentice Hall, 1977.

Bannister, D. Personal construct theory psychotherapy. In D. Bannister, (Hrsg.) Issues and approaches in the psychological therapies. New York: Wiley, 1975.

Bannister, D., & Fransella, F. Inquiring man. The psychology of personal constructs. In B.M. Foss, (Hrsg.) Penguin modern psychology. Harmondsworth: Penguin, 1980.

Baratz, R., & Mesulam, M. M. Adult-onset stuttering treated with anti-convulsants. Archives of Neurology, 1981, 38, 132.

Barbara, D. A. Stuttering: A psychodynamic approach to its unterstanding and treatment. New York: Julian Press, 1954.

Barber, V. Studies in psychology of stuttering: XVI. Rhythm as a distraction in stuttering. Journal of Speech Disorders, 1940, 5, 29-42.

Bartling, G., Echelmeyer, L., Engberding, M., & Krause, R. Problemanalyse im therapeutischen Prozeß. Stuttgart: Kohlhammer, 1980.

Basler, H. D., Brinkmeier, U., Buser, K., Diegritz, I., Haehn, K. D., & Mölders-Kober, R. Kovariablen des Abbruchs einer psychologischen Gruppenbehandlung bei adipösen Patienten mit essentieller Hypertonie. Hannover: Unveröffentlichtes Manuskript, 1985.

Bastine, R. Bilanzsitzungen: Eine Methode in der Psychotherapie. Hamburg: Unveröffentlichtes Manuskript, 1982.

Bastine, R. Klinische Psychologie: Band 1. Grundlagen und Aufgaben Klinischer Psychologie. Definition, Klassifikation und Entstehung psychischer Störungen. Stuttgart: Kohlhammer, 1984.

Beaglehole, E. Cultural complexity and psychological problems. Psychiatrie, 1940, 3, 329-340.

Beaumont, J., & Foss, B. Individual differences in reacting to delayed auditory feedback. British Journal of Psychology, 1957, 48, 85-89.

Beck, A. T. Cognitive therapy and the emotional disorders. New York: International Universities Press, 1976.

Beck, A. T., & Emery, G. Anxiety disorders and phobias. New York: Basic Books, 1985.

Beck, A. T., Rush, A. J., Shaw, B. F., & Emery, G. Cognitive therapy of depression. New York: Guilford, 1979.

Becker, K.P.; Becker, R.; & Autorenkollektiv. Rehabilitative Spracherziehung. Berlin: Volk und Gesundheit, 1983.

Becker, K. P., Wlassowa, N. A., Asatiani, N. M., Beljakowa, L. J., & Hey, W. Stottern. Berlin: VEB Verlag Volk und Gesundheit, 1977.

Bedrosian, J. L., Wanska, S. K., Sykes, K. M., Smith, A. J., & Dalton, B. M. Conversational turn-taking violations in mother-child interaction. Vortrag ASHA. Journal of Speech and Hearing Research, 1988, 31, 81-86.

Beech, H. R., Burns, L. F., & Sheffield, B. F. A behavioural approach to the management of stress. A practical guide to techniques. Chichester: Wiley, 1982.

Beech, H. R., & Fransella, F. Research and experiment in stuttering. New York: Pergamon Press, 1968.

Bell, A. M. Observations on defects on speech, the cure of stammering, and the principles of elocution. London, 1863.

Berecz, J. M. The treatment of stuttering. Through precision, punishment and cognitive arousal. Journal of Speech and Hearing Disorders, 1973, 38, 256-267.

Berecz, J. M. Cognitive conditioning therapy in the treatment of stuttering. Journal of Communication Disorders, 1976, 9, 301-315.

Berlin, C. J. Parents' diagnoses of stuttering. Journal of Speech and Hearing Research, 1960, 3, 372-379.

Bernstein Ratner, N., & Costa Sih, C. Effects of gradual increases in sentence length and complexity on children's dysfluency. Journal of Speech and Hearing Disorders, 1987, 52, 278-287.

Bjerkan, B. Word fragmentations and repetitions in the spontaneous speech of 2 - 6 year old children. Journal of Fluency Disorders, 1980, 5, 137-148.

Black, J. W. The effect of delayed sidetone upon vocal rate and intensity. Journal of Speech and Hearing Disorders, 1951, 16, 56-60.

Blanton, M. G., & Blanton, S. What is the problem of stuttering? Quarterly Journal of Speech Education, 1919, 5, 340-350.

Blaser, A. Der Urteilsprozeß bei der Indikationsstellung zur Psychotherapie. Bern: Huber, 1977.

Blind, J., Egolf, D., & Shames, G. Critical factors for the carryover of fluency in stutterers. Vortrag ASHA, San Francisco, 1972.

Block, S. L., & Ingham, R.J. A quantitative analysis of the effects of the Edinburgh Masker on stuttering: Some preliminary findings. Vortrag IALP, Edinburgh, 1983.

Blodgett, E. G., & Cooper, E. B. Talking about and doing it: Metalinguistic capacity and prosodic control in three to seven years old. Journal of Fluency Disorders, 1988, 13, 283-290.

Blood, G. W. Laterality differences in child stutterers: Heterogeneity, severity levels, and statistical treatments. Journal of Speech and Hearing Disorders, 1985, 50, 66-72.

Blood, G. W., & Blood, I. M. Dichotic listening comparisons of young stutterers and nonstutterers. Vortrag ASHA, Washington, 1985.

Blood, G. W., Blood, I. M., & Hood, S. B. The development of ear preferences in stuttering and nonstuttering children: A longitudinal study. Journal of Fluency Disorders, 1987, 12, 119-131.

Blood, G. W., & Seider, R. The concomitant problems of young stutterers. Journal of Speech and Hearing Disorders, 1981, 46, 31-33.

Bloodstein, O. The rules of early stuttering. Journal of Speech and Hearing Disorders, 1974, 39, 379-394.

Bloodstein, O. Stuttering. Journal of Speech and Hearing Disorders, 1977, 42, 148-151.

Bloodstein, O. A handbook on stuttering. Chicago: National Easter Seal Society, 1981.

Bloodstein, O. Stuttering as an anticipatory struggle disorder. In R.F. Curlee & W.H. Perkins(Hrsg.) Nature and treatment of stuttering. San Diego: College Hill Press, 1984.

Bloodstein, O. A handbook on stuttering. Chicago: The National Easter Seal Society, 1987 (3).

Bloodstein, O., & Grossman, M. Early stutterings: Some aspects of their form and distribution. Journal of Speech and Hearing Research, 1981, 24, 298-302.

Bluemel, C. S. Primary and secondary stammering. Quarterly Journal Speech, 1932, 18, 187-200.

Bluemel, C. S. The riddle of stuttering. Danville: Interstate Publishing Company, 1957.

Blume, F. Neueste Heilmethode des Stotterübels. Berlin, 1841.

Boberg, E. Stuttering in the retarded. Mental Retardation Bulletin, 1977, 5, 90-100.

Boberg, E. Maintenance of fluency. New York: Elsevier, 1981.

Boberg, E., Howie, P., & Woods, L. Maintenance of fluency: A review. Journal of Fluency Disorders, 1979, 4, 93-116.

Boberg, E., & Kully, D. Comprehensive stuttering program. San Diego: College Hill Press, 1985.

Boberg, E., Yeudall, L. T., Schopflocher, D., & Bo-Lassen, P. The effect of an intensive behavioral program on the distribution of EEG Alpha Power in stuttering during the processing of verbal and visuospatial information. Journal of Fluency Disorders, 1983, 8, 245-263.

Boberg, E., & Kully, D. Comprehensive stuttering program. San Diego: College-Hill-Press, 1985.

Borden, G. J., Baer, T., & Kenney, M. K. Onset of voicing in stuttered and fluent utterances. Journal of Speech and Hearing Research, 1985, 28, 363-372.

Borden, G. J., Dorman, M., Freeman, F. J., & Raphael, L.J. Electromyographics changes with delayed auditory feedback of speech. Journal of Phonetics, 1977, 5, 1-8.

Bradford, D. Studies in tachyphemia: VII. A framework of therapeutics for articulation therapy with tachyphemia and/or general language disability. Logos, 1963, 59-65.

Brady, J. P. A behavioral approach to the treatment of stuttering. American Journal of Psychiatry, 1968, 125, 843-848.

Brady, J. P. Studies on the metronome effect on stuttering. Behaviour Research and Therapy, 1969, 7, 197-204.

Brady, J. P. Metronome conditioned speech training for stuttering. Behavior Therapy, 1971, 2, 129-150.

Brandtstädter, J. Methodologische Grundfragen psychologischer Prävention. In J. Brandtstädter & A. v. Eye(Hrsg.) Psychologische Prävention: Grundlagen, Programme, Methoden. Bern: Huber, 1982.

Brandtstädter, J., & v. Eye, A. Psychologische Prävention: Grundlagen, Programme, Methoden. Bern: Huber, 1982.

Braun, O. Pädagogik der Sprachbehinderten: Die Behandlung des Stotterns. In G. Knura & B. Neumann(Hrsg.) Handbuch der Sonderpädagogik, Band 7. Berlin: Marhold, 1980.

Brayton, E. R., & Conture, E.G. Effects of noise and rhythmic stimulation on the speech of stutterers. Journal of Speech and Hearing Research, 1978, 21, 285-294.

Breger, L., & McGaugh, J.L. A critique and reformulation of "learning theory" approaches. Psychological Bulletin, 1965, 63, 338-358.

Brill, A. A. Speech disturbances in nervous and mental diseases. Quarterly Journal of Speech Education, 1923, 9, 127-135.

Broca, P. Du siège de la faculté du langage articulé. Bulletins et mémoires de la société d'Anthropologie de Paris, 1865, 6, 377-393.

Brown, T., Sambrooks, J. E., & MacCulloch, M.J. Auditory thresholds and the effect of reduced auditory feedback on stuttering. Acta Psychiatrica Scandinavia, 1975, 51, 297-311.

Brumfitt, S. M., & Peake, M. D. A double-blind study of Verapamil in the treatment of stuttering. British Journal of Disorders of Communication, 1988, 31, 35-40.

Brutten, E. J., & Shoemaker, D.J. The modification of stuttering. Englewood Cliffs: Prentice Hall, 1967.

Brutten, G. J. Behavior assessment and the strategy of therapy. In Y. Lebrun & R. Hoops(Hrsg.) Neurolinguistic approach to stuttering. The Hague: Mouton, 1973.

Brutten, G. J. Two-factor behavior theory and therapy. Postscript the two-factor theory. In G.H. Shames & H. Rubin, (Hrsg.) Stuttering then and now. Columbus: Merril, 1986.

Bryan, K. L. Assessment of language disorders after right hemisphere damage. British Journal of Disorders of Communication. The College of Speech Therapists, London, 1988, 23, 111-125.

Bryngelson, B. Stuttering and personality development. The Nervous Child, 1943, 2, 162-166.

Bryngelson, B. Know yourself: A workbook for those who stutter. Minneapolis: Burgess, 1950.

Budd, K. S., Madison, L. S., Itzkowitz, J. S., George, C. G., & Price, H. A. Parents and therapists as allies in behavioral treatment of children's stuttering. Behavior Therapy, 1986, 17, 538-553.

Burdin, G. The surgical treatment of stuttering. Journal of Speech and Hearing Disorders, 1940, 5, 43-64.

Burke, B. D. Reduced auditory feedback and stuttering. Behavior Research Therapy, 1969, 7, 303-308.

Burley, P. M., & Morley, R. Self-monitoring processes in stutterers. Journal of Fluency Disorders, 1987, 12, 71-78.

Burns, D., & Brady, J.P. The treatment of stuttering. In A. Goldstein & E.B. Foa(Hrsg.) Handbook of Behavioral Interventions. New York: Wiley, 1980.

Butany, V., & Persad, E. Is stuttering a contraindication to psychotherapy? Canadian Journal of Psychiatry, 1982, 27, 330-331.

Byrne, R. Let's talk about stammering. London: Allen & Unwin, 1983.

Callaway, E., & Harris, P.R. Coupling between cortical potentials from different areas. Science, 1974, 183, 873-875.

Canter, G. J. Observations on neurogenic stuttering: A contribution to differential diagnosis. British Journal of Disorders of Communication, 1971, 6, 139-143.

Caplan, L. An investigation of some aspects of stuttering-like speech in adult dysphasic subjects. Journal of the South African Speech and Hearing Association, 1972, 19, 52-66.

Carmon, A., Lavy, S., Gordon, H., & Portnoy, Z. Hemispheric differences in CBF during verbal and nonverbal tasks. Brain Work, Alfred Benzom Symposium IV, Munksgaard, 1975.

Caruso, A., & Conture, E. Diagnosis of children who stutter: Past, present and future. Vortrag "Oxford Dysfluency Conference", Oxford, 1985.

Caruso, A. J., Conture, E. G., & Colton, R. H. Selected temporal parameters of coordination associated with stuttering in children. Journal of Fluency Disorders, 1988, 13, 57-82.

Case, H. W. Therapeutic methods in stuttering and speech blocking. In H.J. Eysenck(Hrsg.) Behavior therapy and neuroses. Oxford: Pergamon, 1960.

Caspar, F. M. (Hrsg.) Problemanalyse in der Psychotherapie. Bestandsaufnahme und Perspektiven. Tübingen: DGVT, 1987.

Cautela, J. R. Covert sensitization. Psychological Report, 1967, 20, 459-468.

Chambless, L., Goldstein, A. J., Gallagher, R., & Bright, P. Integrating behavior therapy and psychotherapy in the treatment of agoraphobia. Psychotherapy, 1986, im Druck.

Chaney, C. Assessing and teaching metalinguistic abilities in children. Vortrag ASHA, Washington, 1988.

Chapman, M. E., Herbert, E. L., Avery, C. B., & Seimar, J.W. Clinical practice: Remedial procedures. Journal of Speech and Hearing Disorders, 1961, 4, 58-77.

Cheasman, C. An overview of issues in therapy withadults who stutter. In C. Levy, (Hrsg.) Stuttering therapies: Practical approaches. Beckenham: Croom Helm, 1987.

Chelune, G. J. A neuropsychological perspective of interpersonal communication. In V.J. Derlega & J.H. Berg, (Hrsg.) Self-disclosure - theory, research and therapy. New York: Plenum Press, 1987.

Cherry, C., & Sayers, B. Experiments upon the total inhibition of stammering by external control and some clinical results. Journal of Psychosomatic, 1956, 1, 233-246.

Christensen, J. E., & Lingwall, J.B. Verbal contingent stimulation of stuttering in laboratory and home settings. Journal of Fluency Disorders, 1982, 7, 359-368.

Christensen, J. E., & Lingwall, J.B. The relationship between treatment exposure times and changes in stuttering frequency during contingent stimulation. Journal of Fluency Disorders, 1983, 8, 275-281.

Christensen, J. M., & Sacco, P. R. Association of hair and eye color withhandedness and stuttering. Vortrag ASHA, Boston, 1988.

Cobb, S. Social support and health through the life course. In M. Riley(Hrsg.) Aging from birth to death: Interdisciplinary perspective. Boulder: Westview Press, 1979.

Conrad, C. T., & Gregory, H.H. Conversation skills of school-age stutterers, nonstutterers and their mothers. Vortrag ASHA, Washington, 1985.

Conrad, P. Discovery of hyperkinesis: Notes on the medicalization of deviant behavior. Social Problems, 1975, 23, 12-21.

Conture, E. G. Some effects of noise on the speaking behavior of stutterers. Journal of Speech and Hearing Research, 1974, 17, 714-723.

Conture, E. G. Laryngeal behavior during stuttering. Arbeitspapier zum Vortrag 11th Conference in the Mount Sinai Series in Communication Disorders, New York, 1980.

Conture, E. G. Stuttering. Englewood Cliffs: Prentice Hall, 1982.

Conture, E. G., & Caruso, A. J. Assessment and diagnosis of childhood dysfluency. In L. Rustin; H. Purser; & D. Rowley(Hrsg.) Progress in the treatment of fluency disorders. London: Taylor & Francis 1987.

Conture, E. G., Colton, R. H., & Gleason, J. R. Selected temporal aspects of coordination during fluent speech of young stutterers. Journal of Speech and Hearing Research, 1988, 31, 640-653.

Conture, E. G., & Kelly, E. M. Remediation of stuttering in young children: A parent/child fluency group approach. Oxford: Vortrag, gehalten 2. Oxford Dysfluency Conference 1988.

Conture, E. G., McGall, G. N., & Brewer, D.W. Laryngeal behavior during stuttering. Journal of Speech and Hearing Research, 1977, 20, 661-668.

Conture, E. G., Rothenberg, M., & Molitor, R. D. Electroglottographic observations of young stutterer's fluency. Journal of Speech and Hearing Research, 1986, 29, 384-393.

Conture, E. G., Schwartz, H. D., & Brewer, D.W. Laryngeal behavior during stuttering: A further study. Journal of Speech and Hearing Research, 1985, 28, 233-240.

Conture, E. G., & Brayton, E.R. The influence of noise on stutterers' different disfluency types. Journal of Speech and Hearing Research, 1975, 18, 381-384.

Conture, E. G., & Caruso, A.J. Assessment and diagnosis of childhood dysfluency. In H. Purser & D. Rowley, (Hrsg.) Progress in the treatment of fluency disorders. London: Taylor & Francis, 1987.

Conture, E. G., & Kelly, E.M. (Non)verbal behavior of young stutterers and their mothers. Vortrag ASHA, Boston, 1988.

Conture, E. G., & Kelly, E.M. Remediation of stuttering in young children: A parent/child fluency group approach. Vortrag 2. Oxford Dysfluency Conference, Oxford, 1988.

Cooper, E. B. Client-clinician relationships and concomitant factors in stuttering therapy. Journal of Speech and Hearing Research, 1972, 15, 632-638.

Cooper, E. B. The development of a stuttering chronicity checklist. Journal of Speech and Hearing Disorders, 1973, 38, 215-223.

Cooper, E. B. Personalized fluency control therapy: An integrated behavior and relationship therapy for stutterers. Hingham: T.R.C., 1976.

Cooper, E. B. A disfluency descriptor digest for clinical use. Journal of Fluency Disorders, 1982, 7, 355-358.

Cooper, E. B. I. Personalized fluency control therapy: A status report. In M. Peins(Hrsg.) Contemporary approaches in stuttering therapy. Boston: Little, Brown & Co., 1984.

Cooper, E. B. Treatment for disfluency: Future trends. Vortrag "Oxford Dysfluency Conference", Oxford, 1985.

Cooper, E. B. The chronic perseverative stuttering syndrome: Incurable stuttering. Journal of Fluency Disorders, 1987, 12, 381-388.

Cooper, E. B. Counseling for stutterers. Unveröffentlichtes Manuskript. ohne Jahr.

Cooper, E. B., Cady, B. B., & Robbins, C.J. The effect of the verbal stimulus words "wrong", "right" and "tree" on the disfluency rates of stutterers and nonstutterers. Journal of Speech and Hearing Research, 1970, 13, 239-244.

Cooper, E. B., & Cooper, C.S. Cooper personalized fluency control therapy - revised. Allen: Teaching Resources, 1985.

Coppola, V. A., & Yairi, E. Rhythmic speech training with preschool stuttering children: An experimental study. Journal of Fluency Disorders, 1982, 7, 447-457.

Coriat, I. H. The psychoanalytic conception of stuttering. The Nervous Child, 1943, 2, 167-171.

Corsini, R. J. Methods of group psychotherapy. Chicago: William James Press, 1957.

Costello, J. The establishment of fluency with time-out procedures: Three case studies. Journal of Speech and Hearing Disorders, 1975, 40, 216-231.

Costello, J. M. Current behavioral treatment for children. In D. Prins & R.J. Ingham(Hrsg.) Treatment of stuttering in early childhood: Methods and issues. San Diego: College Hill Press, 1983.

Coté, C., & Ladouceur, R. Effects of social aids on regulated breathing treatment for stutterers. Journal of Consulting and Clinical Psychology, 1982, 50, 450.

Cote, I., & Shenker, R.C. Factors related to maintenance of fluency: Attitude change. Vortrag ASHA, Boston, 1988.

Coué, E. Die Selbstbemeisterung durch bewußte Autosuggestion. Basel: Schwabe, 1959.

Cox, M. D., & Tharp, G. A multivariate analysis of the neuropsychological performance of adult stutterers. Unveröffentlichtes Manuskript, Houston, 1985.

Cox, N. J., Kramer, P. L., & Kidd, K.K. Segregation analysis of stuttering. Genetic Epidemiology, 1984, 1, 245-253.

Cox, N. J., Seider, R. A., & Kidd, K.K. Some environmental factors and hypotheses for stuttering in families with several stutterers. Journal of Speech and Hearing Research, 1984, 27, 543-548.

Coyle, M. M., & Mallard, A.R. Word-by-word analysis of observer agreement utilizing audio and audiovisual techniques. Journal of Fluency Disorders, 1979, 4, 23-28.

Craig, A., & Andrews, G. The prediction and prevention of relapse in stuttering: the value of self control techniques and locus of control measures. Im Manuskript, Sydney, 1985.

Crisp, A. H. "Transference", "symptom emergence" and "social repercussions" in behavior therapy. British Journal of Medical Psychology, 1966, 39, 179-196.

Cronbach, L. J. The two disciplines of scientific psychology. American Psychologist, 1957, 12, 671-684.

Cross, D. E. Comparison of reaction time and accuracy measures of laterality for stutterers and normal speakers. Journal of Fluency Disorders, 1987, 12, 271-286.

Cross, D. E., & Luper, H. Voice reaction of stuttering and nonstuttering children and adults. Journal of Fluency Disorders, 1979, 4, 59-78.

Cross, D. E., & Sweet, J.A. Mental imagery and stuttering: EEG characteristics, Part II., Vortrag ASHA, Washington, 1985.

Culatta, R., & Leeper, L. Dysfluency isn't always stuttering. Journal of Speech and Hearing Disorders, 1988, 31, 486-488.

Culp, D. M. The preschool fluency developmental program: Assessment and treatment. In M. Peins(Hrsg.) Contemporary approaches in stuttering therapy. Boston: Little Brown, 1984.

Curlee, R. F., & Perkins, W.H. Conversational rate control therapy for stuttering. Journal of Speech and Hearing Disorders, 1969, 34, 245-250.

Curlee, R. F., & Perkins, W.H. Effectiveness of a DAF conditioning program for adolescent and adult stutterers. Behavior Research and Therapy, 1973, 11, 395-401.

Curry, F. K., & Gregory, H.H. The performance of stutterers on dichotic listening tasks thought to reflect cerebral dominance. Journal of Speech and Hearing Research, 1969, 12, 73.

Dalton, P., & Hardcastle, W.J. Disorders of fluency and their effects on communication. London: Arnold, 1977.

Daly, D. A. The clutterer. In K.O. St. Louis(Hrsg.) The atypical stutterer. Orlando: Academic Press, 1986.

Daly, D. A., Mishler, C., & Nevells, J. Utility of von Riper's developmental tracks for classifying 138 stutterers. Vortrag ASHA, Los Angeles, 1981.

Daly, D. A., Thompson, J. D., & Simon, C.A. Treatment of cluttering with stutter-free speech and mental imagery. Vortrag ASHA, Washington, 1985.

Daly, D. A., & Kimbarow, M.L. Stuttering as operant behavior: Effects of the verbal stimuli wrong, right and tree on the disfluency rates of schoolage stutterers and nonstutterers. Journal of Speech and Hearing Research, 1978, 21, 589-597.

Davidson, G. C. Diskussionsbemerkung. In M.R. Goldfried, (Hrsg.) Cognitive therapy and research. New York: Plenum Press, 1988.

Deal, J. L., & Doro, J.M. Episodic hysterical stuttering. (Letters to the editor). Journal of Speech and Hearing Disorders, 1987, 52, 299-301.

Degkwitz, R., Helmchen, H., Kockott, G., & Mombour, W. (Hrsg.), Diagnosenschlüssel und Glossar psychiatrischer Krankheiten. Berlin: Springer, 1980.

de Hirsch, K. Studies in tachyphemia: IV. Diagnosis of developmental language disorders. Logos, 1961, 4, 3-9.

Denhardt, C. Das Stottern. Eine Psychoneurose. Loschwitz bei Dresden: Denhardt, 1913.

Deniaud, J. M., & Cohendet, P. Application de l'analyse des correspondance a l'etiologie du begaiement de l'enfant. Neuropsychiatrie de l'Enfance, 1979 27, 59-73.

Dewar, A., Dewar, A. D., Anotin, W. T. S., & Drash, H.M. The long term use of an automatically triggered auditory feedback masking device in the treatment of stammering. British Journal of Disorders of Communication, 1979, 14, 219-229.

Dewar, A., Dewar, A. D., & Anthony, J.F.K. The effect of auditory masking on concomitant movements of stammering. British Journal of Disorders of Communication, 1976, 11, 95-102.

Deward, A. D. Influence of auditory feedback masking on stammering and its use in treatment. International Journal of Rehabilitation Research, 1984, 7, 341-342.

de Zorzi, R. Zur Therapeut-Klient-Beziehung in der Therapie Stotternder. Im Manuskript, 1985.

Dieffenbach, J. F. Die Heilung des Stotterns durch eine neue chirurgische Operation. Berlin: Förstner, 1841.

Dirnberger, W. Entwicklung, Stand und Neugestaltung des Sprachheilwesens in Deutschland. Hannover: Schroedel, 1973.

Donnan, G. A. Stuttering as a manifestation of stroke. The Medical Journal of Australia, 1979, 1, 44-45.

Dorman, M. F., & Porter, R.J. jr. Hemispheric lateralization for speech perception in stutterers. Cortex, 1975, 11, 181-185.

Douglas, E., & Quarrington, B. The differentation of interiorized and exteriorized secondary stuttering. Journal of Speech and Hearing Disorders, 1952, 17, 377-385.

Drake, F. R., & Ebaugh, F.G. The use of reserpine in office psychiatry: Preliminary reports. Annals of the New York Academy of Science, 1955, 61, 198-205.

Dunlap, K. Habits their making and unmaking. New York: Liveright, 1972.(2).

D'Zurilla, T. J., & Goldfried, M.R. Problem solving and behavior modification. Journal of Abnormal Psychology, 1971, 78, 107-126.

Egan, K. J., Carr, J. E., Hunt, D. D., & Adamson, R. Endogenous opiate system and systematic desensitization. Journal of Consulting and Clinical Psychology, 1988, 56, 287-292.

Eisenson, J. Stuttering as perseverative behavior. In J. Eisenson(Hrsg.) Stuttering: A second symposium. New York: Harper & Row, 1975.

Eisenson, J. (Hrsg.), Stuttering: A second symposium. New York: Harper & Row, 1975.

Elliott, R. L., & Thomas, B.J. A case report of Alprazolam - induced stuttering. Journal of Clinical Psychopharmacology, 1985, 5, 159-161.

Ellis, A. Reason and emotion in psychotherapy. New York: Lyle Stuart, 1962.

Ellis, A. Die rational-emotive Therapie. München: Pfeiffer, 1977.

Emmelkamp, P. M. G., & Kuipers, A. Agoraphobia: A follow-up study four years after treatment. British Journal of Psychiatry, 1979, 134, 352-355.

Emmelkamp, P. M. G., & van der Hout, A. Failure in treating agoraphobia. In E.B. Foa & P.M.G. Emmelkamp(Hrsg.) Failures in behavior therapy. New York: Wiley, 1983.

Epting, F. R. An appraisal of personal construct psychotherapy. In H. Bonarius; R. Holland & R. Rosenberg(Hrsg.) Personal construct psychology: Recent advances in theory and practice. London: MacMillan, 1981.

Erickson, R. L. Assessing communication attitudes among stutterers. Journal of Speech and Hearing Research, 1969, 12, 711-724.

Evesham, M. Report on a residential course for adult stammerers. College of Speech Therapists Bulletin, 1978, 6, 2-4.

Evesham, M., & Fransella, F. Stuttering relapse: The effect ofa combined speech and psychological reconstruction programme. British Journal of Disorders of Communication, 1985, 20, 237-248.

Eysenck, H. J. The effect of psychotherapy: An evaluation. Journal of Consulting Psychology, 1952 16, 319-324.

Fahmy, M. The theory of habit control and negative practice as a curative method in the treatment of stammering. Speech, 1950, 14, 24-30.

Fairbanks, G. Systematic research in experimental phonetics: 1. A theory of the speech mechanism as a servosystem. Journal of Speech and Hearing Disorders, 1954, 19, 133-139.

Falck, F. J., Sartin-Wawler, P., & Yonovitz, A. Effects of stuttering on fundamental frequency. Journal of Fluency Disorders, 1985, 10, 123-135.

Farber, S. Identical twins reared apart: A reanalysis. New York: Basic Book, 1981.

Fenichel, O. The psychoanalytic theory of neurosis. New York: Norton, 1945.

Fernau-Horn, H. Atmungs- und Stimmschulung in der Stottertherapie. Diskussionsbemerkung. In H.G.Müller(Hrsg.) Die Rehabilitation der Sprachgeschädigten und das Bundessozialhilfegesetz. Hamburg: Wartenberg & Weise, 1965.

Fernau-Horn, H. Die Sprechneurosen. Stuttgart: Hippokrates, 1969.

Few, L. R., & Lingwall, J.B. A further analysis of fluency within stuttered speech. Journal of Speech and Hearing Research, 1972, 15, 356-363.

Fiedler, P. A. Diagnostische und therapeutische Verwertbarkeit kognitiver Verhaltensanteile. In N. Hoffmann(Hrsg.) Grundlagen kognitiver Therapien. Bern: Huber, 1979.

Fiedler, P. A. Psychotherapieziel: Selbstbehandlung. Verbesserung von Problemlösefähigkeit und Selbstbehandlungskompetenz durch Psychotherapie. In P.A. Fiedler(Hrsg.) Texte zur Klinischen Psychologie. Weinheim: Edition Psychologie, 1981.

Fiedler, P. A., & Standop, R. Stottern. München/Weinheim: Urban & Schwarzenberg, Psychologie Verlags Union, 1986 (2).

Fiedler, P. A., & Standop, R. Stottern. Ätiologie - Diagnose - Behandlung. München: Urban & Schwarzenberg, 1986.

Fishman, H. C. A study of the efficacy of negative practice as a corrective for stammering. Journal of Speech Disorders, 1937, 2, 67-72.

Flanagan, B., Goldiamond, I., & Azrin, N. Operant stuttering: The control of stuttering behavior through response-contingent consequences. Journal of Experimental Analysis, 1958, 1, 173-177.

Flanagan, B., Goldiamond, I., & Azrin, N.H. Instatement of stuttering in normally fluent individuals through operant procedurs. Science, 1959, 130, 979-981.

Fliegel, S., Groeger, W., Künzel, R., Schulte, D., & Sorgatz, H. Verhaltenstherapeutische Standardmethoden. München: Urban & Schwarzenberg, 1981.

Flor-Henry, P. Psychiatric aspects of cerebral lateralization. Psychiatric Annals, 1983, 13, 151-184.

Floyd, S., & Perkins, W.H. Early syllable disfluency in stutterers and nonstutterers: A preliminary report. Journal of Communication Disorders, 1974, 7, 279-282.

Foa, E. B., Grayson, J. B., Steketee, G. S., Doppelt, H. G., Turner, R. M., & Latimer, P.R. Success and failures in the behavioral treatment of obsessive complusives. Journal of Consulting and Clinical Psychology, 1983, 51, 287-297.

Foppa, K. Lernen, Gedächtnis, Verhalten. Köln: Kiepenheuer & Witsch, 1968.

Frances, A., Clarkin, J., & Perry, S. Differential therapeutics in psychiatry. The art and science of treatment selection. New York: Brunner/Mazel, 1984.

Franke, U. Zur Frage der männlichen Disposition für Kommunikationsstörungen. Folia Phoniatrica, 1985, 37, 36-43.

Franken, M. J. P., Boves, L., Peters, H. F. M., & Webster, R.L. An instrument for the evaluation of stuttering therapy. Vortrag ASHA, Boston, 1988.

Franken, M. J. P., Boves, L., Peters, H. F. M., & Webster, R.L. Perceptual and acoustic evaluation of fluency shaping stuttering therapy. Vortrag ASHA, Boston, 1988.

Frankl, V. E. Paradoxical intention: A logotherapeutic technique. American Journal of Psychotherapy, 1960, 14, 520-535.

Frankl, V. E. Die Psychotherapie in der Praxis. Wien: Deuticke, 1961.

Franks, C. M. Verhaltenstherapie: Ein Überblick. In C.M. Franks; G.T. Wilson; P.C. Kendall & K.D. Brownell(Hrsg.) Jahresüberblick der Verhaltenstherapie, 9. Reihe, Forum 7. Tübingen: DGVT, 1985.

Fransella, F. Stuttering: Not a symptom but a way of life. British Journal of Disorders of Communication, 1970, 5, 22-29.

Franzkowiak, P., & Wenzel, E. Die Gesundheitserziehung im Übergang zur Gesundheitsförderung. Verhaltenstherapie und psychosoziale Praxis, 1985, 2, 240-256.

Freeman, F. J. Phonation in stuttering: A review of current research. Journal of Fluency Disorders, 1979, 4, 79-89.

Freund, H. Studies in the relationship between stuttering and cluttering. Folia Phoniatrica, 1952, 4, 146-158.

Freund, H. Psychopathology and the problems of stuttering. Springfield: Thomas, 1966.

Friedman, M. L., & Dies, R.R. Reactions of internal and external test-anxious students to counseling and behavior therapies. Journal of Consulting and Clinical Psychology, 1974, 42, 921.

Fritsche, C., & Maderthaner, R. The application of a self-control oriented behavior strategy for treatment of stuttering in comparison with other fundamental therapeutic procedures. Behavior Analysis and Modification, 1981, 4, 300-313.

Froeschels, E. Cluttering. Journal of Speech Disorders, 1946, 11, 31-36.

Fukawa, T., Yoshioka, H., Ozawa, E., & Yoshida, S. Difference of susceptibility to delayed auditory feedback between stutterers and nonstutterers. Journal of Speech and Hearing Research, 1988, 31, 475-479.

Gamon, M. Leserbrief an die "Times". London, 1984.

Garber, S. F., & Martin, R.R. Effects of noise and increased vocal intensity on stuttering. Journal of Speech and Hearing Research, 1977, 20, 233-240.

Garfield, S. L. Psychotherapy. An eclectic approach. New York: Wiley, 1980.

Gates, A., & Bradshaw, J. The role of the cerebral hemisphere in music. Brain and Language, 1977, 9, 403-431.

Geschwind, N., Galaburda, A., & Le May, M. Morphological and physiological substrates of language and cognitive development. In R. Katznan(Hrsg.) Congential and acquired cognitive disorders. New York: Raven Press, 1979.

Geschwind, N., & Behan, P. Left handedness: Association with immune disease, migraine, and developmental learning disorder. Proceedings of the National Academy of Science, USA, 1982, 79, 5097.

Geschwind, N., & Galaburda, A.M. Cerebral lateralization: Biological mechanisms, associations, and pathology. Archives of Neurology, 1985, 42, 429-459.

Geschwind, N., & Levitsky, W. Left-right asymmetries in temporal speech regions. Science, 1968, 161, 186-187.

Glauber, I. P. The psychoanalysis of stuttering. In J. Eisenson(Hrsg.) Stuttering: A symposium. New York: Harper & Row, 1958.

Glow, R. A., & Glow, P.H. Non-syndromic behavior problems in children. In W.G. Tiller & P.R. Martin(Hrsg.) Behavioral Medicines. Proceedings of the Geigy Psychiatric Symposium. Melbourne: Geigy, 1980.

Goebel, M. D., Hillis, J. W., & Meyer, R.K. Relationship between speech fluency and certain characteristics of speech flow. Vortrag ASHA, Washington, 1985.

Goldfried, M. R. Systematic desensitization as training in self-control. Journal of Consulting and Clinical Psychology, 1971, 37, 228-234.

Goldiamond, I. The maintenance of ongoing behavior and stuttering. Journal of Mathetics, 1962, 1, 57-95.

Goldiamond, I. Stuttering and fluency as manipulable operant response classes. In L. Krasner & L.P. Ullmann(Hrsg.) Research in behavior modification. New York: Holt, Rinehart & Winston, 1965.

Goldiamond, I. Supplementary statement to operant analysis control of fluent and nonfluent verbal behavior. Report to Department of Health, Education and Welfare, 1967.

Goldman, R. The use of Melleril as an adjunct to the treatment of stuttering. Excerpta medica. International Congress Series, 1966, 150, 1996-1998.

Goldman, R., & Guth, P. The effects of psychotherapeutic drugs on stuttering. De Therapia Vocis et Loquelae, 8. Congress, International Society of Logopedics and Phoniatrics. 1965, 1, 411-414.

Goodstein, L. D. Functional speech disorders and personality: A survey of the research. Journal of Speech and Hearing Research, 1958, 1, 359-376.

Gordon, P. A. Speech disfluencies in children I: Syntactic complexity and age effects. Vortrag ASHA, Washington, 1985.

Gottwald, S., & Starkweather, C.W. The prognosis of stuttering in children. Vortrag ASHA, Washington, 1985.

Grawe, K. Der gegenwärtige Stand der Indikationsfrage in der Psychotherapie. In W. Schulz & M. Hautzinger(Hrsg.) Klinische Psychologie und Psychotherapie; Kongreßbericht Berlin 1980. Tübingen: DGVT, 1980.

Grawe, K. Pikanterien, Raritäten, Sensationen: Ein Blick ins Kuriosenkabinett der Psychotherapieforschung. Vortrag DGVT-Kongreß, Berlin. 1986.

Grawe, K., Caspar, F., & Ambühl, H. Der Mythos von der gleichen Wirkung verschiedener Therapieformen. Ein experimenteller Vergleich zwischen Interaktioneller Verhaltenstherapie, Breitspektrum-Verhaltenstherapie und Gesprächspsychotherapie. Zeitschrift für Klinische Psychologie, im Druck, 1989.

Gray, B. B., & England, G. Some effects of anxiety deconditioning upon stuttering frequency. Journal of Speech and Hearing Research, 1972, 15, 114-122.

Gray, M. The X family: A clinical and laboratory study of a "stuttering"-family. Journal of Speech Disorders, 1940, 5, 343-348.

Greene, J. S. Interview group psychotherapy for speech disorders. In S.R. Slavson(Hrsg.) The practice of group therapy. New York: International University Press, 1947.

Gregory, H. H. An assessment of the results of stuttering therapy. Research and demonstration project 1725-S. Northwestern University, 1969.

Gregory, H. H. Controversial issues: Statement and review of the literature. In H.H. Gregory(Hrsg.) Controversies about stuttering therapy. Baltimore: University Park Press, 1979.

Gregory, H. H. Integration: Present status and prospects for the future. Speech Foundation of America. 1985, 20,(Stuttering therapy: Prevention and intervention with children.) 130-148.

Gregory, H. H. Stuttering: Differential evaluation and therapy. Austin: pro-ed, 1986 (2).

Gregory, H. H. Stuttering: A contemporary perspective. Folia Phoniatrica, 1986, 38, im Druck.

Gregory, H. H., & Gregory, C.B. Workshop: Modifying the speech of adolescent stutterers. Workshop Oxford, 1988.

Gregory, H. H., &Hill, D. Stuttering therapy for children. In W. Perkins(Hrsg.) Strategies in stuttering therapy. New York: Thieme & Stratton, 1980.

Greiner, J. R., Fitzgerald, H. E., Cooke, P. A., & Djurdjic, S.D. Assessment of sensitivity to interpersonal stress in stutterers and nonstutterers. Journal of Communication Disorders, 1985, 18, 215-225.

Greiner, J. R., Fitzgerald, H. E., & Cooke, P.A. Speech fluency and hand performance on a sequential tapping task in left- and right-handed stutterers and nonstutterers. Journal of Fluency Disorders, 1986, 11, 55-69.

Grimes, R., & Healey, E.C. Motor speech perspectives of stuttering. Vortrag ASHA, Washington, 1985.

Gruber, F., & Segalowitz, S. Some issues and methods in the neuropsychology of language. In S. Segalowitz & F. Gruber(Hrsg.) Language development and neurological theory. New York: Academic Press, 1977.

Guitar, B. Reduction of stuttering frequency using analogue electromyographic feedback. Journal of Speech and Hearing Research, 1975, 18, 672-685.

Guitar, B. Pretreatment factors associated with the outcome of stuttering therapy. Journal of Speech and Hearing Research, 1976, 19, 590-600.

Guitar, B., & Bass, C. Stuttering therpy: The relation between ettitude change and long-term outcome. Journal of Speech and Hearing Disorders, 1978, 43, 392-400.

Guitar, B., Guitar, C., Neilson, P., O'Dwyer, N., & Andrews, G. Onset sequencing of selected lip muscles in stutterers and nonstutterers. Journal of Speech and Hearing Research, 1988, 31, 28-35.

Gumpertz, P. Moderne Betrachtungen zum Stotterproblem. Die Sprachheilkunde, 1961, 61, 1-7.

Gutzmann, A. Das Stottern und seine gründliche Beseitigung durch ein methodisch geordnetes und praktisch erprobtes Verfahren. Berlin: Staude, 1912.

Gutzmann, H. Das Stottern: Eine Monographie für Ärzte, Pädagogen und Behörden. Frankfurt: Rosenheim, 1898.

Haaga, D. F. Achilles would have relapsed: Self-efficacy in the most vulnerable situation and subsequent smoking relapse. Vortrag AABT, Boston, 1988.

Hadden, S. B. Historic background of group psychotherapy. International Journal of Group Psychotherapy, 1955, 162-168.

Hafner, R. J., & Marks, I.M. Exposure in vivo of agoraphobics: Contributions of Diazepam group exposure and anxiety evocation. Psychological Medicine, 1976, 6, 71-88.

Haley, J. Strategies of psychotherapy. New York: Grune & Stratton, 1963.

Haley, J. Problem-solving therapy. San Francisco: Jossey Bass, 1976.

Haley, J. Die Psychotherapie Milton Ericksons. München: Pfeiffer, 1979.

Hall, J. W., & Jerger, J. Central auditory function in stutterers. Journal of Speech and Hearing Research, 1978, 21, 324-337.

Ham, R. Techniques of stuttering therapy. Englewood Cliffs: Prentice Hall, 1986.

Hamre, C. E. Stuttering therapy: How to control utterance complexity. Vortrag ASHA, Washington, 1985.

Hand, I. Verhaltenstherapie und kognitive Therapie in der Psychiatrie. In K.P. Kisker, H. L., J.E. Meyer, C. Müller & E. Strömgren (Hrsg.)(Hrsg.) Psychiatrie der Gegenwart 1. Neurosen, Psychosomatische Erkrankungen, Psychotherapie. Berlin: Springer, 1986.

Hanna, R., Wilfing, F., & McNeil, B. A biofeedback treatment for stuttering. Journal of Speech and Hearing Disorders, 1975, 40, 270-273.

Hannley, M., & Dorman, M. Some observations on auditory function and stuttering. Journal of Fluency Disorders, 1982, 7, 93-108.

Harms, M. A., & Malone, J.Y. The relationship of hearing acuity to stammering. Journal of Speech Disorders, 1939, 4, 363-370.

Haroldson, S. K., Martin, R. R., & Starr, C.D. Time-out as a punishment for stuttering. Journal of Speech and Hearing Research, 1968, 11, 560-566.

Haynes, W. O., & Oratio, A.R. A study client's perceptions of therapeutic effectiveness. Journal of Speech and Hearing Disorders, 1978, 43, 21-33.

Healey, E. C., Grossman, F., & Ellis, G. Behavioral characteristics of adult stutterers: Implications for determining treatment strategies. Vortrag ASHA, Boston, 1988.

Healey, E. L. Speaking fundamental frequency characteristics of stutterers and nonstutterers. Journal of Communication Disorders, 1982, 15, 21-29.

Heck, M. Die Rolle von Experten bei der Unterstützung von Selbsthilfegruppen. Verhaltenstherapie und psychosoziale Praxis, 1987, 2, 150-153.

Hedge, M. N., & Brutten, G.J. Reinforcing fluency in stutterers: An experimental study. Journal of Fluency Disorders, 1977, 2, 315-328.

Heese, G. Der Zeitfaktor in der Stottertherapie. Zeitschrift für Heilpädagogik, 1964, 15, 171-178.

Heese, G. Zur Verhütung und Behandlung des Stotterns. Berlin: Marhold, 1967.

Hegde, M. N. Stuttering, neuroticism and extraversion. Behavior Research and Therapy, 1972, 10, 395-397.

Heide, F. J., & Borkovec, T.D. Relaxation - induced anxiety: Paradoxical anxiety enhancement due to relaxation training. Journal of Consulting and Clinical Psychology, 1983, 51, 171-182.

Heidemann, B., & Schönfelder, T. Stottern bei Kindern und Jugendlichen. Der Nervenarzt, 1976, 47, 287-294.

Helm, N. A., Butler, R. B., & Benson, D.F. Acquired stuttering. Neurology, 1978, 28, 1159-1165.

Helm-Estabrooks, N. Diagnosis and management of neurogenic stuttering in adults. In K.O. St.Louis(Hrsg.) The atypical stutterer. Orlando: Academic Press, 1986.

Helps, R., & Dalton, P. The effectiveness of an intensive group speech therapy programme for adult stammerers. British Journal of Disorders of Communication, 1979, 14, 17-30.

Henkenjohann, V. Selbsthilfegruppen für erwachsene Stotterer. Unveröffentlichte Dissertation, Dortmund. 1984.

Hentschel, U., & Burkat-Ansten, S. Der Patient und sein Psychotherapeut: Eine Analoguntersuchung zur Therapiewahl und Überlegungen zur Bedeutsamkeit der Personenwahrnehmung in der Psychotherapie. Arbeitsbericht aus dem Psychologischen Institut der Gutenberg-Universität Mainz. o. J.

Hoffmann, A. Theoretisch-praktische Anweisung zur Radicalheilung Stotternder. Berlin: Schröder, 1840.

Hohmeier, J. Zur beruflichen Situation von Stotternden. Der Kieselstein, 1985, 8 und 9, 7-12 und 25-29.

Homzie, M. J., Lindsay, J. S., Simpson, J., & Hasenstab, S. Concomitant speech, language, and learning problems in adult stutterers and in members of their families. Journal of Fluency Disorders, 1988, 13, 261-277.

Homzie. M.J., &. L., J.S. Language and the young stutterer. A new look at old theories and findings. Brain and Language, 1984, 2, 232-252.

Horsley, I. A., & Fitzgibbon, C.T. Stuttering children: Investigation of a stereotype. British Journal of Disorders of Communication, 1987, 22, 19-35.

Howell, P., & Powell, D.J. Hearing your voice through bone and air: Implications for explanations of stuttering behavior from studies of normal speakers. Journal of Fluency Disorders, 1984, 9, 247-264.

Howie, P. M. The role of genetic factors in stuttering: A twin study. Unveröffentlichte Dissertation, University of New South Wales, 1978.

Howie, P. M. Intrapair similarity in frequency of disfluency in monozygotic and dizygotic twin pairs containing stutters. Behavior Genetic, 1981, 11, 227-238.

Howie, P. M., Tanner, S., & Andrews, G. Short- and long-term outcome in an intensive treatment program for adult stutterers. Journal of Speech and Hearing Disorders, 1981, 46, 104-109.

Howie, P. M., & Woods, C.L. Token reinforcement during the instatement and shaping of fluency in the treatment of stuttering. Journal of Applied Behavior Analysis, 1982, 15, 55-64.

Hubbard, C. P., & Yairi, E. Clustering of disfluencies in the speech of stuttering and nonstuttering preschool children. Journal of Speech and Hearing Research, 1988, 31, 228-233.

Hudson, P. Different strokes different folks: A comparative examination of behavioural, structural and paradoxial method in family therapy. Journal of Family Therapy, 1980, 2, 181-197.

Hunt, B. Self-help for stutterers - experience in Britain. In L. Rustin, H. P. &. D. R. (Hrsg.)(Hrsg.) Progress in the treatment of fluency disorders. London: Taylor & Francis, 1987.

Hutchinson, J. M., & Navarre, B.M. The effect of metronome pacing on selected aero-dynamic patterns of stuttered speech. Journal of Fluency Disorders, 1977, 2, 189-204.

Ickes, W. K., & Pierce, S. The stuttering moment: A plethysmographic study. Journal of Communication Disorders, 1973, 6, 155-164.

Ingham, R. J. Operant methodology in stuttering therapy. New York: Harper & Row, 1975.

Ingham, R. J. Evaluation and maintenance in stuttering treatment: A search for ecstasy with nothing but agony. In E. Boberg(Hrsg.) Maintenance of fluency. New York: Elsevier, 1981.

Ingham, R. J. Spontaneous remission of stuttering: When will the emperor realize he has no clothes on? In D. Prince & R.J. Ingham(Hrsg.) Treatment of stuttering in early childhood: Methods and issues. San Diego: College Hill Press, 1983.

Ingham, R. J. Stuttering and behavior therapy. Current status and experimental foundations. San Diego: College Hill Press, 1984.

Ingham, R. J., Adams, S., & Reynolds, G. The effects on stuttering of self-recording the frequency of stuttering or the word "the". Journal of Speech and Hearing Research, 1978, 21, 440-458.

Ingham, R. J., Andrews, G., & Winkler, R. Stuttering: A comparative evaluation of the short-term effectiveness of four treatment techniques. Journal of Communication Disorders, 1972, 5, 91-117.

Ingham, R. J., Gow, M., & Costello, J.M. Brief report: Stuttering and speech naturalness: Some additional data. Journal of Speech and Hearing Disorders, 1985, 50, 217-219.

Ingham, R. J., Martin, R., Haroldson, S., Onslow, M., & Leney, M. Modification of listener-judged naturalness in the speech of stutterers. Journal of Speech and Hearing Research, 1985, 28, 495-504.

Ingham, R. J., Montgomery, J., & Ulliana, L. An investigation on the effect of manipulating phonation duration on stuttering. Journal of Speech and Hearing Research, 1983, 26, 579-587.

Ingham, R. J., Southwood, H., & Horsburgh, G. Some effects of the "Edinburgh Masker" on stuttering during oral reading and spontaneous speech. Journal of Fluency Disorders, 1981, 6, 135-154.

Ingham, R. J., & Andrews, G. The control of stuttering: An application of token reinforcement system in a voluntary setting. Vortrag, Australian Psychological Society Conference, Brisbane, 1968.

Ingham, R. J., & Andrews, G. An analysis of a token economy in stuttering therapy. Journal of Applied Behavior Analysis, 1973, 6, 219-229.

Ingham, R. J., & Onslow, M. Measurement and modification of speech naturalness during stuttering therapy. Journal of Speech and Hearing Disorders, 1985, 50, 261-281.

Ingham, R. J., & Packman, A.C. Perceptual assessment of normalcy of speech following stuttering therapy. Journal of Speech and Hearing Research, 1978, 21, 63-73.

Itard, J. E. M. G. Mémoire sur le bégaiement. Journal Universel des sciences médicine Paris, 1817, 7, 129-144.

Jacobsen, R., & Edinger, I.D. Side effects of relaxation treatment. American Journal of Psychiatry, 1982, 139, 952-953.

Jacobson, E. Progressive relaxation. Chicago: University of Chicago Press, 1929.

Jacobson, E. Progressive relaxation. Springfield: Thomas, 1938.

Jäncke, L., & Kalveram, K.T. Kontrolle von on-time (Phonationsdauer) und voice-onset-time bei rechts- bzw. linksohrig dargebotener auditiver Rückmeldung: Unterschiedliche Lateralisierung bei stotternden und nicht-stotternden Personen. Zeitschrift für experimentelle und angewandte Psychologie, 1987, 34, 54-63.

James, I. M., Pearson, R. M., Griffith, D. N. W., & Newbury, P. Effect of Exprenolol on stage-fright in musicians. Lancet, 1977, 11, 952-954.

James, J. E. Behavioral self-control of stuttering using time-out from speaking. Journal of Applied Behavior Analysis 1981, 14, 25-37.

James, J. E. Self-monitoring of stuttering: Reactivity and accuracy. Behavior Research and Therapy, 1981, 19, 291-296.

James, J. E., & Ingham, R.J. The influence of stutterer's expectancies of improvement upon response to time-out. Journal of Speech and Hearing Research, 1974, 17, 86-93.

Janssen, P., Wieneke, G., & Vanne, E. Variability in the initiation of articulatory movements in the speech of stutterers and normal speakers. Journal of Fluency Disorders, 1983, 8, 341-351.

Janssen, P., & Kraaimaat, F. Factors related to genetic susceptibility in stuttering. Vortrag Oxford, 1988.

Janssen, P., & Kraamaat, F. The relation between stuttering behaviors and state anxiety. In P. Ege(Hrsg.) IALP Congress Proceedings Copenhagen 1977, Band 2. Copenhagen: Specialpaedagogisk Vorlag, 1978,

Jaremko, M. E. A component analysis of stress inoculation: Review and prospectus. Cognitive Therapy and Research, 1979, 3, 35-48.

Jensen, P. J., Markel, N. N., & Beverung, J.W. Evidence of conversational disrhythmia in stutterers. Journal of Fluency Disorders, 1986, 11, 183-200.

Johnson, W. Stuttering. In W. Johnson, S. F. B., J.F. Curtis, C.W. Edney, & J. Keaster (Hrsg.)(Hrsg.) Speech handicapped school children. New York: Harper & Row, 1948.

Johnson, W. A study of the onset and development of stuttering. In W. Johnson & R.R. Leutenegger(Hrsg.) Stuttering in children and adults. Minneapolis: University Minnesota Press, 1955.

Johnson, W. New look at stuttering. Child Study, 1959, 36, 14-18.

Johnson, W. Toward understanding stuttering. Chicago: National Society for crippled children and adults, 1959.

Johnson, W. The onset of stuttering. Minneapolis: University of Minnesota Press, 1959.

Johnson, W., Darley, F. L., & Spriesterbach, D.C. Diagnostic methods in speech pathology. New York: Harper & Row, 1963.

Johnson, W., Young, M. A., Sahs, A.L., & Bedell, G.N. Effects of hyperventilation and tetany on the speech fluency of stutterers and nonstutterers. Journal of Speech and Hearing Research, 1959, 2, 203-215.

Johnson, W., & Rosen, L. Studies in the psychology of stuttering: VII. Effect of certain changes in speech pattern upon frequency of stuttering. Journal of Speech Disorders, 1937, 2, 105-109.

Jones, R. K. Observations on stammering after localized cerebral injury. Journal of Neurology, Neurosurgery and Psychiatry, 1966, 29, 192-195.

Jones, R. K. Dyspraxic ambiphasia - a neurophysiologic theory of stammering. Transactions of the American Neurological Association, 1967, 92, 197-201.

Jones, R. K. Functional analysis: Some cautionary notes. Bulletin of The British Psychological Society, 1983, 36, 237-238.

Kächele, H. Ansätze und Ergebnisse psychoanalytischer Therapieforschung. In U. Baumann(Hrsg.) Trends der Klinischen Psychologie, Band 4, 1981.

Kamhi, A. G., & McOsker, T.G. Attention and stuttering: Do stutterers think too much about speech? Journal of Fluency Disorders, 1982, 7, 309-321.

Kanfer, F. H., & Phillips, J.S. Clinical use of self-control-procedures. In F.H. Kanfer & J.S. Phillips(Hrsg.) Learning foundations of behavior therapy. New York: Wiley, 1970.

Kanfer, F. H., & Saslow, G. Behavior diagnosis. In C.M. Franks(Hrsg.) Behavior therapy: Appraisal and status. New York: McGraw Hill, 1969.

Kaprisin-Burelli, A., Engolf, D., & Shames, G. A comparison of parental verbal behavior with stuttering and nonstuttering children. Journal of Communication Disorders, 1972, 5, 335-346.

Karoly, P. Person variables in therapeutic change and development. In P. Karoly & J.J. Steffen(Hrsg.) Improving the long-term effects of psychotherapy. New York: Gardner Press, 1980.

Karoly, P., & Steffen, J.J. (Hrsg.). Improving the long-term effects of psychotherapy. New York: Gardner Press, 1900.

Katz, A. H., & Bender, E. The strength is in us: Self-help groups in the modern world. New York: Franklin Watts, 1976.

Kelly, E. M., & Conture, E. G. Acoustic and perceptual correlates of adult stutterers'typical and imitated stutterings. Journal of Fluency Disorders, 1988, 13, 233-252.

Kelly, G. A. The psychology of personal constructs. New York: Norton, 1955.

Kent, R. D. Stuttering as a temporal programming disorder. In R.F. Curlee & W.H. Perkins(Hrsg.) Nature and treatment of stuttering: New directions. San Diego: College Hill Press, 1984.

Kessler, B. H. Rational-emotive Therapie bei Stotterern. Die Sprachheilbarkeit, 1981, 26, 91-98.

Kickbusch, J., & Hatch, S. A re-orientation of health care? In S. Hatch & J. Kickbusch(Hrsg.) Self help and health in Europe: New approaches in health care. Copenhagen: World Health Organization, 1983.

Kidd, K. K. Genetic models of stuttering. Journal of Fluency Disorders, 1980, 5, 181-201.

Kidd, K. K., Heimbuch, R. C., & Records, M.A. Vertical transmission of in succeptibility to stuttering with sex-modifical expression. Proceedings of the National Academy of Science of the USA - Biological Science, 1981, 78, 606-610.

Kidd, K. K., Kidd, J. R., & Records, M. The possible causes of the sex ratio in stuttering and its implication. Journal of Fluency Disorders, 1978, 3, 13-23.

Kidd, K. K., Oehlert, G., Heimbuch, R. C., Records, M. A., & Webster, R.L. Familial stuttering patterns are not related to one measure of severity. Journal of Speech and Hearing Research, 1980, 23, 539-545.

Kidd, K. K., Reich, T., & Kessler, S. Sex effect and the single gene: The relevance of sex effect in discriminating between genetic hypotheses. Unveröffentlichtes Manuskript, 1974.

Kimura, D. Speech lateralization in young children as determined by an auditory test. Journal of comparative and Physiological Psychology, 1963, 56, 899-902.

Kimura, D. Functional asymmetry of the brain in dichotic listening. Cortex, 1967, 3, 163-178.

Kimura, D. The asymmetry of the human brain. Scientific American, 1973, 228, 70-78.

Kingsley, C. (Hrsg.). Letters and memories of his life. London, 1877.

Kinsbourne, M. Lateral interactions in the brain. In M. Kinsbourne & W.L. Smith(Hrsg.) Hemispheric disconnection and cerebral function. Springfield: Thomas, 1975.

Kinsbourne, M. Hemispheric specialization and the growth of human understanding. American Psychologist, 1982, 37, 411-420.

Kinstler, D. B. Covert and overt maternal rejection in stuttering. Journal of Speech and Hearing Disorders, 1961, 26, 145-155.

Klencke, H. Die Heilung des Stotterns. Leipzig: Kollmann, 1860.

Kline, M., & Starkweather, C. Receptive and expressive language performance in young stutterers. Vortrag ASHA, 1979.

Kline, M. U. Hypnotherapy. In B.B.Wolman(Hrsg.) Handbook of clinical psychology. New York: McGraw Hill, 1965.

Klonoff, H., & Cox, S. A problem oriented system approach to the analysis of treatment outcomes. Archives of General Psychiatry, 1975, 132, 836-841.

Klouda, G. V., & Cooper, W. E. Contrastive stress, intonation, and stuttering frequency. Language and Speech, 1988, 31, 3-20.

Knepflar, K. J. A study of speaking fluency in the parents of stutterers and nonstutterers. Unveröffentlichte Dissertation, University of California, Los Angeles, 1964.

Knott, J. R., Johnson, W., & Webster, M.J. Studies in the psychology of stuttering. II. A quantitative evaluation of expectation of stuttering in relation to the occurence of stuttering. Journal of Speech Disorders, 1937, 2, 20-22.

Kopel, S., & Arkowitz, H. The role of attribution and self-perception in behavior change: Implication for behavior therapy. Genetic Psychology Monographs, 1975, 92, 175-212.

Kowal, S., O'Connell, D. C., & Sabin, E.F. Development of temporal patterning and vocal hesitations in spontaneous narratives. Journal of Psycholinguistic Research, 1975, 4, 195-207.

Kraaimaat, F., Janssen, P., & Brutten, G. J. The relationship between stutterers'cognitive and autonomic anxiety and therapy outcome. Journal of Fluency Disorders, 1988, 13, 107-113.

Krasner, L. Behavior therapy. Annual Review of Psychology, 1971, 22, 483-532.

Krause, R. Sprache und Affekt. Das Stottern und seine Behandlung. Stuttgart: Kohlhammer, 1981.

Krause, R. Aktion Gesundheit. Report Psychologie, 1986, 2, 5-7.

Krikorian, C. M., & Runyan, C.M. A perceptual comparison: Stuttering and nonstuttering children's nonstuttered speech. Journal of Fluency Disorders, 1983, 8, 283-290.

Kroll, A. The differentiation of stutterers into interiorized and exteriorized groups. Unveröffentlichte Dissertation, Purdue University, 1970.

Kroll, A. The differentiation of stutterers into interiorized and exteriorized groups. In B. Ege(Hrsg.) IALP Proceedings Copenhagen. Copenhagen: Specialpaedagogisk Forlag, 1978.

Kroll, R. M., Gaulin, B. E., & Tammsaln, A.M. Fluency maintenance: Follow-up data on a model for post-treatment. Vortrag ASHA, Los Angeles, 1981.

Kroll, R. M., & O'Keefe, B.M. Molecular self analyses of stuttered speech via speech time expansion. Journal of Fluency Disorders, 1985, 10, 93-105.

Kuhr, A. Die verhaltenstherapeutische Behandlung des Stotterns - eine Analyse erfolgreicher und erfolgloser Therapien. In DGVT(Hrsg.) Klinische Psychologie - Fortschritte in Diagnostik und Therapie. Tübingen: DGVT, 1979.

Kuhr, A. Liste zur Situationsvermeidung von Stotternden. Unveröffentlichtes Manuskript, Hannover, 1981.

Kuhr, A. Selbsthilfegruppen für Stotternde: Eine Umfrage. Unveröffentlichtes Manuskript, Hannover, 1984.

Kuhr, A. Der Einsatz paradoxer Verfahren in der Verhaltenstherapie. Psychiatrische Praxis. Stuttgart: Thieme. 1986, 13, 17-23.

Kuhr, A. Paradoxical therapy in the treatment of stuttering. In L. Rustin; H. Purser, & D. Rowley,(Hrsg.) Progress in the treatment of fluency disorders. London: Taylor & Francis, 1987.

Kuhr, A., Cooper, E. B., & Rustin, L. Clinicians attitudes toward stuttering: An international survey. Proceedings of IALP Conference, Edinburgh, 1984.

Kuhr, A., Rustin, L., Cook, P. J., & Shames, I.M. Controlled trial of speech therapy versus Oxprenolol for stammering. British Medical Journal, 1981, 283, 517-519.

Kuhr, A., Rustin, L., & McCurtain, F. The moment of stammering: A xeroradiographic investigation. In Vorbereitung. .

Kuhr, A., & Rustin, L. The maintenance of fluency after intensive inpatient therapy: Long-term follow-up. Journal of Fluency Disorders, 1985, 10, 229-236.

Kully, D., & Boberg, E. An investigation of interclinic agreement in the identification of fluent and stuttered syllables. Journal of Fluency Disorders, 1988, 13, 309-318.

Kussmaul, A. Die Störungen der Sprache. Leipzig: Vogel, 1891.

La Croix, Z. E. Management of disfluent speech through self-recording procedures. Journal of Speech and Hearing Disorders, 1973, 38, 272-274.

Ladouceur, R., Boudreau, L., & Théberge, S. Awareness training and regulated-breathing method in modification of stuttering. Perceptual and Motor Skills, 1981, 53, 187-194.

Ladouceur, R., & Martineau, G. Evaluation of regulated-breathing method with and without parental assistance in the treatment of child stutterers. Journal of Behavior Therapy and Experimental Psychiatry, 1982, 13, 301-306.

Lang, P. J. The mechanics of desensitization and the laboratory study of human fear. In C.M. Franks(Hrsg.) Behavior therapy: Appraisal and status. New York: McGraw Hill, 1969.

Langlois, A., Hanrahan, L. L., & Inouye, L. L. A comparison of interactions between stuttering children, nonstuttering children, and their mothers. Journal of Fluency Disorders, 1986, 11, 263-273.

Langova, J., & Moravec, M. Some results of experimental examinations among stutterers and clutterers. Folia Phoniatrica, 1964, 16, 290-296.

Langova, J., & Moravec, M. Some problems of cluttering. Folia Phoniatrica, 1970, 22, 325-336.

Lanyon, R. I. The relationship of adaptation and consistency to improvement in stuttering therapy. Journal of Speech and Hearing Research, 1965, 8, 263-269.

Lanyon, R. I. The MMPI and prognosis in stuttering therapy. Journal of Speech and Hearing Research, 1966, 31, 186-191.

Lanyon, R. I. The measurement of stuttering severity. Journal of Speech and Hearing Research, 1967, 10, 836-843.

Lanyon, R. I. Effect of biofeedback-based relaxation on stuttering during reading and spontaneous speech. Journal of Consulting and Clinical Psychology, 1977, 45, 860-866.

Lanyon, R. I. Behavioral approaches to stuttering. In M. Hersen; R.M. Eisler, & P.M. Müller(Hrsg.) Progress in behavior modification. London/Orlando: Academic Press, 1978.

Lanyon, R. I., Barrington, C. C., & Newman, A. C. Modification of stuttering through EMG biofeedback: A preliminary study. Behavior Therapy, 1976, 7, 96-103.

Lanyon, R. I., Lanyon, B. P., & Goldsworthy,R.J. Outcome predictors in the behavioral treatment of stuttering. Journal of Fluency Disorders, 1979, 4, 131-139.

Lasogga, F., & Wedemeyer, M. Die Erziehungshaltungen von Eltern stotternder Kinder. Zeitschrift für Klinische Psychologie, 1979, 8, 170-182.

Lass, N. J., & Ruscello, D. M. Speech-language pathologists' perception of stutterers. Vortrag ASHA, Boston, 1988.

Laulund, E. Playgroups with stuttering preschool children. Vortrag Oxford, 1988.

Lazarus, A. A. Multimodal behavior therapy: Treating the "basic id". Journal of Nervous and Mental Disease, 1973, 156, 404-411.

Lazarus, A. A. Multimodale Verhaltenstherapie. Frankfurt: Klotz, 1977.

Leanderson, R., & Levi, L.A. A new approach to the experimental study of stuttering and stress. Acta Oto-Laryngology, 1967, 224, 311-316.

Ledwidge, B. Cognitive behavior modification: A step in the wrong direction. Psychological Bulletin, 1978, 85, 353-375.

Lee, B. S. Some effects of sidetone delay. Journal of the Acoustical Society of America, 1950, 22, 639-640. (a).

Lee, B. S. Effects of delayed speech feedback. Journal of the Acoustical Society of America, 1950, 22, 824-826. (b).

Lee, B. S. Artificial stutter. Journal of Speech and Hearing Disorders, 1951, 16, 53-55.

Leith, W. R. Treating the stutterer with atypical cultural influences. In K.O. St. Louis(Hrsg.) The atypical stutterer: Principles and practices of rehabilitation. New York: Academic Press, 9-34. 1986,

Leith, W. R., & Mims, H.A. Cultural influences in the development and treatment of stuttering: A preliminary report on the black stutterer. Journal of Speech and Hearing Disorders, 1975, 40, 459-466.

Leith, W. R., & Uhlemann, M.R. The shaping group approach to stuttering. Comparative Group Studies, 1972, 3, 175-199.

Lemert, E. M. Stuttering and social structure in two Pacific societies. Journal of Speech and Hearing Disorders, 1962, 27, 3-10.

Leske, M. C. Prevalence estimates of communicative disorders in the United States. Journal of American Speech and Hearing Association. 1981, 23, 217-225.

Lewis, J., Ingham, R., & Gervens, A. Voice initation and termination times in stutterers and normal speakers. Vortrag ASHA, Atlanta, 1979.

Liebmann, A. Vorlesungen ueber Sprachstoerungen: Heft 4. Poltern (Paraphrasia praeceps). Berlin: Coblentz, 1900.

Lietaer, G. Nederlandstalige revisie van Berrett-Lennard's relationship inventory voor individueel therapeutische relaties. Psychologica Belgica, 1976, 16, 73-94.

Locke, E. A. Behavior modification is not cognitive - and other myths: A reply to Ledwidge. Cognitive Therapy and Research, 1979, 3, 119-139.

Lockhardt, M., & Robertson, A.W. Hypnosis and speech therapy as a combined therapeutic approach to the problem of stuttering. British Journal of Disorders of Communication, 1977, 12, 97-102.

Lotzmann, G. Zur Anwendung variierter Verzögerungszeiten bei Balbuties. Folia Phoniatrica, 1961, 13, 276-312.

Luchsinger, R., & Arnold, G.A. Voice-speech-language clinical communicology: Its physiology and pathology. Belmont: Wadsworth, 1965.

Luchsinger, R., & Landolt, H. Elektroencephalographische Untersuchungen bei Stotterern mit und ohne Polterkomponente. Folia Phoniatrica, 1951, 3, 135-151.

Luria Ablon, S. Psychoanalysis of a stuttering boy. International Review of Psycho-Analysis, 1988, 15, 83-91.

Lutz, K. C., & Mallard, A.R. Disfluencies and rate of speech in young adult normal talkers. Vortrag ASHA, Washington, 1985.

MacDonald, J. O., & Martin, R.R. Stuttering and disfluency as two reliable and unambigous response classes. Journal of Speech and Hearing Research, 1973, 16, 691-699.

MacKay, D. G., & MacDonald, M. Stuttering as a sequencing and timing disorder. In R.F. Curlee & W.P. Perkins(Hrsg.) Nature and treatment of stuttering: New directions. San Diego: College Hill Press, 1984.

Madison, L. S., Budd, K. S., & Itzkowitz, J. S. Changes in stuttering in relation to children's locus ofcontrol. The Journal of Genetic Psychology, 1985, 147, 233-240.

Mahoney, M. J. Cognition and behavior modification. Cambridge: Ballinger, 1974.

Mahoney, M. J. Psychotherapieerfolg: Implikationen kognitiver Konstrukte. In W. Schulz & M. Hautzinger(Hrsg.) Klinische Psychologie und Psychotherapie, Methodenintegration, Therapeut-Klient-Beziehung, Handlungstheorie. Tübingen/Köln: DGVT, 1980.

Mahoney, M. J. Psychotherapy process. New York: Plenum, 1980.

Mahoney, M. J., & Arnkoff, D. Cognitive and selfcontrol therapies. In L. Garfield& A.E. Bergin(Hrsg.) Handbook of psychotherapy and behavior change. New York: Wiley, 1978.

Mallard, A. R., Gardner, L. S., & Downey, C. S. Clinical training in stuttering for school clinicians. Journal of Fluency Disorders, 1988, 13, 253-259.

Mallard, A. R., & Westbrook, J. B. Variables affecting stuttering therapy in school settings. American Speech-Language-Hearing Association - Language, Speech and Hearing Services in Schools, 1988, 19, 362-370.

Mallard, A. R., & Kelley, J.S. The precision fluency shaping program: Replication and evaluation. Journal of Fluency Disorders, 1982, 7, 287-294.

Mallard, A. R., & Meyer, L.A. Listener preferences for stuttered and syllable-timed speechproduction. Journal of Fluency Disorders, 1979, 4, 117-121.

Mallard, A. R., & Westbrook, J.B. Vowel duration in stutterers participating in precision fluency shaping. Journal of Fluency Disorders, 1985, 10, 221-228.

Malmo, R. B. On emotions need, and our archaic brain. New York: Holt, Rinehart & Winston, 1975.

Mann, M. B. Nonfluencies in the oral reading of stutterers and nonstutterers of elementary school age. In W. Johnson & R.R. Leutenegger(Hrsg.) Stuttering in children and adults. Minneapolis: University of Minnesota Press, 1955.

Maraist, J., & Hutton, C. Effects of auditory masking upon the speech of stutterers and nonstutterers. Journal of Speech and Hearing Disorders, 1957, 22, 385-389.

Marks, I. M. Toward an empirical clinical science: Behavioral psychotherapy in the 1980s. Behavior Therapy, 1982, 13, 63-81.

Marlatt, G. A., & Gordon, J.R. Determinants of relapse: Indications for the maintenance of behavior change. In P. Davidson(Hrsg.) Behavioral medicine: Changing health lifestyles. New York: Brunner & Mazel, 1979.

Marlatt, G. A., & Marques, J.K. Meditation self-control and alcohol use. In R.B. Stuart(Hrsg.) Behavioral self-management: Strategies, techniques and outcomes. New York: Brunner & Mazel, 1977.

Marshall, R. C., & Neuburger, S. I. Effects of delayed auditory feedback on acquired stuttering following head injury. Journal of Fluency Disorders, 1987, 12, 355-365.

Marshall, W. L. Behavioral treatment of phobic and obsessive-compulsive disorders. In L. Michelson, M. H. &. S. T. (Hrsg.)(Hrsg.) Future perspectives in behavior therapy. New York: Plenum Press, 1981.

Martens, C. F., & Engel, D.C. Measurement of the sound-based word avoidance of persons who stutter. Vortrag ASHA, Washington, 1985.

Martin, R. R., & Haroldson, S. K. An experimental increase in stuttering frequency. Journal of Speech and Hearing Research, 1988, 31, 272-274.

Martin, R. R., Haroldson, S. K., & Triden, K.A. Stuttering and speech naturalness. Journal of Speech and Hearing Disorders, 1984, 49, 53-58.

Martin, R. R., & Haroldson, S.K. The effects of two treatment procedures on stuttering. Journal of Communication Disorders, 1969, 2, 115-125.

Martin, R. R., & Haroldson, S.K. Effects of five experimental treatments on stuttering. Journal of Speech and Hearing Research, 1979, 22, 132-146.

Martin, R. R., & Siegel, G.M. The effects of response contingent shock on stuttering. Journal of Speech and Hearing Research, 1966, 9, 340-352.

Martin, R. R., & Siegel, G.M. The effects of a neutral stimulus (buzzer) on motor responses and disfluencies in normal speakers. Journal of Speech and Hearing Research, 1969, 12, 73-82.

Mawson, A. B. Methohexitone - assisted desensitization in treatment of phobias. Lancet, 1971, 1, 1084-1086.

McClean, M. D., & McLean, A. jr. Case report of stuttering acquired in association with phenytoin use for post-head-injury seizures. Journal of Fluency Disorders, 1985, 10, 241-255.

McFarland, D. H., & Moore, W.H. Alphahemispheric asymmetries during an electromyographic biofeedback procedure for stuttering. Vortrag ASHA, Toronto, 1982.

McFarlane, S. C., & Prins, D. Neural response time of stutterers and nonstutterers in selected oral motor tasks. Journal of Speech and Hearing Research, 1978, 21, 768-779.

McLelland, J. K., & Cooper, E.B. Fluency-related behaviors and attitudes of 178 young stutterers. Journal of Fluency Disorders, 1978, 3, 253-263.

Meares, A. A system of medical hypnosis. London: Saunders, 1960.

Mehrabian, A. Silent messages. Belmont: Wadsworth, 1971.

Meichenbaum, D. Cognitive behavior modification: An integrative approach. New York: Plenum Press, 1977.

Mendelssohn, M. Psychologische Betrachtungen. In C.P. Moritz(Hrsg.) Magazin zur Erfahrungsseelenkunde. Berlin, Band 1. 1783.

Metz, D. E., Samar, V. J., & Sacco, P.R. Acoustic analysis of stutterer's fluent speech before and after therapy. Journal of Speech and Hearing Research, 1983, 26, 531-536.

Meyer, V., & Chesser, E.S. Behaviour therapy in clinical psychiatry. Harmondsworth: Penguin, 1970.

Meyer, V., & Mair, J.M.M. A new technique to control stammering: A preliminary report. Behavior Research and Therapy, 1963, 1, 251-254.

Meyers, S. C. Qualitative and quantitative differences and patterns of variability in disfluencies emitted by preschool stutterers and nonstutterers during dyadic conversations. Journal of Fluency Disorders, 1986, 11, 293-306.

Meyers, S. C., & Freeman, F.J. Mother and child speech rates as a variable in stuttering and disfluency. Journal of Speech and Hearing Research, 1985, 28, 436-444. (b).

Meyers, S. C., & Freeman, F.J. Interruptions as a variable in stuttering and disfluency. Journal of Speech and Hearing Research, 1985, 28, 428-435. (a).

Meyers, S. C., & Freeman, F.J. Are mothers of stutterers different? An investigation of social communicative interaction. Journal of Fluency Disorders, 1985, 10, 193-209. (c).

Michelson, L. Behavioral approaches to prevention. In L. Michelson, M. H., & S.M. Turner (Hrsg.)(Hrsg.) Future perspectives in behavior therapy. New York: Plenum Press, 1981.

Michelson, L., Mavissakalian, M., Marchione, K., Dancu, C., & Greenwald, M. The role of self-directed in-vivo exposure in cognitive, behavioral and psychological treatments of agoraphobia. Behavior Therapy, 1986, 17, 91-108.

Miller, M. K., & Pindzola, R.H. The development of speaking rates in preschool children. Vortrag ASHA, Washington, 1985.

Miller, S. M., & Seligman, E.P. The reformulated model of helplessness and depression: Evidence and theory. In R.W.J. Neufeld(Hrsg.) Psychological stress and psychopathology. New York: McGraw Hill, 1982.

Minifie, F. D., & Cook, H.S. A disfluency index. Journal of Speech and Hearing Disorders, 1964, 29, 189-192.

Moeller, M. L. Selbsthilfegruppen. Reinbek: Rowohlt, 1978.

Montgomery, B. M., & Fitch, J. L. The prevalence of stuttering in the hearing-impaired school age population. Journal of Speech and Hearing Disorders, 1988, 53, 131-135.

Moore, W. H. Some effects of progressively lowering electromyographic levels with feedback procedures on the frequency of stuttered verbal behaviors. Journal of Fluency Disorders, 1978, 3, 127-128.

Moore, W. H. Hemispheric alpha asymmetries of stutterers and nonstutterers for the recall and recognition of words and connected reading passages: Some relationships to severity of stuttering. Journal of Fluency Disorders, 1986, 11, 71-89.

Moore, W. H. Hemispheric alpha asymmetries and behavioral responses of aphasic and normal subjects for the recall and recognition of active, passive and negative sentences. Brain and Language, 1986, 29, 286-300.

Moore, W. H., Dunster, J. R., & Lang, M.K. The effects of alpha biofeedback conditioning on stutteres verbal behavior: A case report and some clinical implications. Journal of Biofeedback, 1975, 2, 19-28.

Moore, W. H., & Haynes, W.O. Alpha hemispheric asymmetry and stuttering: Some support for a segmentation disfunction hypothesis. Journal of Speech and Hearing Research, 1980, 23, 229-297.

Moore, W. H., & Lang, M.K. Alpha asymmetry over the right and left hemispheres of stutterers and control subjects preceding massed oral readings: A preliminary investigation. Perceptual and Motor Skills, 1977, 44, 223-230.

Moore, W. H., & Lorendo, L.C. Hemispheric alpha asymmetries of stuttering males and nonstuttering males and females for words of high and low imagery. Journal of Fluency Disorders, 1980, 5, 11-26.

Moore, W. H., & Snow, K.A. Effects of type of center fixation stimulus on visual-field preferences: A preliminary study. Perceptual and Motor Skills, 1983, 57, 363-366.

Morávek, M., & Langová, J. Some electrophysiological findings among stutterers and clutterers. Folia Phoniatrica, 1962, 14, 305-316.

Mordecai, D. An investigation of the communicative styles of mothers and fathers of stuttering versus nonstuttering preschool children during a triadic interaction. Unveröffentlichte Dissertation, Northwestern University, Evanston, 1979.

Moreno, Z. T. Evolution and dynamics of the group psycchotherapy movement. In J.U. Moreno, A. F., R. Battegay & Z.T. Moreno (Hrsg.)(Hrsg.) The international handbook of group psychotherapy. New York: Philosophical Library, 1966.

Mozdzierz, G. J., Macchitelli, F. J., & Lisiecki, J. The paradox in psychotherapy: An Adlerian perspective. Journal of Individual Psychology, 1976, 32, 169-184.

Müller, H. G. Die Rehabilitation der Sprachgeschädigten und das Bundessozialhilfegesetz. In Arbeitsgemeinschaft für Sprachheilpädagogik in Deutschland e.V.(Hrsg.) . Hamburg: Wartenberg & Weise, 1965.

Murphy, A. T., & Fitzsimons, R.M. Stuttering and personality dynamics. New York: Ronald, 1960.

Murray, F. P. A stutterer's story. Danville: Interstate, 1980.

Murray, T. J., Kelly, P., Campbell, L., & Stefanik, K. Haloperidol in the treatment of stuttering. British Journal of Psychiatry, 1977, 130, 370-373.

Naroll, R. A tentative index of cultural stress. International Journal of Social Psychiatry, 1959, 5, 105-116.

National Association of Council of Stutterers. Role of clinician in starting a council. Arbeitspapier, Washington, 1975.

Neilson, M. D., & Neilson, P. D. Speech motor control and stuttering: A computational model of adaptive sensory-motor processing. Speech Communication, 1987, 6, 325-333.

Nickisch, A. Motorische Störungen bei Kindern mit verzögerter Sprachentwicklung. Folia Phoniatrica, 1988, 40, 147-152.

Nittrouer, S., & Cheney, C. Operant techniques used in stuttering therapy: A review. Journal of Fluency Disorders, 1984, 7, 169-190.

Nowack, W. J., & Stone, R. E. Acquired stuttering and bilateral cerebral disease. Journal of Fluency Disorders, 1987, 12, 141-146.

Nutzinger, D. O., Cayiroglu, G., Sachs, G., & Zapotoczky, H.G. Emotional problems during weight reduction: Advantages of a combined behavior therapy and antidepressive drug therapy for obesity. Journal of Behavior Therapy and Experimental Psychiatry, 1985, 16, 217-221.

Nystul, M. S., & Muszynska, E. Adlerian treatment of a classical case of stuttering. Journal of Individual Psychology, 1976, 32, 194-202.

O'Hara, C. C., & Chelune, G. J. Handedness and discrimination of verbal and nonverbal incongruent communication. Vortrag INS, Pittsburg, 1982.

Ollendick, T. H., & Murphy, M.J. Differential effectiveness of muscular and cognitive relaxation as a function of locus of control. Journal of Behavior and Experimental Psychiatry, 1977. 8, 223-228.

Onslow, M., & Ingham, R. J. Speech quality measurement and the management of stuttering. Journal of Speech and Hearing Disorders, 1987, 52, 2-17.

Orton, S. T. A physiological theory of reading disability and stuttering in children. New England Journal of Medicine, 1928, 199, 1045-1952.

Otto, P Schmallenberg, ein Ort im Schnee. Der Kieselstein, 1985, 7, 9-10.

Owens, R. G., & Ashcroft, J.B. Functional analysis in applied psychology. British Journal of Clinical Psychology, 1982, 21, 181-189.

Paetzold, U., & Dillig, P. Präventive Erziehungsberatung. Verhaltenstherapie und psychosoziale Praxis, 1985, 4, 549-555.

Paul, G. L. Strategy of outcome research in psychotherapy. Journal of Consulting Psychology, 1967, 31, 109-118.

Perkins, W. H. Speech pathology: An applied behavioral science. St. Louis: Mosby, 1971.

Perkins, W. H. Replacement of stuttering with normal speech: I. Rationale. Journal of Speech and Hearing Disorders, 1973, 38, 283-294.

Perkins, W. H. Author's response to "Comment on replacement of stuttering with normal speech". Journal of Speech and Hearing Disorders, 1974, 39, 106-107.

Perkins, W. H. Implications of scientific research for treatment of stuttering - a lecture. Journal of Fluency Disorders, 1981, 6, 155-162.

Perkins, W. H. Measurement and maintenance of fluency. In E. Boberg(Hrsg.) Maintenance of fluency. New York: Elsevier, 1981.

Perkins, W. H. State of the art in research and treatment: Integration and glimpse of the future. Vortrag Banff Conference on Stuttering, 1984.

Perkins, W. H. Controversies about stuttering therapy: Ten years later. Vortrag ASHA, Washington, 1985.

Perkins, W. H., Rudas, J., Johnson, L., Michael, W. B., & Curlee, R.F. Replacement of stuttering with normal speech: III. Clinical effectiveness. Journal of Speech and Hearing Disorders, 1974, 39, 416-428.

Perkins. W.H. Replacement of stuttering with normal speech: II. Clinical procedures. Journal of Speech and Hearing Disorders, 1973, 38, 295-303.

Perkins. W.H. Onset of stuttering: The case of the missing block. In D. Prins & R.J. Ingham(Hrsg.) Treatment of stuttering in early childhood. San Diego: College Hill Press, 1983.

Perrin, K. L. An examination of ear preference for speech and non-speech stimuli in a stuttering population. Dissertation, Stanford University, 1969.

Perry, A. Results of a national survey on the use of the Edinburgh masker clinical bench model and issuing of portable models. Bulletin of the College of Speech Therapists, 1979.

Peters, H. F. M. Stuttering - studies in speech motor behavior. Meppel: Krips Repro, 1987.

Peters, H. F. M., & Boves, L. Coordination of aerodynamic and phonatory processes in fluent speech utterances of stutterers. Journal of Speech and Hearing Research, 1988, 31, 352-361.

Peters, H. F. M., & Hulstijn, W. Programming and initiation of fluent speech utterances in stuttering. In H.F.M. Peters(Hrsg.) Stuttering Studies in speech motor behavior. Meppel: Krips Repro, 1987.

Peters, H. F. M., & Starkweather, C. W. The interaction between speech motor coordination and language processes: Hypothese and suggestions for research. Oxford, 1988.

Pollack, J., Lubinski, R., & Weitzner-Lin, B. A pragmatic study of child disfluency. Journal of Fluency Disorders, 1986, 11, 231-239.

Preus, A. Identifying subgroups of stutterers. Oslo: Universitetsforlaget, 1981.

Prins, D. Personality, stuttering severity and age. Journal of Speech and Hearing Research, 1972, 15, 148-154.

Prins, D. Continuity, fragmentation and tension: Hypotheses applied to evaluation and intervention with preschool disfluent children. In D. Prins & R.J. Ingham(Hrsg.) Treatment of stuttering in early childhood: Methods and issues. San Diego: College Hill Press, 1983.

Prins, D. Treatment of adults: Managing stuttering. In R.F. Curlee & W.H. Perkins(Hrsg.) Nature and treatment of stuttering: New directions. San Diego: College Hill Press, 1984.

Prins, D., & Hubbard, C. P. Response contingent stimuli and stuttering: Issues and implications. Journal of Speech and Hearing Research, 1988, 31, 696-709.

Prins, D., Mandelkorn, T., & Cerf, F.A. Principal and differential effects of Haloperidol and Placebo treatment upon speech disfluencies in stutterers. Journal of Speech and Hearing Research, 1980, 23, 614-629.

Quarrington, B. Cyclical variation in stuttering frequency and some related forms of variation. Canadian Journal of Psychology, 1956, 10, 179-184.

Quarrington, B. Measures of stuttering adaptation. Journal of Speech and Hearing Research, 1959, 2, 105-112.

Quarrington, B. Stuttering. In R.B. Rieber(Hrsg.) Communication disorders. New York: Plenum Press, 1981.

Quesal, R. W., & Shank, K.H. Stutterers and others: A comparison of communication attitudes. Journal of Fluency Disorders, 1978, 3, 247-252.

Quinn, P. T. Stuttering, cerebral dominance and the dichotic word test. Medical Journal of Australia, 1972, 2, 639-643.

Quinn, P. T., & Peachy, C. Stuttering: An investigation of Haloperidol. The Medical Journal of Australia, 1973, 2, 809-811.

Quinn, P. T., & Peachy, C. Haloperidol in the treatment of stutterers. British Journal of Psychiatry, 1973, 123, 247-255.

Quist, R. W., & Martin, R.R. The effect of response contingent verbal punishment of stuttering. Journal of Speech and Hearing Research, 1967, 10, 795-800.

Rabavilas, A. D., & Boulougouris, J.C. Therapeutic relationship and long term outcome with flooding treatment. Vortrag EABT, Paris, 1979.

Rachman, S. The primary of effect: Some theoretical implications. Behavior Research and Therapy, 1981, 19, 279-290.

Rachman, S., & Hodgson, R. Synchrony and desynchrony in fear and avoidance. Behavior Research and Therapy, 1974, 12, 311-318.

Ragsdale, J. D., & Ashby, J.K. Speech-language pathologists' connotations of stuttering. Journal of Speech and Hearing Research, 1982, 25, 75-80.

Ralston, L. D. Stammering: A stress index in Caribbean classrooms. Journal of Fluency Disorders, 1981, 6, 119-133.

Ramig, P. R. Rate changes in the speech of stutterers after therapy. Journal of Fluency Disorders, 1984, 9, 285-294.

Ramig, P. R., & Wallace, M. L. Indirect and combined direct-indirect therapy in a dysfluent child. Journal of Fluency Disorders, 1987, 2, 41-49.

Ramig, P. R., & Adams, M.R. Vocal changes in stutterers and nonstutterers during high- and low-pitched speech. Journal of Fluency Disorders, 1981, 6, 15-33.

Rastatter, M. P., & Dell, C. W. Vocal reaction times of stuttering subjects to tachistoscopically presented concrete and abstracts words: A closer look at cerebral dominance and language processing. Journal of Speech and Hearing Research, 1987, 30, 306-310.

Rastatter, M. P., & Dell, C. W. Reading reaction times of stuttering and nonstuttering subjects to unilaterally presented concrete and abstract words. Journal of Fluency Disorders, 1988, 13, 319-329.

Rastatter, M. P., & Harr, R. Measurements of plasma levels of adrenergic neurotransmitters and primary amino acids in five stuttering subjects: A preliminary report (biochemical aspects of stuttering). Journal of Fluency Disorders, 1988, 13, 127-139.

Reed, C. G., & Lingwall, J.B. Some relationships between punishment, stuttering and galvanic skin responses. Journal of Speech and Hearing Research, 1976, 19, 107-205.

Reed, C. G., & Lingwall, J.B. Conditioned stimulus effects on stuttering and GSR's. Journal of Speech and Hearing Research, 1980, 23, 336-343.

Reed, E. S. An outline of a theory of action systems. Journal of Motor Behavior, 1982, 14, 98-134.

Reich, G. Stotternde Kinder und ihre Familien. Praxis der Kinderpsychologie und Kinderpsychiatrie, 1987, 36, 16-22.

Rentschler, G. J. Clinical notes: Effects of subgrouping in stuttering research. Journal of Fluency Disorders, 1984, 9, 307-311.

Rentschler, G. J., Driver, L. E., & Callaway, E.A. The onset of stuttering following drug overdose. Journal of Fluency Disorders, 1984, 9, 265-284.

Richter, E. Über den Einsatz des Willens zur Verhütung des Stotterns. Die Sprachheilarbeit, 1969, 14, 143-148.

Rieber, R. W., & Wollock, J. The historical roots of the theory and therapy of stuttering. Journal of Communication Disorders, 1977, 10, 3-24.

Riley, G. D. A stuttering severity instrument for children and adults. Journal of Speech and Hearing Disorders, 1972, 37, 314-322.

Riley, G. D. Predicting chronicity among young children who stutter. Vortrag ASHA, Los Angeles, 1981.

Riley, G. D., & Riley, J. Oral motor discoordination among children who stutter. Journal of Fluency Disorders, 1986, 11, 335-344.

Riley, G. D., & Riley, J. Physician's screening procedure for children who may stutter. Journal of Fluency Disorders, 1989, 14, 57-66.

Riley, G. D., & Riley, J. Physician's screening procedure for children who may stutter. Formblatt, o. J.

Riley, G. D., & Riley, J. Clinical sub-types of stuttering among 100 children. Vortrag ASHA, San Francisco, 1972.

Riley, G. D., & Riley, J. A component model for diagnosing and treating children who stutter. Journal of Fluency Disorders, 1979, 4, 279-293.

Riley, G. D., & Riley, J. Motoric and linguistic variables among children who stutter. Journal of Speech and Hearing Disorders, 1980, 45, 504-514.

Riley, G. D., & Riley, J. Evaluation as a basis for intervention. In D. Prins & R.J. Ingham(Hrsg.) Treatment of stuttering in early childhood: Methods and issues. San Diego: College Hill Press, 1983.

Riley, G. D., & Riley, J. A component model for treating stuttering in children. In M. Peins(Hrsg.) Contemporary approaches in stuttering therapy. Boston: Little, Brown & Co., 1984.

Riley, G. D., & Riley, J. A component model for treating stuttering in children. Unveröffentlichte Workshop-Unterlage, Santa Ana, 1985.

Riley, G. D., & Riley, J. Oral motor discoordination among children with fluency and phonological disorders. Vortrag ASHA, Washington, 1985.

Rimm, D. C., & Masters, J.C. Behavior therapy. New York: Academic Press, 1979.

Risberg, J., & Ingvar, D.D. Patterns of activation in the grey matter of the dominant hemisphere during memorizing and reasoning. Brain, 1973, 96, 737-756.

Rittmannsberger, H., & Schöny, W. Prävalenz tardiver Dyskinesie bei langzeithospitalisierten schizophrenen Patienten. Der Nervenarzt, 1986, 57, 116-118.

Robinson jr. T.L.; & Crowe, T.A. A comparative study of speech disfluencies in nonstuttering black and white college athletes. Journal of Fluency Disorders, 1987, 12, 147-156.

Rogers, C. R. A theory of therapy, personality and interpersonal relationship as developed in the client-centered framework. In S. Koch(Hrsg.) Psychology: A study on science. New York: McGraw Hill, 1959.

Rogers, C. R. The interpersonal relationship: The care of guidance. Harvard Educational Review, 1962, 4, 32.

Rojahn, J., & Pesta, T. Die Sprechpause als stotter-inkompatible Reaktion: Therapeutische Abgrenzung und Einsatzmöglichkeit bei Stotternden. Zeitschrift für Klinische Psychologie, 1977, 25, 281-302.

Rose, J., & McFarlane, N. A personal project to examine the variation of fluency over 150 days. British Journal of Disorders of Communication, 1981, 16, 11-17.

Rosenbek, C. Stuttering secondary to nervous system damage. In R.F. Curlee & W.H. Perkins(Hrsg.) Nature and treatment of stuttering: New directions. San Diego: College Hill Press, 1984.

Rosenfield, D. B. Stuttering and cerebral ischemia. New England Journal of Medicine, 1972, 287, 991.

Rosenfield, D. B. The brain and the stutterer. Journal of Fluency Disorders, 1982, 7, 81-92.

Rosenfield, D. B. Stuttering: Critical reviews. Clinical Neurobiology, 1984, 1, 117-139.

Rosenfield, D. B. Hemispheric processing and the problem of disfluency. Vortrag "Oxford Dysfluency Conference", Oxford, 1985.

Rosenfield, D. B., & Jerger, J. Stuttering and auditory function. In R.F. Curlee & W.H. Perkins(Hrsg.) Nature and treatment of stuttering: New directions. San Diego: College Hill Press, 1984.

Ross, A. O. To form a more perfect union: It is time to stop standing still. Behavior Therapy, 1985, 16, 195-204.

Rotter, J. B. Generalized expectancies for internal versus external control of reinforcement. Psychological Monographs, 1966, 609, 80.

Rousey, C. G., Arjunan, K. N., & Rousey, C. L. Successful treatment of stuttering following closed head injury. Journal of Fluency Disorders, 1986, 11, 257-261.

Rowland, L. A., & Canavan, A.G.M. Is a B.A.T. therapeutic? Behavioural Psychotherapy, 1983, 11, 139-146.

Rudmin, F. Parent's report of stress and articulation oscillation as factors in a preschool's dysfluencies. Journal of Fluency Disorders, 1984, 9, 85-87.

Runyan, C. M., & Adams, M.R. Perceptual study of the speech of "successfully therapeutized" stutterers. Journal of Fluency Disorders, 1978, 3, 25-39.

Runyan, C. M., & Adams, M.R. Unsophisticated judges' perceptual evaluations of the speech of "successfully treated" stutterers. Journal of Fluency Disorders, 1979, 4, 29-38.

Russel, R. K., & Sipich, J.F. Cue-controlled relaxation in the treatment of test anxiety. Journal of Behavior Therapy and Experimental Psychiatry, 1973, 4, 47-49.

Rustin, L. Intensive treatment models for adolescent stuttering: A comparison of social skills training and speech fluency techniques. Unveröff. M. Phil. Arbeit, 1984.

Rustin, L. Assessment and therapy programme for disfluent children. London: NFER-NELSON: Windsor, 1987.

Rustin, L. The treatment of childhood dysfluency through active parental involvement. In L. Rustin; H. Purser & D. Rowley(Hrsg.) Progress in the treatment of fluency disorders. London: Taylor & Francis, 1987.

Rustin, L. The management of the primary school child with dysfluencies. Vortrag NZSLTA-Konferenz, Palmerston, 1988.

Rustin, L., & Botterill, W. Management of the adolescent with dysfluency. Vortrag NZSLTA-Konferenz, Palmerston, 1988.

Rustin, L., Kuhr, A., Cook, P. J., & James, I. M. Controlled trial of speech therapy versus Oxprenolol for stammering. British Medical Journal, 1981, 283, 517-519.

Rustin, L., & Kuhr, A. The treatment of stammering: Using a multimodal approach in an inpatient setting. British Journal of Disorders of Communication, 1983, 18, 90-97.

Rustin, L., & Mallard, A.R. Managing stuttering children through parental involvement: A new program for Southwest Texas. The Texas Speech and Hearing Journal, 1985.

Ryan, B. The establishment, transfer and maintenance of fluent reading and speaking in a stutterer using operant technology. Vortrag ASHA, Denver, 1968 (a).

Ryan, B. The use of DAF in the astablishment of fluent reading and speaking in six stutterers. Vortrag ASHA, Denver, 1968 (b).

Ryan, B. Programmed stuttering therapy for children: Project manual. Monterey, 1972.

Ryan, B. Stuttering therapy in a framework of operant conditioning and programmed learning. In H.H. Gregory, (Hrsg.) Controversies about stuttering therapy. Baltimore: University Park Press, 1979.

Ryan, B. P. The construction and evaluation of a program for modifying stuttering. Unveröffentlichte Dissertation, University of Pittsburgh. 1964.

Ryan, B. P. Operant procedures applied to stuttering therapy for children. Journal of Speech and Hearing Disorders, 1971, 36, 264-280.

Ryan, B. P. Programmed therapy for stuttering in children and adults. Springfield: Thomas, 1974.

Ryan, B. P. Attitudes of English and American speech therapists. Im Manuskript, London, 1982.

Ryan, B. P. Stuttering in preschool children, a comparison and longitudinal study. Vortrag ASHA, San Francisco, 1984.

Ryan, B. P. Controversies about stuttering therapy: Ten years later. Vortrag ASHA, Washington, 1985.

Ryan, B. P., & Marsh, C. L. Stuttering in preschool children, a longitudinal study, Report 3. Vortrag ASHA, New Orleans, 1987.

Ryan, B. P., Vittitoe, S. L., & Franklin, K. A. Mothers ability to scale severity of preschool stutterers. Vortrag ASHA, Boston, 1988.

Ryan, B. P., & Marsh, C.L. Stuttering in preschool children: A longitudinal study, Report. Vortrag ASHA, Washington, 1985.

Ryan, B. P., & van Kirk-Ryan, B. Programmed stuttering therapy for children: Comparison of four established programs. Journal of Fluency Disorders, 1983, 8, 291-321.

Sacco, P. R. The exceptionally severe stutterer. In K.O. St. Louis(Hrsg.) The atypical stutterer. Orlando: Academic Press, 1986.

Safran, J. D., Alden, E., Davidson, L. E., & Park, O. Client anxiety level as a moderator variable in assertion training. Cognitive Therapy and Research, 1980, 4, 189-200.

Saint-Laurent, L., & Ladoceur, R. Massed versus distributed application of the regulated-breathing method for stutterers and its long-term effect. Behavior Therapy, 1987, 18, 38-50.

Sandow, J. Mechanik des Stotterns. Gründliche Selbstheilung ohne Atem-, Artikulations-, Stimmbildungs- und Sprechübungen. Nordhausen: Edler, 1898.

Sarason, I. G. Three lacunae of cognitive therapy. Cognitive Therapy and Research, 1979, 3, 223-236.

Schachter, S. C., McIntyre, R., & Rosenfield, D. Handedness among stutterers. Vortrag American Academy of Neurology, New Orleans, 1986.

Schilling, A. Die medikamentöse Unterstützung der Therapie des Stotterns. HNO, 1963, 11, 300-304.

Schloss, P. J., Espin, C. A., Smith, M. A., & Suffolk, D. R. Developing assertiveness during employment interviews with young adults who stutter. Journal of Speech and Hearing Disorders, 1987, 52 30-36. (b).

Schloss, P. J., Freeman, C. A., & Smith, M. A. Influence of assertiveness training on the stuttering rates exhibited by three young adults. Journal of Fluency Disorders, 1987, 12, 333-353. (a).

Schoenaker, T. Neuere Entwicklungen in der Behandlung von Sprechneurosen bei Erwachsenen. Beiträge zur Individualpsychologie, 1983, 5, 73-82.

Schultz, J. H. Das autogene Training. Stuttgart: Thieme, 1932.

Schwartz, H. D., & Conture, E. G. Subgrouping young stutterers: Preliminary behavioral observations. Journal of Speech and Hearing Research, 1988, 31, 62-71.

Schwartz, M. F. The core of the stuttering block. Journal of Speech and Hearing Disorders, 1974, 39, 169-177.

Schwartz, M. F. Stuttering solved. London: Heinemann, 1976.

Seeman, M. Pathogenesis of stuttering. La Presse Medicale, 1951, 159, 164-165.

Seider, R. A., Gladstien, K. L., & Kidd, K.K. Recovery and persistence of stuttering among relatives of stutterers. Journal of Speech and Hearing Disorders, 1983, 48, 402-408.

Seltzer, L. F. Paradoxical strategies in psychotherapy: A comprehensive overview and guidebook. New York: Wiley, 1986.

Shames, G. H., Egolf, D. B., & Rhodes, R.C. Experimental programs in stuttering therapy. Journal of Speech and Hearing Disorders, 1969, 34, 30-47.

Shames, G. H., & Egolf, D.B. Operant conditioning and the managementof stuttering. Englewood Cliffs: Prentice Hall, 1976.

Shames, G. H., & Florance, C.L. Stutter-free-speech: A goal for therapy. Columbus: Merill, 1980.

Shames, G. H., & Rubin, H. Stuttering then and now. Columbus: Merrill, 1986.

Shapiro, A. L. An electromyographic analysis of the fluent and dysfluent utterances of several types of stutterers. Journal of Fluency Disorders, 1980, 3, 203-232.

Shapiro, M. B. An experimental approach to diagnostic psychological testing. Journal of Mental Science, 1951, 97, 748-764.

Sheehan, J. G. An integration of psychotherapy and speech therapy through a conflict theory of stuttering. Journal of Speech and Hearing Disorders, 1954, 19, 474-482.

Sheehan, J. G. Stuttering as a self-role conflict. In H.H. Gregory(Hrsg.) Learning theory and stuttering therapy. Evanston: Northwestern University, 1968.

Sheehan, J. G. Reflections on the behavioral modification of stuttering. In Speech Foundation of America(Hrsg.) Conditioning in stuttering therapy, Veröffentlichung Nr. 7. Memphis: Fraser, 1968.

Sheehan, J. G. Role therapy. In J.G. Sheehan(Hrsg.) Stuttering: Research and therapy. New York: Harper & Row, 1970.

Sheehan, J. G. Conflict theory and avoidance reduction therapy. In J. Eisenson(Hrsg.) Stuttering: A second symposium. New York: Harper & Row, 1975.

Sheehan, J. G. (Hrsg.). Stuttering: Research and therapy. New York: Harper & Row, 1970.

Sheehan, J. G., & Martin, M.M. Spontaneous recovery from stuttering. Journal of Speech and Hearing Research, 1966, 9, 121-135.

Sheehan, J. G., & Martyn, M.M. Stuttering and its disappearance. Journal of Speech and Hearing Research, 1970, 13, 279-289.

Sheehan, J. G., & Sheehan-Costley, M. A reexamination of the role of heredity in stuttering. Journal of Speech and Hearing Disorders, 1977, 42, 1.

Shenker, R. C., Danault, S., & Cohen, H. M. Factors related to maintenance of fluency: Naturalness. Vortrag ASHA, Boston, 1988.

Shenker, R. C., & Finn, P. An evaluation of the effects of supplemental "fluency" training during maintenance. Journal of Fluency Disorders, 1985, 10, 257-267.

Shermann, A. P. Therapy of maladaptive fear - motivated behavior in the rat by the systematic gradual withdrawal of a fear reducing drug. Behavior Research and Therapy, 1967, 5, 121-129.

Shine, R. Direct management of the beginning stutterer. In W. Perkins(Hrsg.) Strategies in stuttering therapy. New York: Thieme-Stratton, 1980.

Siegel, G. M. Punishment, stuttering and disfluency. Journal of Speech and Hearing Research, 1970, 13, 677-714.

Siegel, G. M. Science and communication disorders: A reply to Bloodstein. Journal of Speech and Hearing Disorders, 1988, 53, 348-349.

Siegel, G. M., & Martin, R.R. Verbal punishment of disfluencies in normal speakers. Journal of Speech and Hearing Research, 1965, 8, 245-251.

Silverman, E. M. The female stutterer. In K.O. St. Louis(Hrsg.) The atypical stutterer: Principles and practices of rehabilitation. New York: Academic Press, 1986.

Silverman, E. M., & Zimmer, C.H. Demographic characteristics and treatment experiences of woman and men who stutter. Journal of Fluency Disorders, 1982, 7, 273-285.

Silverman, F. The stuttering problem profile: A task that assists both client and clinician in defining therapy goals. Journal of Speech and Hearing Disorders, 1980, 45, 119-123.

Silverman, F. H. Relapse following stuttering therapy. Advances in basic research and practice. Speech and Language, 1981, 5, 51-78.

Silverman, F. H., & Umberger, F.G. Effect of pacing speech with a miniature electronic metronome on the frequency and duration of selected disfluency behaviors in the spontaneous speech of adult stutterers. Behavior Therapy, 1974, 5, 410-414.

Silverstone, T., & Turner, P. Drug treatment in psychiatry. Social and psychological aspects of medical practice. In (Hrsg.) . London: Routledge & Kegan Paul, 1982.

Sloane, R. B., Staples, F. R., Christol, A. H., Yorkston, N. J., & Wipple, K. Short-term analytically oriented psychotherapy versus behavior therapy. American Journal of Psychiatry, 1975, 132, 373-377.

Smith, M. L., Glass, G. V., & Miller, T.I. The benefits of psychotherapy. Baltimore: Johns Hopkins University Press, 1981.

Soderberg, G. A. Delayed auditory feedback and the speech of stutterers. Journal of Speech and Hearing Disorders, 1969, 33, 20-29.

Sommers, R., Brady, W., & Moore, W.H. Dichotic ear preference of stuttering children and adults. Perceptual and Motor Skills, 1975, 41, 931-938.

Speech Foundation of America. On stuttering and its treatment. Veröffentlichung Nr. 1. Memphis: Speech Foundation of America, 1960.

Speech Foundation of America. Stuttering: Successes and failures in therapy. Veröffentlichung Nr. 6. Memphis: Speech Foundation of America, 1968.

Ssikorski, J. A. Über das Stottern. Berlin: Hirschwald, 1891.

St. Louis, K. O., & Hinzman, A. R. A descriptive study of speech, language, and hearing characteristics of school-aged stutterers. Journal of Fluency disorders, 1988, 13, 331-335.

St. Louis, K. O., Hinzman, A. R., & Hull, F.M. Studies of cluttering: Disfluency and language measures in young possible clutterers and stutterers. Journal of Fluency Disorders, 1985, 10, 151-172.

St. Louis, K. O., & Hinzman, A. Studies of cluttering: Perceptions of cluttering by speech-language pathologists and educators. Journal of Fluency Disorders, 1986, 11, 131-149,

St. Louis, K. O., & Lass, N.J. A survey of communicative disorders students' attitudes toward stuttering. Journal of Fluency Disorders, 1981, 6, 49-79.

Stampfl, T. G., & Levis, D.J. Essentials of implosive therapy: A learning-based-psychodynamic behavioral therapy. Journal of Abnormal Psychology, 1967, 72, 496-503.

Stark, W. The politics of primary prevention in mental health - influence of ideological issues and urgency for a theoretical basis. Vortrag EABT, Brüssel, 1985.

Starkweather, C. W. Disorders of nonverbal communication. Journal of Speech and Hearing Disorders, 1977, 42, 535-546.

Starkweather, C. W. The prevention of stuttering. Unveröffentlichtes Manuskript, Philadelphia, 1982.

Starkweather, C. W. Stuttering and laryngeal behavior: A review. Journal of Speech and Hearing Research, 1982. (a) Monographs.

Starkweather, C. W. Fluency and stuttering. Englewood Cliffs: Prentice Hall, 1987.

Starkweather, C. W., & Gottwald, S. Parents' speech and children's fluency. Vortrag ASHA, 1984.

Starkweather, C. W., Hirschman, P., & Tannenbaum, R.S. Latency of vocalization: Stutterers versus nonstutterers. Journal of Speech and Hearing Research, 1976, 19, 481-492.

Stecker, H. W. Stotterer und Fachleute. Unveröffentlichtes Arbeitspapier, 1985.

Stecker, H. W. Aufgaben, Möglichkeiten und Grenzen des Selbsthilfegedankens in der Therapie des Stotterns. In: Stottern - Kommunikation zwischen Partnern. Bundesarbeitsgemeinschaft Hilfe für Behinderte e. V., 1987, 244, 51-73.

Stephenson Opsal, D., & Bernstein Ratner, N. Maternal speech rate modification and childhood stuttering. Journal of Fluency Disorders, 1988, 13, 49-56.

Stes, R., & Boey, R. A directive training programme for parents of young stuttering children based on cognitive behaviour therapy. Vortrag Oxford, 1988.

Stewart, J. L. The problem of stuttering in certain North American Indian societies. Journal of Speech and Hearing Disorders, Monograph Supplement. 1960, 6,

Stewart, T. M. The relationship of attitudes and intentions to behave to the acquisition of fluent speech behavior by stammerers. British Journal of Disorders of Communication. 1982, 17, 3-13.

Stix, P., & Wisiak, U.V. Selbsthilfegruppen: Möglichkeiten und Grenzen. Psycho, 1983, 9, 522-529.

Stokes, T. F., & Baer, D.M. An implicit technology of generalosation. Journal of Applied Behavior Analysis, 1977, 10, 349-367.

Stournaras, E. F. A cross-sectional study of disfluencies in the speech of normal children aged between 2.5 and 6.2 years. IALP Congress, Edinburgh, 1983.

Stromsta, C. A spectrographic study ofdisfluencies labelled as stuttering by parents. 13. Kongreß der Internationalen Gesellschaft für Logopädie und Phoniatrie, 1965. In De Therapia Vocis et Loquelae, 1965, 1, 317-320.

Stromsta, C. (Hrsg.) Elements of stuttering. Oshtemo: Atsmorts Publishing, 1986.

Strongman, K. T. The psychology of emotion. New York: Wiley, 1978.

Strub, R. L., Black, F. W., & Naeser, M. A. Anomalous dominance in sibling stutterers: Evidence from CT Scan asymmetries, dichotic, listening, neuropsychological testing, and handedness. Brain und Language, 1987, 30, 338-350.

Strupp, H. H. Psychotherapy research and practice. In S.L. Garfield & A.E. Bergin(Hrsg.) Handbook of psychotherapy and behavior change. New York: Wiley, 1978.

Sullender-Moore, M. A., & Adams, M.R. The Edinburgh masker: A clinical analog study. Journal of Fluency Disorders, 1985, 10, 281-290.

Tatchell, R. H., van den Berg, S., & Lermann, J.W. Fluency and eye contact as factors during influencing observers' perceptions of stutterers. Journal of Fluency Disorders, 1983, 8, 221-231.

Tausch, R., & Tausch, A.M. Erziehungspsychologie. Göttingen: Hogrefe, 1977.

Terrace, H. S. Stimulus control. In W.K. Honig(Hrsg.) Operant behavior: Areas of research and application. New York: Appleton Century Crofts, 1966.

Thelwall, J. A letter to Henry Cline. London: Taylor, 1812.

Thompson, C. Flexibility of within. Subject experimental. Design for evaluating treatments. Vortrag ASHA, Washington, 1985.

Thompson, J. Update: School-age stutterers. Journal of Fluency Disorders, 1984, 9, 199-206.

Thoresen, C. E., & Coates, T.J. What does it mean to be a behavior therapist? The Counseling Psychologist, 1978, 7, 3-21.

Tiffany, W. R. The effects of syllable structure on diadochokinetic and reading rates. Journal of Speech and Hearing Research, 1980, 23, 894-908.

Tiger, R. J., Irvine, T. L., & Reis, R.P. Cluttering as a complex learning disabilities. Language, Speech and Hearing Services in Schools, 1980, 11, 3-14.

Timmons, A. Physiological factors related to delayed auditory feedback and stuttering: A review. Perceptual and Motor Skills, 1982, 55, 1179-1189.

Toscher, M. M., & Rupp, R.R. A study of the central auditory processes in stutterers using the synthetic sentence identification (CSSI) test battery. Journal of Speech and Hearing Research, 1978, 4, 21.

Travis, L. E. Speech pathology. New York: Appleton Century Crofts, 1931.

Travis, L. E. The unspeaktable feelings of people with special reference to stuttering. In L.E. Travis(Hrsg.) Handbook of speech pathology. New York: Appleton Century Crofts, 1957.

Travis, L. E. (Hrsg.). Handbook of speech pathology. New York: Appleton Century Crofts, 1957.

Trotter, W. D., & Lesch, M.M. Personal experiences with a stutterer-aid. Journal of Speech and Hearing Disorders, 1967, 32, 270-272.

Truax, C. B., & Carkhuff, R.R. Toward effective counseling and psychotherapy: Training and practice. Chicago: Aldine, 1967.

Tunner, W. Angstabwehr und ihre therapeutische Modifikation. Institut für Psychologie der Universität München, München. Unveröffentlichtes Manuskript, ohne Jahr.

Tuttle, E. Hyperventilation in a patient who stammered: Methedrine as an adjunct to psychotherapy. American Journal of Medicine, 1952, 13, 777-779.

Ulliana, L., & Ingham, R.J. Behavioral and nonbehavioral variables in the measurement of stutterers' communication attitudes. Journal of Speech and Hearing Disorders, 1984, 49, 83-93.

Ullman, L., & Krasner, L. Case studies in behavior modification. New York: Holt, Rinehart & Winston, 1965.

Umeda, N. Vowel duration in American English. Journal of Acoustical Society of America, 1975, 58, 434-454.

Vandenberg, S. G., Manes Singer, S., & Pauls, D. L. The heredity of behavior disorders in adults and children. New York: Plenum, 1986.

van Denburg, E. J. Wave form analysis of stuttered speech before and after completion of a fluency shaping program. Diplomarbeit, Roanoke, 1979.

van Lieshout, P. H. H. M., Peters, H. F. M., Hulstijn, W., & Starkweather, C. W. Amplitude and duration of EMG activity in stutterers'fluent speech. Vortrag ASHA, Boston, 1988.

van Riper, C. Study of the thoracic breathing of stutterers during expectancy and occurence of stuttering spasm. Journal of Speech Disorders, 1936, 1, 61-72.

van Riper, C. Speech correction: Principles and methods. Englewood Cliffs: Prentice Hall, 1947.

van Riper, C. Symptomatic therapy for stuttering. In L.E. Travis(Hrsg.) Handbook of speech pathology. New York: Appleton Century Crofts, 1957.

van Riper, C. Historical approaches. In J.G. Sheehan(Hrsg.) Research and therapy. New York: Harper & Row, 1970.

van Riper, C. The nature of stuttering. Englewood Cliffs: Prentice Hall, 1971.

van Riper, C. Speech correction: Principles and methods. Englewood Cliffs: Prentice Hall, 1972.

van Riper, C. The treatment of stuttering. Englewood Cliffs: Prentice Hall, 1973.

van Riper, C. The stutterer's clinician. New York: Harper & Row, 1975.

van Riper, C. The nature of stuttering. Englewood Cliffs: Prentice Hall, 1982.

van Riper, C. Prognostic factors in stuttering. Unveröffentlichtes Manuskript, Kalamazoo, o. J.

von Gudenberg, A. W. Stottertherapie im deutschsprachigen Raum und in den USA. Hannover: Unveröffentlichte Dissertation, 1988.

Voss, R. (Hrsg.). Pillen für den Störenfried? Absage einer medikamentösen Behandlung abweichender Verhaltensweisen bei Kindern und Jugendlichen. Hamm/München: Hoheneck/Reinhardt, 1982.

Wachtel, P. L. Resistance. Psychodynamic and behavioural approaches. New York: Plenum Press, 1982.

Wada, J., & Rasmusssen, T. Intracarotid injection of Sodium Amytal for the lateralzation of cerebral speech dominance: Experimental and clinical observation. Journal of Neurosurgery, 1960, 17, 262-282.

Walton, D., & Mather, M.D. The relevance of generalization technique to the treatment of stammering and phobic symptoms. Behavior Research and Therapy, 1963, 1, 121-125.

Waterloo, K. K., & Götestam, K. H. The regulated-breathing method for stuttering: An experimental evaluation. Journal of Behavioral Therapy and Experimental Psychiatry, 1988, 19, 11-19.

Watson, B. C., & Alfonso, P.J. Comparison of LRT and VOT values between stutterers and nonstutterers. Vortrag ASHA, Detroit, 1980.

Webster, L. L., & Lubker, B.B. Interrelationship among fluency producing variables in stuttered speech. Journal of Speech and Hearing Research, 1968, 11, 754-766.

Webster, R. L. A behavioral analysis of stuttering: Treatment and theory. In K.S. Calhoun; H.E. Adams, & K.M. Mitchell(Hrsg.) Innovative methods in psychopathology. New York: Wiley, 1974.

Webster, R. L. Concept and theory in stuttering: An insufficiency of empiricism. Journal of Communication Disorders, 1977, 10, 65-71.

Webster, R. L. The establishment of fluent speech through the functional relaxation of vocal movements in stutterers. In F.J. McGuigan(Hrsg.) Tension control. Louisville: AATC, 1977.

Webster, R. L. Concept und theory in stuttering: An insufficiency of empiricism. In W.R. Rieber(Hrsg.) The problem of stuttering: Theory and therapy. New York: Elsevier, 1977.

Webster, R. L. Evolution of a target based behavioral therapy for stuttering. In R. Rosenfield(Hrsg.) Proceedings of the first annual conference in stuttering. Houston: Baylor College, 1980.

Weeks, G., & L'Abate, L. Paradoxical psychotherapy. New York: Plenum Press, 1982.

Weiner, A. E. Patterns of vocal fold movement during stuttering. Journal of Fluency Disorders, 1984, 9, 31-49.

Weisberg, M. Anxiety-inhibiting statements and relaxation combined in two cases of speech anxiety. Journal of Behavior Therapy and Experimental Psychiatry, 1975, 6, 163-164.

Weiss, D. A. Therapy for cluttering. Folia Phoniatrica, 1960, 12, 216-223.

Weiss, D. A. Cluttering. Englewood Cliffs: Prentice Hall, 1964.

Weiss, D. A. Similarities and differences between cluttering and stuttering. Folia Phoniatrica, 1967, 19, 98-104.

Weiss, D. A. Cluttering: Central language imbalance. Pediatric Clinics of North America, 1968, 15, 705-720.

Weiß, K. H. Die Klientel des Sprachheilzentrums Wilhelmshaven aus dem Zeitraum 1974-1977, interner Arbeitsbericht. Wilhelmshaven, 1980.

Wells, P. G., & Malcolm, M.T. Controlled trial of the treatment of 36 stutterers. British Journal of Psychiatry, 1971, 119, 603-604.

Wendahl, R. W., & Cole, J. Identification of stuttering during relatively fluent speech. Journal of Speech and Hearing Research, 1961, 4, 281-286.

Wendlandt, W. Verhaltenstherapie des Stotterns. Weinheim: Beltz, 1980.

Wendlandt, W. Zum Beispiel Stottern. München: Pfeiffer, 1984.

Wendler, J. Stotternde in der phoniatrischen Praxis. Folia Phoniatrica, 1981, 33, 181-188.

Wernicke, C. Der aphasische Symptomen Complex. Breslau: Cohn & Weigert, 1874.

Westbrook, J. B., & Mallard, A.R. Stuttering prevalance and related disorders: Twelve Urban School District Survey. Vortrag ASHA, Washington, 1985.

Westby, C. E. Language performance of stuttering and nonstuttering children. Journal of Communication Disorders, 1979, 12, 133-145.

Wexler, K. B. Developmental disfluency in 2-, 4-, and 6-year-old boys in neutral and stress situations. Journal of Speech and Hearing Research, 1982, 25, 229-234.

Wiechmann, J. Der gegenwärtige Stand der Stotterforschung und die Folgerungen für die Therapie. Neue Blätter für Taubstummenbildung, 1965, 19, 277-285 und 318-326.

Williams, D. Stuttering therapy: Where are we going and why? Journal of Fluency Disorders, 1982, 7, 159-170.

Williams, D. E. A clinical success: John. In H.L. Luper(Hrsg.) Stuttering: Successes and failures in therapy. Memphis: Speech Foundation of America, 1968.

Williams, D. E. Stuttering therapy: An overview. In H.H. Gregory, (Hrsg.) Learning theory and stuttering therapy. Evanston: Northwestern University Press, 1968.

Williams, D. E., Wark, M., & Minifie, F.D. Ratings of stuttering by audio, visual and audiovisual cues. Journal of Speech and Hearing Research, 1963, 6, 91-100.

Williams, D. E., & Silverman, F.H. Note concerning articulation of school-age stutterers. Perceptual and Motor Skills, 1968, 27, 713-714.

Williams, P. The district general hospital psychiatric unit and the mental hospital: Some comparisons. British Journal of Preventive and Social Medicine, 1974, 28, 140-145.

Williams, P. Deciding how to treat - the relevance of psychiatric diagnosis. Psychological Medicine, 1979, 9, 179-186.

Williamson, D. A., Epstein, L. H., & Coburn, C. Multiple baseline analysis of the regulated breathing procedure for the treatment of stuttering. Journal of Fluency Disorders, 1981, 6, 327-339.

Wilson, G. T. Cognitive behavior therapy: Paradigm shift or passing phase? In J.P. Foreyt & D.P. Rathjen(Hrsg.) Cognitive behavior therapy research and application. New York: Plenum Press, 1978.

Wingate, M. Stuttering as phonetic transition defect. Journal of Speech and Hearing Disorders, 1969, 34, 107-108.

Wingate, M. E. Calling attention to stuttering. Journal of Speech and Hearing Research, 1959, 2, 326-335.

Wingate, M. E. Recovery from stuttering. Journal of Speech and Hearing Disorders, 1964, 29, 312-321.

Wingate, M. E. Effect on stuttering of changes in audition. Journal of Speech and Hearing Research, 1970, 13, 861-873.

Wingate, M. E. The fear of stuttering. ASHA-Journal, 1971, 13, 3-5.

Wingate, M. E. Stuttering: Theory and treatment. New York: Irvington, 1976.

Wingate, M. E. The relationship of theory to therapy in stuttering. Journal of Communication Disorders, 1977, 10, 37-44.

Wingate, M. E. The structure of stuttering: A psycholinguistic analysis. New York: Springer, 1988.

Winkler, L. E., & Ramig, P. Temporal characteristics in the fluent speech of child stutterers and nonstutterers. Journal of Fluency Disorders, 1986, 11, 217-229.

Wischner, G. J. Stuttering behavior and learning: Preliminary theoretic formulation. Journal of Speech and Hearing Disorders, 1950, 15, 324-335.

Wohl, M. T. The treatment of nonfluent utterance - a behavioral approach. British Journal of Disorders of Communication, 1970, 5, 66-76.

Wohlfarth, R. A case of pausing. Patterns in cluttering. Unveröffentlichtes Manuskript, 1985.

Wolpe, J. Psychotherapy by reciprocal inhibition. Palo Alto: Stanford University Press, 1958.

Wood, F., Stump, D., McKeehan, A., Sheldon, S., & Proctor, J. Patterns of regional cerebral blood flow during attempted reading aloud by stutterers both on and off Haloperidol medication. Brain and Language, 1980, 9,(141-144.).

Woods, C. L. Does the stigma shape the stutterer? Journal of Communication Disorders, 1978, 11, 483-487.

World Health Organisation. Contribution of psychology to programme development in the WHO Regional Office for Europe. Kopenhagen, 1985.

Wyneken, C. Über das Stottern und dessen Heilung. Zeitschrift für rationelle Medizin, 1868, 31, 1-29.

Wynne, M. K., & Boehmler, R.M. Central auditory function in fluent and disfluent normal speakers. Journal of Speech and Hearing Research 1982, 25, 54-57.

Yairi, E. Disfluencies of normally speaking two-year-old children. Journal of Speech and Hearing Research 1981, 24, 490-495.

Yairi, E. Longitudinal studies of disfluencies in two-year-old children. Journal of Speech and Hearing Research, 1982, 25, 155-160.

Yairi, E., & Clifton, N.F. Disfluent speech behavior of preschool children, high school seniors and geriatric persons. Journal of Speech and Hearing Research, 1972, 15, 714-719.

Yates, A. J. Behavior therapy. New York: Wiley, 1970.

Yates, A. J. Have we solved the problem of stuttering? In A.J. Yates(Hrsg.) Theory and practice in behavior therapy. New York: Wiley, 1975.

Yates, A. J. Biofeedback and the modification of behaviour. New York: Plenum, 1980.

Yeudall, L. Left and right brain functions in stutterers: EEG data and a conceptual model. Vortrag Banff Conference on stuttering, 1984.

Yeudall, L. T. A neuropsychological theory of stuttering. Seminars of Speech and Language, 1985, 6, 197-222.

Yonovitz, A., & Sheperd, W.T. Electrophysiological measurement during a time-out procedure in stuttering and normal speakers. Journal of Fluency Disorders, 1977, 2, 129-139.

Yoshika, H., & Löfquist, A. Laryngeal involvement in stuttering. A glottographic observation using a reaction time paradigm. Folia Phoniatrica, 1981, 33, 348-357.

Young, M. A. Identification of stutterers from recorded samples of their "fluent" speech. Journal of Speech and Hearing Research, 1964, 7, 302-303.

Young, M. A. Onset, prevalence and recovery from stuttering. Journal of Speech and Hearing Disorders, 1975, 40, 49-58.

Young, M. A. Identification of stuttering and stutterers. In R.F. Curlee & W.H. Perkins(Hrsg.) Nature and treatment of stuttering: New directions. San Diego: College Hill Press, 1984.

Young, M. A. Increasing the frequency of stuttering. Journal of Speech and Hearing Research, 1985, 28, 282-293.

Young, M. A., & Prather, E.M. Measuring severity of stuttering using short segments of speech. Journal of Speech and Hearing Research, 1962, 5, 256-262.

Zajonc, R. B. Feeling and thinking. Preferences need no inferences. American Psychologist, 1980, 35, 151-175.

Zebrowski, P. M., Conture, E. G., & Cudahy, E.A. Acoustic analysis of young stutterers' fluency: Preliminary observations. Journal of Fluency Disorders, 1985, 10, 173-192.

Zimmer, D. (Hrsg.) Die therapeutische Beziehung. Beltz: Weinheim, 1983.

Zimmermann, G. N. Articulatory behaviors associated with stuttering: A cineradiographic analysis. Journal of Speech and Hearing Research, 1980, 23, 118-121. (b).
Zimmermann, G. N. Articulatory dynamics of fluent utterances of stutterers and nonstutterers. Journal of Speech and Hearing Research, 1980, 23, 95-107. (a).
Zimmermann, G. N. Articulatory dynamics of stutterers. In R.F. Curlee & W.H. Perkins(Hrsg.) Nature and treatment of stuttering: New directions. San Diego: College Hill Press, 1984.
Zimmermann, G. N. The Bannock-Shoshone still have terms for it: Wither Stewart. Journal of Speech and Hearing Research, 1985, 28, 315-318.
Zimmermann, G. N., & Allen, E. L. Questions concerning Schwartz's "The core of the stuttering block.". Journal of Speech and Hearing Disorders, 1975, 40, 135-136.
Zubin, J., & Spring, B. Vulnerability - a new view of schizophrenia. In J. Brandtstädter & A. v. Eye(Hrsg.) Psychologische Prävention. Bern: Huber. 1977.

# Sachverzeichnis